O. Rickes

Pharmakologie für den Rettungsdienst

Oliver Rickes

Pharmakologie für den Rettungsdienst

Medikamente in der Notfallversorgung

4. Auflage

Autor der 1. und 2. Auflage sowie Mitautor der 3. Auflage: Henner Bechtold, Gehreden

ELSEVIER

Elsevier GmbH, Bernhard-Wicki-Str. 5, 80636 München, Deutschland
Wir freuen uns über Ihr Feedback und Ihre Anregungen an kundendienst@elsevier.com

ISBN 978-3-437-48245-8 eISBN 978-3-437-06426-5

Aus Gründen der Barrierefreiheit sind die Bilder in elektronischen Ausgaben dieses Buches mit Alt-Text-Beschreibungen (Alternativ-Text) versehen, die von Elsevier bereitgestellt werden. Mehr Informationen erhalten Sie unter https://www.elsevier.com/about/accessibility.

Bücher und Zeitschriften, die von Elsevier veröffentlicht werden, entsprechen den geltenden Produktsicherheitsanforderungen. Für etwaige Bedenken oder Fragen zur Produktsicherheit wenden Sie sich bitte an unseren autorisierten Vertreter, Elsevier B.V., productsafety@elsevier.com.

Elsevier nimmt eine neutrale Position in Bezug auf territoriale Meinungsverschiedenheiten oder Zuständigkeitsansprüche in seinen veröffentlichten Inhalten ein, einschließlich Landkarten und institutionellen Zugehörigkeiten.

Wichtiger Hinweis: Die medizinischen Wissenschaften unterliegen einem sehr schnellen Wissenszuwachs. Der stetige Wandel von Methoden, Wirkstoffen und Erkenntnissen ist allen an diesem Werk Beteiligten bewusst. Sowohl der Verlag als auch die Autorinnen und Autoren und alle, die an der Entstehung dieses Werkes beteiligt waren, haben große Sorgfalt darauf verwandt, dass die Angaben zu Methoden, Anweisungen, Produkten, Anwendungen oder Konzepten dem aktuellen Wissensstand zum Zeitpunkt der Fertigstellung des Werkes entsprechen.
Der Verlag kann jedoch keine Gewähr für Angaben zu Dosierung und Applikationsformen übernehmen. Es sollte stets eine unabhängige und sorgfältige Überprüfung von Diagnosen und Arzneimitteldosierungen sowie möglicher Kontraindikationen erfolgen. Jede Dosierung oder Applikation liegt in der Verantwortung der Anwenderin oder des Anwenders. Die Elsevier GmbH, die Autorinnen und Autoren und alle, die an der Entstehung des Werkes mitgewirkt haben, können keinerlei Haftung in Bezug auf jegliche Verletzung und/oder Schäden an Personen oder Eigentum, im Rahmen von Produkthaftung, Fahrlässigkeit oder anderweitig übernehmen.
Obwohl alle Werbemittel mit ethischen (medizinischen) Standards übereinstimmen, stellt die Erwähnung in dieser Publikation keine Garantie oder Anerkennung der Qualität oder des Wertes dieses Produkts oder der Aussagen der Herstellerfirmen dar.

Für die Vollständigkeit und Auswahl der aufgeführten Medikamente übernimmt der Verlag keine Gewähr.
Geschützte Warennamen (Warenzeichen) werden in der Regel besonders kenntlich gemacht (®). Aus dem Fehlen eines solchen Hinweises kann jedoch nicht automatisch geschlossen werden, dass es sich um einen freien Warennamen handelt.

Bibliografische Information der Deutschen Nationalbibliothek
Die Deutsche Nationalbibliothek verzeichnet diese Publikation in der Deutschen Nationalbibliografie; detaillierte bibliografische Daten sind im Internet über https://www.dnb.de abrufbar.

26 27 28 29 30 5 4 3 2 1

In ihren Veröffentlichungen verfolgt die Elsevier GmbH das Ziel, genderneutrale Formulierungen für Personengruppen zu verwenden. Um jedoch den Textfluss nicht zu stören sowie die gestalterische Freiheit nicht einzuschränken, wurden bisweilen Kompromisse eingegangen. Selbstverständlich sind **immer alle Geschlechter** gemeint.

Planung: Katharina Frank; Projektmanagement: Sabine Hennhöfer
Redaktion: Karin Beifuss, Ohmden
Rechteklärung: Katja Sieger-Schauer, München
Herstellung: Steffen Zimmermann, publishing support, München
Satz: Thomson Digital, Noida/Indien
Druck und Bindung: Printer Trento S.r.l., Trento/Italien;
Umschlaggestaltung: SpieszDesign, Neu-Ulm
Titelfotografie: Tatjana Duden

Aktuelle Informationen finden Sie im Internet unter **www.elsevier.de**

Vorwort

Der Rettungsdienst in Deutschland befindet sich in einem dynamischen Wandel. Das Berufsbild Notfallsanitäter nimmt ständig an Bedeutung zu, da in vielen Rettungsdienstbereichen die Kompetenzen dieser Fachgruppe ausgedehnt wurden. Notfallsanitäter sind zunehmend in der Lage, Notfallbilder eigenständig zu bewältigen – und dies oftmals ohne unmittelbare Anwesenheit eines Notarztes. Parallel hierzu wandeln sich Leitstellen zu Gesundheitsleitstellen, in denen Notrufe über die Telefonnummer 112 und medizinische Hilfeersuchen über die 116 117 zentral bearbeitet werden. Dieser Schritt zielt darauf ab, sowohl das richtige Rettungsmittel effektiver zu alarmieren als auch den ärztlichen Bereitschaftsdienst besser zu koordinieren.

Ein innovatives Projekt, das in einigen Regionen Niedersachsens, in Schleswig-Holstein und Bremen ins Leben gerufen wurde, ist der Gemeindenotfallsanitäter (GNFS). Durch dieses Konzept konnten viele unnötige Einsätze der Primärrettung signifikant reduziert werden. Der GNFS ist ein speziell ausgebildeter Notfallsanitäter, der auf einem Akuteinsatzfahrzeug (AEF) Einsätze im Bereich NACA 0 bis I abarbeitet. Dies umfasst ein breites Spektrum an medizinischen Hilfeleistungen – angefangen bei der Behandlung von Kopfschmerzen, Rückenschmerzen und kleineren Verletzungen bis hin zu Gastroenteritis und Erkältungssymptomen sowie dem Wechsel von Blasenkathetern. Zudem kann er als First Responder zur Reanimationsunterstützung und bei einem Massenanfall an Verletzten (MANV) eingesetzt werden. Des Weiteren kann er im Rendezvous mit einem Notfalltransportkrankenwagen eine Analgesie durchführen.

Darüber hinaus wird die notärztliche Versorgung zunehmend digitalisiert. Die Telenotfallmedizin etabliert sich und findet in mehreren Leitstellen bereits Anwendung. In vielen Fällen arbeiten Notfallsanitäter immer öfter mit virtuellen Notärzten zusammen und führen häufig sogar Intensivverlegungen nach diesem Konzept durch. Dennoch wird es weiterhin Situationen geben, in denen die manuelle Expertise eines physisch anwesenden Notarztes unverzichtbar bleibt. In solchen Fällen ist es entscheidend, dass ein qualifizierter Notarzt schnell verfügbar und nicht durch Einsätze gebunden ist, die heutzutage keine ärztliche Begleitung mehr erfordern. Nichtsdestotrotz scheint es immer noch Rettungsdienstbereiche zu geben, in denen Notärzte alarmiert werden müssen, um beispielsweise einen intravenösen Zugang zu legen, eine Analgesie durchzuführen oder einen Schlaganfallpatienten zu begleiten.

Vor diesem Hintergrund gewinnt die Handlungskompetenz der Notfallsanitäter zunehmend an Bedeutung. Diese sollte nicht nur während der Ausbildung, sondern auch durch kontinuierliche Fortbildung im Berufsleben gefördert werden, insbesondere im sicheren Umgang mit Medikamenten. Ein vertieftes Verständnis der Pharmakologie ist hierbei essenziell.

Dieses Buches fokussiert daher auf das Verständnis der Wirkmechanismen von Medikamenten, insbesondere im Rahmen des Pyramidenprozesses. Hierbei wurde Wert darauf gelegt, die Wirkweise der Substanzen in leicht verständlicher und einprägsamer Form zu präsentieren. Dieses Konzept ermöglicht es, die relevanten Nebenwirkungen und Kontraindikationen abzuleiten, ohne dass diese auswendig gelernt werden müssen.

In dieser Ausgabe wird bewusst kein Anspruch auf Vollständigkeit aller Nebenwirkungen und Kontraindikationen der betrachteten

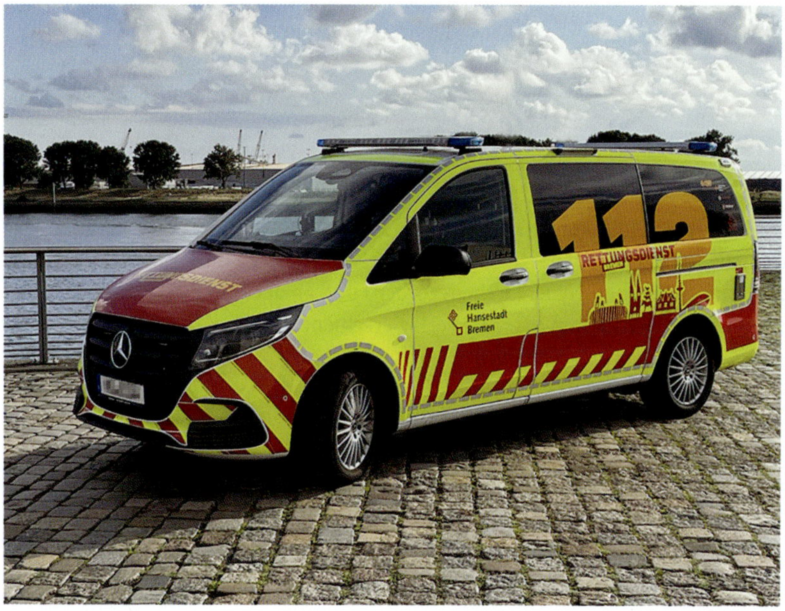

Akuteinsatzfahrzeug (AEF): Hansesani Bremen [O758]

Medikamente erhoben. Vielmehr liegt der Fokus auf den für den Rettungseinsatz relevanten Aspekten. Alle Dosierungen und Empfehlungen wurden mit größter Sorgfalt und gemäß aktuellen Leitlinien erarbeitet. Dennoch muss bedacht werden, dass medizinisches Wissen einem ständigen Wandel unterliegt. Neue Erkenntnisse können dazu führen, dass sich etablierte Vorgehensweisen ändern, und auch der Status mancher aufgelisteten Präparate könnte sich zum Zeitpunkt der Veröffentlichung bereits verändert haben.

Wie bereits in der 3. Auflage flossen auch diesmal wertvolle Anmerkungen und Rückmeldungen von Leserinnen und Lesern in die Überarbeitung ein. Ich danke allen für ihre Zusendungen und Kommentare zur vorherigen Auflage.

Ich hoffe, dass dieses Werk weiterhin vielen Kolleginnen und Kollegen in ihrer rettungsdienstlichen Ausbildung sowie im Alltag der Notfallrettung hilft, den Umgang mit Medikamenten sicherer zu gestalten. Ein vertieftes Verständnis der Pharmakologie trägt maßgeblich zu einer größeren Handlungssicherheit bei.

Die Fertigstellung der Überarbeitung dieses Werkes ist nur durch die Unterstützung zahlreicher Menschen gelungen, denen ich an dieser Stelle meinen herzlichen Dank ausspreche. Ich danke zunächst dem Notfallsanitäter und meinem ehemaligen Kollegen Oliver Mück, der während meines Zivildienstes seinerzeit mein Interesse für den Rettungsdienst geweckt und damit den Grundstein für meine medizinische Laufbahn gelegt hat. Ich danke Herrn Professor Christian Mang, der mich bereits im Studium durch seine großartigen und mitreißenden Vorlesungen für die Pharmakologie begeistern und mich als Lehrer und Autor inspirieren konnte. Ein großer Dank geht an Matthias Thöle und Frank Scheinichen, die mich einst zur Autorentätigkeit ermutigt und mir die Tür zum Elsevier-Verlag geöffnet haben. Besten Dank an Rainer Vogt für seine Unterstützung bei der Erstellung zahlreicher Fotos. Ich bedanke mich bei Frau Professor Ingeborg Thümmel, die mir in allen Anliegen rund um eine Autorenschaft kompetent zur Seite stand. Dem Elsevier Verlag danke ich für die Möglichkeit, die 4. Auflage dieses Werkes zu veröffentlichen. Insbesondere Katharina Frank und Sabine Hennhöfer danke ich für die stets freundliche und kompetente Betreuung. Besten Dank auch für die tolle und inspirierende Zusammenarbeit mit Karin Beifuss. Auch an alle Menschen, die zum Gelingen der ersten drei Auflagen beigetragen haben, geht noch einmal mein ausdrücklicher Dank. Ohne diese Vorauflagen würde es auch die nun vorliegende in dieser Qualität nicht geben.

Nicht zuletzt bedanke ich mich bei meiner lieben Milena und unserer Hündin Fine, die ihre Runden oft ohne mich gehen mussten.

Großefehn, Mai 2026
Oliver Rickes

Autor

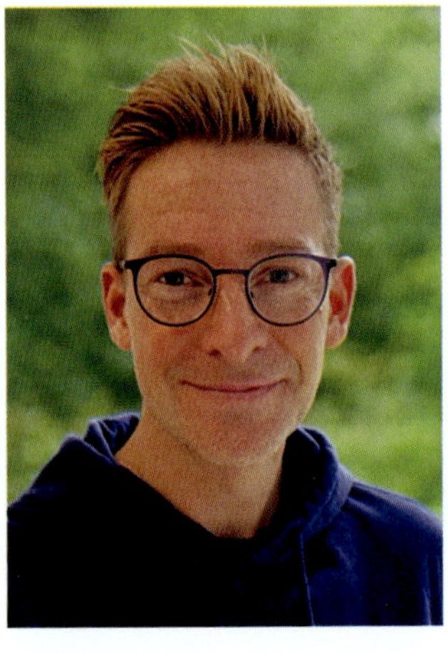

Facharzt für Anästhesiologie am Klinikzentrum Westerstede, Zusatzbezeichnung und Weiterbildungsermächtigung Notfallmedizin, Leitender Notarzt, Telenotarzt bei der Leitstelle Ems-Vechte, Dozent am Malteser Schulungszentrum Nellinghof (Neuenkirchen-Vörden) und an der Notfallsanitäterschule der Feuerwehr Bremen, Mitherausgeber der im Elsevier-Verlag erschienenen *Lernkarten Rettungsdienst und Notfallmedizin* sowie der *Lernkarten Anatomie und Physiologie.*

Benutzerhinweise

Das Symbol Δ

Mit dem griechischen Großbuchstaben Δ sind in den Überschriften rund 30 Medikamente bzw. Substanzgruppen aus dem Pyramidenprozess (Kap. 2) gekennzeichnet, mit denen entsprechend geschultes Personal in Abwesenheit eines Notarztes therapeutisch tätig werden soll.

Abbildungsnachweis

Der Verweis auf die jeweilige Abbildungsquelle befindet sich bei allen Abbildungen im Werk am Ende des Legendentextes in eckigen Klammern.

A400	Reihe Pflege konkret, Elsevier/Urban & Fischer
E434-004	Bolognia JL, Schaffer JV, Cerroni L. Dermatology. 4th ed. Elsevier Ltd.; 2018
E437	Salvo S. Mosby's Pathology for Massage Therapists. 2nd ed. St Louis: Elsevier Mosby; 2008.
E1487	Qureshi Z et al. The Unofficial Guide to ECGs. 1st ed. Elsevier Ltd.; 2024
F781-027	Heinemann N et al. Intramuskuläre Injektion im Rahmen der Anaphylaxie. Notfall Rettungsmed 22, 342–346 (2019)
G944-003	Modified from Herlihy B, Maebius N. The human body in health and disease. 4th ed. Saunders; 2011 (Borrowed from Roberts LD et al. Medical-surgical nursing: Assessment and management of clinical problems. 9th ed. Mosby; 2014)
H209-003	McDonald R et al. Pharmacokinetics of concentrated naloxone nasal spray for opioid overdose reversal: Phase I healthy volunteer study. Addiction. 2018; 113(3): 484–493. doi:10.1111/add.14033
J751-150	iStock.com/sytilin
J751-157	iStock.com/_Vilor
J787	Colourbox.com
K115	Andreas Walle, Hamburg
J747	Thomas Engbert, Design & Kommunikation, Kronsgaard
K155	O. Ungerer, Kirchheim
K183	Eckhard Weimer, Würselen
K378	Tobias Gruber, Hamburg
L106	Henriette Rintelen, Velbert
L138	Martha Kosthorst, Borken
L143	Heike Hübner, Berlin
L157	Susanne Adler, Lübeck
L190	Gerda Raichle
L253	Dr. Wolfgang Zettlmeier, Barbing
M275	Dr. Antje Jelinek, Arnstadt
M328	Henner Bechtold, Gehrden
M537	Prof. Dr. Gunter Gruber
M833	Prof. Dr. Christian Rieger, Ruhr-Universität Bochum
M844	Thomas Semmel, Petersberg
O758	Jens Urban, Lilienthal
O759	Laura Meyer, Bakum
O760	Dr. Mareike Plohmann-Meyer, Meppen
O761	Charlotte Haltermann, Aurich
O762	Dr. Norman Stein, Bad Zwischenahn
O763	Dr. Svenja Belkin, Westerstede
P109	Dr. med. Manuel Wilhelm, Gelnhausen
P1015	Dr. med. Oliver Rickes, Großefehn
S005	Speckmann EJ, Wittkowski W (Hrsg). Bau und Funktionen des menschlichen Körpers. 19. Aufl. Urban & Schwarzenberg, München; 1998
U107	Novo Nordisk Pharma GmbH, Mainz
U230	Ratiopharm GmbH, Ulm
U384	neuraxpharm Arzneimittel GmbH, Langenfeld
V083	Weinmann Geräte für Medizin GmbH & Co. KG, Hamburg
V328	Astra Zeneca GmbH, Wedel
V440	BIOTRONIK SE & Co. KG, Berlin
W1063	Bundesverband der Pharmazeutischen Industrie e.V. (BPI), Berlin
X333-034	Wikimedia Commons/Bernd A Leidel
X422	Vincent Weber/Aurelia Hübner, dasFOAM e.V.
X423	physiologie.cc

Abkürzungen

A.	Arteria
Abb.	Abbildung
ACC	Acetylcystein
ACE	Angiotensin-Converting Enzyme
ACh	Acetylcholin
AChE	Acetylcholinesterase
ACS	akutes Koronarsyndrom
ADH	antidiuretisches Hormon
ADP	Adenosindiphosphat
ÄLRD	Ärztliche Leitung Rettungsdienst
AMG	Arzneimittelgesetz
AP	Angina pectoris
ARAS	aufsteigendes retikuläres Aktivierungssystem
ARB	Angiotensin-Rezeptorblocker
ASS	Acetylsalicylsäure
AV-Block	atrioventrikulärer Block
AVK	arterielle Verschlusskrankheit
AVNRT	AV-Knoten-Reentry-Tachykardie
AVRT	atrioventrikuläre Reentry-Tachykardie
BfArM	Bundesinstitut für Arzneimittel und Medizinprodukte
BGA	Blutgasanalyse
BGB	Bürgerliches Gesetzbuch
BPH	benigne Prostatahyperplasie
BtM(G)	Betäubungsmittel(-gesetz)
BtMVV	Betäubungsmittel-Verschreibungsverordnung
cGMP	cyclisches Guanosinmonophosphat
COPD	chronisch-obstruktive Lungenerkrankung (engl.: chronic obstructive pulmonary disease)
COX	Cyclooxygenase
CT	Computertomografie
CYP	Cytochrom-P
d	dies (lat.: Tag)
d. h.	das heißt
DBRD	Deutscher Berufsverband Rettungsdienst e. V.
dest.	destilliert
DGN	Deutsche Gesellschaft für Neurologie
DIC	disseminierte intravasale Koagulopathie
DIVI	Deutsche Interdisziplinäre Vereinigung Intensiv- und Notfallmedizin
DMAP	Dimethylaminophenol
DNA	Desoxyribonucleinsäure
DOAK	direkte orale Antikoagulanzien
ED	Effektivdosis
EK	Erythrozytenkonzentrat
EKG	Elektrokardiografie/-gramm
EMA	European Medicines Agency (Europäische Arzneimittel-Agentur)
engl.	englisch
EPMS	extrapyramidal-motorische Störungen/Symptome
ERC	European Resuscitation Council
ESC	European Society of Cardiology
FCKW	Fluorchlorkohlenwasserstoff
FFP	Fresh Frozen Plasma
frz.	französisch
GABA	gamma-amino butyric acid (Gamma-Aminobuttersäure)
GCPR	G-Protein-gekoppelter („coupled") Rezeptor
GFR	glomeruläre Filtrationsrate
ggf.	gegebenenfalls
GI	gastrointestinal
GNFS	Gemeindenotfallsanitäter
griech.	griechisch
h	hora (lat.: Stunde)
Hb	Hämoglobin
HCT	Hydrochlorothiazid
HDL	High-Density-Lipoprotein
HES	Hydroxyethylstärke
Hf	Herzfrequenz
HIT	heparininduzierte Thrombozytopenie
HIV	humanes Immundefizienzvirus
HOCM	hypertrophe obstruktive Kardiomyopathie
i. c.	intrakutan
i. m.	intramuskulär
i. o.	intraossär
i. v.	intravenös
ICB	intrazerebrale Blutung
ICP	intrakranieller Druck (engl.: intracranial pressure)
IE	Internationale Einheiten
INR	International Normalized Ratio (Normalwert)
Kap.	Kapitel
kg KG	Kilogramm Körpergewicht
KHK	koronare Herzkrankheit
KTW	Krankentransportwagen
LABA	long-acting beta-agonist
LAE	Lungenarterienembolie
LAMA	long-acting muscarinic agonist
LDL	Low-Density-Lipoprotein
LGL	Lown-Ganong-Levine(-Syndrom)
LSD	Lysergsäurediethylamid
M., Mm.	Musculus, Musculi
MAC	minimale alveoläre Konzentration
MAD	mittlerer arterieller Druck Mucosal Atomisation Device (Applikationshilfe zur nasalen Applikation)
MAO	Monoaminoxidase
MCP	Metoclopramid
Met-Hb	Methämoglobin
Mio.	Million
mRNA	Messenger-Ribonucleinsäure
MRT	Magnetresonanztomografie
MZF	Mehrzweckfahrzeug
NaBi	Natriumbicarbonat, Natriumhydrogencarbonat
NACA	National Advisory Committee for Aeronautics
NaCl	Natriumchlorid
NEF	Notarzteinsatzfahrzeug
NKTW	Notfallkrankenwagen
NMDA	N-Methyl-D-Aspartat
NotSanG	Notfallsanitätergesetz
NSAR	nichtsteroidale Antirheumatika
NSTEMI	non ST-elevated myocardial infarction

NYHA	New York Heart Association
OMI	okklusiver Myokardinfarkt
OP	Operation
p. o.	per os, oral
pAVK	periphere arterielle Verschlusskrankheit
PDE	Phosphodiesterase
PONV	Übelkeit und Erbrechen nach OP (engl.: post-operative nausea and vomiting)
PPI	Protonenpumpeninhibitoren
PPSB	Prothrombinkomplex-Konzentrat
PTT	Thromboplastinzeit
QT_c	frequenzkorrigierte QT-Zeit (corrected QT interval)
RAAS	Renin-Angiotensin-Aldosteron-System
RD	Rettungsdienst
RR	Blutdruck nach Riva-Rocci
RSI	Rapid Sequence Induction
RTW	Rettungswagen
s. c.	subkutan
s. l.	sublingual
SAA	standardisierte Arbeitsanweisung
SABA	short-acting beta-agonist
SAMA	short-acting muscarinic agonist
SGB	Sozialgesetzbuch
SNRI	selektiver Noradrenalin-Wiederaufnahmehemmer (engl.: selective noradrenalin reuptake inhibitor)
sog.	sogenannt
SOP	Standard Operating Procedure
SSRI	selektiver Serotonin-Wiederaufnahmehemmer (engl.: selective serotonin reuptake inhibitor)
SSW	Schwangerschaftswoche
STEMI	ST-Strecken-Hebungsinfarkt
StGB	Strafgesetzbuch
supp.	Suppositorium (Zäpfchen)
Tab.	Tabelle
TIA	transitorische ischämische Attacke
TRH	Thyreotropin-Releasing-Hormon
TSH	Thyreoidea-stimulierendes Hormon
TVT	tiefe Venenthrombose
U	Unit
u. U.	unter Umständen
V.	Vena
VAS	visuelle Analogskala
VEL	balancierte Vollelektrolytlösung
VES	ventrikuläre Extrasystolen
WHO	World Health Organization (Weltgesundheitsorganisation)
WPW	Wolff-Parkinson-White(-Syndrom)
z. B.	zum Beispiel
z. T.	zum Teil
Z. n.	Zustand nach
ZNS	zentrales Nervensystem
ZVK	zentraler Venenkatheter

Fehler gefunden?

An unsere Inhalte haben wir sehr hohe Ansprüche. Trotz aller Sorgfalt kann es jedoch passieren, dass sich ein Fehler einschleicht oder fachlich-inhaltliche Aktualisierungen notwendig geworden sind.

Sobald ein relevanter Fehler entdeckt wird, stellen wir eine Korrektur zur Verfügung. Mit diesem QR-Code gelingt der schnelle Zugriff.

https://www.elsevier.com/de-de/resources/errata

Wir sind dankbar für jeden Hinweis, der uns hilft, dieses Werk zu verbessern. Bitte richten Sie Ihre Anregungen, Lob und Kritik an folgende E-Mail-Adresse: kundendienst@elsevier.com

Inhaltsverzeichnis

Einleitung: Einblick in die faszinierende Welt der Pharmakologie

Die Geschichte der Menschheit ist auch eine Geschichte der Medizin – ein Streifzug durch die Jahrtausende, bei dem sich der Umgang mit Medikamenten und die Heilkunst kontinuierlich weiterentwickelt haben. Schon vor 2.500 Jahren berichtet eine der ältesten indischen Quellen von verwundeten Kriegern, bei denen Blutungen gestillt und schmerzlindernde Öle – gewonnen aus Hanf und Bilsenkraut – auf ihre Wunden aufgetragen wurden. Diese frühen Ansätze der Behandlung zeigen das uralte Bestreben der Menschheit, Leiden zu lindern.

Im Gegensatz zu den heute rigorosen Prüfverfahren, die eine Medikamentenzulassung begleiten, basierte das Wissen über die Heilkraft von Pflanzen und Erden damals oft nur auf überlieferten Geschichten. Es war der griechische Arzt Claudius Galenus, der im zweiten Jahrhundert nach Christus einen theoretischen Rahmen für die Arzneimittelkunde entwickelte und Vertrauen in die Kraft von Erfahrung und Wissenschaft setzte. Bis heute leitet sich das Wort „Galenik" von seinem Namen ab. Die Galenik befasst sich mit der Formulierung und Zubereitung von Arzneimitteln. Jahrhunderte später erklärte Paracelsus: *„Alle Dinge sind Gift, und nichts ist ohne Gift; allein die Dosis macht, dass ein Ding kein Gift ist"*, und forderte ein tiefes Verständnis der Heilmittel. Seine Behauptungen über die richtige Dosierung legten das Fundament für die moderne Pharmakologie.

Wissenschaftliche Gestalt nahm die Pharmakologie dann im Jahr 1847 mit der Gründung des ersten Universitätsinstituts für Pharmakologie in Dorpat (heutige Stadt Tartu in Estland) an. Mit Rudolf Buchheim an der Spitze trat die Pharmakologie in eine neue Ära ein, in der Arzneiwirkungen und chemische Eigenschaften systematisch untersucht wurden. Dieses Wissen legte den Grundstein für eine präzisere Auswahl von Medikamenten und wird bis heute in der Praxis des Rettungsdienstes benötigt.

Im 20. Jahrhundert etablierte sich Deutschland als führende Nation in der Pharmakologie. Visionäre wie Robert Koch, Emil Behring und Paul Ehrlich gelangen Durchbrüche, die nicht nur nationale, sondern internationale Bedeutung erlangten. Und auch in der Notfallrettung spielten Medikamente von Anfang an eine entscheidende Rolle. Als Pionierleistung ist das Heidelberger Klinomobil in den 1950er-Jahren anzusehen – ein „OP-Saal" auf Rädern, in dem schwer verletzte Patienten direkt vor Ort stabilisiert werden sollten.

Heute stehen Rettungsdienstmitarbeitende vor der Herausforderung, die Erstversorgung einer immer älter werdenden und zunehmend medikamentenabhängigen Bevölkerung zu leisten. Kaum ein Patient über 40 Jahre kommt ohne Dauermedikation in Notfallsituationen, und häufig liegen die Ursachen für akute Gesundheitskrisen in der Nichteinnahme, in den Nebenwirkungen oder Wechselwirkungen von Medikamenten. Hier wird das erlangte Wissen über Pharmakologie in einem kritischen Kontext betrachtet – es ist nicht nur wichtig, die Notfallmedikamente zu beherrschen, sondern auch über Kenntnisse zu den gängigen Arzneien der Patienten zu verfügen.

In einer Welt, in der nicht nur schnelles Handeln gefragt ist, sondern auch präzise Kenntnisse über Arzneiwirkungen und Interaktionen, erfordert der moderne Rettungsdienst ein tiefes Verständnis der Pharmakologie. Doch Pharmakologie ist nur ein Teil des Ganzen. Sie entfaltet ihre volle Wirkung erst im Zusammenspiel mit den Kenntnissen über Anatomie, Physiologie und Pathologie sowie dem handwerklichen Geschick. Zusammen können wir so die bestmögliche Patientenversorgung sicherstellen.

Bereiten Sie sich darauf vor, in die Welt der Pharmakologie einzutauchen – eine Verbindung von Geschichte, Wissenschaft und dem lebenswichtigen Handwerk der Notfallmedizin. Hier beginnt Ihre Reise, die Ihnen nicht nur neues Wissen bringt, sondern auch das Potenzial, das Leben der Menschen, zu denen Sie aufbrechen, nachhaltig zu verändern.

KAPITEL

1 Grundlagen der Pharmakologie

Die Pharmakologie ist gemäß Duden die Wissenschaft von Art und Aufbau der Heilmittel, ihren Wirkungen und ihren Anwendungsgebieten. Dieses Kapitel vermittelt die Grundlagen der Pharmakologie. Es zeigt anhand von Beispielen, nach welchen Gesetzmäßigkeiten Medikamente wirken und wie der Körper sie verstoffwechselt. Auch die Entwicklung und Herstellung von Medikamenten wird erläutert. Diese Hintergrundinformationen erleichtern das Verständnis der Pharmakologie; insbesondere Wirkungsweisen, unerwünschte Arzneimittelwirkungen (UAW) und Wechselwirkungen von Medikamenten lassen sich so leichter erfassen.

1.1 Anforderungen an ein Notfallmedikament

Grundsätzlich lässt sich ein gutes Notfallmedikament mit dem Satz charakterisieren:

Ein gutes Medikament tut genau das, was es tun soll, und sonst nichts.

Dies ist für Notfallmedikamente von noch größerer Bedeutung, da oft schnelles Handeln gefragt ist und wenig Spielraum für eine Beeinträchtigung des Patienten durch Neben- bzw. Wechselwirkungen besteht.

Möchte man jedoch ein optimales Notfallmedikament entwickeln („designen"), gäbe es einige Eigenschaften, die dieses Medikament haben sollte:

Wirkeintritt	schnell
Wirkdauer	kurz
Halbwertszeit	kurz
Therapeutische Breite	groß
Allergien auslösend	nein
Unerwünschte Wirkungen	keine
Wechselwirkungen	keine
Applikationswege	alle, die möglich sind (i. v.; i. m.; s. c.; oral; rektal usw.)
Handhabbarkeit	einfach
Verfallsdatum	keines
Temperaturempfindlichkeit	keine
Lichtempfindlichkeit	keine
Kosten	gering

Wirkeintritt, Wirkdauer, Halbwertszeit und **therapeutische Breite** beeinflussen die Steuerbarkeit des Medikaments. Ein Medikament ist dann gut steuerbar, wenn es schnell wirkt und die Wirkung auch schnell wieder nachlässt bzw. wenn die Stärke der Wirkung durch Veränderungen der Dosierung schnell verändert werden kann. Eine große therapeutische Breite erhöht die Anwendungssicherheit für den Patienten.

Allergien, unerwünschte Wirkungen und **Wechselwirkungen** beeinflussen die **Komplikationsrate** nach der **Applikation.** Medikamente, welche die oben geforderten Eigenschaften haben, können sicherer zum Einsatz kommen, da die Voraussetzungen des individuellen Patienten in diesen Bereichen keine Rolle spielen.

Applikationswege und **Handhabbarkeit** beeinflussen den Umgang mit dem Medikament am Einsatzort. Wenn das Notfallmedikament nicht aufwendig vorbereitet werden muss, wird Zeit gespart. Sind möglichst viele Applikationswege verfügbar, kann das Medikament auch unter erschwerten Bedingungen gegeben werden, z. B. wenn kein intravenöser Zugang existiert (intravenöse Gabe), der Patient sich aber in einem kritischen Zustand befindet. So kann zur Durchbrechung eines epileptischen Anfalls die **intranasale Gabe** oder bei einer Anaphylaxie die **intramuskuläre Gabe** genutzt werden.

Verfallsdatum, Temperaturempfindlichkeit, Lichtempfindlichkeit und **Preis** des Medikaments beeinflussen die Kosten des einzelnen Einsatzes. Dieser Aspekt spielt zwar in der jeweiligen Notfallsituation keine Rolle, im Zeitalter enger Vorgaben und einer Budgetierung des Rettungsdienstes begrenzen diese Aspekte die Auswahl der zur Verfügung stehenden Medikamente jedoch erheblich.

Solch ein perfektes Notfallmedikament entspräche einer „eierlegenden Wollmilchsau" und ist bisher nicht entwickelt worden. Zusätzlich gilt, dass nicht allein die Eigenschaften eines Notfallmedikaments die sichere Anwendung beeinflussen. Wichtiger sind das **Wissen und die Erfahrung des Anwenders** im Umgang mit dem Medikament.

1.2 Entwicklung eines Medikaments

Medikamente sind so alt wie die Menschheit. Seit der Zeit der Jäger und Sammler haben Menschen versucht, Pflanzen und andere Stoffe für ihre Zwecke zu nutzen. Dabei mussten sie die giftigen von den ungiftigen Pflanzen sicher unterscheiden können. Nebenbei wurden Pflanzen gefunden, die bei Krankheiten helfen konnten. Entdeckt wurden diese „Arzneien" nach dem Prinzip „Versuch und Irrtum". Das Wissen um diese Arzneien stellte stets einen Machtfaktor dar: Wer es hatte, gelangte zu Ansehen in der Gesellschaft und nahm häufig die Position eines Medizinmannes, Schamanen oder Wunderheilers ein.

Die alten Germanen wussten z. B., dass das Kauen von Weidenrinde Schmerzen lindert. Der Wirkstoff in der Weidenrinde ist **Salicylsäure.** Ein anderer Name für die Salicylsäure ist Spiersäure, da diese aus dem Saft der Spierstaude gewonnen wurde. Sie wurde durch einen chemischen Umwandlungsprozess acetyliert mit dem Ziel, das Wirkprofil zu verbessern (Acetylsalicylsäure). Das Medikament erhielt den Namen Aspirin®.

Selbst im Tierreich finden sich Beispiele für solche Selbstmedikationen durch Nahrungsaufnahme. So essen Schimpansen bestimmte Pflanzen, wenn sie von Parasiten befallen sind.

In den Anfängen der modernen Pharmakologie haben Firmen versucht, die in der Natur vorkommenden Arzneistoffe zu synthetisieren und damit in großen Mengen bei gleichbleibender Qualität herzustellen. Gelegentlich kam den Forschern auch der Zufall zu Hilfe, z. B. bei der Entdeckung des **Penicillins.** 1928 war Dr. Alexander Fleming, angestellt am Londoner St. Mary's Hospital, mit einer Versuchsreihe an Staphylokokken beschäftigt. Nach einem Kurzurlaub kehrte Dr. Fleming zu seinem Versuch zurück und musste feststellen, dass eine Petrischale mit Bakterien durch einen Schimmelpilz der Gattung *Penicillium* verunreinigt war. Er wollte diese Schale schon entsorgen, als er kurz zögerte und etwas Auffälliges bemerkte. Um den Schimmelpilz herum gab es eine Zone, in der kein Bakterienwachstum stattfand. In einiger Entfernung zum Pilz gediehen die Staphylokokken jedoch problemlos. In einer Reihe von weiteren Experimenten wiederholte Dr. Fleming den Vorgang und identifizierte schließlich die Bakterien, gegen die der Schimmelpilz vorging. Er nannte das Gift, das der Schimmelpilz gegen die Bakterien einsetzte, in Anlehnung an die Gattung des Pilzes **Penicillin.** Es wurde innerhalb kürzester Zeit zu einem der erfolgreichsten Medikamente in der Geschichte der Medizin.

In der zweiten Hälfte des 20. Jahrhunderts wurden Medikamente nach dem Prinzip des **Screenings** entwickelt. Hierbei wurden zunächst Tausende von chemischen Verbindungen im Labor auf eine etwaige Wirksamkeit hin überprüft. Es folgten Tierversuche und klinische Studien, die am Ende zu einem fertigen, zugelassenen Medikament führten. Die Erfolgsquote lag in etwa bei einem zugelassenen Medikament auf rund 10.000 getestete Verbindungen.

Tab. 1.1 Entwicklung eines Medikaments

Schritt	Dauer
Planung	1 Jahr
Wirkstoffdesign	1 Jahr
Versuche in vitro (Reagenzglas/Zellkulturen)	1 Jahr
Tierversuche	1 Jahr
Patentierung	1 Jahr
Herstellung des Medikaments (Galenik, ➤ Kap. 1.4)	1 Jahr
Klinische Studien Phase I–III	2–4 Jahre
Zulassung	1–2 Jahre
	Gesamtdauer: bis zu 12 Jahre

Die Entwicklung neuer Medikamente ist mittlerweile eine generalstabsmäßig geplante Operation. Von der „Idee" eines neuen Medikaments bis hin zu dessen Verwirklichung vergehen oft Jahre, und es werden Millionen von Euro investiert. Die Medikamente werden nach dem Prinzip des **rationalen Drug Designs** (➤ Tab. 1.1) entwickelt. Grundlagenforschung im Bereich der Humangenetik und der Molekularbiologie führt zu neuen Erkenntnissen über Stoffwechselprozesse. Man versucht nun, diese Prozesse gezielt durch solche Verbindungen zu beeinflussen, die den körpereigenen Stoffen sehr stark ähneln. Das Pharmakon wird maßgeschneidert. Diese Vorgehensweise ist rationaler und spart dadurch erheblich Kosten und Zeit. Seit Anfang 2020 infizieren sich auf der ganzen Welt Menschen mit SARS-CoV-2. Das Virus ruft grippeartige Symptome hervor. Im März 2024 hatten sich nach Angaben der Weltgesundheitsorganisation (WHO) weltweit bereits 774 Mio. Menschen mit der Krankheit COVID-19 angesteckt, mehr als 15 Mio. Menschen starben an der Infektion. Für diese Pandemie (weltweite Epidemie, Epidemie = viele gleichzeitig auftretende Erkrankungen in einer Region) gibt es mehrere Impfstoffe, die bereits innerhalb sehr kurzer Zeit zugelassen wurden. Die medikamentöse Therapie bei SARS-CoV-2-Infektionen zielt darauf ab, die Schwere der Erkrankung zu mildern, die Viruslast zu senken und Komplikationen vorzubeugen. Zu den wichtigsten Arzneimitteln gehören antivirale Medikamente wie **Remdesivir,** das die Replikation des Virus hemmt. Darüber hinaus werden Corticosteroide, insbesondere **Dexamethason,** zur Verringerung der entzündlichen Reaktion des Körpers eingesetzt, was sich besonders bei schwer erkrankten Patienten als vorteilhaft erwiesen hat.

Monoklonale Antikörper, wie Casirivimab und Imdevimab, sind ebenfalls zur Behandlung von milden bis moderaten COVID-19-Fällen zugelassen, um die Progression zur schweren Erkrankung zu verhindern. Die Therapie wird oft individuell angepasst und ist abhängig von den Symptomen, dem Schweregrad der Erkrankung und der allgemeinen Gesundheit des Patienten.

1.3 Arzneiformen

Damit ein Wirkstoff auch seine Wirkung entfalten kann, muss er in irgendeiner Form in oder an den Körper gebracht werden. Dies geschieht in den seltensten Fällen in „Reinform", sondern es braucht dazu eine sinnvolle „Verpackung". Diese Verpackung wird technologisch als Arzneiform bezeichnet. Die Herstellung von Arzneimitteln ist teilweise so schwierig und komplex, dass es ein eigenes Fachgebiet dazu gibt: die **Galenik** (➤ Kap. 1.4) oder – moderner – pharmazeutische Technologie.

Wie ein Wirkstoff verpackt wird, ist abhängig von seinen Eigenschaften (z. B. in Wasser löslich oder unlöslich), aber auch von der geforderten Wirkung und dem gewünschten Wirkort. Entsprechend gibt es verschiedene **Einteilungen der Arzneiformen:**

- Nach der äußeren Form, also ob es sich z. B. um Gase, Flüssigkeiten oder um eine feste Form (z. B. Tablette) handelt
- Nach dem Applikationsweg, also auf welche Weise das Mittel verabreicht wird

Im Rettungsdienst ist eine der Hauptanforderungen an ein Notfallmedikament die schnelle Wirksamkeit. Diese wird maßgeblich durch das schnelle Erreichen des Wirkortes beeinflusst. Daher sind vor allem intravenös verabreichbare Medikamente für den Rettungsdienst prädestiniert.

1.3.1 Gase, Aerosole, Pulverinhalatoren

Einige Wirkstoffe liegen gasförmig vor. Dies trifft auch für das im Rettungsdienst am häufigsten eingesetzte Notfallmedikament, den **Sauerstoff** (➤ Kap. 2.21.3) zu. Andere Medikamente nutzen Gas nur als Trägerstoff. Diese Trägerstoffe (Treibgase) haben in der Regel selbst keine Wirkung auf den menschlichen Körper. Je nach Beschaffenheit des Medikaments, das vom Trägergas transportiert wird, handelt es sich um ein **Aerosol** (Wirkstoff liegt flüssig vor, z. B. Berotec®) oder um einen **Pulverinhalator** (Wirkstoff liegt fest vor, z. B. Viani®). Bei einem Aerosol ist das Medikament also flüssig und wird in feinste Tröpfchen zerstäubt; es entsteht ein Nebel. Bei einem Pulverinhalator liegt das Medikament (wie der Name sagt) als Pulver vor. Weiterentwicklungen der Pulverinhalatoren haben zu ausgefeilten technischen Systemen geführt. Eine Variante ist z. B. der **Diskus** (➤ Abb. 1.1). Bei dieser Form wird das Medikament in eine Kapsel gegeben. Bei Gebrauch wird die Kapsel zerbrochen, der Patient atmet durch den Diskus ein, und mithilfe des Atemstroms wird das Pulver verteilt und eingeatmet. Ziel dieser Entwicklung ist das Vermeiden von Treibgasen, da diese z. T. wegen ihrer Umweltschädlichkeit verboten wurden (z. B. FCKW).

Um die Effektivität der Medikamentenapplikation zu verbessern, wurden sog. **Spacer** entwickelt. Bei diesem System wird ein Plastikaufsatz (Spacer) auf das Mundstück des Inhalators gesteckt (➤ Abb. 1.2). Das Medikament wird in den Spacer gegeben, und der Patient atmet durch den Spacer. So ist die Einnahme nahezu unabhängig von der Patientenkooperation, und die Applikation muss nicht mit der Atmung des Patienten koordiniert werden. Zusätzlich schlagen sich größere Partikel im Spacer nieder. Diese Partikel würden zwar die Lunge wegen ihrer Größe nicht erreichen, evtl. könnten sie aber lokale Nebenwirkungen, z. B. einen Pilzbefall (Mundsoor) im Mund-Rachen-Raum, verursachen, insbesondere wenn es sich bei dem Medikament um ein Corticoid handelt (➤ Kap. 2.14). Die **Nebenwirkungsrate** kann durch den Einsatz von Spacern gesenkt werden.

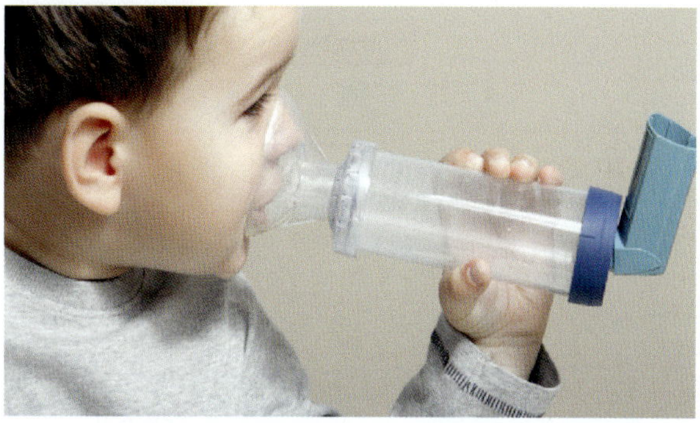

Abb. 1.2 Kleinkind benutzt ein Dosieraerosol mithilfe eines Spacers und einer Mund-Nasen-Maske [J787]

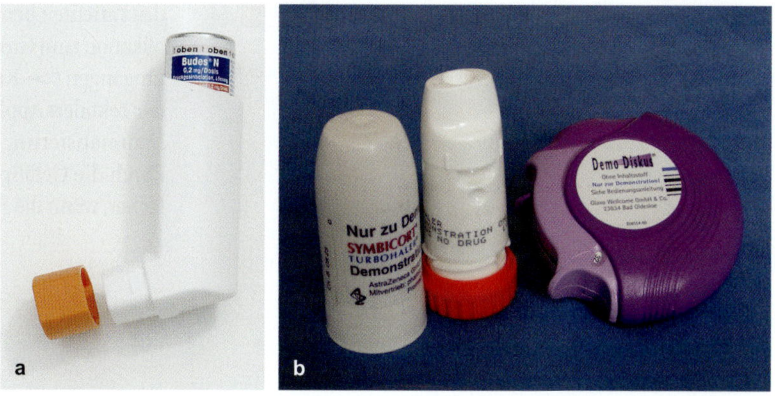

Abb. 1.1 Verschiedene bronchiale Applikationsformen: **a** Dosieraerosol [K115], **b** Pulverinhalatoren und Diskus [J747]

1.3.2 Flüssigkeiten

Die meisten Medikamente im Rettungsdienst liegen in **flüssiger Form** vor oder müssen vor der Applikation in einem Lösungsmittel gelöst werden. In der Regel handelt es sich hierbei um Wirkstoffe, die **intravenös (i. v.) appliziert** werden. Andere Flüssigkeiten wie Säfte, Tropfen, Emulsionen und Tinkturen spielen in der Notfallmedizin eine untergeordnete Rolle.

1.3.3 Halbfeste Arzneimittel

Insbesondere für die dermale Applikation gibt es eine Reihe von **Salben, Cremes, Pasten und Gelen** (➤ Abb. 1.3). Sie sind weder flüssig noch ganz fest. Daher stammt die Bezeichnung „halbfest". Im Rettungsdienst spielen diese für die Verabreichung von Wirkstoffen **keine Rolle.** In der Anästhesie wird bei Kindern das sog. EMLA®-Pflaster (➤ Abb. 1.4) eingesetzt. Hierbei handelt es sich um eine Kombination aus den Lokalanästhetika Lidocain und Prilocain. Das Pflaster wird auf die Haut aufgeklebt und sollte in der Regel 1–2 Stunden vor dem Eingriff aufgetragen werden, damit ein i. v. Zugang schmerzärmer gelegt werden kann. Auch kleinere Eingriffe an der Haut sind mittels einer solchen Betäubung möglich. Im Rettungsdienst kommt dieses Pflaster nicht zum Einsatz, da der Wirkungsbeginn für eine Notfallsituation zu spät wäre.

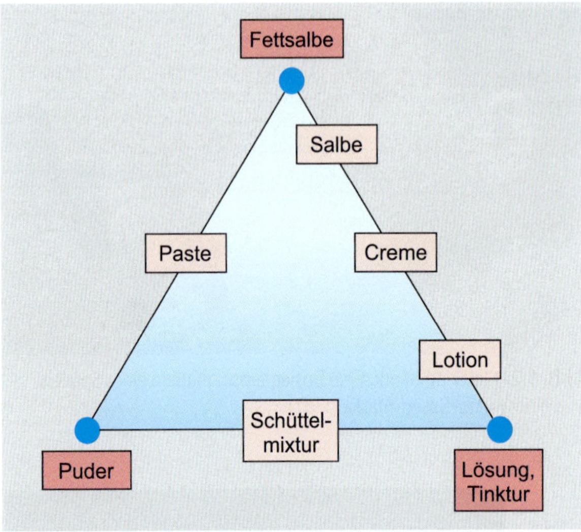

Abb. 1.3 Überblick über halbfeste Arzneimittel, die im Bereich der Haut eingesetzt werden [L143]

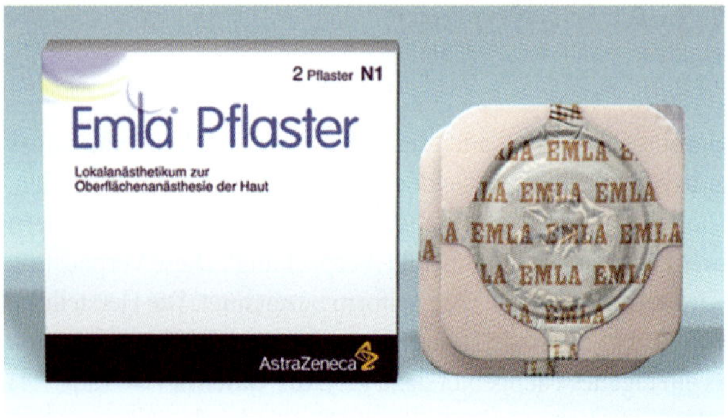

Abb. 1.4 EMLA®-Pflaster [V328]

KLINIK

Waterjel®

Ebenfalls als Gel liegt für die Verbrennungstherapie das Waterjel® vor. Hierbei handelt es sich um eine Gaze, die mit Gel bestrichen ist. Durch den hohen Wasseranteil von Gelen kommt es zu einer ständigen Verdunstung. Diesen Effekt macht man sich beim Einsatz von Waterjel® zunutze. Die dabei entstehende Verdunstungskälte dient der Kühlung kleinerer Brandwunden.
Wegen der anschließend in der Klinik erschwerten Wundbeurteilung sowie der Gefahr der Auskühlung bei großflächiger Anwendung werden solche **Brandgele** für den rettungsdienstlichen Einsatz **nicht** empfohlen.

1.3.4 Feste Medikamente

Feste Medikamente nehmen auf dem Markt den größten Raum ein (➤ Abb. 1.5). Da der Wirkstoff in der Regel oral aufgenommen wird, eignet sich besonders die Darreichung in kleinen Einheiten, die umgangssprachlich als Tabletten bezeichnet werden. Technologisch werden diese Medikamente in **Tabletten, Dragees** und **Kapseln** unterschieden. Welche Form gewählt wird, ist abhängig von den physikalischen Möglichkeiten und den gewünschten Eigenschaften (Galenik, ➤ Kap 1.4). Weitere feste Formen von Medikamenten können u. a. **Pulver** und **Granulate** sein. Auch Zäpfchen (**Suppositorien**), gehören zu den festen Arzneimitteln (z. B. ben-u-ron®).

Von den festen Arzneimitteln spielen Suppositorien im Rettungsdienst eine Rolle, da sie gerne Kindern verabreicht werden. Zum einen wird bei dieser Arzneiform kaum die Kooperation des Patienten benötigt, zum anderen wird bei der rektalen Applikation zum Großteil die Leber und damit der First-Pass-Effekt umgangen (➤ Kap. 1.5.2). Im Vordergrund steht bei der Wahl der rektalen Applikation im Kindesalter jedoch die geringere Traumatisierung der kleinen Patienten als bei der i. v. Gabe durch die Gefäßpunktion. In manchen Situationen ist es einfacher, wenn die Eltern ihrem Kind das Zäpfchen verabreichen.

Arzneiform, Applikationsform

Gasförmige Arzneiformen

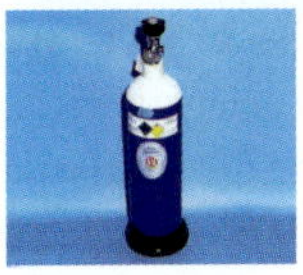

Gase: „Reine" Gase
Verabreichung: pulmonal
Bsp.:
- Narkosegase
- Sauerstoffgas bei Atemstörungen
- Lachgas zur Schmerzbekämpfung

Verwendet werden dürfen nur sog. **medizinische Gase** höchster Reinheit

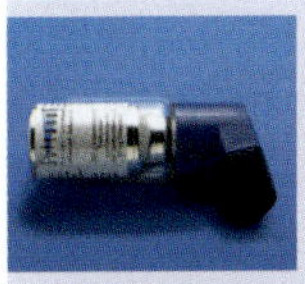

Aerosole: „Schweben" fester oder flüssiger (Wirkstoff-)Teilchen (Durchmesser 0,5–5,0 µm) in einem Gas, meist Luft
Verabreichung: pulmonal
Bsp.: Dosieraerosole oder Pulverinhalate zur Asthmatherapie

Flüssige Arzneiformen

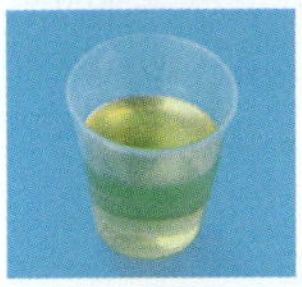

Lösung: Fester Wirkstoff, vollständig gelöst in einem geeigneten Lösungsmittel, z.B. Wasser, Alkohol
Verabreichung: kutan, oral, parenteral
Lateinisch: Solutio, Abk. Sol.; auch Ausgangsmaterial zur Herstellung von Inhalaten

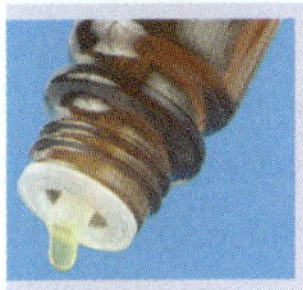

Tinktur: Alkoholischer Auszug aus pflanzlichen oder tierischen Stoffen
Verabreichung: kutan, oral
Lateinisch: Tinctura, Abk. Tinc.

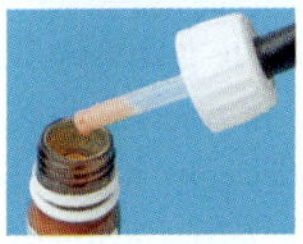

Suspension: Aufschwemmung eines festen Wirkstoffes in einer Flüssigkeit
Verabreichung: kutan, oral
Teilchen „schweben" in der Flüssigkeit. Vor Gebrauch schütteln! Auch Ausgangsmaterial zur Herstellung von Inhalaten

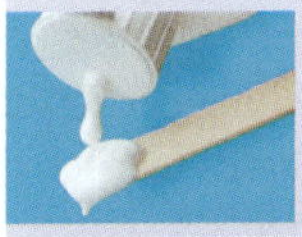

Emulsion: Mischung (feinste Verteilung) zweier nicht miteinander löslicher Flüssigkeiten
Verabreichung: kutan
Bsp.: Öl-in-Wasser- und Wasser-in-Öl-Emulsion

Halbfeste Arzneiformen

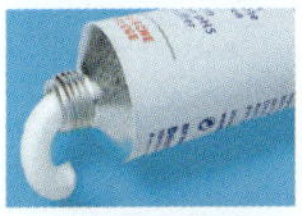

Salbe: Wirkstoff eingebettet in streichfähige Grundmasse (Salbengrundlage), meist auf Fettbasis
Verabreichung: kutan
Lat.: Unguentum, Abk. Ungt.

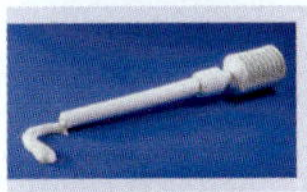

Creme: Weiche „Salbe" mit hohem Wassergehalt
Verabreichung: kutan

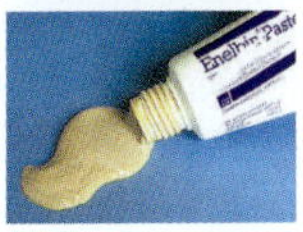

Paste: Relativ feste „Salbe" mit hohem Pulveranteil
Verabreichung: kutan

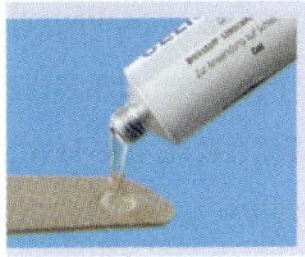

Gel: Wirkstoff eingebettet in wasserlösliche Grundmasse mit Quellstoffen und Geliermitteln
Verabreichung: kutan
Trocknet auf der Haut, wirkt kühlend

Arzneiform, Applikationsform

Feste Arzneiformen

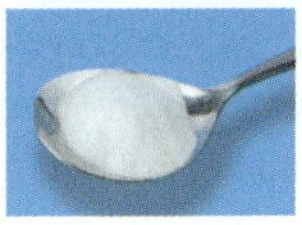

Pulver: Sehr fein zerkleinerte, feste Substanzen
Verabreichung: Meist lokal zum Auftragen auf die Haut (Puder). Seltener oral, dann in der Regel in Flüssigkeit gelöst
Eingeschränkte Haltbarkeit, da Pulver durch die Luftfeuchtigkeit verklumpt (zieht Wasser an). Dosierung ungenau, falls nicht in Beutelchen verpackt.
Ausgangsmaterial z.B. für Lösungen zur oralen Gabe

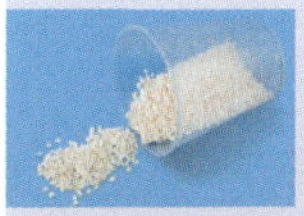

Granulat: Grobkörnig zerkleinerte, feste Substanzen
Verabreichung: Meist oral mit Flüssigkeit
Dosierung ungenau, falls nicht in Beutelchen verpackt

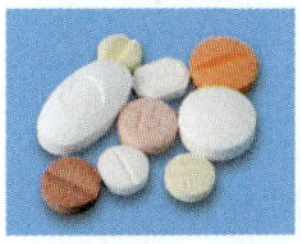

Tablette: Festgepresstes Pulver in meist runder Form
Verabreichung: oral
Genaue Dosierung, vielfach Teilen an Kerbung möglich. Oft schlecht zu schlucken

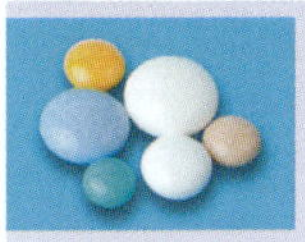

Dragee: Tablette mit zusätzlichem Überzug (meist Zuckerguss), ggf. mit säurefestem Überzug, damit sie sich erst im Dünndarm auflöst
Verabreichung: oral
Genaue Dosierung, gut zu schlucken, geschmacksneutral. Umhüllung ist auch ein Schutz, z.B. vor Luftfeuchtigkeit. Nicht teilbar

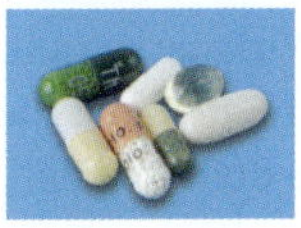

Kapsel: Feste oder flüssige Arzneisubstanz in einer im Magen-Darm-Kanal löslichen Hülle auf Stärke- oder Gelatinebasis
Verabreichung: Meist oral. Zerbeißkapseln nicht schlucken, sondern zerbeißen
Umhüllung verändert sich mit der Zeit, wird je nach Material klebrig oder spröde. Pulverhaltige Kapseln können auch Ausgangsmaterial zur Herstellung von Inhalaten sein. Nicht teilbar, Öffnen oft möglich

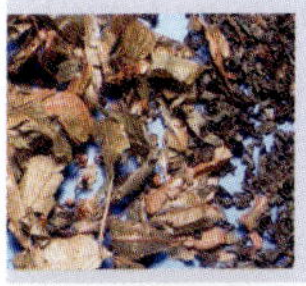

Tee: Getrocknete (zerkleinerte) Pflanzenteile
Verabreichung: V.a. oral nach Zubereitung eines Aufgusses mit kochend heißem Wasser

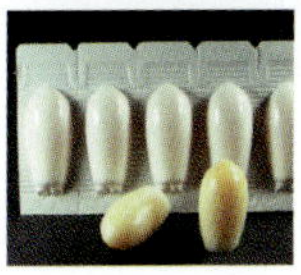

Zäpfchen (Suppositorium, Abk. Supp.): Einbettung des Wirkstoffs in eine Fettgrundlage, die bei Körpertemperatur schmilzt
Verabreichung: Meist rektal. Bei Vaginalzäpfchen vaginal
Effektiv verfügbare Wirkstoffmenge variiert aufgrund stark schwankender Resorption erheblich

Sonderformen (Bsp.)

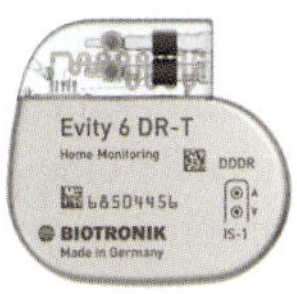

Implantate: Dauerhaft in Körperhöhlen oder Organe eingebrachte (implantierte) Fremdmaterialien
Verabreichung: Operative Einbringung
Beispiele:
- Herzschrittmacher
- ICD (implantible cardioverter defibrillator)

Abb. 1.5 Überblick über verschiedene Arzneiformen [K183, K115, K155, V440]

Tabletten werden gelegentlich sublingual verabreicht (z. B. Fentanyl als Effentora® oder Ondansetron Sublingualtabletten). Der Wirkstoff wird schnell über die Mundschleimhaut aufgenommen. Die Schmelztablette Tavor expidet® wird entgegen landläufiger Meinung nur unzureichend über Zungen- und Mundschleimhaut aufgenommen, weshalb sie nicht zur Durchbrechung eines epileptischen Anfalls eingesetzt werden kann. Vielmehr muss der im Speichel gelöste Wirkstoff heruntergeschluckt und im Magen-Darm-Trakt resorbiert werden. Es handelt sich also um eine orale Applikationsform.

CAVE

Eine Venenpunktion bei Kindern gestaltet sich aufgrund der oft schlecht sichtbaren Venen unter einer derben Hautschicht oft schwierig und sollte nur von erfahrenen Anwendern durchgeführt werden. Häufige Kindernotfälle wie der Krupp-Anfall oder ein postiktales Kind nach Infektkrampf benötigen keinen intravenösen (i. v.) Zugang. Nur in Notfallsituationen mit **vitaler Bedrohung sollte bei Kindern nicht auf** einen i. v. **Zugang verzichtet werden.** In der pädiatrischen Notfallmedizin geht der Trend weg von invasiven Maßnahmen wie der i. v. Punktion oder der Intubation, sondern hin zu nichtinvasiven Applikationsformen und supraglottischen Atemwegshilfen.

Insgesamt ist die orale Gabe von Medikamenten im Notfall eher ungeeignet, da die Zeit bis zum Wirkeintritt zu lang ist. Auch lässt sich die exakte Wirkstoffmenge, die zur Wirkung kommt, schwer abschätzen, da individuelle Besonderheiten und die Notfallsituation bei der Resorption eine große Rolle spielen.

Tabletten, Dragees und Kapseln haben meist eine so einzigartige Form, dass anhand von Farbe, Größe, Form und Aufdruck das jeweilige Medikament genau bestimmt werden kann. Anhand von Bildern ist die Tablette identifizierbar (Gelbe Liste Identa: www.gelbe-liste.de). Diese Methode ist allerdings für die rettungsdienstliche Praxis völlig ungeeignet.

WICHTIG

Bei **Vergiftungen mit Tabletten** evtl. am Einsatzort befindliche Tabletten asservieren – auch dann, wenn keine Verpackung vorhanden ist.

1.3.5 Umwelteinflüsse auf Notfallmedikamente

Notfallmedikamente begleiten den Menschen, wohin er auch geht. Von der Tiefsee bis in den Weltraum sind sie zu finden. Auch in Deutschland sind Medikamente höchst unterschiedlichen Bedingungen ausgesetzt. In den Alpen finden Rettungseinsätze oft unter 0 °C statt. In den Sommermonaten dagegen kann die Temperatur in einem in der Sonne abgestellten Rettungsfahrzeug schnell die 40 °C-Marke überschreiten. Trotz alledem gibt es wenige Untersuchungen, welche die **Einwirkung** solcher **Umwelteinflüsse** auf die Haltbarkeit und Wirksamkeit der Notfallmedikamente und ihre Auswirkung zum Gegenstand haben. Hinzu kommt, dass auch die Körpertemperatur des Patienten erheblichen Einfluss auf Verteilung, Metabolisierung und Wirkung der Medikamente hat.

Entsprechend der jeweiligen Zulassung der Medikamente sind Lagerungsbedingungen definiert, meist 8–25 °C. Wird das Medikament außerhalb dieser Bereiche gelagert, kann es zu chemischen Prozessen kommen, welche die Haltbarkeit und/oder Wirksamkeit beeinflussen. Da keine gesicherten Daten über die Auswirkungen von Umwelteinflüssen auf die Lagerung der Medikamente in den Fahrzeugen existieren, sollte der Austausch (**Wälzung**) der Medikamente in deutlich kürzeren Intervallen erfolgen, als es das Haltbarkeitsdatum des Medikaments vorsieht.

CAVE

Einmal **gefrorene Glasampullen** müssen ersetzt werden. Es besteht das Risiko von Haarrissen der Ampulle und Glassplittern im Medikament.

1.4 Pharmazeutische Phase

In der **pharmazeutischen Phase** löst sich das Medikament auf, und der **Wirkstoff wird freigesetzt.** Diese Phase spielt bei i. v. verabreichten Medikamenten keine Rolle; bei oral oder rektal verabreichten Medikamenten wird sie durch die **galenischen Eigenschaften** des Medikaments bestimmt. Je nach Präparat ist eine möglichst schnelle Freisetzung gewünscht – z. B. bei Analgetika zur Akutschmerztherapie – oder eine langsame, d. h., der Wirkstoff soll dem Körper möglichst langsam und kontinuierlich zur Verfügung gestellt werden.

Die **Galenik** ist die Lehre von der Herstellung der Arzneimittel. Im Rahmen des Herstellungsprozesses werden die einzelnen Wirkstoffe mit Hilfsstoffen versehen.

DEFINITION

Galenik

Die **Galenik** ist der Bereich der Pharmazie, der sich mit der Herstellung und Zusammensetzung von Arzneimitteln befasst. Sie beschäftigt sich mit der **Auswahl von Hilfsstoffen,** der Dosierung und der **Gestaltung der Arzneiformen** (z. B. Tabletten, Kapseln, Lösungen), um die Bioverfügbarkeit und Wirksamkeit der Wirkstoffe zu optimieren. Ziel der Galenik ist es, sichere, stabile und anwendbare Medikamente für die klinische Praxis zu entwickeln. Ihren Namen hat sie von dem griechischen Arzt Claudius Galenus (129–199 n. Chr.).

Hilfsstoffe Im Rahmen des Herstellungsprozesses werden die einzelnen Wirkstoffe mit Hilfsstoffen versehen, damit sie überhaupt **handhabbar** und **verabreichbar** werden. Sie tragen dazu bei, dass die Wirkstoffe die Wirkung am gewünschten Ort entfalten. Zusätzlich machen sie Medikamente **haltbarer.** Leider sind es oft gerade diese Hilfsstoffe, die für Unverträglichkeitsreaktionen oder Allergien bis hin zum anaphylaktischen Schock verantwortlich sind. Im Folgenden wird die Rolle der Galenik an einigen Beispielen erklärt.

Brausetabletten Zweck einer Brausetablette ist die schnelle Auflösung des Wirkstoffs in Wasser und dadurch eine **schnellere Verfügbarkeit** im Magen-Darm-Trakt. Hierzu wird der Tablette ein „Sprengstoff" beigemengt. Es handelt sich dabei in der Regel um einen „CO_2-Spender", der bei Kontakt mit Wasser sprudelt und eine schnelle Auflösung bewirkt.

Kapseln Kapseln enthalten in der Regel Medikamente, die **nicht** ohne Weiteres **in Tablettenform gepresst** werden können. Der Inhalt kann ölig wie in Weichkapseln oder fest (Hartkapseln) sein. Wie auch bei Tabletten kann eine Kapsel einen magensäureresistenten Überzug haben. Dadurch überstehen Wirkstoffe, die nicht magensäureresistent sind, die Passage durch den Magen. Erst Enzyme oder der pH-Wert im Duodenum lösen die Kapsel auf; der Wirkstoff wird freigesetzt und kann aufgenommen werden. Magensaftresistente Kapseln sollten auf nüchternen Magen eingenommen werden. Sie sind nicht teilbar.

Retardtabletten Retard bedeutet **verzögert.** Um eine gleichmäßige Freisetzung eines Medikaments zu erreichen, wurden Retardpräparate entwickelt. Sie sind so beschaffen, dass sie sich nur langsam während der Magen-Darm-Passage auflösen. Auf diese Weise geben sie ihren Wirkstoff über eine längere Zeit hinweg ab, und zwischen den einzelnen Einnahmen kann ein größerer Zeitraum liegen, z. B. 12 oder 24 Stunden. Wenn Patienten die Medikamente nur einmal pro Tag einnehmen müssen, steigt die Compliance.

DEFINITION

Compliance

Unter Compliance versteht man die Bereitschaft bzw. Zuverlässigkeit des Patienten, den Anweisungen des Arztes zu folgen.

Intravenöse Medikamente als Trockensubstanz Einige Medikamente sind in gelöster Form nicht lange stabil, d. h., sie zerfallen und werden dadurch unwirksam. Diese Medikamente werden häufig als Pulver hergestellt, das dann **unmittelbar vor** der **Applikation** z. B. mit destilliertem Wasser oder 0,9-prozentiger NaCl-Lösung **aufgelöst** wird. Die möglichen Lösungsmittel sind in der Packungsbeilage des jeweiligen Medikaments gelistet. Häufig sind Medikamente, die in Trockenform (Pulver) vorliegen, länger haltbar als gelöste Wirkstoffe.

1.5 Pharmakokinetik

Die **Pharmakokinetik** ist die Lehre vom Einfluss des Organismus auf Arzneistoffe. Kinese bedeutet Bewegung. Gemeint sind damit die Bewegung und Veränderung des Medikaments bei der Passage durch den Körper. Vereinfacht ausgedrückt beschreibt die Pharmakokinetik, was der Körper mit dem Medikament „macht".

Die Pharmakokinetik beginnt zum Zeitpunkt des Kontakts von Medikament und Körper, also bereits mit der **Art der Applikation** (Liberation) und endet mit der Ausscheidung (Elimination; > Kap. 1.4). Die einzelnen Phasen lassen sich am sog. LADME-Schema definieren. (> Abb. 1.6):

- **L**iberation (Applikationsweg)
- **A**bsorption (Aufnahme)
- **D**istribution (Verteilung)
- **M**etabolisierung (Veränderungen des Medikaments durch den Stoffwechsel)
- **E**limination (Ausscheidung)

Diese Prozesse finden jedoch nicht getrennt nacheinander statt. So werden Stoffe ab dem Zeitpunkt, ab dem sie im Körper sind, umgewandelt (Biotransformation). Da die Biotransformation ein wesentlicher Schritt auf dem Weg zur Ausscheidung ist, wird dieser Begriff in > Kap. 1.5.4 erläutert.

Außer durch die Galenik (> Kap. 1.4) und die Applikation wird die Pharmakokinetik maßgeblich durch das Alter und die Situation des Patienten beeinflusst. Bei bestimmten Stoffen spielt auch das Geschlecht eine Rolle. Einfaches Beispiel für einen unterschiedlich schnellen Abbau bei Männern und Frauen ist der Abbau von Alkohol (auch wenn es sich hierbei nicht um ein Medikament handelt): Während Männer ca. 0,1 ‰ Blutalkohol pro Stunde abbauen, beträgt dieser Wert bei Frauen nur etwa 0,09 ‰.

1.5.1 Liberation

Unter Liberation wird der **Applikationsweg** und die Freisetzung des Pharmakons in den Körper verstanden. Die verschiedenen Wege lassen sich in „enteral" und „parenteral" unterscheiden. Der Begriff „enteral" leitet sich von griech. „enteron" (= Darm) ab und bedeutet die Aufnahme über den Gastrointestinaltrakt. Darunter fällt die orale und rektale Verabreichung eines Medikaments. Alle anderen Applikationsmöglichkeiten, wie i. v., i. m., s. l., bukkal oder transdermal, werden als parenteral („para" = neben) bezeichnet, da sie den Magen-Darm-Trakt umgehen.

Zudem sollen Medikamente entweder lokal oder systemisch wirken. Die begrenzte Wirkung eines lokal auf die Haut oder Schleimhaut aufgetragenen Wirkstoffs nennt man „topisch". Mittels Injektionen können Medikamente systemisch und lokal appliziert werden. Welcher **Applikationsweg** für die jeweilige Situation am besten geeignet ist, muss der Anwender entscheiden.

Intravenös (i. v.)

Der **wichtigste Applikationsweg** in der Notfallmedizin ist die Verabreichung von Medikamenten über die **Venen** des Patienten. Die Wirkstoffe gelangen über das venöse System zum Herzen und werden anschließend über das arterielle System im Körper verteilt. Da bei dieser Applikationsform keinerlei Resorptionsprozesse stattfinden, ist die **Bioverfügbarkeit** in dieser Situation **100 %.** Bei entsprechender Zubereitung (Galenik, > Kap. 1.5) kann man nahezu jedes Medikament i. v. verabreichen. Bei adäquater Kreislauffunktion gelangt das

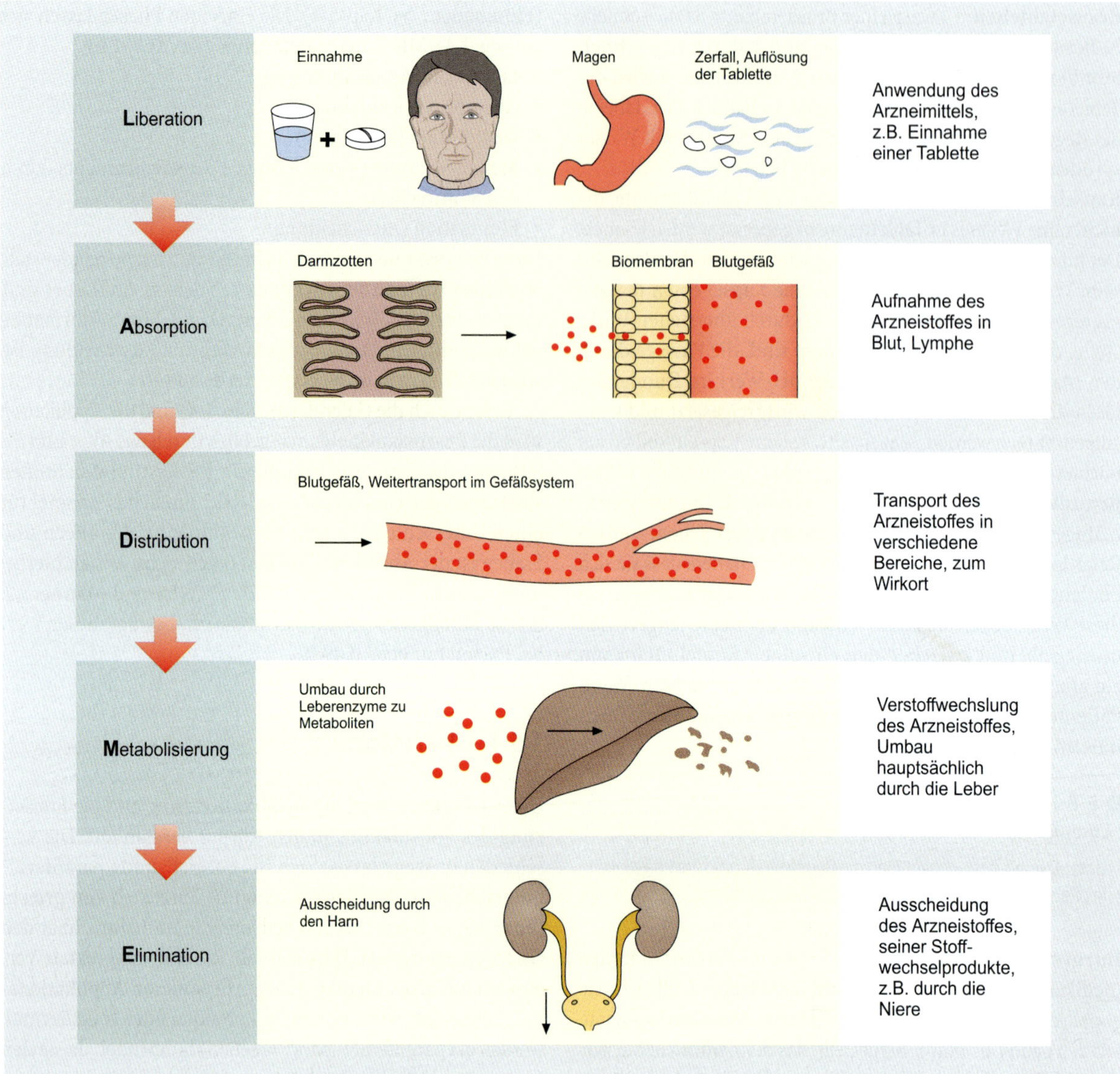

Abb. 1.6 Pharmakokinetische Phasen eines Arzneistoffs [L157]

Medikament innerhalb von 45 Sekunden in alle Bereiche des Körpers (Pharmakokinetik, ➤ Kap. 1.7). Nachteil einer i. v. Gabe von Medikamenten ist die Notwendigkeit der Gefäßpunktion. Im Rettungsdienst geschieht dies in der Regel durch das Legen eines i. v. Zugangs.

Vor der i. v. Gabe von Medikamenten muss gewährleistet sein, dass der Zugang sicher in der Vene liegt. Einige Medikamente (z. B. Glucose) können erhebliche Schäden anrichten, wenn sie versehentlich intraarteriell oder paravenös appliziert werden.

WICHTIG

Lagekontrolle i. v. Zugang

Zur Überprüfung der intravasalen Lage des Zugangs (➤ Abb. 1.7) kann das Infusionssystem mit der Infusionsflasche unter das Herzniveau des Patienten gehalten werden. Fließt Blut zurück, gilt das als nahezu sichere intravasale Lage. (**Cave:** Mittlerweile werden zunehmend Infusionssysteme mit Rückschlagventil verwendet. Bei diesen Systemen ist keine Rücklaufprobe möglich!) Auch sollte auf eine Schwellung im Bereich des Zugangs geachtet werden. Unter anderem ist dies ein Grund dafür, warum die Venenpunktion immer distal zu beginnen hat, da man am Handrücken schneller ein Paravasat (Flüssigkeitsansammlung im Gewebe) erkennen kann. Bei Zweifeln sollte eine erneute Punktion durchgeführt werden.

PRAXISTIPP

Legen eines i. v. Zugangs

Die häufigsten Gründe dafür, warum ein i. v. Zugang misslingt, sind die mangelnde Füllung der Vene und die Ungeduld des Punkteurs. Stimmen die Voraussetzungen nicht, sollte nicht punktiert werden, sondern sich die Zeit genommen werden, die Punktionsbedingungen zu verbessern. Der Arm sollte herunterhängen, um die Schwerkraft zur Venenfüllung auszunutzen. Durch die Desinfektion können Venen besser sichtbar und tastbar gemacht werden, und man kann

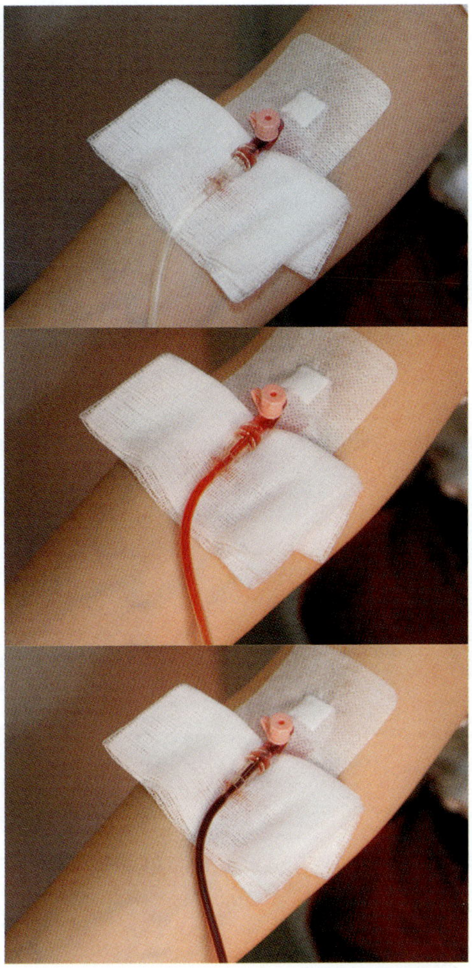

Abb. 1.7 Lagekontrolle i. v. Zugang durch Rücklaufprobe [M328]

die Einwirkzeit nutzen. Leider sieht man immer wieder, wie nach der Desinfektion mit einem unsterilen Tupfer noch einmal über die Punktionsstelle gewischt wird. Dies kontaminiert nur wieder die Haut! Es sollte darauf geachtet werden, dass die Haut bei der Punktion gestrafft wird und der dazu benötigte Daumen den Einstichwinkel des Zugangs nicht behindert.

Subkutan (s. c.)

Bei der subkutanen Gabe (➤ Abb. 1.8) wird das Medikament unter die Haut in die **Subkutis** gespritzt. Der Wirkstoff befindet sich zwischen den Zellen, im sog. interstitiellen Raum. Von dort gelangt er über Venen oder Lymphgefäße in den Blutkreislauf und wird im Körper verteilt. Im Gegensatz zur i. v. Gabe ist hierbei der Wirkeintritt verzögert. Da das subkutane Areal schlechter durchblutet ist als z. B. das Muskelgewebe, ist der Wirkbeginn etwas langsamer als bei der intramuskulären (i. m.) Gabe. Dadurch ist die Wirkdauer jedoch etwas länger als bei den anderen beiden Applikationswegen (i. v. und i. m.). Da immer nur ein Teil des Medikaments zirkuliert, kann nicht sofort die gesamte Dosis verstoffwechselt werden. Bei der subkutanen Medikamentengabe wird also ein Depot angelegt. Wegen der längeren Verweildauer im Gewebe kann es zu lokalen Reaktionen auf das Medikament kommen. Daher können nur kleine Volumina appliziert werden. Beispiele hierfür sind die subkutane Morphingabe bei Palliativpatienten, niedermolekulare Heparine zur Thromboseprophylaxe (Clexane®) und die Insulininjektion.

Intramuskulär (i. m.)

Bei der intramuskulären Medikamentengabe wird der Wirkstoff in den Zwischenzellraum des **Muskels** gespritzt (➤ Abb. 1.9). Ähnlich wie bei der subkutanen Gabe entsteht dabei ein Depot. Auch der Abtransport folgt denselben Bedingungen wie bei der s. c. Applikation. Aufgrund der besseren Durchblutung kommt es zu einem schnelleren Wirkeintritt als bei der s. c. Injektion.

KLINIK

Durchblutung im Schockgeschehen

Die Durchblutung im Schockgeschehen ist in der Muskulatur anders als in der Haut. Adrenalin soll bei einem anaphylaktischen Schock i. m. gegeben werden, da Muskelgefäße weitgestellt werden. Es findet ein Abtransport statt, und Adrenalin entfaltet seine Wirkung. Bei der s. c. Gabe wird das Adrenalin nicht abtransportiert, da in der Haut – bedingt durch den Schock – eine Vasokonstriktion besteht. Zusätzlich wird diese Engstellung der Gefäße durch die subkutane Adrenalingabe noch verstärkt.

Die früher oft gelehrte **Punktionstechnik** nach Arthur von Hochstetter oder Peter Sachtleben in den M. gluteus, gilt aufgrund der topografischen Nähe zu Gefäßen und Nerven und dem damit verbundenen Risiko, diese zu verletzen, mittlerweile als obsolet. Sichere und gut zugängliche Punktionsorte sind der Musculus (M.) deltoideus an der Schulter (Impfstelle) und der Vastus lateralis (vorderer, seitlicher Teil) des M. quadriceps femoris am Oberschenkel (➤ Abb. 1.10). Die Befürchtung einer versehentlichen Fehlpunktion in ein Blutgefäß ist unbegründet, sodass eine Aspirationsprobe für diese beiden Punktionsorte nicht mehr empfohlen wird.

Intramuskuläre Gaben von Medikamenten im Rettungsdienst sind selten. Eine Ausnahme stellt hier das **Adrenalin** im Rahmen der Behandlung einer Anaphylaxie dar. Gemäß der aktuellen Leitlinie des *European Resuscitation Council* (ERC) und der Anaphylaxie-Leitlinie ist die intramuskuläre Applikation von Adrenalin der intravenösen Gabe vorzuziehen. Durch den Depoteffekt fallen bei der i. m. Injektion deutlich weniger kardiovaskuläre Nebenwirkungen an als bei i. v. Gabe. Auch die i. m. Injektion von **Benzodiazepinen mit einem Autoinjektor,** um einen generalisierten Anfall bei Erwachsenen und Kindern zu durchbrechen, gilt laut aktueller Leitlinie als First-Line-Therapie.

In lebensbedrohlichen Situationen bestehen für den intramuskulären Applikationsweg keine absoluten Kontraindikatio-

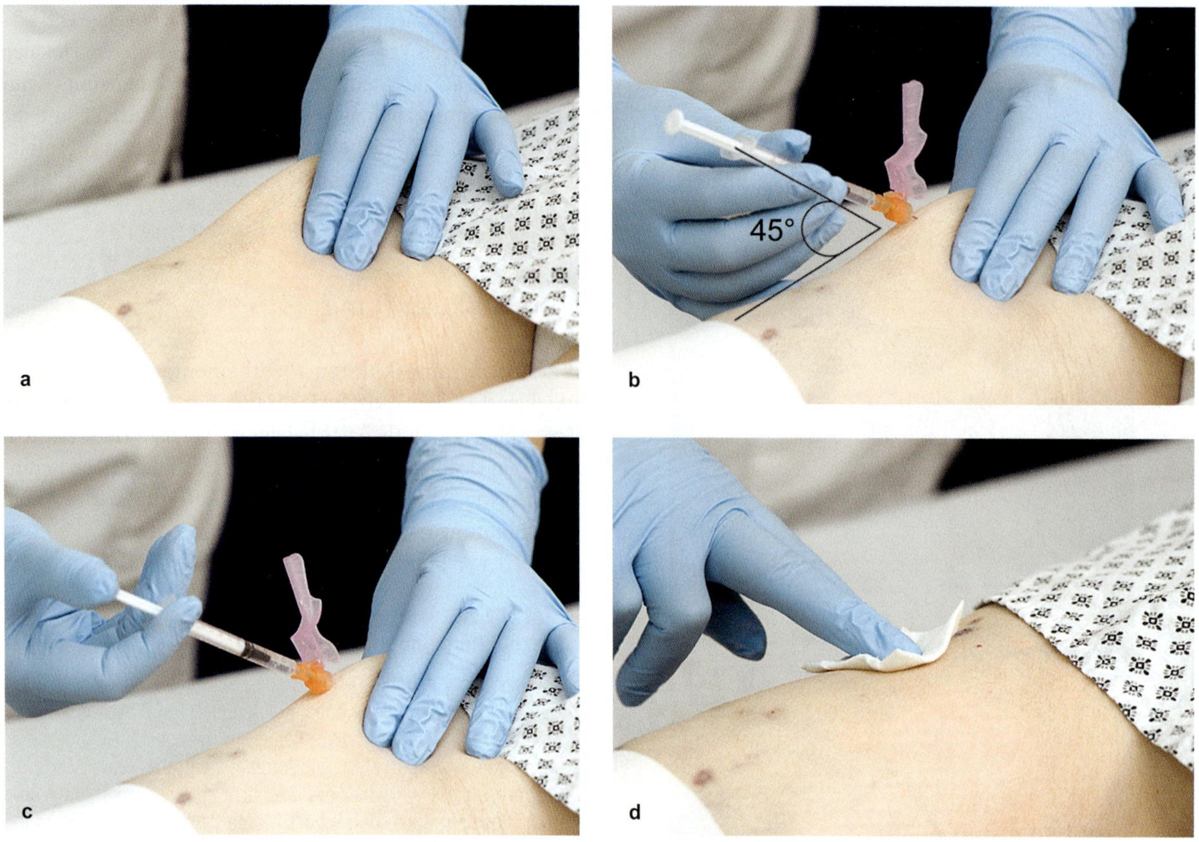

Abb. 1.8 Subkutane Injektion: **a** Hautfalte mit Daumen und Zeigefinger anheben; **b** Kanüle zügig in einem 45°-Winkel in die Haut einstechen; **c** Medikament langsam injizieren; **d** Einstichstelle nach dem Entfernen der Kanüle mit trockenem Tupfer komprimieren [K115]

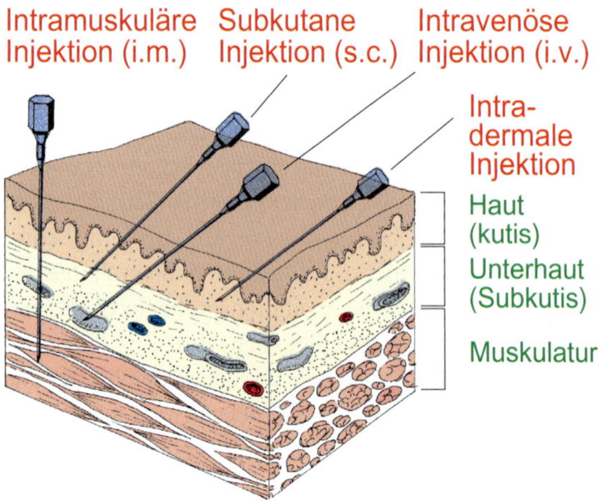

Abb. 1.9 Verschiedene Injektionstechniken [L190]

nen. Die Einnahme von Antikoagulanzien oder die Notwendigkeit einer Lysetherapie stellen nur eine relative Kontraindikation dar. Es ist darauf zu achten, dass spezielle i. m. Kanülen mit einer ausreichenden Länge verwendet werden, um den Muskel sicher zu erreichen. Der Einstich sollte schnell und beherzt, die Spritzgeschwindigkeit aber langsam erfolgen, da die Verdrängung von Gewebe durch das applizierte Volumen schmerzhaft ist.

Oral (per os, p. o.)

Die **orale Gabe** stellt die häufigste Form der medikamentösen Therapie dar. Hierbei werden die Medikamente geschluckt und gelangen vom Mund-Rachen-Raum über die Speiseröhre (Ösophagus) in den Magen (Gaster). Je nach Beschaffenheit (Galenik, ➤ Kap. 1.4) wird das Medikament bereits im Magen aufgelöst oder mit dem Speisebrei weiter in den Zwölffingerdarm (Duodenum) geleitet. Im Magen-Darm-Trakt kommt es zur **Absorption** des Wirkstoffs. Über die Pfortader oder die Lymphe gelangt das Medikament dann in die Blutbahn und wird im Körper verteilt (➤ Kap. 1.5.2). Vorteil der oralen Medikamentengabe ist die Unabhängigkeit von Punktionen. Sie ist nahezu jederzeit und überall ohne größere Vorbereitung möglich. Nachteilig sind der verzögerte Wirkungsbeginn, die schlechte Steuerbarkeit und die starken Einflüsse von Magen-Darm-Trakt und Leber bei der Verstoffwechselung (First-Pass-Effekt, ➤ Kap. 1.5.2). In der Regel liegt der Wirkbeginn zwischen 30 und 60 Minuten. Außerdem können Magen-Darm-Erkrankungen (wie Übelkeit, Erbrechen, Passagestörungen) und der pH-Wert der Magensäure die Absorption beeinflussen. Die Einnahme einer Tablette mit einem kleinen Schluck Wasser beeinflusst prä- sowie innerklinisch nicht die Nüchternheit eines Patienten, die bei einer Narkoseeinleitung zu berücksichtigen ist.

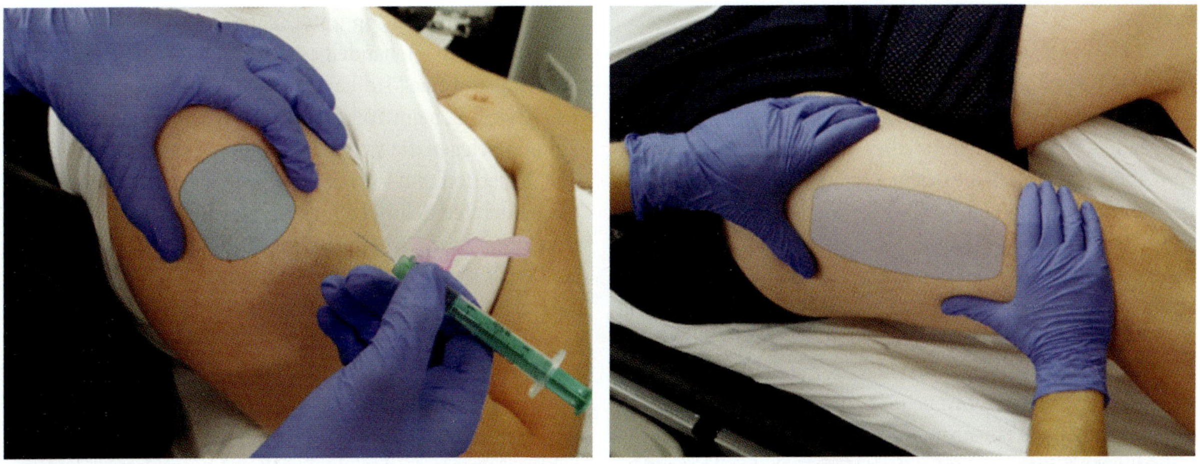

Abb. 1.10 Intramuskuläre Injektion in Schulter bzw. Oberschenkel [F781-027]

WICHTIG

Bei vielen akuten Krankheitsbildern und starken Schmerzzuständen kommt es aufgrund der sympathomimetischen Stimulation zu einer verzögerten Magenentleerung und bei Entzündungen im Bauchraum (Peritonitis) auch zu einem **reflektorischen paralytischen Ileus.** Dies macht eine orale Medikamentenapplikation nahezu unmöglich, da im Magen-Darm-Trakt kein Transport der Speisen/Medikamente mehr stattfindet. Zudem muss dies bei einer notfallmäßigen Narkoseeinleitung berücksichtigt und eine Rapid Sequence Induction (RSI) durchgeführt werden.

Die Applikation eines Medikaments **unter die Zunge** wird als sublingual (s. l.) und in die **Wangentasche** als bukkal bezeichnet. Hierbei wird die gute Durchblutung der Mundschleimhaut für eine schnelle Absorption genutzt (z. B. Glyceroltrinitrat als Nitrolingual akut® Spray oder Midazolam als Buccolam®). Eine Aufnahme über die Mundschleimhaut ist nur möglich, solange sich das Medikament im Mund befindet und eine ausreichende Kontaktzeit mit der Schleimhaut gewährleistet werden kann. Ein Schlucken des Wirkstoffs ist daher zu vermeiden.

WICHTIG

Bukkales Lorazepam (Tavor® expidet) ist eine Schmelztablette, die bei unkooperativen Patienten oder bei Patienten mit Schluckstörungen angewendet werden kann. Die Tablette löst sich im Mund auf, und der sich im Speichel befindliche Wirkstoff muss anschließend heruntergeschluckt werden, damit er im Magen-Darm-Trakt absorbiert werden kann.

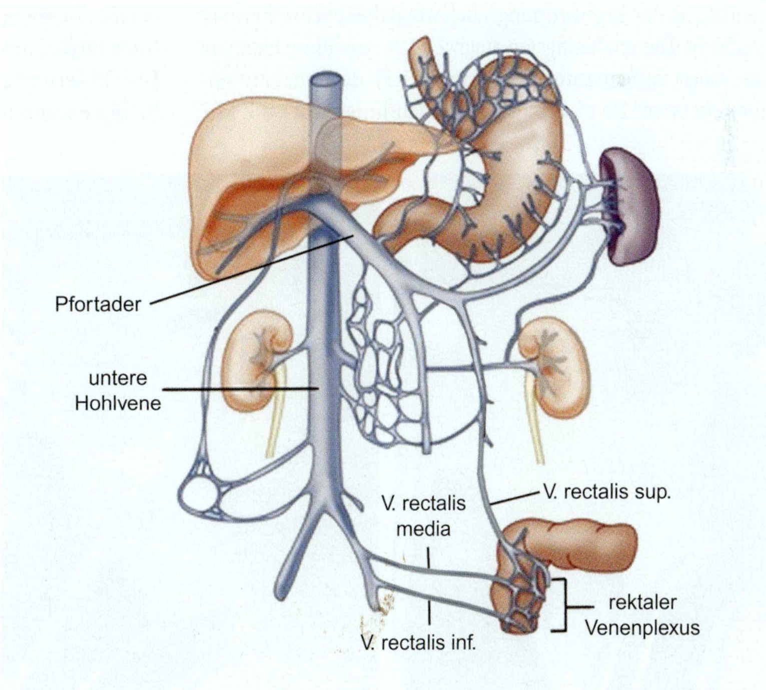

Abb. 1.11 Rektale Resorption: Die venöse Versorgung der Schleimhaut des unteren Rektums erfolgt über die V. rectalis inferior und media in die untere Hohlvene, dahinter liegende Bereiche über die V. rectalis superior in die Pfortader [X423]

Rektal

Die rektale Applikation von Zäpfchen (Suppositorien, von lat. „supponere“ = einführen) stellt eine Sonderform der enteralen Medikamentenaufnahme über den Verdauungstrakt dar (➤ Abb. 1.11). Durch die Besonderheiten der Blutentsorgung des **Rektums** wird bei dieser Art der Medikamentengabe der **First-Pass-Effekt** (➤ Kap. 1.5.2) der Leber umgangen. Der untere und mittlere Teil des Rektums wird von Venen versorgt, die in die untere Hohlvene münden, der obere Teil wird durch die V. rectalis superior versorgt, die in die Pfortader mündet. Somit gelangt das Medikament mit dem venösen Blut direkt in die untere Hohlvene und zum Herzen. Ausgetrocknete Zäpfchen, die länger im Rektum verbleiben, oder zu tief eingeführte Zäpfchen führen zu einer vermehrten Absorption über den oberen Teil des Rektums, was den First-Pass-Effekt begünstigt. Beliebt ist dieser Verabreichungsweg insbesondere bei Kindern, da seitens des Patienten nur eine geringe Kooperation notwendig und die Gabe nicht schmerzhaft ist. Dieser Weg wird daher immer wieder zur Verabreichung von **Prednison** beim Krupp-Syndrom oder von **Paracetamol** zur Fiebersenkung angewendet (Suppositorien, ➤ Kap. 1.3.4). Die Verabreichung von rektal appliziertem Diazepam im Rahmen eines generalisierten Krampfanfalls ist wegen der stark schwankenden Absorption und der langen Halbwertszeit des Diazepams in den Hintergrund getreten. Grundsätzlich werden rektal applizierte Stoffe schnell ins Blut aufgenommen.

Inhalativ (p. i., per inhalationem)

Die **inhalative Gabe** von Medikamenten ist in der Notfallmedizin an der Tagesordnung, auch wenn dies eher unbewusst geschieht. Das am häufigsten angewendete Notfallmedikament überhaupt ist **Sauerstoff** (➤ Kap. 2.21.3), der inhalativ verabreicht wird. Da er genauso den Richtlinien über die Medikamentenapplikation unterliegt wie alle anderen Arzneimittel (➤ Kap. 4), handelt es sich bei der Verabreichung von Sauerstoff um eine Medikamentengabe. Auch Lachgas wird zur Analgesie z. B. beim Wehenschmerz in Kreißsälen verwendet. Studien belegen die sichere Anwendung eines Gemischs aus 50 % Sauerstoff und 50 % Lachgas. Der analgetische Effekt wird bei moderaten Schmerzen als vergleichbar zu Fentanyl oder Esketamin beschrieben. In einigen Rettungsdienstbereichen ist dies als sichere und effektive Option zur Schmerzlinderung anerkannt, es bedarf jedoch weiterhin klinischer Erfahrung und Forschung, um seine Anwendung weiter zu optimieren und zu standardisieren, bevor es flächendeckend zum Einsatz kommt.

Weitere Medikamente werden mittels Verneblermasken oder bei beatmeten Patienten ggf. direkt über einen Adapter ins Schlauchsystem verabreicht. Bei Verneblermasken ist darauf zu achten, dass die Flüssigkeitskammer mindestens bis zur Hälfte gefüllt ist. Je nach Produkt sind dies 3–5 ml (➤ Abb. 1.12). Die Partikelgröße der Aerosole und die spezifische Gestaltung der Arzneiform (Formulierung) spielen eine entscheidende Rolle dabei, wie tief die Medikamente in die Atemwege gelangen und wo sie ihre Wirkung entfalten. Adrenalin ist ein kleines Molekül und wird in der Notfallmedizin häufig zur Behandlung eines A-Problems bei Anaphylaxien oder bei einem Krupp-Anfall eingesetzt. Wenn es inhalativ verabreicht wird, neigt es dazu, sich eher in den oberen Atemwegen abzusetzen, weil die kleineren Partikel und Tröpfchen der Aerosole nicht so tief in die Atemwege gelangen.

Salbutamol hingegen ist ein Beta-2-Agonist, der ebenfalls inhalativ verabreicht wird und in der Regel für die Behandlung von Asthma und anderen obstruktiven Atemwegserkrankungen eingesetzt wird. Es ist ein größeres Molekül, und die inhalativen Formulierungen von Salbutamol sind so gestaltet, dass sie die tieferen Atemwege erreichen, insbesondere die Bronchien und Bronchiolen, um eine Bronchodilatation zu bewirken.
Die Dosierung erfolgt durch das Atemminutenvolumen des Patienten und nicht durch die Menge an Flüssigkeit in der

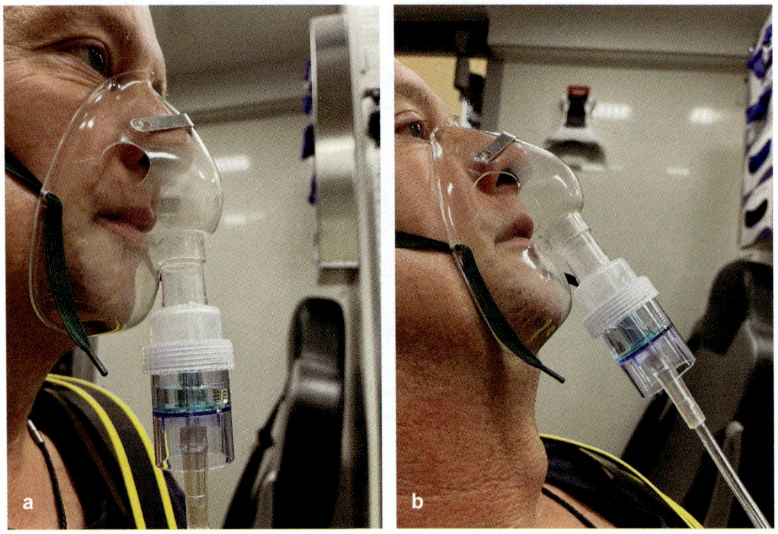

Abb. 1.12 Inhalationsmaske: **a** Richtige Handhabung, **b** falsch, da Boden nicht vollständig mit Flüssigkeit bedeckt ist [P1015]

Verneblerkammer. Je nach Wirkstoff ist eine lokale Wirkung (Adrenalin, Salbutamol, ➤ Kap. 2.19.11) oder eine systemische Verteilung (Narkosegase, Sauerstoff ➤ Kap. 2.21.3) gewünscht.

Intraossär (i. o.)

In der notfallmedizinischen Versorgung schwerstkranker Kinder und polytraumatisierter Patienten ist der intraossäre Zugang, also ein Zugang zur Knochenmarkhöhle, heute Standard. Aktuelle Leitlinien verschiedener internationaler Fachgesellschaften empfehlen im Rahmen der kardiopulmonalen Reanimation den i. o. Zugang als Methode der Wahl, bei verzögerter oder misslungener Anlage eines intravenösen Zugangs, sowohl im Kindes- als auch im Erwachsenenalter. Vor dem Hintergrund, dass ein Anwender davon ausgeht, für die Anlage eines i. v. Zugangs beim Kind mehr als 60 Sekunden zu benötigen, kann der i. o. Zugang beim kritisch kranken Kind auch als primärer Gefäßzugang eingesetzt werden. Die intraossäre Punktion entspricht vom Prinzip her der Punktion einer „knöchernen" Vene, die auch bei Kälte, Vasokonstriktion oder Hypovolämie nicht kollabiert.
Für das Legen von intraossären Zugängen sind unterschiedliche Systeme verfügbar, die im Folgenden vorgestellt werden. Sowohl von der Geschwindigkeit des Wirkeintritts als auch von der Dauer der Wirkung ist die i. o. Applikation eines Medikaments der Gabe über einen i. v. Zugang gleichzusetzen. In der Regel können fast alle Medikamente intraossär in denselben Dosierungen verabreicht werden wie intravenös. Bei hypertonen und alkalischen Lösungen besteht das Risiko lokaler Infektionen, Osteomyelolitiden und Weichteilnekrosen.

Die proximale Tibia stellt sowohl für Erwachsene als auch für Kinder den Punktionsort der ersten Wahl dar. Alternativ kann der Innenknöchel der distalen Tibia benutzt werden. Die dritte Wahl stellt bei Kindern das distale Femur und bei Erwachsenen der proximale Humerus dar (➤ Abb. 1.13 und ➤ Tab. 1.2).

Vor der Punktion ist auf Narben zu achten, die für das Vorhandensein einer Knieprothese sprechen könnten. Auch die seltene Glasknochenkrankheit stellt eine Kontraindikation für die i. o. Anwendung dar.

WICHTIG

Kein Lidocain beim intraossären Zugang bei Kindern

Nach dem Tod eines Säuglings nach i. o. Lidocaingabe zur Lokalanästhesie soll gemäß einer Stellungnahme der Deutschen Interdisziplinären Vereinigung Intensiv- und Notfallmedizin (DIVI) von 2024 bei Kindern kein Lidocain mehr zur Verhinderung des Punktions- und Injektionsschmerzes bei intraossärer Punktion verabreicht werden (#DenkAnLönne).

Nach Punktion sollte an die Nadel eine kurze Verlängerung mit einem 3-Wege-Hahn angeschlossen werden. Dies verringert die Manipulation direkt an der Nadel und erhöht so die Stabilität der Nadel. Zudem wird zwingend ein 3-Wege-Hahn benötigt, da ansonsten keine Zuspritzmöglichkeit besteht. Nach der Punktion sollte bei wachen erwachsenen Patienten Lidocain (40 mg) zur lokalen Betäubung des Markraums gegeben werden. Bei Kindern wird diese Vorgehensweise nicht mehr empfohlen, da das Risiko einer Überdosierung zu hoch ist und die damit verbundenen Komplikationen in keinem Verhältnis zum Nutzen stehen. Die Lage kann mittels Aspirationsprobe verifiziert werden, wobei es sein kann, dass kein Blut zu aspirieren ist, obwohl die Nadel richtig liegt. Anschließend muss die Markhöhle mit 5–10 ml NaCl 0,9 % freigespült werden. Während der Medikamentenapplikation ist auf Schwellungen im Bereich der Punktionsstelle zu achten, um Fehllagen rechtzeitig zu erkennen.

Die nachfolgend vorgestellten Systeme finden sich auf dem Markt.

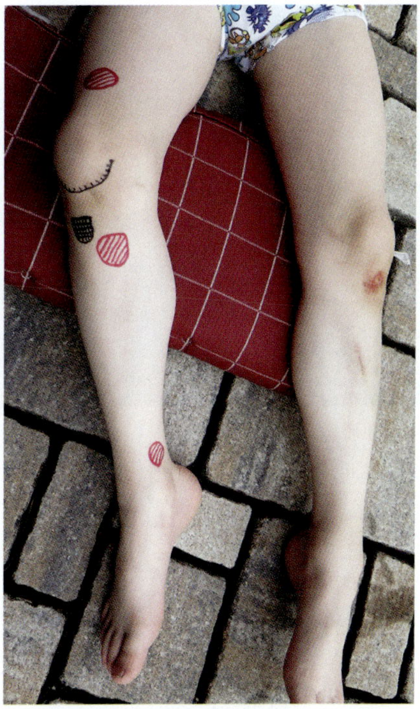

Abb. 1.13 Intraossäre Punktionsstellen: 1. Wahl: proximale Tibia, 2. Wahl: distale Tibia, 3. Wahl beim Erwachsenen: der proximale Humerus (nicht abgebildet) und beim Kind das distale Femur [P109]

Tab. 1.2 Intraossäre Punktionsorte für Kinder und Erwachsene

	Kinder	Erwachsene
1. Wahl	Proximale Tibia	
2. Wahl	Distale Tibia	
3. Wahl	Femur	Proximaler Humerus

EZ-IO

Bei der EZ-IO®, die heutzutage die Methode der Wahl darstellt, wird mit einer batteriegetriebenen Bohrmaschine („Akkuschrauber") eine intraossäre Nadel durch die Haut in den Knochen gebohrt (➤ Abb. 1.14).

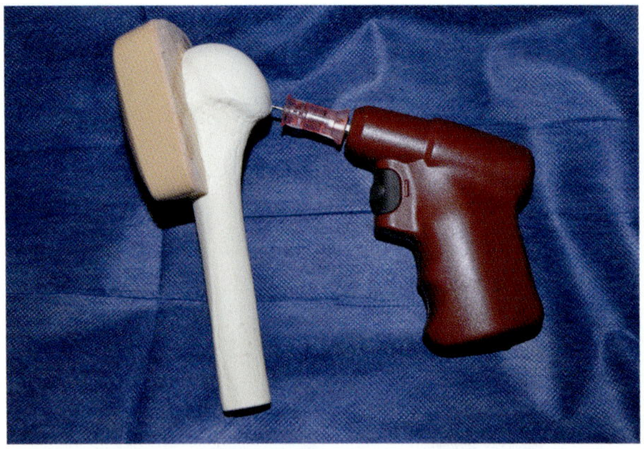

Abb. 1.14 EZ-IO® [M328]

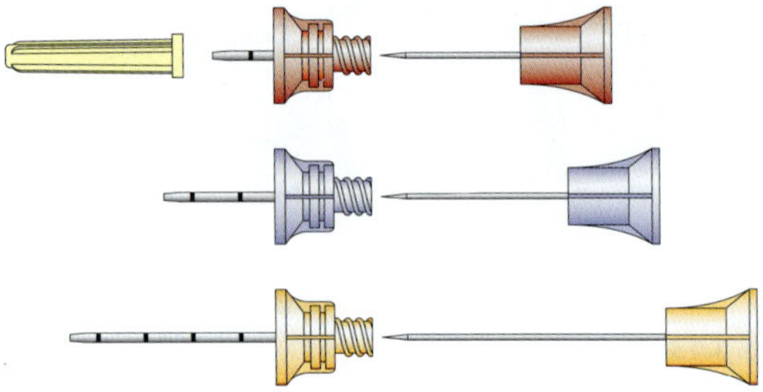

Abb. 1.15 Verschiedene Nadelgrößen für die EZ-IO® [X333-034]

Es sind drei verschiedene Nadeln mit unterschiedlicher Eindringtiefe erhältlich (➤ Abb. 1.15):

- Rosa: 15 mm Eindringtiefe, Neugeborenes und Kinder bis ca. 40 kg KG
- Blau: 25 mm Eindringtiefe, Patienten ab 40 kg KG
- Gelb: 45 mm Eindringtiefe, Patienten ab 40 kg KG, dicke Gewebeschicht über Punktionsort (adipöse Patienten)

Erfahrungsgemäß kann die rosa Kanüle beim speckigen Säugling oder Kleinkind schon zu kurz sein, beim Neugeborenen und kleinen Säugling wiederum zu lang. Die blaue Kanüle ist für Säuglinge zugelassen, sollte aber nur 2–3 mm nach dem Loss eingeführt werden. Hier bedarf es statt definierter Gewichtsklassen einer Abschätzung und Prüfung bei der Durchführung.

Nach der Anlage mittels Bohrmaschine wird der Mandrin der Nadel entfernt und die Verlängerung mit dem 3-Wege-Hahn an die Nadel angeschlossen.

Das für die Anlage eines i. o. Zugangs mit der EZ-IO® benötigte Material zeigt ➤ Abb. 1.16.

Bone Injection Gun (BIG)

Bei der **BIG** wird ähnlich einem Bolzenschussgerät eine intraossäre Nadel durch einen Federmechanismus in den Knochen „geschossen". Die Eindringtiefe kann mit einem Schraubmechanismus voreingestellt werden. Es gibt zwei Nadelarten (Komplettsystem):

- Rot: maximale Eindringtiefe 15 mm, Kinder bis 12 Jahre (➤ Abb. 1.17a)
- Blau: maximale Eindringtiefe 25 mm, ab 12 Jahre (➤ Abb. 1.17b)

Nach Auslösen des Mechanismus werden der Handgriff und der Mandrin der Nadel entfernt, und es kann eine Spritze oder ein Infusionssystem angeschlossen werden. Diese Methode wurde weitestgehend durch die EZ-IO® abgelöst.

Cook- und Yamshidi-Nadel

(➤ Abb. 1.18). Diese Nadeln werden manuell in den Knochen gelegt. Anfangs waren sie die einzige Möglichkeit zur intraossären Punktion; heute finden sie im Rettungsdienst kaum noch Anwendung.

FAST 1

Das FAST-1-System wird für die Punktion des Sternums verwendet. Es findet seine Anwendung hauptsächlich in der Mi-

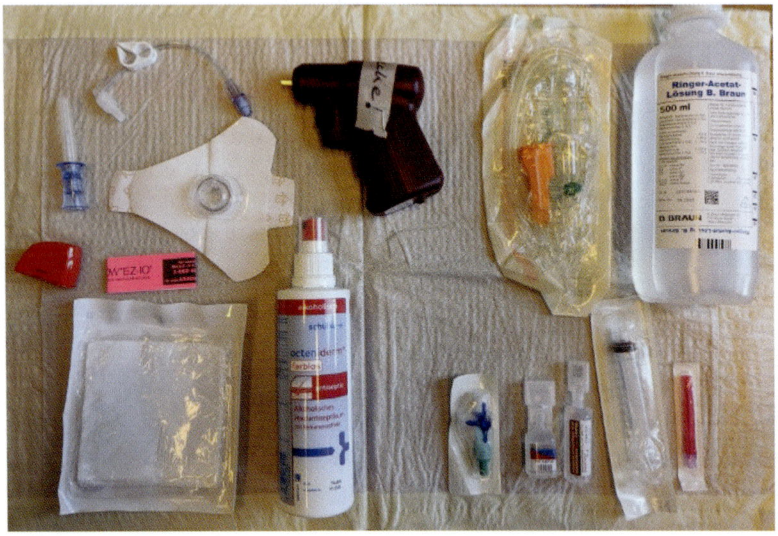

Abb. 1.16 Material zur Anlage eines intraossären Zugangs [P1015]

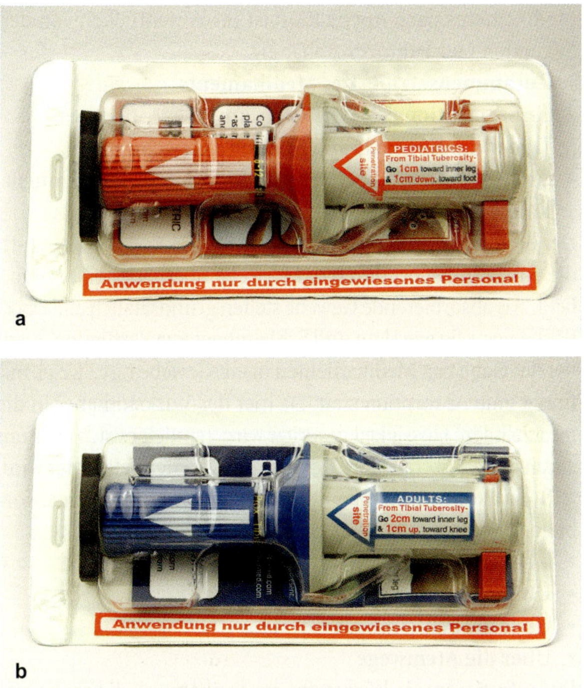

Abb. 1.17 Bone Injection Gun (BIG): **a** rot = maximale Eindringtiefe 15 mm, Kinder bis 12 Jahre; **b** blau = maximale Eindringtiefe 25 mm, ab 12 Jahre [K378]

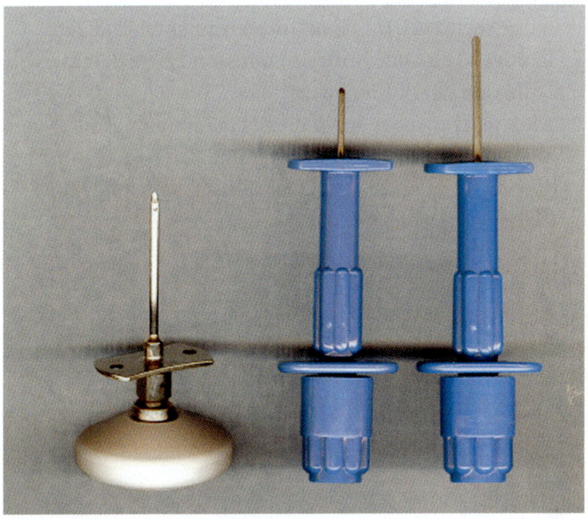

Abb. 1.18 Verschiedene intraossäre Nadeln. **Links:** Cook-Nadel. **Mitte:** Illinois-Bone-Marrow-Nadel 18 G. **Rechts:** 15 G [M328]

litärmedizin. Dies liegt daran, dass das Brustbein durch das Tragen schusssicherer Westen meist unverletzt ist. Die Anlage erfolgt nach Aufkleben eines „Zielpflasters". Das System verfügt über einen Griff mit einem Kranz aus Stabilisierungsnadeln. Diese werden zunächst durch die Haut gestochen. Nach korrekter Positionierung wird eine Sperre gelöst und die im Zentrum des Kranzes befindliche intraossäre Nadel in den Knochen geschoben. Nach Entfernung des Systems verbleibt diese Nadel im Sternum; so können Medikamente bzw. Infusionslösungen appliziert werden.

Nasal

Im Alltag ist die **nasale Applikation** von Medikamenten häufig. Besonders bei Erkrankungen der oberen Atemwege werden Nasentropfen oder Sprays regelmäßig verwendet. Aber auch Hormone werden nasal verabreicht, z. B. antidiuretisches Hormon (ADH) bei Patienten, die selbst nicht ausreichend ADH produzieren. Mit dieser Applikationsart kann der gesamte Magen-Darm-Trakt umgangen werden, in dem viele Hormone bereits vor der Aufnahme inaktiviert werden. Auch der First-Pass-Effekt (➤ Kap. 1.5.2) der Leber spielt bei der nasalen Applikation keine Rolle.
Im Rettungsdienst findet dieser Applikationsweg häufig Anwendung bei der Durchbrechung eines generalisierten Anfalls oder zur Rescue-Analgesie z. B. bei Kindern. Wirkstoffe wie Midazolam (➤ Kap. 2.7.4), Opioide, Esketamin und Naloxon können nasal verabreicht werden. Grundsätzlich muss allerdings angemerkt werden, dass es derzeit für die im Rettungsdienst üblichen Ampullen keine Zulassung für die intranasale Applikation gibt. Es handelt sich also oftmals um einen sog. **Off-Label-Use** (➤ Kap. 4.3). Insbesondere Midazolam, das in Salzsäure gelöst ist, hinterlässt ein äußerst unangenehmes Gefühl nach der Gabe. Zudem kann es in Situationen mit starker Sekretion der Schleimhäute, z. B. bei einem weinenden Kind, zu einer unvollständigen Resorption kommen. Beim MAD®-Adapter (**M**ucosal **A**tomization **D**evice) handelt es sich um einen Spritzenaufsatz, der den Spritzeninhalt zu feinsten Partikeln zerstäubt, die sich an der Nasenschleimhaut niederschlagen. Um zu verhindern, dass der Adapter beim Spritzen durch den aufgewendeten Druck diskonnektiert, sollte er am besten auf eine Spritze mit Luer-Lock-Anschluss aufgeschraubt werden (➤ Abb. 1.19). Pro Nasenloch sollte nicht mehr als

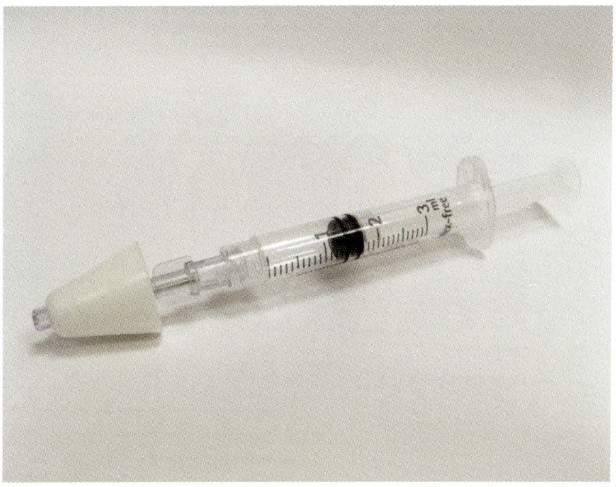

Abb. 1.19 MAD®-System zur nasalen Applikation von Medikamenten [P1015]

Tab. 1.3 Sonstige Applikationswege

Applikationsweg	Fachbegriff	Bedeutung
In die Haut	intrakutan (i. c.)	Allergietest (Digitalis-Antitoxin, ➤ Kap. 2.3), Impfungen, z. B. gegen Pocken
Über die Haut	transdermal	Wirkstoffpflaster, z. B. Nitrate, Fentanyl, Nikotin
Über die Bindehaut im Auge		Augentropfen
In den Spinalkanal	intraspinal	Spinalanästhesie
In ein Gelenk	intraartikulär	Gelenkverletzungen

1 ml Flüssigkeit appliziert werden. Bei der Dosierung ist aufgrund der geringen Volumina daran zu denken, dass 0,1 ml im System verbleibt. Die entsprechende Dosierung der jeweiligen Wirkstoffe findet sich in ➤ Kap. 2.

Sonstige Applikationswege

Außer den oben beschriebenen stehen noch weitere Applikationswege zur Verfügung. Da sie in der Notfallmedizin in der Regel keine Rolle spielen, sind sie hier nur kurz tabellarisch erwähnt (➤ Tab. 1.3).

1.5.2 Absorption

Damit ein Medikament durch das Herz-Kreislauf-System zu den Wirkorten transportiert werden kann, muss es aufgenommen, also absorbiert werden. Die **Absorption** eines Medikaments nach Applikation ist im Wesentlichen von den folgenden **vier Faktoren** abhängig:

1. **Zusammensetzung des Medikaments**
2. **Konzentration des Wirkstoffs am Absorptionsort**
3. **Dauer des Kontakts von Stoff und Gewebe**
4. **Art des Gewebes, das in Kontakt mit dem Medikament kommt**

Der Stoff muss in einer Form vorliegen (Galenik, ➤ Kap. 1.4), die einen Transport durch das Gewebe überhaupt erst ermöglicht. Als absorbierende Gewebe stehen grundsätzlich alle Oberflächengewebe wie Haut und Schleimhaut zur Verfügung. Auch bei der Gabe von Medikamenten in ein Gewebe (s. c., i. c., i. m.) findet eine Absorption statt. Da hier der Wirkstoff aber in die interzelluläre Flüssigkeit gespritzt wird, handelt es sich eher um einen reinen Abtransport, der hier nicht weiter betrachtet wird.

Somit können Medikamente auf folgenden **Wegen** absorbiert werden:

- **Über den Magen-Darm-Trakt (oral/rektal)**
- **Über die Haut**
- **Über die Schleimhaut**
- **Über die Atemwege**

Die aufgenommene Wirkstoffmenge wird durch die applizierte Dosis beeinflusst. Zusätzlich spielen beim Kontakt mit dem Gewebe sowohl die Art als auch der Transport durch dieses Gewebe eine Rolle (➤ Abb. 1.20); beide beeinflussen die Absorptionsmenge des Medikaments (➤ Abb. 1.21). Es sind grundsätzlich zwei **Transportformen** zu unterscheiden:

1. **Passiver Transport mittels Diffusion** bzw. **erleichterte Diffusion** durch **Kanäle**
2. **Aktiver Transport** durch die Zellmembran mithilfe von **Transportproteinen** und durch **Phagozytose** (Aufnahme von Partikeln in die Zelle durch Umschließen mit einer Zellmembran)

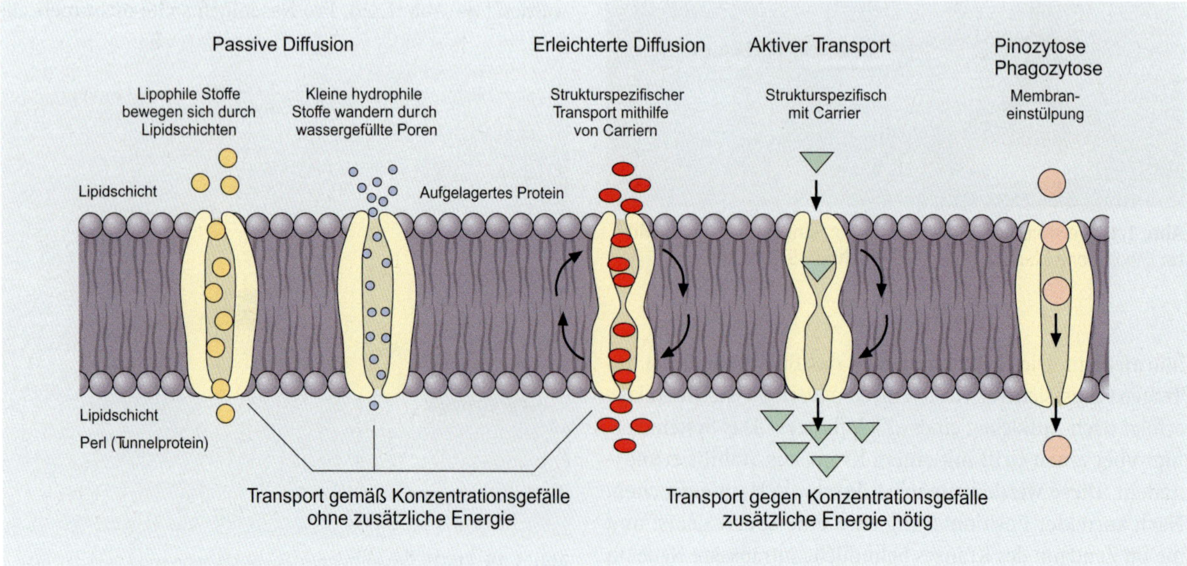

Abb. 1.20 Arzneimitteltransport durch Zellmembranen [L157]

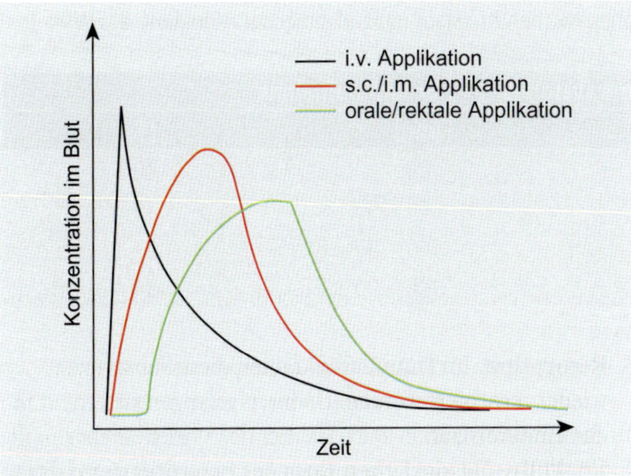

Abb. 1.21 Plasmaspiegel bei unterschiedlichen Applikationswegen [L143]

Der Aufnahme durch **Diffusion** sind naturgemäß Grenzen gesetzt. Es werden nur Gewebestärken von wenigen Millimetern durchdrungen. Alle Transportarten sind von der Kontaktzeit des Medikaments mit der Gewebeoberfläche abhängig.

WICHTIG

Beispiel für eine ungenügende Kontaktzeit

Eine wirksame Empfängnisverhütung durch die „Pille" bei Durchfall und Erbrechen ist wegen der zu kurzen Kontaktzeit von Medikament und Darmschleimhaut als Resorptionsfläche nicht gewährleistet.

Kurzdarmsyndrom

In der Allgemeinchirurgie kann es im Rahmen von Darmoperationen zu einem Kurzdarmsyndrom kommen. Dieses entsteht, wenn aufgrund einer Erkrankung (z. B. Mesenterialinfarkt) ein so großer Abschnitt des Dünndarms entfernt werden muss, dass die Resorptionsfläche zu klein wird. Hierbei wird sowohl die Kontaktfläche als auch die Kontaktzeit der Stoffe erheblich reduziert. Der Patient leidet dann unter Mangelernährungssymptomen. Unterschreitet der Dünndarm eine gewisse Länge (ca. einen Meter), ist dies nicht mehr mit einer normalen Nahrungsaufnahme vereinbar. Der Patient muss parenteral (i. v.) ernährt werden.

First-Pass-Effekt

Bei der oralen Einnahme eines Medikaments wird dieses über den Magen-Darm-Trakt aufgenommen und gelangt zunächst über die Pfortader zur Leber. In der Leber kann das Medikament enzymatisch metabolisiert werden, was zu einer Reduzierung seiner Wirksamkeit führen kann, bevor es den systemischen Blutkreislauf erreicht. Dies bedeutet, dass nur ein Teil des ursprünglichen Wirkstoffs in unveränderter Form im Kreislaufsystem verfügbar ist, während ein anderer Teil abgebaut und potenziell inaktiviert wird. Häufig kommt es bereits bei der Absorption zu **Stoffwechselprozessen** (Biotransformation, ➤ Kap. 1.5.4), die einen Teil des Medikaments verändern. Besonders hervorzuheben ist hierbei die Verstoffwechselung in der Darmschleimhaut (enteraler First-Pass-Effekt). Medikamente, die oral appliziert werden, müssen vom Magen-Darm-Trakt absorbiert werden. Es kommt zur ersten Verstoffwechselung eines Teils in der Darmmukosa. Anschließend werden die Medikamente über die Mesenterialgefäße der Pfortader zugeführt und passieren die Leber, in der ein weiterer Teil metabolisiert wird (hepatischer First-Pass-Effekt) (➤ Abb. 1.22). Je nach Beschaffenheit des Medikaments kann der Abbau bis zu 100 % betragen.

Bioverfügbarkeit

Der Anteil eines Medikaments, der nach Verabreichung systemisch zur Verfügung steht, wird als **Bioverfügbarkeit** bezeichnet und in Prozent angegeben. Oral gegebenes Morphin wird zu zwei Dritteln abgebaut, bevor es den zentralen Kreislauf erreicht. Soll die gleiche schmerzlindernde Wirkung wie bei einer i. v. Gabe erreicht werden, muss die orale Dosis also verdreifacht werden.

Um den First-Pass-Effekt der Leber zu umgehen, kann eine Medikamentenapplikation rektal erfolgen. Hierbei wird der Wirkstoff über die Rektalvene direkt der unteren Hohlvene zugeführt. Eine Passage der Leber vor Erreichen des zentralen Kreislaufs findet so nicht statt.

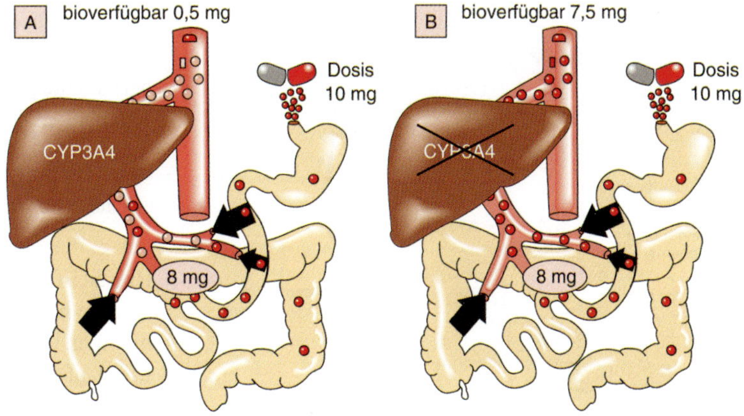

Abb. 1.22 Orale Aufnahme eines Medikaments mit enteralem First-Pass-Effekt in der Darmmukosa und anschließendem Transport über die Pfortader zur Leber mit hepatischem First-Pass-Effekt. Niedrige Bioverfügbarkeit nach enzymatischer Metabolisierung in der Leber im Vergleich zu hoher Bioverfügbarkeit bei Ausfall des Enzyms in der Leber [L253]

Tab. 1.4 Rechenbeispiel für eine mehrfache Passage durch den enterohepatischen Kreislauf mit zunehmender Aufnahme des Wirkstoffs

Passage	Menge	Ausscheidung Galle	Aufnahme systemisch	Gesamtaufnahme	
	[mg]	[mg]	[mg]	[mg]	[%]
1	1.000	900	100	100	10
2	900	810	90	100 + 90	19
3	810	≈ 730	81	100 + 90 + 81	27,1
4	730	≈ 640	73	100 + 90 + 81 + 73	34,4

INTERESSANT

Was passiert, wenn man Propofol trinkt?

Propofol ist ein Hypnotikum, das heutzutage standardmäßig zur intravenösen Einleitung einer Allgemeinanästhesie in der Klinik zum Einsatz kommt. Da Propofol in der Leber vollständig zu inaktiven Metaboliten verstoffwechselt wird und diese über den Urin ausgeschieden werden, hat Propofol eine orale Bioverfügbarkeit von nahezu 0 %. Es passiert also nichts – trotzdem bitte nicht ausprobieren! Dies ist u. a. der Grund dafür, warum Mütter ihr Kind nach einer stattgehabten Vollnarkose bedenkenlos wieder stillen können.

Enterohepatischer Kreislauf

Der enterohepatische Kreislauf (➤ Tab. 1.4) beschreibt den zirkulierenden Prozess von Arzneimitteln und deren Metaboliten zwischen der Leber und dem Dünndarm. Dieser Mechanismus spielt eine wichtige Rolle in der Pharmakokinetik und beeinflusst die Bioverfügbarkeit und Wirksamkeit von Arzneimitteln. Ablauf:

1. **Metabolismus:** Medikamente oder deren Metaboliten werden in der Leber durch enzymatische Prozesse metabolisiert. Einige dieser Metaboliten sind in der Lage, in die Galle zu gelangen.
2. **Ausscheidung in die Galle:** Die in der Leber gebildeten Metaboliten werden in die Galle ausgeschieden und gelangen anschließend in den Dünndarm.

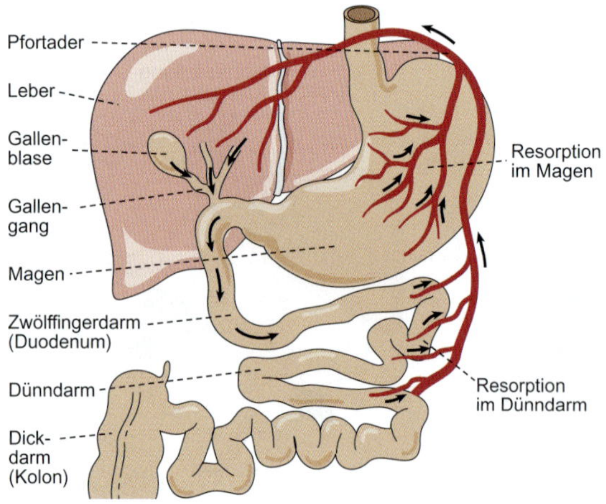

Abb. 1.23 Enterohepatischer Kreislauf [L106]

3. **Resorption:** Im Dünndarm können diese Substanzen wieder resorbiert werden. Dadurch gelangen sie erneut in den Blutkreislauf.
4. **Rückführung zur Leber:** Nach der Resorption wird das Blut über die Pfortader zurück zur Leber geleitet, wo die Substanzen erneut metabolisiert werden können.

Der enterohepatische Kreislauf kann die Wirksamkeit und die Halbwertszeit von Arzneimitteln verlängern, die über diesen Weg recycelt werden. Besonders relevant ist dieser Prozess für Medikamente, die eine hohe Affinität zur Rückresorption im Darm aufweisen. Bei bestimmten Wirkstoffen kann dies auch zu einer erhöhten Exposition und potenziellen Toxizität führen.

Dieser Kreislauf kann effektiv durch die Gabe von Aktivkohle durchbrochen werden (Lithiumvergiftung, ➤ Kap. 3.4.1).

1.5.3 Distribution (Verteilung)

Der **Verteilungsweg** für Medikamente ist in der Regel die **Blutbahn.** Die Verteilung des Stoffs ist also **kreislaufabhängig.** Da die Gewebe unterschiedlich stark durchblutet werden, gelangen die Medikamente unterschiedlich schnell an ihren Wirkort. Dadurch kommt es ebenfalls zu unterschiedlich schnellen Anreicherungen des Medikaments in den Geweben (Drei-Kompartimente-Modell, ➤ Kap. 1.7.2). Der Wirkeintritt auch von üblicherweise schnell wirkenden Medikamenten kann durch eine niedrige Kreislaufleistung, d. h. ein zu geringes Herzzeitvolumen, entscheidend verzögert werden. So erwartet man z. B. bei dem Medikament Succinylcholin einen Wirkeintritt nach 20–60 Sekunden – deutlich erkennbar am Beginn der Muskelfaszikulationen im Gesicht. Diese Zeitspanne kann bei Patienten im ausgeprägten Schock mit erniedrigtem Herzzeitvolumen deutlich verlängert sein.

WICHTIG

Grundsätzlich gilt: kein Kreislauf, keine Verteilung!

Hierauf ist besonders in der **Reanimationssituation** zu achten. Studien haben gezeigt, dass peripher verabreichte Medikamente u. U. während der Reanimation nicht den zentralen Kreislauf erreichen.

Kommt es zur Applikation von Medikamenten über peripher liegende Zugänge z. B. des Handrückens, findet womöglich keine ausreichende Verteilung statt. Daher soll nach jeder Applikation eines Medikaments ein Bolus von 20 ml Flüssigkeit nachinjiziert oder unter laufender Infusion gespritzt werden. Ein Hochhalten der Extremität, über die das Medikament gegeben wurde, für 10–20 Sekunden unterstützt ebenfalls den Transport in den zentralen Kreislauf.

WICHTIG

Niemals den Patienten **während einer Defibrillation berühren,** z. B. durch Hochhalten des Arms nach Medikamentenapplikation!

Proteinbindung

Viele Medikamente werden an **Transportproteine,** z. B. **Albumin,** im Blut gebunden und so transportiert. Dabei sind nicht 100 % des Medikaments an das Protein gebunden. Vielmehr unterliegt die Bindung einem Gleichgewicht zwischen gebundenem und freiem Anteil des Stoffs. Dabei ist der Prozentsatz des nicht gebunden vorliegenden Medikaments je nach Wirkstoff unterschiedlich. Eine Wirkung kann jedoch nur der freie Anteil des Medikaments entfalten. Auch kann nur ungebundenes Medikament verstoffwechselt werden. Sobald ein Teil des freien Medikaments abgebaut wird, stellt sich das Gleichgewicht zwischen beiden Anteilen wieder ein, indem gebundenes Medikament freigesetzt wird.

Befinden sich mehrere Medikamente gleichzeitig in der Blutbahn, können sie u. U. um die in ihrer **Anzahl begrenzten Bindungsstellen** an den Proteinen konkurrieren (kompetitiver Antagonismus, ➤ Kap. 1.6.4). Als Folge davon liegen beide Stoffe zu einem größeren Teil ungebunden vor. Das kann die Wirkung verstärken. Gleichzeitig können beide Wirkstoffe schneller abgebaut werden, was zu einer Verkürzung der Wirkung führen kann.
Diese Situation kann bei der gleichzeitigen Einnahme von Antibabypille und bestimmten Antibiotika vorkommen. Der Wirkstoff der Antibabypille wird z. T. durch das Antibiotikum aus der Proteinbindungsstelle verdrängt. Fällt der Wirkstoffspiegel vor der nächsten Einnahme einer Tablette unter die notwendige Mindestkonzentration (therapeutische Breite; ➤ Kap. 1.6.2), kann es zum Verlust des kontrazeptiven Schutzes kommen.

Marcumar hat ebenfalls eine hohe Proteinbindung (über 90 %), was bedeutet, dass ein erheblicher Teil des Medikaments in gebundener Form im Blut zirkuliert. Bei gleichzeitiger Gabe anderer Medikamente, die ebenfalls hochgradig proteinbindend sind, wie einige nichtsteroidale Antiphlogistika (z. B. Diclofenac), kann es zu einem Anstieg des freien, aktiven Marcumar-Spiegels kommen, was das Risiko von Blutungen erhöht. Bei einer Lebererkrankung kann sich die Synthese von Albumin erheblich verringern. Die Leber ist verantwortlich für die Produktion von Albumin, und bei einer eingeschränkten Leberfunktion, wie sie bei Zirrhose oder Hepatitis auftritt, kann die Albuminproduktion abnehmen. Dies kann zu einem Anstieg des freien, aktiven Marcumar-Spiegels führen und das Risiko von Blutungen erhöhen. Patienten mit Leber- oder Nierenerkrankungen benötigen möglicherweise eine Dosisanpassung.

Drei-Kompartimente-Modell

Um die Verteilung der Medikamente im Körper vereinfacht darstellen zu können, nutzt man das **Drei-Kompartimente-Modell.** Der Körper wird bei diesem Modell in die folgenden Kompartimente eingeteilt:

- **Zentrales Kompartiment:** Blut, gut durchblutete Organe und Gewebe wie Gehirn, Leber und Niere
- **Peripheres Kompartiment:** weniger gut durchblutete Organe wie die Muskulatur
- **Langsames Kompartiment:** Gewebe (Haut, Fettgewebe)

Wird ein Medikament in das Blut gegeben, erreicht es dort eine hohe Konzentration. Aufgrund des Konzentrationsunterschieds steigt die Wirkstoffkonzentration in gut durchbluteten Geweben bis zum Ausgleich zwischen dem Blut und diesen Geweben rasch an. Im weiteren Verlauf findet auch ein Übertritt von Wirkstoff aus dem Blut in weniger gut durchblutete Regionen statt. Dies führt zu einer Abnahme der Konzentration im Blut. Die Folge ist ein erneuter Konzentrationsunterschied zwischen Blut und gut durchblutetem Gewebe; diesmal jedoch ist die Konzentration im Blut geringer als im Gewebe. Als Folge tritt das Medikament aus diesen Geweben in die Blutbahn über. Insgesamt wird so eine Umverteilung des Medikaments aus gut durchbluteten Arealen in weniger gut durchblutete Regionen bewirkt. Es kann also zu einer Beendigung der Wirkung nicht nur durch Abbau, sondern auch durch Umverteilung kommen.

Bei Narkotika erklärt diese Umverteilung die kurze Wirkzeit im Gegensatz zur längeren Halbwertszeit der meisten Stoffe. Bei einer Einmalgabe im Rahmen der Narkoseeinleitung wacht der Patient nach wenigen Minuten wieder auf, wenn das Medikament nicht weiter verabreicht wird. Da Narkotika in der Regel lipophil sind, um die Blut-Hirn-Schranke zu überwinden, lagern sie sich außer im zentralen Nervensystem (ZNS) auch im Fettgewebe gut an. Es kommt zunächst zu einer Sättigung des Gehirns mit Wirkstoff, da dieses sehr gut durchblutet ist. Anschließend findet eine **Umverteilung** vom Gehirn in das schlechter durchblutete Fettgewebe statt. Diese Umverteilung sorgt für das rasche Ende der Wirkung. Bei wiederholten Gaben des Medikaments tritt dieser Effekt immer geringer auf, da zunehmend alle Gewebeabschnitte gesättigt sind.

Lipophile Substanzen sind fettlöslich und lagern sich gut in Fettgeweben an. Diese Eigenschaft ist wichtig, damit lipophile Medikamente, wie z. B. viele Anästhetika, Benzodiazepine, Psychopharmaka und Corticosteroide, in der Lage sind, sich im Gewebe anzureichern. Das führt zu einer länger anhaltenden Wirkung, weil sie langsam aus diesen Geweben wieder freigesetzt werden können.

1

Hydrophile Substanzen sind wasserlöslich und verbreiten sich leicht in Körperflüssigkeiten. Medikamente wie Antibiotika, Metformin und Paracetamol, die hydrophil sind, erreichen schnell ihre Zielorte im Blut.

DEFINITION

Free-Drug-Hypothese

Nur das nicht an Protein gebundene Pharmakon ist wirksam.

Lipophil/hydrophil

Als lipophil wird eine Substanz bezeichnet, die sich gern in Fett löst. Eine hydrophile Substanz löst sich gern in Wasser.

1.5.4 Metabolisierung

Die **Biotransformation** (Synonym: **Metabolisierung, Verstoffwechselung**) ist die Veränderung eines Wirkstoffs im Körper durch Stoffwechselprozesse; diese finden vor allem in der Leber statt. Medikamente werden im Körper meist durch Enzyme umgewandelt. Dies kann die Wirkung eines Stoffs sowohl beenden als auch erst hervorrufen. So ist der Wirkstoff Codein erst nach seiner Umwandlung im Körper wirksam; es entsteht Morphin. In der Regel dient die Biotransformation eines Stoffs jedoch der Entgiftung. Der Stoff wird so entweder wasser- oder fettlöslich gemacht. Je nach Löslichkeit ergibt sich der Ausscheidungsweg über die Niere oder die Galle.

Bei dieser Umwandlung kommen im Wesentlichen zwei verschiedene chemische Reaktionen zum Einsatz, die auch als Phase-I-Reaktion und Phase-II-Reaktion bezeichnet werden.:

- Die **Phase-I-Reaktion** besteht meist aus einer **Oxidation.** Sie ist die häufigste Stoffwechselreaktion und dient in erster Linie der Verbesserung der Wasserlöslichkeit eines Pharmakons.
- Bei der **Phase-II-Reaktion** kommt es zu einer Verbindung (**Konjugation**) von Arzneimittel und einem körpereigenen Stoff. So wird der Stoff in der Regel erheblich leichter über die Galle oder den Harn ausgeschieden. Die häufigste Konjugationsreaktion ist die **Glucuronidierung,** bei der Glucuronsäure mit dem zu entgiftenden Stoff verbunden wird. Hierdurch kann die Rückresorption des Pharmakons in den Tubuli der Nieren deutlich vermindert werden.

Außer Oxidation und Konjugation kommen noch weitere chemische Reaktionen bei der Biotransformation zum Einsatz; ihre Bedeutung für die Entgiftung ist jedoch geringer.

In besonderen Fällen kann die Biotransformation auch zu schädlichen Produkten führen (s. Klinik-Kasten). So werden Alkohole mittels Biotransformation durch das Enzym Alkoholdehydrogenase in Aldehyde umgewandelt, die dann anschließend zu Carbonsäuren verstoffwechselt werden. Bei Ethylalkohol (Ethanol) ist das Endprodukt Essigsäure – ein für den Körper unbedenklicher Stoff, der über die Niere ausgeschieden wird.

KLINIK

Methanolvergiftung

Die Abbauprodukte (Metaboliten) von Methanol sind Formaldehyd und Ameisensäure. Diese beiden Stoffe machen die Lebensbedrohlichkeit der Methanolvergiftung aus; es kommt zu einer ausgeprägten metabolischen Azidose. Um diesen Prozess zu verhindern, kann die Alkoholdehydrogenase (durch Fomepizol®) geblockt werden. Alternativ kann das Enzym mit Ethanol (Alkohol-Konzentrat 95 % Braun®) so „beschäftigt" werden, dass keine Biotransformation von Methanol stattfindet. Dies ist bei einem Blutalkoholspiegel von etwa 1 ‰ erreicht, da Ethanol eine wesentlich bessere Bindung zum Enzym aufweist als Methanol (kompetitiver Antagonismus, ➤ Kap. 1.6.4). In beiden Fällen wird Methanol, das allein nicht toxisch ist, unverändert über die Niere ausgeschieden.

Halbwertszeit

Die Halbwertszeit ($t_1/_2$) eines Medikaments ist die Zeit, die benötigt wird, damit die Konzentration des Medikaments im Blut um die Hälfte abnimmt. Dieses Konzept ist wichtig, da es Aufschluss darüber gibt, wie lange ein Medikament im Körper wirkt. Dieser Wert ist mengenunabhängig. Der Begriff wird auch in anderen Bereichen verwendet. So zerfallen z. B. radioaktiv strahlende Stoffe ebenfalls mit einer **Kinetik erster Ordnung.** Der Zeitabschnitt, in der die Hälfte des radioaktiven Materials zerfallen ist, wird ebenfalls als Halbwertszeit bezeichnet.

Zwei Faktoren beeinflussen die Halbwertszeit von Medikamenten: zum einen die Metabolisierung des Wirkstoffs, zum anderen die unveränderte Ausscheidung. Beides ist von verschiedenen Faktoren wie Alter, Geschlecht und Organfunktion abhängig.

Ein Medikament, das eine kurze Halbwertszeit hat, muss möglicherweise häufiger verabreicht werden, während Medikamente mit einer langen Halbwertszeit seltener gegeben werden können.

Ein Medikament gilt als weitgehend eliminiert, wenn etwa 4–5 Halbwertszeiten vergangen sind. In dieser Zeit wird die Konzentration des Medikaments auf weniger als 5–10 % des ursprünglichen Wertes gesenkt. Diese Regel ist eine praktische Faustregel, die in der klinischen Anwendung häufig benutzt wird, um zu bestimmen, wann die Wirkung eines Medikaments nachlässt und wann ein weiteres Dosierungsintervall beginnen kann.

KLINIK

Halbwertszeiten

- Adenosin (Adrekar®): weniger als 10 Sekunden
- Adrenalin: (Suprarenin®): 1 Minute
- Amiodaron (Cordarex®): 14–100 Tage

Die **Kinetik erster Ordnung** beschreibt einen Prozess, bei dem die Geschwindigkeit der Reaktion direkt proportional zur aktuellen Konzentration des Wirkstoffs ist. Das bedeutet, je mehr Substanz vorhanden ist, desto schneller verläuft der Abbau oder die Reaktion.

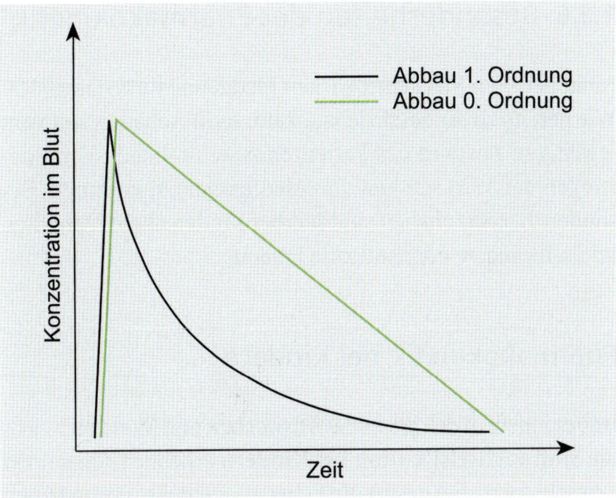

Abb. 1.24 Medikamentenabbau nullter und erster Ordnung [L143]

Beispiel: Die Konzentration eines Medikaments, das nach einer Kinetik erster Ordnung abgebaut wird, wird im Blut über die Zeit exponentiell abnehmen. Ein klassisches Beispiel sind viele Medikamente, die im Körper metabolisiert werden, wie etwa eine Reihe von Antibiotika oder Psychopharmaka.

Die **Kinetik nullter Ordnung** beschreibt einen Prozess, bei dem die Geschwindigkeit der Reaktion konstant ist und nicht von der Konzentration des Stoffes abhängt. Das bedeutet, dass eine bestimmte Menge der Substanz unabhängig davon, wie viel von ihr vorhanden ist, in einer festen Zeit abgebaut wird.

Beispiel: Ein bekanntes Beispiel für eine Kinetik nullter Ordnung ist der Abbau von Ethanol im Körper. Unabhängig von der Blutalkoholkonzentration wird Ethanol mit einer konstanten Rate metabolisiert, etwa 10–15 mg/dl pro Stunde bzw. 0,1 ‰ pro Stunde.

1.5.5 Elimination

Die **Ausscheidung** nimmt im Rahmen der Pharmakokinetik den „letzten" Abschnitt ein. Dies bedeutet jedoch nicht, dass die Ausscheidung erst nach Wirkung des Arzneimittels erfolgt. Vielmehr beginnt die **Elimination** bereits mit der Aufnahme. Einige Wirkstoffe können unverändert ausgeschieden werden, andere hingegen müssen erst im Rahmen der Metabolisierung umgewandelt werden, bis der Körper sie ausscheiden kann. Je nach Komplexität der Umwandlung dauert die Ausscheidung nur wenige Minuten bis hin zu Tagen. Bestimmte Stoffe kann der Körper überhaupt nicht ausscheiden. Diese werden dann an verschiedenen Stellen abgelagert, z. B. im Knochen oder in der Haut.

Elimination über die Leber

Die **Leber** ist als **größtes Stoffwechselorgan** auch für die **Entgiftung des Blutes** zuständig. Sie liegt gut geschützt durch den Rippenbogen unterhalb des Zwerchfells im rechten Oberbauch, wiegt ca. 1,5 kg und besteht aus vier Lappen. Sie wird aus zwei Gefäßen mit Blut versorgt, der Pfortader und der Leberarterie, und produziert etwa einen Liter Galle pro Tag. Sie verfügt für ihre diversen Aufgaben über viele Enzyme. Die Enzyme sind z. T. sehr spezifisch für den jeweiligen Entgiftungsschritt. So wandelt das Enzym Alkoholdehydrogenase gezielt Ethanol um. Für andere Alkohole ist es weniger spezifisch und verstoffwechselt diese daher schlechter (s. o.). Andere Enzyme sind eher unspezifisch und wandeln viele Substanzen um. Das bekannteste ist **Cytochrom P450.**

DEFINITION

Cytochrom P450

Cytochrom P450 ist eine Monooxygenase, deren Name sich von einer charakteristischen Absorptionslinie bei Licht der Wellenlänge 450 nm herleitet. Cytochrom P450 überträgt ein Sauerstoffmolekül auf einen anderen Stoff und kommt in der Membran des endoplasmatischen Retikulums vor. Es leistet einen großen Beitrag dabei, wasserunlösliche Stoffe durch Oxidation wasserlöslich zu machen (Biotransformation). Dies erleichtert die Ausscheidung. Zusätzlich ist es an verschiedenen Stoffwechselprozessen beteiligt, z. B. der Prostaglandin- und Steroidsynthese. Es existieren mehrere Isoenzyme des Cytochrom P450, die in der Literatur mit Abkürzungen bezeichnet werden (z. B. CYP1A2, CYP2C9, CYP3A4, …).

Insbesondere fettlösliche Substanzen werden über die Leber entgiftet und gelangen mit der Galle in den Darm, um anschließend über den Stuhl ausgeschieden zu werden (enterohepatischer Kreislauf, ➤ Kap. 1.5.2).

Elimination über die Niere

Die Nieren sind die wichtigsten Organe für die Elimination von Abbauprodukten. Sie liegen im **Retroperitonealraum** etwa auf Höhe des ersten Lendenwirbels, wobei die rechte Niere tiefer als die linke liegt, da die Leber auf der rechten Seite mehr Platz beansprucht als die Milz auf der linken Seite. Die Nieren wiegen jeweils etwa 150 Gramm. Im Wesentlichen hat die Niere zwei Möglichkeiten, um das Blut von Pharmaka zu reinigen:

- **Glomeruläre Filtration:** Niedermolekulare Stoffe werden abfiltriert, gelangen über das **Tubulussystem** zum Nierenbecken und verlassen den Körper über Harnleiter, Harnblase und Harnröhre. Da hierbei nicht nur schädliche Substanzen filtriert werden, sondern auch für den Körper nützliche, werden einige dieser Stoffe im Tubulussystem rückresorbiert und bleiben so dem Stoffwechsel erhalten. Eine solche Rückresorption kann auch bei zu entgiftenden Stoffen vorkommen, was deren Elimination verringert.
- **Tubuläre Sezernierung:** Das Pharmakon wird durch aktive Transportprozesse in den Harn abgegeben. Dies findet z. B. bei organischen Säuren wie Penicillin statt.

Die Fähigkeit der Niere, einen bestimmten Stoff aus dem Blut zu entfernen, heißt **Clearance** und wird in ml/min angegeben. Beschrieben wird damit, wie viel Blut pro Minute vollständig von dem Stoff gereinigt wird. Handelt es sich um einen Stoff, der ausschließlich filtriert wird, liegt die Clearance eines gesunden Menschen bei etwa 120 ml/min. Wird die Substanz im Tubulusapparat der Niere rückresorbiert, ist die Clearance zwangsläufig geringer als 120 ml/min.

Je höher die Clearance ist, um so schneller wird der Stoff durch die Niere ausgeschieden. Substanzen, die in den Tubuli sezerniert werden, können Clearancewerte bis zu 700 ml/min erreichen. Dieser Wert ist in etwa so groß, dass das die Niere durchströmende Blut vollständig von dem Pharmakon gereinigt wird.

KLINIK

Bestimmung der Kreatinin-Clearance

In der Klinik wird die Entgiftungsleistung der Nieren häufig bestimmt. Hierzu wird über einen definierten Zeitraum, meist 24 Stunden, Urin gesammelt. Aus dem gesammelten Urin wird eine Probe entnommen und der Kreatininwert ermittelt. Zusätzlich wird der Kreatininwert im Blut des Patienten gemessen. Die Kreatinin-Clearance ergibt sich aus der Formel:

Clearance = Urinvolumen × Urinkonzentration / Plasmakonzentration

Sonstige Eliminationen

Außer über die Leber und die Niere werden Pharmaka auch über die Lunge, die Haut und über Drüsen wie Schweißdrüsen, Talgdrüsen und Milchdrüsen abgegeben. In den meisten Fällen spielen diese Eliminationswege, insbesondere bei den im Rettungsdienst verabreichten Medikamenten, keine besondere Rolle. Hervorzuheben ist jedoch die Stellung der Lunge als Ausscheidungsorgan. In der Anästhesiologie wird den Patienten im Rahmen einer Vollnarkose häufig Narkosegas verabreicht. Diese Narkosegase werden über die Lunge aufgenommen und nahezu vollständig auch wieder abgeatmet.

Im Rahmen einer präklinischen Notfallsituation kommt der **Lunge** bei **Vergiftungen mit toxischen Gasen** eine große Bedeutung zu, da diese häufig über das Abatmen aus dem Körper eliminiert werden. Da auch hierbei Konzentrationsgefälle eine große Rolle spielen, ist das Verabreichen von 100 % Sauerstoff ein essenzieller Therapieschritt bei diesen Vergiftungen, um das toxische Gas optimal aus der Lunge zu entfernen.

CAVE

An eine Exkretion von Pharmaka über die Brustdrüse und Muttermilch muss unbedingt bei der Behandlung von stillenden Frauen gedacht werden, da diese ggf. das **Stillen** nicht fortsetzen dürfen, um das Baby nicht zu gefährden (➤ Kap. 1.5.6). Im Zweifel muss vor erneutem Stillen der behandelnde Gynäkologe, die Hebamme oder die gynäkologische Abteilung eines Krankenhauses kontaktiert werden.

1.5.6 Besonderheiten der Pharmakokinetik

Nicht bei allen Menschen wirken Medikamente genau gleich. Wie bereits zuvor beschrieben, kann es in Abhängigkeit vom jeweiligen Zustand des Patienten zu erheblichen Veränderungen der Wirksamkeit von Medikamenten kommen. Besonders hervorzuheben sind hierbei Kinder, ältere Menschen und schwangere oder stillende Frauen.

Pharmakokinetik bei Kindern

Insbesondere in den ersten Lebenswochen und Monaten weicht die **Stoffwechselsituation bei Kindern** erheblich von der bei Erwachsenen ab. Sowohl die Leber als auch die Nieren haben noch nicht ihre vollständige Stoffwechselleistung erreicht, wodurch es zu Verzögerungen bei der Verstoffwechselung und Elimination von Medikamenten kommen kann. Hierdurch besteht ein erheblich höheres Risiko, versehentlich Pharmaka überzudosieren. Andere Wirkstoffe, die z. B. auf das ZNS wirken sollen, müssen in der Regel im Kindesalter höher dosiert werden, da das Gehirn einen größeren Anteil des Gesamtkörpergewichts ausmacht als bei einem Erwachsenen (z. B. Propofol).

Die Indikation zu einer medikamentösen Therapie sollte bei einem Kind noch stärker überprüft werden. Auch die Auswahl der Medikamente muss gesondert betrachtet werden, da für viele Medikamente keine ausreichenden Daten über den sicheren Einsatz bei Kindern vorliegen. Im ➤ Anhang A1 findet sich eine Positivliste für den Einsatz von Medikamenten bei Kindern.

Pharmakokinetik bei älteren Menschen

Ähnlich wie bei Kindern haben **ältere Menschen** häufig eine reduzierte Leistung von Leber und Nieren, wodurch sich die Verstoffwechselung von Pharmaka verringern kann. Hinzu kommt, dass viele ältere Menschen bereits regelmäßig Medikamente einnehmen. Im Rahmen eines Notfalleinsatzes muss eine **sorgfältige Medikamentenanamnese** erfolgen, da es immer wieder zu Interaktionen zwischen der bestehenden Medikation und der Medikation des Rettungsdienstes kommt. Auch kann bei Arzneimitteln mit einer sehr geringen therapeutischen Breite diese leicht überschritten werden, wenn der Rettungsdienst diesen Wirkstoff zusätzlich zur bestehenden Vormedikation verabreicht. Sind Unverträglichkeitsreaktionen oder Allergien gegen einen Wirkstoff bekannt, darf dieser nur verabreicht werden, wenn kein alternativer Weg zur Lebensrettung des Patienten existiert.

Pharmakokinetik während Schwangerschaft und Stillzeit

Während der **Schwangerschaft** und in der **Stillzeit** treten erhebliche Umstellungen im Stoffwechsel der Mutter auf. So steigt in der Schwangerschaft z. B. das Blutvolumen, während der Hämatokrit gleichzeitig sinkt. Insgesamt kann vereinfacht gesagt werden, dass die **Stoffwechselleistung der Frau steigt.** Daher kommt es auch zu einer veränderten Pharmakokinetik bei einigen Wirkstoffen. Gleichzeitig ist immer zu bedenken, dass viele Pharmaka die Plazentaschranke überschreiten oder in die Muttermilch übergehen und so beim Kind ebenfalls Wirkungen hervorrufen. Da insgesamt wenige Daten über die Sicherheit von Medikamenten in der Schwangerschaft und Stillzeit vorliegen, muss die Notwendigkeit einer medikamentösen Therapie immer sehr streng überprüft werden. Man muss sich jedoch immer vor Augen halten, dass in einer lebensbedrohlichen Situation für die Mutter eine geeignete medikamentöse Therapie keinesfalls verzögert werden darf, wenn keine Alternativen existieren. Im ➤ Anhang A1 findet sich eine Positivliste für den Einsatz von Medikamenten in der Schwangerschaft und Stillzeit. Alternativ kann die Internetplattform Embryotox genutzt werden (https://www.embryotox.de/).

WICHTIG

Wichtige Notfallregel

Immer wenn ein Medikament die **einzige** Möglichkeit darstellt, eine lebensbedrohliche Situation abzuwenden, gibt es **keine** Kontraindikationen. Das Medikament **muss** ungeachtet der sonstigen Situation verabreicht werden!

1.6 Pharmakodynamik

Die **Pharmakodynamik** ist der Teilbereich der Pharmakologie, der sich mit den biologischen Effekten von Arzneimitteln auf den Körper beschäftigt. Sie untersucht, wie Medikamente ihre Wirkungen entfalten, welche Mechanismen dabei im Körper aktiv sind und wie diese Medikamente mit biologischen Zielen wie Rezeptoren, Enzymen oder Zellen interagieren. Vereinfacht ausgedrückt beschreibt die Pharmakodynamik, was das Medikament mit dem Körper „macht".

Die Pharmakodynamik befasst sich mit den folgenden wichtigen Aspekten:

- **Dosis-Wirkungs-Beziehung:** beschreibt, wie die Wirkung eines Medikaments in Abhängigkeit von der Dosis variiert. Eine häufige Beschreibung ist die Einführung von Konzepten wie der minimalen wirksamen Dosis und der maximalen wirksamen Dosis.
- **Therapeutische Breite:** Bereich zwischen der minimalen effektiven Dosis und der minimalen toxischen Dosis. Ein breiter therapeutischer Bereich bedeutet, dass ein Medikament sicher und effektiv eingesetzt werden kann, während ein schmaler therapeutischer Bereich eine genaue Dosierung erfordert (➤ Abb. 1.25).

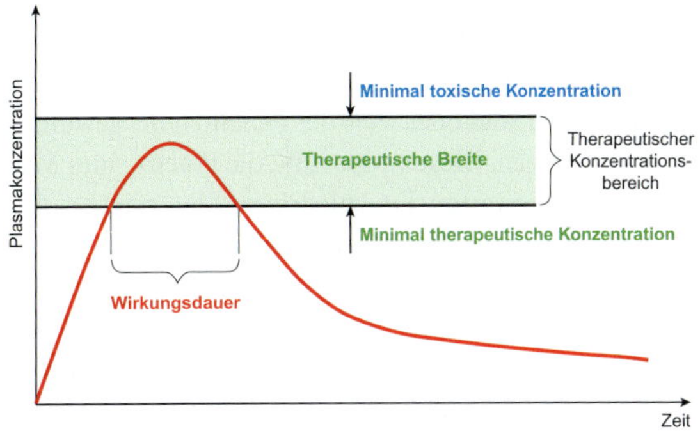

Abb. 1.25 Therapeutische Breite [M844, L143]

- **Tachyphylaxie und Toleranz:** Beide Begriffe beschreiben einen Wirkverlust eines Medikaments bei wiederholter Anwendung.
- **Wirkmechanismen:** Dies kann durch die Bindung an spezifische Rezeptoren (z. B. Agonisten oder Antagonisten) oder durch die Beeinflussung von enzymatischen Aktivitäten geschehen.
- **Nebenwirkungen:** Pharmakodynamik befasst sich auch mit den Nebenwirkungen von Arzneimitteln, die auftreten können, wenn ein Medikament nicht nur seine beabsichtigte Wirkung entfaltet, sondern auch andere mit z. B. unerwünschten Effekten.
- **Variabilität der Wirkungen:** Die individuelle Reaktion auf Medikamente kann aufgrund von genetischen Faktoren, Alter, Geschlecht, Krankheitszuständen oder gleichzeitig eingenommenen Arzneimitteln variieren. Diese Variabilität wird ebenfalls in der Pharmakodynamik berücksichtigt.

1.6.1 Dosis-Wirkungs-Beziehung

Die Dosis-Wirkungs-Beziehung ist ein grundlegendes Konzept in der Pharmakologie, das beschreibt, wie die Wirkung eines Arzneimittels in Abhängigkeit von seiner verabreichten Dosis variiert. Diese Beziehung hilft dabei, die optimalen Dosierungen für die gewünschten therapeutischen Effekte zu bestimmen und gleichzeitig das Risiko von Nebenwirkungen zu minimieren.

Folgende Fachbegriffe sind von Bedeutung:

Schwellendosis Die Schwellendosis ist die Menge eines Medikaments, die im Blut vorhanden sein muss, damit eine Wirkung nachweisbar ist.

Maximale effektive Dosis Die Maximale effektive Dosis (MaxED) ist die höchste Dosis eines Arzneimittels, die eine therapeutische Wirkung erzielt, ohne dass ernsthafte Nebenwirkungen auftreten.

1

Effektivdosis 50 % bzw. 95 % %

- Die Effektivdosis 50, auch ED_{50} genannt, ist die Menge an Medikament, bei der entweder 50 % der maximalen Wirkung erreicht sind oder 50 % der Patienten die gewünschte Wirkung zeigen. Diese Größe hilft, die Potenz eines Medikaments zu bewerten. Eine niedrigere ED_{50} zeigt an, dass weniger von dem Medikament benötigt wird, um eine Wirkung zu erzielen, was eine höhere Potenz bedeutet.
- Die ED_{95} bezeichnet die Dosis eines Medikaments, bei der 95 % der Patienten die gewünschte Wirkung erfahren. Diese Größe ist besonders relevant, wenn das Ziel darin besteht, eine umfassendere Wirksamkeit sicherzustellen, da sie angibt, wie viel von dem Medikament erforderlich ist, um fast alle Patienten zu behandeln oder die gewünschte therapeutische Wirkung zu erzielen.

KLINIK

MAC-Wert (minimale alveoläre Konzentration)

In der Anästhesie gibt der MAC-Wert die Menge an Narkosegas in der Lunge an, bei der 50 % der Patienten nicht auf einen chirurgischen Reiz reagieren. Die anderen 50 % merken den Schmerz, weshalb zum Narkosegas ein Opioid als Analgetikum kombiniert wird. Diese kombinierte Verfahrensweise bezeichnet man als balancierte Anästhesie.

1.6.2 Therapeutische Breite

Die **therapeutische Breite** (➤ Abb. 1.25) beschreibt den Bereich zwischen einer **Mindestkonzentration** des Wirkstoffs im Blut, die zur ausreichenden Wirksamkeit notwendig ist, bis hin zu der Konzentration, bei der **toxische Nebenwirkungen** überwiegen. Im Rahmen einer medikamentösen Therapie kommt es darauf an, eine ausreichende Wirkstoffkonzentration in der Blutbahn zu haben, ohne durch Überdosierung toxische Nebeneffekte zu erhalten. Dabei gilt grundsätzlich die Aussage von Paracelsus: *„Erst die Dosis macht das Gift."* Im Notfall sollten möglichst Medikamente eingesetzt werden, die über eine große therapeutische Breite verfügen, da hier seltener Nebenwirkungen durch Überdosierungen zu beobachten sind.

Hat ein Medikament eine **geringe therapeutische Breite,** muss vor der Applikation im Notfall geprüft werden, ob der Patient diesen Wirkstoff in der Dauermedikation hat. Diese Situation tritt z. B. bei dem Medikament Theophyllin auf. Manchmal wird es noch bei Patienten mit Asthma oder chronisch-obstruktiver Lungenerkrankung (COPD) verschrieben. Der Patient befindet sich bereits innerhalb der therapeutischen Breite. Wird durch den Rettungsdienst derselbe Wirkstoff i. v. appliziert, kann die toxische Grenze erreicht werden. Aufgrund schwerwiegender Nebenwirkungen findet das Medikament sowohl in der Dauermedikation als auch in der Notfallsituation nur noch selten Anwendung.

KLINIK

Medikamente mit geringer bzw. hoher therapeutischer Breite

- Beispiele für Medikamente mit **geringer therapeutischer Breite:**
  - Adrenalin
  - Marcumar
  - Theophyllin
  - Lithium
  - Gentamicin
  - Digoxin
- Beispiele für Medikamente mit **hoher therapeutischer Breite:**
  - Esketamin
  - Acetylsalicylsäure (ASS)
  - Furosemid
  - Prednisolon
  - Paracetamol
  - Ibuprofen
  - Amlodipin

1.6.3 Toleranz und Tachyphylaxie

Sowohl der Begriff **Toleranz** als auch der Begriff **Tachyphylaxie** umschreiben einen **Wirkungsverlust** eines Pharmakons bei **wiederholter Applikation.**

- Bei der **Toleranzentwicklung** vermindert sich die Anzahl der Rezeptoren an der Zellmembran pro Zelle. Dieser Vorgang wird auch als **Down-Regulation** bezeichnet. Durch die verminderte Rezeptorenzahl kann ein Wirkstoff nicht mehr dieselbe Reaktion hervorrufen wie bei den vorangegangenen Gaben. Solche Prozesse sind von der Daueranwendung der Catecholamine in der Intensivtherapie bekannt. Auch Nitrate und Bronchodilatatoren führen bei kontinuierlicher Gabe zu einer Toleranzentwicklung. Daher sollte bei Patienten ein therapiefreies Intervall von 8–12 Stunden pro Tag eingehalten werden.
- Die **Tachyphylaxie** ist eine rapide Abnahme der Reaktion auf ein Medikament oder eine Substanz nach wiederholter Gabe, oft innerhalb kurzer Zeit. Dies führt dazu, dass die gleiche Dosis nicht mehr die gewünschte Wirkung erzielt, wie man es bei indirekt wirkenden Sympathomimetika sieht (➤ Kap. 2.19). Diese wirken durch das Freisetzen endogener Catecholamine aus deren Speichern. Kommt es zu einer weiteren Gabe des Wirkstoffs, bevor der Speicher erneut gefüllt ist, fällt die Reaktion auf die Medikamentenapplikation geringer aus oder unterbleibt vollständig.

1.6.4 Rezeptorwirkung

Bei der **rezeptorvermittelten Wirkung** bindet das Pharmakon an ein spezifisches Protein auf der Zellmembran. Dies geschieht nach dem Schlüssel-Schloss-Prinzip. Jede Zelle verfügt über viele dieser Rezeptoren. Bindet ein Stoff an diese

Rezeptoren und passt exakt hinein, so erfolgt die Aktivierung des Rezeptors, der einen entsprechenden Effekt am Zielorgan auslöst. Bildlich steckt man einen Schlüssel ins Schloss und kann die Tür aufschließen. So führt z. B. die Bindung von Acetylcholin am Rezeptor der motorischen Endplatte zu einer Muskelkontraktion. Bindet ein Stoff an einen Rezeptor, passt aber nicht exakt hinein, so verhindert er, dass der eigentliche Botenstoff andocken kann und führt eine Blockade des Rezeptors durch. Es wird also die **Aktivierung** von der **Blockade** der Rezeptoren unterschieden.

Agonismus

Hat ein Wirkstoff auf den Rezeptor **die gleiche Wirkung** wie der körpereigene Stoff, der üblicherweise an dieser Stelle bindet, spricht man von einem **Agonisten** (➤ Abb. 1.26). Der Begriff „Agonist" stammt aus dem Griechischen und bedeutet „Wettkämpfer/**Mitspieler**". Der Wirkstoff Salbutamol z. B. bindet an den β_2-Rezeptor der glatten Muskelzellen in den Bronchien. Er hat dort die gleiche Wirkung wie das körpereigene Adrenalin, nämlich die Weitstellung der Bronchien durch Erschlaffung der Muskeln. Es handelt sich also um einen Rezeptoragonismus.

Antagonismus

Verhält sich ein Wirkstoff **entgegen der Wirkung,** die ein körpereigener Stoff an diesem Rezeptor entwickeln würde, spricht man von einem **Antagonisten** (griech.: **Gegenspieler**) (➤ Abb. 1.27). Dabei darf man sich die Wirkweise nicht so vorstellen, dass eine negative Reaktion verursacht wird. Vielmehr sorgt die Blockade des Rezeptors nur dafür, dass eine Reaktion nicht stattfinden kann. Bildlich gesprochen versieht ein **Rezeptorblocker** den Rezeptor mit einem „Korken", der verhindert, dass aktivierende Substanzen an diesen Rezeptor binden können. Nach diesem Prinzip wirken z. B. Betablocker: Sie blockieren die β-Rezeptoren am Herzen, sodass das körpereigene Adrenalin nicht wirken kann. Dadurch überwiegen die Impulse des Parasympathikus mit der Folge einer Verlangsamung des Herzschlags.

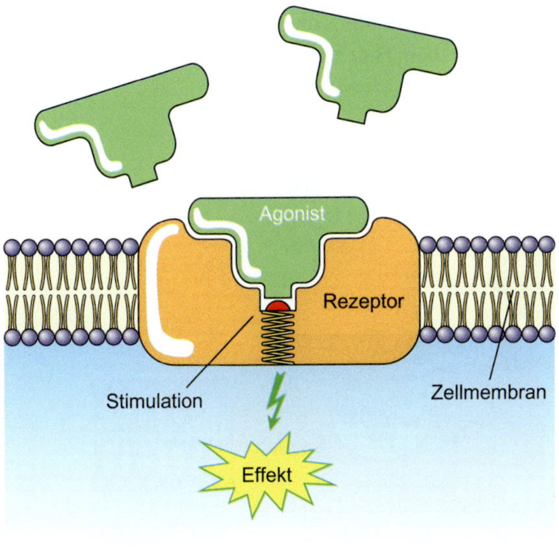

Abb. 1.26 Rezeptoragonismus: Der Agonist passt genau in den Rezeptor und führt durch Stimulation zu einem Effekt. Beispiel für G-Protein-gekoppelte Rezeptoren wie die Adrenalinwirkung an Adrenozeptoren [P1015, L253]

Kompetitiver Antagonismus

Konkurrieren Agonist und Antagonist um denselben Rezeptor, spricht man von einem **kompetitiven Antagonismus** (➤ Tab. 1.5 und ➤ Abb. 1.28). Welche der beiden Substanzen zum Zuge kommt, ist einerseits von der Menge, andererseits von der Affinität der Wirkstoffe zum Rezeptor abhängig.

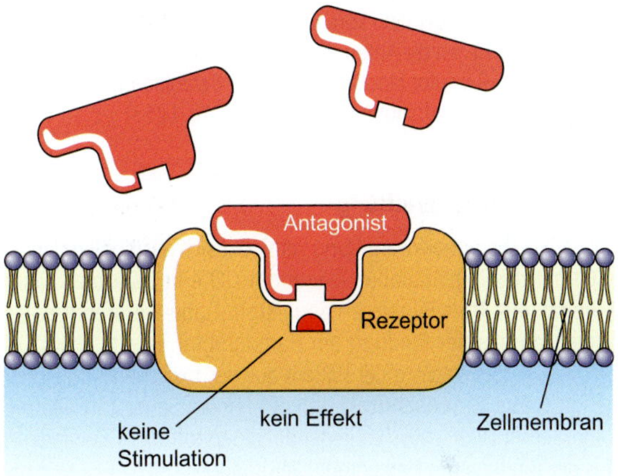

Abb. 1.27 Rezeptorantagonismus: Der Antagonist passt zwar genau in den Rezeptor, kann ihn aber nicht stimulieren und führt deshalb zu keinem Effekt. Beispiele für die Blockade G-Protein-gekoppelter Rezeptoren sind Betablocker oder Alpha-1-Blocker an Adrenozeptoren. [P1015, L253]

Tab. 1.5 Kompetitiver Antagonismus

Antagonist	Zielrezeptor	Konkurrierender Transmitter
Naloxon	μ-Opioidrezeptor	Opioide, Opiate, Heroin
Atropin	Muscarinerge Acetylcholinrezeptoren	Acetylcholin
Metoprolol	Beta-Adrenozeptoren	Adrenalin
Clemastin	H_1-Histaminrezeptoren	Histamin
Flumazenil	Benzodiazepin-bindende Stellen am GABA-A-Rezeptor	Benzodiazepine

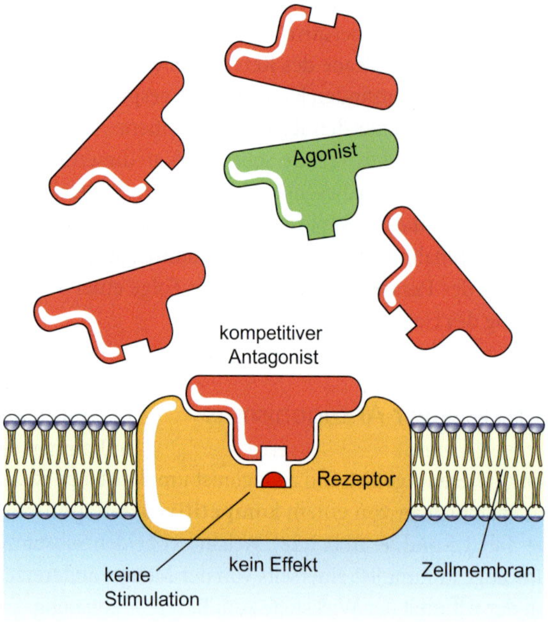

Abb. 1.28 Kompetitiver Antagonismus: Der Antagonist konkurriert mit dem Agonisten oder dem körpereigenen Botenstoff um denselben Rezeptor. Überwiegen die Antagonisten bei gleicher Bindungsstärke, können sie den Rezeptor blockieren. Beispiel: Betablocker verdrängt Adrenalin; Atropin verdrängt Acetylcholin. [P1015, L253]

KLINIK

Kohlenmonoxidvergiftung

Bei der Kohlenmonoxidvergiftung verbindet sich das Kohlenmonoxid (CO) mit dem Hämoglobin. Dabei hat CO eine 300-mal höhere Affinität zum Hämoglobin als Sauerstoff. Daher verdrängt es den Sauerstoff aus der Bindung am Hämoglobin. Bereits 1 % CO in der Luft ist tödlich. Wird der Patient aus der toxischen Atmosphäre geholt **(cave Eigenschutz!)** und mit reinem Sauerstoff beatmet, kann der im Überschuss vorliegende Sauerstoff das CO wiederum aus der Bindung am Hämoglobin verdrängen.

Nichtkompetitiver Antagonismus

Ein nichtkompetitiver Antagonist ist ein Medikament, das die Wirkung eines Agonisten hemmt, indem es an eine andere Stelle des Rezeptors bindet, ohne die Bindung des Agonisten zu verhindern (➤ Abb. 1.29). Beispielsweise verhindert Esketamin am NMDA-Rezeptor, trotz der Bindung von Glutamat, den Ioneneinstrom in die Zelle.

DEFINITION

Allosterische Bindung

Ein allosterischer Bindungsort ist eine separate Stelle an einem Rezeptorprotein, an die Stoffe binden können, ohne mit dem Hauptliganden zu konkurrieren. Diese Substanzen verändern die Struktur des Rezeptors und beeinflussen seine Funktion.

Bei bestimmten Rezeptoren, wie dem nicotinergen Acetylcholinrezeptor oder dem GABA-A-Rezeptor, gibt es mehrere dieser Bindungsstellen. Die Bindung eines allosterischen Modulators kann die Aktivität des Rezeptors erhöhen, verringern oder ihn direkt aktivieren. Ein Beispiel sind Benzodiazepine, die als positive Modulatoren am GABA-A-Rezeptor wirken bzw. Esketamin, das als negativer Modulator am NMDA-Rezeptor wirkt.

Allosterische Modulation ermöglicht eine präzisere Kontrolle der Rezeptorfunktionen, da sie die Wirkung des natürlichen Liganden beeinflussen kann. Dies bietet therapeutische Vorteile, einschließlich einer besseren Selektivität und weniger Nebenwirkungen im Vergleich zu direkten Liganden.

1.6.5 Rezeptortypen

In der Pharmakologie werden verschiedene Typen von Rezeptoren unterschieden, die jeweils spezifische Funktionen im Körper haben. Hier sind die wichtigsten Rezeptortypen:

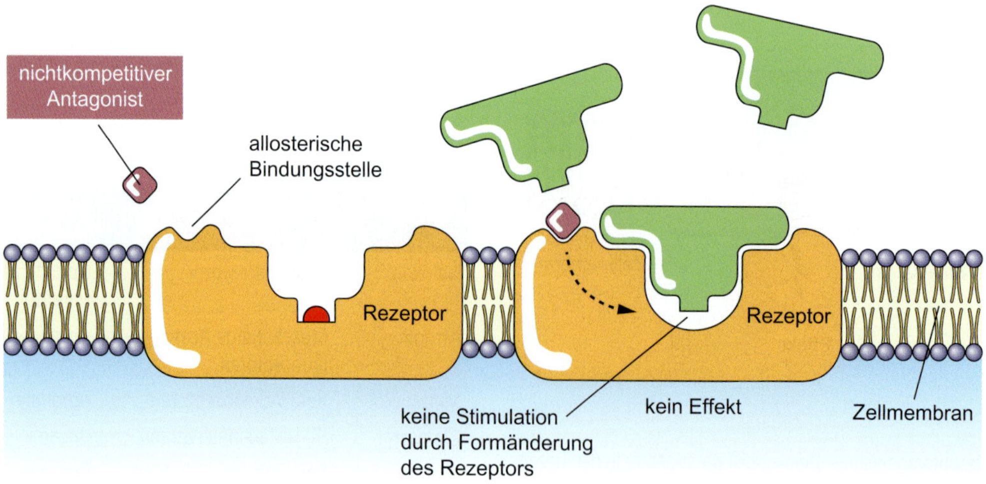

Abb. 1.29 Nichtkompetitiver Antagonismus: Der Antagonist bindet meist an einer zusätzlichen Bindungsstelle am Rezeptor (allosterische Bindung) und führt damit zu einer Formänderung der eigentlichen Bindungsstelle, sodass der Agonist bzw. der Botenstoff nicht mehr wirken kann. Beispiel ist die zusätzliche Bindungsstelle am NMDA-Rezeptor von Esketamin. [P1015, L253]

G-Protein-gekoppelte Rezeptoren (GPCRs)

- Diese größte Familie von Rezeptoren im menschlichen Körper ist an vielen physiologischen Prozessen beteiligt.
- Es sind membranständige Rezeptoren, die sich in der Zellmembran befinden und auf eine Vielzahl von Liganden (Neurotransmitter, Hormone, Medikamente) reagieren.
- Sie wirken durch die Aktivierung von G-Proteinen, die dann intrazelluläre Signalkaskaden auslösen und eine Reihe von zellulären Prozessen steuern.
- Sie reagieren langsamer (Sekunden bis Minuten) als ligandengesteuerte Rezeptoren.
- Beispiele: alle Adrenozeptoren, muscarinerge Acetylcholinrezeptoren, Histaminrezeptoren, Serotoninrezeptoren, Dopaminrezeptoren.

Ionotrope Rezeptoren

- Diese Rezeptoren sind ebenfalls membranständige Rezeptoren, in Form von ligandengesteuerten Ionenkanälen, die sich bei Bindung eines Liganden öffnen oder schließen und dadurch den Ionenfluss durch die Zellmembran regulieren.
- Durch die schnelle Veränderung des Ionenstroms über die Zellmembran erfolgt eine unmittelbare Änderung des Membranpotenzials, das entscheidend für die synaptische Übertragung im Nervensystem ist.
- Die Signalübertragung erfolgt innerhalb von Millisekunden.
- Beispiele: nikotinerge Acetylcholinrezeptoren, GABA-Rezeptoren, NMDA-Rezeptoren.

Metabotrope Rezeptoren

- Metabotrope Rezeptoren sind nicht direkt an die Steuerung von Ionenkanälen gekoppelt, sondern aktivieren u. a. G-Proteine, die dann sekundäre Signalwege innerhalb der Zelle initiieren. Dies führt zu einer langsamen, aber länger anhaltenden Reaktion. Der Signalweg kann viele biochemische Veränderungen in der Zelle vermitteln und hat oft umfassendere Auswirkungen auf zelluläre Prozesse.
- Beispiele:
  - GPCRs
  - Metabotrope Glutamatrezeptoren (mGluRs), die als GPCRs fungieren und an der Modulation synaptischer Übertragungen beteiligt sind

Nukleäre Rezeptoren

- Diese Rezeptoren befinden sich im Zytoplasma oder im Zellkern und wirken als Transkriptionsfaktoren.
- Sie binden lipophile Wirkstoffe wie Steroidhormone (z. B. Cortison, Östrogen, Testosteron) und beeinflussen die Genexpression.
- Der Wirkeintritt von Cortison ist deshalb so lang, weil das Molekül erst in die Zelle gelangen muss.

Enzymatische Rezeptoren

- Diese Rezeptoren haben eine eingebaute enzymatische Aktivität oder interagieren direkt mit Enzymen.
- Beispiel: Rezeptoren für Wachstumsfaktoren, wie der Insulinrezeptor, der als Tyrosinkinase fungiert.

Kinin- und Peptidrezeptoren Diese spezifischen Rezeptoren binden Peptide wie Bradykinin, Angiotensin und andere biologisch aktive Peptide und vermitteln deren Wirkungen.

Toll-like-Rezeptoren (TLRs) Diese Rezeptoren sind Teil des angeborenen Immunsystems und erkennen spezifische molekulare Muster von Pathogenen, um immunologische Reaktionen auszulösen.

In der Zellmembran befindet sich außer Rezeptoren noch eine Reihe weiterer Proteine, die pharmakologisch beeinflusst werden können. Zu ihnen gehören u. a. die **Tunnelproteine,** die den Austausch von Ionen erleichtern und im Rahmen des **Membranpotenzials** eine große Rolle spielen. So verfügen die Zellen in der Regel über spezifische Natrium-, Kalium- und Calciumkanäle. Besonders am Herzen und an den Nerven spielen diese für die korrekte Abfolge der Reizleitung eine große Rolle. Daher wurden Medikamente entwickelt, die diese Tunnelproteine beeinflussen, sog. **Kanalblocker** (➤ Abb. 1.30). Alle Lokalanästhetika sind Natriumkanalblocker. Sie verhindern den schnellen Einstrom von Natrium in die Zelle. Die Folge davon ist, dass das **Ruhemembranpotenzial** von −90 mV nicht verändert werden kann. Dadurch findet keine Erregung des Nervs statt, sodass er kein Signal übermitteln kann.

1.6.6 Beeinflussung von Enzymsystemen

Medikamente können auch **Enzymsysteme** beeinflussen und so Stoffwechselprozesse gezielt verändern. Hierbei können Enzyme sowohl induziert als auch blockiert werden. Zu den am häufigsten verschriebenen **Enzymblockern** zählen die **ACE-Hemmer** (➤ Kap. 3.2.1). Das **Angiotensin-Converting-Enzym** (ACE) wandelt Angiotensin I in Angiotensin II um (vgl. dazu ➤ Abb. 3.5). Die Hauptaufgabe des Angiotensin II ist das Engstellen von Gefäßen und damit die Blutdruckregulation. Hemmt man nun das Enzym, wird weniger **Angiotensin II** produziert, und die Gefäße werden weniger eng gestellt. Es handelt sich also um ein Medikament zur Therapie des erhöhten Blutdrucks. Auch im Rettungsdienst gibt es Medikamente, die Enzyme beeinflussen. So wird im Rahmen einer Vergiftung mit Atropin oder Scopolamin der Wirkstoff Physostigmin gegeben (➤ Kap. 2.3.14). **Physostigmin** hemmt die **Acetylcholinesterase,** ein Enzym, das die Wirkung von Acetylcholin im synaptischen Spalt durch Abbau beendet. Durch den geringeren Abbau des Acetylcholins ist dieses in höherer Konzentration im Spalt vorhanden und kann als kompetitiver Antagonist (➤ Kap. 1.6.4) das Atropin oder Scopolamin aus der Rezeptorbindung verdrängen (Wirkung Atropin/Scopolamin ➤ Kap. 2.17). Ein weiteres Beispiel für eine Enzymhemmung ist die Acetylsalicylsäure (ASS). Der Wirkstoff hemmt das Enzym Cyclooxygenase (COX) und ver-

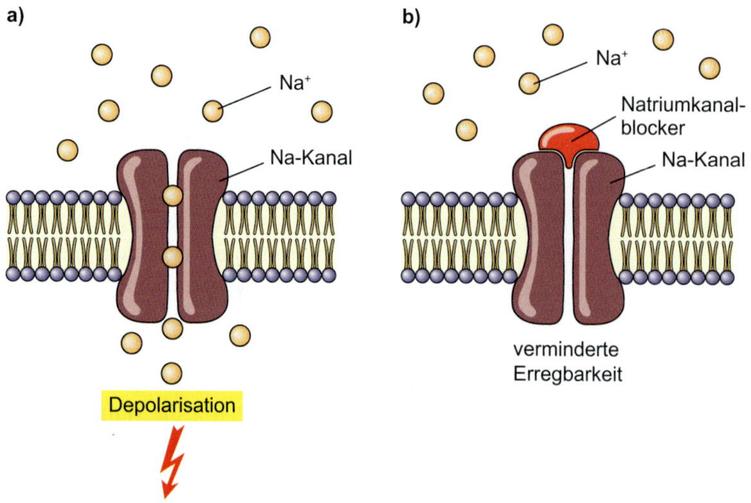

Abb. 1.30 Na-Kanal und Na-Kanal-Blocker: **a** Positiv geladene Natriumionen passieren den Ionenkanal und erhöhen die Spannung in der Zelle, was zu einem Aktionspotenzial führen kann. **b** Na-Kanal-Blocker wie Lidocain blockieren direkt den Ionenkanal, sodass es intrazellulär zu keinem Aufbau eines Aktionspotenzials kommen kann und die Zelle nicht erregt wird. [P1015, L253]

hindert damit die Bildung von Thromboxan A2, einem Stoff, der zur Thrombozytenaggregation führt.

1.6.7 Hormonwirkung

Eine wichtige Therapieform ist der Einsatz von **Hormonen** oder hormonähnlichen Substanzen. Der Körper steuert die Zellen und Organe mit vielen Hormonen über die Blutbahn. Die Wirkung der Hormone auf die Zielorgane ist vielfältig. Einige wirken über Rezeptoren, andere durch Beeinflussung der Proteinbiosynthese.

Im Rettungsdienst am relevantesten sind Adrenalin, Noradrenalin, Insulin und Cortison. **Adrenalin** und **Noradrenalin** werden ausführlich in ➤ Kap. 2.19 abgehandelt. **Insulin** selbst wird als Medikament im Rettungsdienst nicht verabreicht. Da aber viele Patienten auf dieses Medikament angewiesen sind und eine Überdosierung notfallmedizinische Auswirkungen hat, lohnt sich die Beschäftigung mit diesem Wirkstoff (➤ Kap. 3.5).

Cortison hingegen kommt als Pharmakon in der Notfallmedizin zum Einsatz. Die Wirkung beruht dabei auf einer Veränderung der Proteinbiosynthese, da Cortison im Zellkern das Ablesen der DNA (Transkription) verändert (➤ Abb. 1.31). Es entsteht eine andere Messenger-RNA (mRNA), die nach Verlassen des Zellkerns ein anderes Protein synthetisiert. Diese Betrachtung ist jedoch stark vereinfacht. Da es mindestens 20–30 Minuten dauert, bis die veränderte Proteinbiosyn-

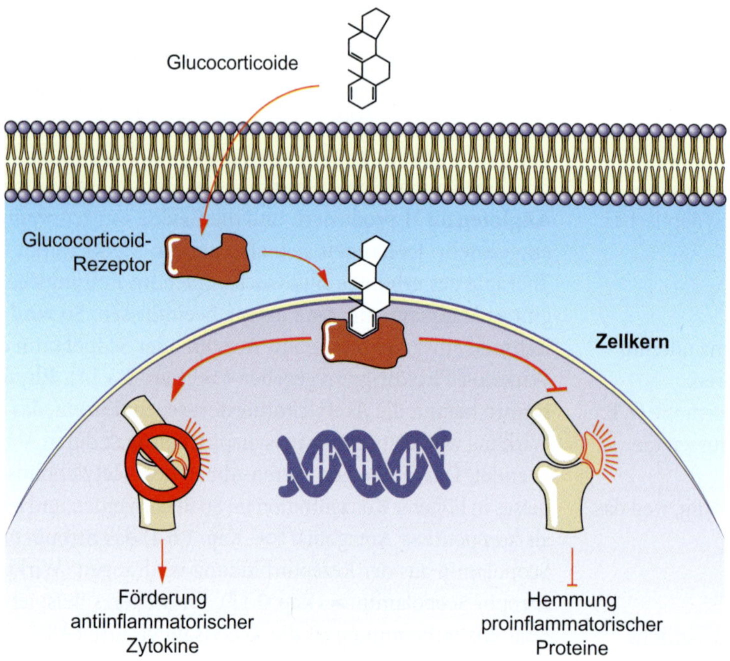

Abb. 1.31 Cortison diffundiert durch die Zellmembran und bindet an inaktive Glucocorticoidrezeptoren im Zytoplasma. Dieser aktivierte Rezeptorkomplex wandert in den Zellkern, wo er an spezifische DNA-Abschnitte bindet und die Genexpression reguliert. Dies führt zur Hemmung proinflammatorischer Gene und zur Förderung antiinflammatorischer Gene, wodurch Cortison die Zellreaktion auf Entzündungen und Stress steuert. [P1015, L253]

these eine Wirkung zeigt, dient Cortison nie als unmittelbar lebensrettendes Medikament. So muss z. B. eine Anaphylaxie zunächst mithilfe von Adrenalin therapiert werden. Cortison ergänzt diese symptomatische Therapie des Adrenalins und hat Einfluss auf den mittelfristigen Verlauf.

1.6.8 Substratgabe

Bei der **Substratgabe** wird dem Körper ein notwendiger Stoffwechselbestandteil zugeführt. Zu den Substraten gehören sämtliche **Ernährungslösungen.** Im Rettungsdienst ist dies z. B. Glucose, die im Rahmen einer Hypoglykämie verabreicht wird.

1.6.9 Beeinflussung von Mikroorganismen

Zu den **Mikroorganismen** gehören **Bakterien** (z. B. Staphylokokken, Streptokokken), **Viren** (z. B. Hepatitis-B-Virus oder das zu AIDS führende humane Immundefizienzvirus [HIV]), **Pilze** (z. B. *Candida)* und Einzeller, sog. **Protozoen,** deren bekannteste Vertreter die Erreger der Malaria sind (z. B. *Plasmodium falciparum,* der Erreger der Malaria tropica). Die Beeinflussung von Mikroorganismen kann durch verschiedenste Mechanismen erfolgen:

- Chemische Zerstörung, z. B. mithilfe von **Desinfektionsmitteln.** Deshalb vermindert die Händedesinfektion die Übertragung von Krankheiten.
- Beeinflussen bzw. Behindern des Stoffwechsels. Medikamente, die gegen Bakterien wirken, nennt man **Antibiotika; Virostatika** sind gegen Viren wirksam. Pharmaka, die gegen Pilze eingesetzt werden, heißen **Antimykotika** oder **Fungizide.** Gegen Protozoen werden viele Antibiotika und Chemotherapeutika eingesetzt.

Dringend notwendig ist eine Therapie bei Nadelstichverletzungen mit kontaminierten Nadeln, wenn die Übertragung von HIV oder Hepatitis möglich ist.

WICHTIG

Verhalten bei einer Nadelstichverletzung

Eine Nadelstichverletzung mit einer kontaminierten Nadel ist eine Notfallsituation. Es ist umgehend ein Durchgangsarzt (D-Arzt) für Arbeitsunfälle aufzusuchen, der in der Regel der Unfallchirurg der nächstgelegenen Notaufnahme eines Krankenhauses ist. Dort wird analysiert, wie hoch das Risiko ist, dass der Patient, dessen Blut an der Nadel war, HIV-positiv ist. Je nach Ergebnis wird eine antivirale Therapie eingeleitet. Wird diese Therapie in den ersten Stunden nach Verletzung begonnen, ist eine Ansteckung mit HIV nahezu ausgeschlossen. Auf jeder Wache und in jedem Fahrzeug sollten Pläne für die Vorgehensweise bei Nadelstichverletzungen vorhanden sein.

Da im Rettungsdienst eine antibiotische Therapie von Infektionen nur für ein Krankheitsbild von entscheidender Relevanz ist, wird hier nur am Rande etwas näher auf die **Wirkung von Antibiotika** eingegangen. Es gibt diverse Möglichkeiten, um

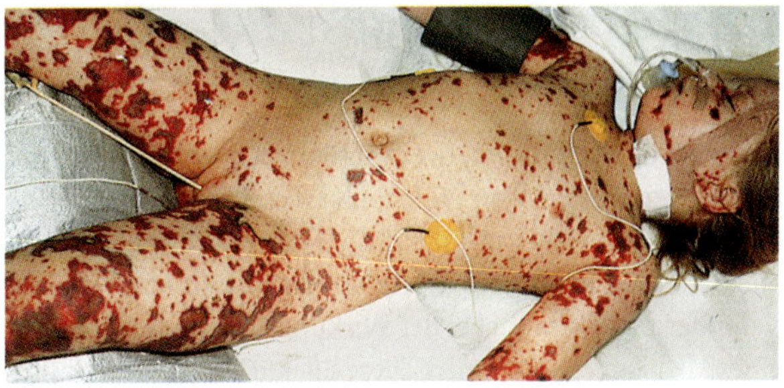

Abb. 1.32 Waterhouse-Friderichsen-Syndrom [M833]

auf Bakterien einzuwirken. Durch Penicilline (z. B. Penicillin G) und Cephalosporine (z. B. Cefuroxim) wird die Zellwandsynthese gestört. Die Proteinbiosynthese kann durch Tetracycline (z. B. Doxycyclin), Aminoglykoside (z. B. Gentamicin) oder Makrolide (z. B. Erythromycin) verhindert werden. Dies sind jedoch nur zwei von vielen Eingriffsmöglichkeiten. Grundsätzlich unterscheidet man Antibiotika, die *bakterizid* wirken, also die Mikroorganismen töten, von solchen, die *bakteriostatisch* wirken, also nur ihre Vermehrung behindern. In beiden Fällen spielt jedoch das körpereigene Immunsystem die entscheidende Rolle bei der Bekämpfung der Infektion. Es wird empfohlen, auf dem Noteinsatzfahrzeug (NEF) ein Antibiotikum vorzuhalten, um im Falle eines Waterhouse-Friderichsen-Syndroms (➤ Abb. 1.32) schnellstmöglich eine antibiotische Therapie einleiten zu können.

KLINIK

Waterhouse-Friderichsen-Syndrom

Beim Waterhouse-Friderichsen-Syndrom handelt es sich um eine sehr schwere Sepsis, meist im Kleinkindalter durch eine Meningokokkeninfektion ausgelöst (selten andere Keime wie *Haemophilus influenzae).* Die Patienten befinden sich im septischen Schock, haben in der Regel hohes Fieber und zeigen multiple Einblutungen in die Haut (Petechien). Die Letalität dieses Krankheitsbildes beträgt bis zu 90 %, sodass die frühzeitige, bereits präklinische, antibiotische Therapie maßgeblich über den weiteren Verlauf entscheidet. Antibiotika der Wahl sind Cephalosporine der dritten Generation (z. B. Ceftriaxon oder Cefotaxim). Das Infektionsrisiko für ungeschütztes Rettungsdienstpersonal ist als eher gering einzustufen. Als enge Kontaktpersonen gelten Personen, die mit dem Patienten räumlich zusammenleben, in Gemeinschaftseinrichtungen längeren Kontakt gehabt haben oder medizinisches Personal, das mit den Sekreten des Patienten in Berührung gekommen ist. Als Postexpositionsprophylaxe eignen sich vorrangig Rifampicin oder Ciprofloxacin. Kinder und Erwachsene nehmen 2 Tage lang Rifampicin, Erwachsene können alternativ einmalig 500 mg Ciprofloxacin einnehmen.

FUN FACT

Ceftriaxon

Die Eigenschaften des Antibiotikums **Ceftriaxon** kann man sich durch eine Eselsbrücke merken:

- **CEF:** Gruppe der Cephalosporine
- **TRI:** 3. Generation
- **AXON:** ZNS-gängig

1

1.7 Wechselwirkungen

Unter einer **Arzneimittelwechselwirkung** wird die gegenseitige Beeinflussung von Wirkstoffen verstanden. Diese Beeinflussung kann sich sowohl auf die **Pharmakodynamik** als auch auf die **Pharmakokinetik** auswirken. Es kann also zu Veränderungen sowohl bei der Wirkung als auch beim Abbau eines Medikaments kommen. Diese Effekte können sich positiv und negativ auswirken. So sensibilisieren Corticoide die Zellen für Katecholamine. Dieser Effekt wird in der Intensivmedizin genutzt. In der Anästhesie macht man sich die synergistischen Eigenschaften von starken Analgetika, Hypnotika und Narkosegasen bei Vollnarkosen zunutze.
Solche synergistischen Effekte können aber auch nachteilig für einen Patienten sein. Die atemdepressive Wirkung von Opioiden fällt erheblich stärker aus, wenn der Patient unter Alkoholeinfluss steht. Ist die Wechselwirkung im Sinne der Therapie, spricht man von erwünschten Wechselwirkungen. Beeinflusst die Wechselwirkung eine Therapie negativ, so ist sie unerwünscht. Um Wechselwirkungen in der praktischen Anwendung besser einschätzen zu können, existiert eine einheitliche **Einteilung:**

- **Hohe klinische Relevanz:** Die Wechselwirkung ist vielfach aufgetreten und gut untersucht. Sie kann für den Patienten gefährlich sein.
- **Mittlere klinische Relevanz:** Die Wechselwirkung ist bekannt, es bedarf jedoch weiterer Untersuchungen, um sie besser einschätzen zu können. Eine Gefährdung des Patienten ist eher gering.
- **Niedrige klinische Relevanz:** Wechselwirkungen dieser Gruppe haben für den praktischen Einsatz keine Relevanz. Dies kann daran liegen, dass die Dokumentation des Vorkommens fraglich ist, dass die Wechselwirkung sehr selten auftritt oder dass keine relevante Gefährdung für den Patienten eintritt.

Bei vielen notfallmedizinischen Medikamenten spielen **Wechselwirkungen in der Einsatzsituation** kaum eine Rolle: Der Einsatz des jeweiligen Wirkstoffs ist dringend erforderlich, um schwere gesundheitliche Schäden vom Patienten abzuwenden. In solch einer Situation treten Wechselwirkungen in den Hintergrund. Am bekanntesten ist der Verzicht auf den Einsatz von Glyceroltrinitrat im Rahmen eines akuten Koronarsyndroms (ACS) bei gleichzeitiger Einnahme von PDE-5-Hemmern (z. B. Viagra®). Ein Beispiel für eine erwünschte Wechselwirkung ist der Einsatz von Aktivkohle bei Vergiftungen. Die hohe Bindungskapazität der Kohle hilft bei der Verhinderung der Giftresorption im Magen. (➤ Kap. 2.3.5).

Zu **Wechselwirkungen** kann es jedoch nicht nur im Körper des Patienten kommen. Auch bei der **Mischung von Medikamenten** vor der Applikation können erhebliche Veränderungen eintreten. Bestes Beispiel hierfür ist die Inaktivierung von Adrenalin, wenn es mit Natriumhydrogencarbonat zusammenkommt. Daher müssen diese beiden Medikamente stets getrennt verabreicht werden. Dies kann entweder durch die Applikation über zwei verschiedene i. v. Zugänge oder durch Nachspülen mit Infusionslösung nach Gabe des ersten Medikaments erreicht werden.

1.8 Nebenwirkungen

Nebenwirkungen sind Symptome, die während der Behandlung mit einem Medikament in der klinischen Erprobung aufgetreten sind. Sie werden auch als **unerwünschte Arzneimittelwirkungen** bezeichnet. Dabei werden die einzelnen Nebenwirkungen nach Organsystemen getrennt aufgezählt und in ihrer Häufigkeit gewichtet.

Sehr häufig:	Auftreten in mehr als 10 % der behandelten Fälle
Häufig:	Auftreten in 1–10 % der behandelten Fälle
Gelegentlich:	Auftreten in 0,1–1 % der behandelten Fälle
Selten:	Auftreten in 0,01–0,1 % der behandelten Fälle
Sehr selten:	Auftreten in unter 0,01 % der behandelten Fälle, Einzelfälle

Die aufgezählten Organsysteme sind in der Regel: Verdauungstrakt, Nervensystem, Blut, Haut, Sinnesorgane, Herz-Kreislauf-System, Leber, Nieren und Atmungssystem. Einen besonderen Stellenwert haben Einflüsse auf die Schwangerschaft und in der Stillperiode. Insgesamt wird geschätzt, dass ca. 10 % der Krankenhauseinweisungen aufgrund von Nebenwirkungen einer medikamentösen Therapie erfolgen. Eine solche Zahl hebt die Bedeutung der Pharmakovigilanz hervor, also der Überwachung der Sicherheit von Arzneimitteln nach der Markteinführung.

WICHTIG

Wichtige Notfallregel

In der akuten Notfallsituation treten Nebenwirkungen und auch einige Kontraindikationen in den Hintergrund. In erster Linie müssen das Leben und die Gesundheit des Patienten gesichert werden. Viele Nebenwirkungen entstehen erst bei hohen Dosierungen oder dauerhafter Anwendung.

1.8.1 Anaphylaktische Reaktionen

Anaphylaktische Reaktionen können sowohl durch den Wirkstoff selbst als auch durch die anderen Inhaltsstoffe des Medikaments entstehen. Es wird zwischen echten **allergischen Reaktionen** und **nichtallergischen Reaktionen** unterschieden. In der Regel setzt eine allergische Reaktion einen bereits vorher stattgefundenen Kontakt mit derselben Substanz (Allergen) voraus. Bei diesem Erstkontakt entsteht die **Sensibilisierung.** Kommt es zu einer erneuten Belastung mit dem Stoff, bricht die allergische Reaktion aus. Es kommen aber auch sog. **Kreuzallergien** vor. Bei diesen hatte der Patient vorher keinen Kontakt mit dem Allergen, ist aber gegen ein ähnliches Allergen bereits sensibilisiert. Es besteht z. B eine Kreuzallergie zwischen Naturlatex und Ananas.

Das Vollbild dieser Symptomatik ist der **anaphylaktische Schock.** Er muss zügig notfallmedizinisch versorgt werden und ist meist ohne den Einsatz von Adrenalin nicht zu beherrschen. Anaphylaktische Reaktionen verlaufen nicht immer gleich; auch ihr Schweregrad kann stark variieren. Sie reichen von Hautreaktionen, die sehr häufig sind, über Übelkeit, Erbrechen, Störungen der Blutbildung, Atemwegsobstruktionen bis zum anaphylaktischen Schock. Nach Art der allergischen Reaktion werden vier Formen unterschieden.

Typ I (Reaktion vom Soforttyp)

Reaktionen des Typs I laufen nach vorausgegangener Sensibilisierung ab. Infolge des Erstkontakts hat der Körper das Immunglobulin **IgE** gebildet, das sich auf der Zellmembran von Mastzellen, einer Untergruppe der Leukozyten, befindet. Bei Aktivierung durch einen erneuten Kontakt mit dem Allergen schüttet die **Mastzelle** massenhaft **Histamin** und andere Botenstoffe, wie Leukotriene, Cytokine, Chemokine, Prostaglandine und Thromboxane, des Entzündungssystems aus (➤ Abb. 1.33). Diese Botenstoffe verursachen gemeinsam mit dem Histamin eine massive Vasodilatation (Gefäßerweiterung) und eine Steigerung der Kapillarpermeabilität. Es kommt zum Schock, der eine Kombination aus relativem und absolutem Volumenmangel darstellt.

Typ II (Reaktion vom zytotoxischen Typ)

Bei dieser Reaktion binden Medikamentenbestandteile an Zellmembranen. Dabei lösen sie die Bildung von Antikörpern aus. Diese **Antikörper** sorgen durch die Aktivierung von bestimmten Abwehrreaktionen für eine Zerstörung der Zellen. Die **Heparin-induzierte Thrombozytopenie (HIT)** beispielsweise ist eine Reaktion, die auftritt, wenn der Körper Antikörper gegen Thrombozyten bildet, nachdem Heparin verabreicht wurde. Diese Antikörper aktivieren die Thrombozyten und führen dazu, dass sie verklumpen und weniger Thrombozyten im Blut zirkulieren. Das Ergebnis ist eine niedrige Thrombozytenzahl (Thrombozytopenie) und ein erhöhtes Risiko für Thrombosen. Bei Erkrankungen wie der **Myasthenia gravis** produzieren Patienten Antikörper gegen das Acetylcholinrezeptor-Protein auf der Oberfläche der Muskelzellen, was letztlich zu einer Muskelschwäche führt.

Durch die längerfristige Einnahme von Metamizol kann es zu einer Immunreaktion kommen, bei der Antikörper gegen die eigenen weißen Blutkörperchen (insbesondere die Granulozyten) gebildet werden. Diese Immunreaktion führt dazu,

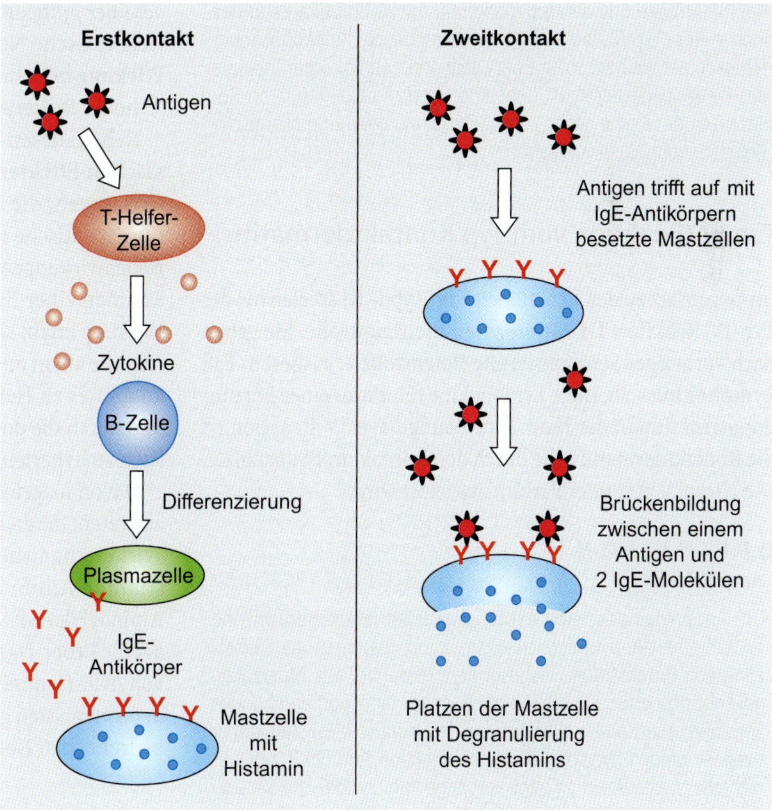

Abb. 1.33 Pathomechanismus Typ-I-Reaktion vom Soforttyp [P1015, L143]

dass die Granulozyten im Knochenmark zerstört werden, was zu einer gefährlich niedrigen Zahl an weißen Blutkörperchen führen kann (sog. **Agranulozytose**). Auch im Rahmen von Transfusionszwischenfällen (Blutgruppenunverträglichkeit) tritt diese Reaktion auf.

Typ III (Reaktion vom Typ Immunkomplex-vaskulitis)

Typ-III-Reaktionen, auch bekannt als Immunkomplex-vermittelte Vaskulitis, sind immunologische Reaktionen, bei denen sich **Antigen-Antikörper-Komplexe** bilden und in Geweben abgelagert werden. Diese Ablagerungen können Entzündungsprozesse auslösen, die zu erheblichen Gewebeschäden führen. Im Rettungsdienst sind diese Reaktionen von Bedeutung, da sie plötzliche und teils lebensbedrohliche Komplikationen hervorrufen können. Nichtsteroidale Antirheumatika (NSAR), wie Ibuprofen oder Diclofenac, können ebenfalls zu Typ-III-Reaktionen führen, insbesondere bei Patienten mit Überempfindlichkeit. Die Symptome einer Typ-III-Reaktion können variieren und umfassen Hautausschläge, Fieber, Gelenkschmerzen, Myalgien (Muskelschmerzen) und manchmal auch schwerwiegendere Reaktionen wie **Vaskulitis** oder **Glomerulonephritis.**

KLINIK

Klinisches Beispiel für eine Typ-III-Reaktion

Bei Infektionen und deren Behandlung mit Antibiotika kann das Fieber einer Typ-III-Reaktion als fortbestehendes Infektionsfieber fehlgedeutet werden. Sollte trotz adäquater antibiotischer Therapie das Fieber persistieren, ist unbedingt ärztlich abzuklären, ob Resistenzen der Keime gegen das Antibiotikum oder eine allergische Reaktion vom Typ III vorliegen.

Typ IV (Reaktion vom Typ Kontaktdermatitis)

Im Gegensatz zu den Reaktionen vom Typ I–III spielen bei der Typ-IV-Reaktion **T-Lymphozyten** die Hauptrolle. Sie geben nach vorheriger Sensibilisierung Botenstoffe – in diesem Fall **Lymphokine** – ab. Diese Lymphokine führen zu einer Entzündungsreaktion in der Haut. Eine häufige Typ-IV-Reaktion ist die Kontaktdermatitis, die durch den Kontakt mit Substanzen wie Nickel, Latex oder Parfüm ausgelöst wird.

DEFINITION

Anaphylaxie

Die Anaphylaxie ist eine akute, potenziell lebensbedrohliche systemische Überempfindlichkeitsreaktion, die durch die Freisetzung von Botenstoffen, insbesondere Histamin, aus Mastzellen gekennzeichnet ist. Sie kann entweder nach einer vorhergehenden Sensibilisierungsphase auftreten, bei der spezifische IgE-Antikörper gebildet werden (typische allergische Reaktion vom Typ I), oder als nichtallergische Reaktion ohne vorherige immunologische Sensibilisierung ausgelöst werden.

Bei **nichtallergischen Reaktionen** erfolgt keine dazwischengeschaltete Sensibilisierung. Diese werden oft auch als **anaphylaktoide Reaktion** oder Pseudoallergie bezeichnet. Das Allergen führt auf direktem Wege zur Freisetzung von Botenstoffen, wie z. B. Leukotrienen oder Histamin. Zahlreiche Medikamente wie ASS, Rocuronium, HES, Kontrastmittel und ACE-Hemmer können auf diese Weise Reaktionen auslösen.

1.8.2 Unspezifische Begleiterscheinungen

Unspezifische Begleiterscheinungen von Medikamenten haben viel mit dem individuellen Patienten zu tun. Die spezifische Tagesform und Situation des Patienten spielen eine große Rolle. So kann es sein, dass ein Patient heute auf ein Medikament mit Unwohlsein reagiert, das er morgen problemlos verträgt.

Die **häufigsten unspezifischen Begleiterscheinungen** sind Übelkeit, Erbrechen, Kopfschmerzen und Hautreaktionen. In der Regel sind sie für den Patienten unangenehm; haben aber keine relevante medizinische Bedeutung. Wegen dieser Reaktionen muss in der Regel weder die medikamentöse Therapie abgebrochen werden, noch führen sie zu verlängerten Krankenhausaufenthalten.

1.8.3 Toxische Nebenwirkungen

Bereits Paracelsus sagte sinngemäß: *„Allein die Dosis entscheidet über giftig oder ungiftig."* Daraus lässt sich ablesen, dass viele toxische Nebenwirkungen allein aus einer zu **starken Wirkung** bestehen. So kann z. B. Urapidil (➤ Kap. 2.6.7) bei zu hoher Dosierung zu einer ausgeprägten Hypotonie führen.

Neben diesen durch die Hauptwirkung verursachten **toxischen Effekten** haben Medikamente häufig viele **Nebenwirkungen,** die bei Erhöhung der Dosis verstärkt auftreten (therapeutische Breite, ➤ Kap. 1.6.2). Klassisch sind solche Nebenwirkungen z. B. bei der Anwendung von Adrenalin im Rahmen einer Bradykardie (➤ Kap. 2.19.11). Die primäre Wirkung ergibt sich durch eine Bindung an die Adrenozeptoren, vor allem an die β_1-Rezeptoren. Bei Erhöhung der Dosis kommt es zu Herzfrequenzsteigerung, Rhythmusstörungen und durch die dosisabhängige Stimulation der α_1-Rezeptoren auch zu hypertensiven Entgleisungen.

Davon losgelöst können aber auch toxische Nebeneffekte auftreten, deren Entstehung sich nicht so einfach durch den Wirkmechanismus erklären lässt. Berüchtigt dafür sind bestimmte Antibiotika, die nierentoxisch sein können (z. B. Aminoglykoside), oder die toxische Wirkung von Paracetamol auf die Leber. Das **Quincke-Ödem,** das z. B. bei der Einnahme von ACE-Hemmern (➤ Kap. 3.2.1) auftreten kann, gehört zu den am meisten gefürchteten Nebenwirkungen, die zu lebensbedrohlichen Notfällen führen können.

KLINIK

Versehentliche Medikamentenvergiftung

An toxische Nebenwirkungen von Medikamenten ist besonders bei älteren Patienten zu denken, bei denen sich im Rahmen einer zunehmenden Organinsuffizienz (z. B. Niereninsuffizienz) eine Medikamentenintoxikation einstellen kann, selbst wenn sie nur die verordnete tägliche Dosis einnehmen. In diesen Situationen führt eine Verlängerung der Halbwertszeit aufgrund der verminderten Ausscheidung zu einer Anhäufung des Wirkstoffs, bis er die obere Grenze der therapeutischen Breite überschreitet. Besonders oft ist dieses Phänomen bei der Einnahme von Digitalispräparaten (Lanicor®, Novodigal®, Digimerck® usw.) zu beobachten.

1.8.4 Schädigungen in der Schwangerschaft und Stillzeit

Spätestens seit dem Skandal um das Präparat Thalidomid (Contergan®) haben Medikamentenwirkungen auf das ungeborene Leben oder auf Säuglinge einen besonderen Stellenwert. Untersuchungen, welche die Unbedenklichkeit von Medikamenten in der Schwangerschaft und der Stillzeit beweisen, sind meist ethisch nicht vertretbar; auch wird es kaum Mütter geben, die solchen Versuchen zustimmen. Die Information, die wir über die Auswirkung von Medikamenten in dieser Zeit besitzen, stammt also entweder aus Tierversuchen oder aus der Beobachtung von Einzelanwendungen. In beiden Fällen sind keine sicheren Vorhersagen für die jeweilige Patientin und deren Schwangerschaft zu treffen.

CAVE

Für die meisten Medikamente gilt deshalb: **Einsatz in der Schwangerschaft und Stillzeit nur bei strenger Indikationsstellung!**

In der Notfallmedizin bedeutet das meist, dass die lebensnotwendige medikamentöse Therapie durchgeführt werden kann und muss. Es sollte immer kritisch geprüft werden, ob auf den Einsatz von Medikamenten verzichtet werden kann, ohne das Leben der Mutter zu gefährden. Wenn dies der Fall ist, dann ist dieses Vorgehen zu bevorzugen.

Kommt es medikamenteninduziert zu Schädigungen der Leibesfrucht während der Schwangerschaft, werden zwei Formen unterschieden:

- Schädigungen in der **Embryonalphase** (von der Befruchtung bis zum Ende der 8. Lebenswoche) werden als **Embryopathien** bezeichnet. Da in der Embryonalphase alle Organe angelegt werden, führen Störungen in dieser Zeit zu ausgeprägten Fehlbildungen und meistens zum Abbruch der Schwangerschaft.
- Schädigungen in der **Fetalphase** (9. Schwangerschaftswoche bis zur Geburt) werden als **Fetopathien** bezeichnet.

KLINIK

Thalidomid

Der Wirkstoff Thalidomid wurde 1957 von der Firma Grünenthal als Schlafmittel unter dem Namen Contergan® auf den Markt gebracht. Bei der damaligen Gesetzgebung mussten neue Arzneimittel nur registriert werden; einen Nachweis der Verträglichkeit, wie er heute erbracht werden muss, gab es nicht. Vor der Zulassung des Wirkstoffs wurden nur Versuche an Ratten auf Giftigkeit durchgeführt. Es konnte keine Toxizität festgestellt werden, was, wie heute bekannt ist, darauf beruht, dass Ratten diesen Wirkstoff nicht resorbieren. Bereits 1959 wurde der erste Fall von schweren Fehlbildungen bei einem Kind registriert, dessen Mutter Thalidomid in der Frühschwangerschaft eingenommen hatte. Zunächst wurde der Zusammenhang zwischen diesen Fehlbildungen und der Einnahme von Contergan® durch die Firma Grünenthal verneint. Nachdem sich die Fälle jedoch häuften, wurde das Präparat im November 1961 vom Markt genommen. Außer den schweren Embryopathien kann der Wirkstoff Thalidomid irreversible Polyneuropathien verursachen.

1.9 Verpackung und Beipackzettel

Schon bei der Erstellung der **Verpackung** unterliegen die Pharmafirmen gesetzlichen Regelungen. Gemäß § 10 des Arzneimittelgesetzes (AMG) muss eine Reihe von **Angaben** gut leserlich auf der Verpackung aufgedruckt sein (➤ Abb. 1.34). Dazu gehören:

- **Name des Herstellers**
- **Name des Medikaments**
- **Name des Wirkstoffs**
- **Menge des Wirkstoffs/die Äquivalenzmenge**
- **Hilfsstoffe**
- **Zulassungsnummer**
- **Chargennummer (Herstellungsserie)**
- **Darreichungsform**
- **Packungsinhalt (Gewicht/Volumen/Stückzahl)**
- **Mögliche Applikationswege**
- **Mindesthaltbarkeitsdatum**
- **Art der Verschreibung (apothekenpflichtig/verschreibungspflichtig)**
- **Besondere Hinweise wie z. B. Klinikpackung oder unverkäufliches Muster**

Gegebenenfalls ist auch ein **Hinweis** zur **Lagerung** angebracht. Besonders gekennzeichnet sind ferner **homöopathische Arzneimittel** und solche, die sich noch in der **klinischen Prüfung** befinden. Medikamente, die nach Rezept in der Apotheke einzeln angefertigt wurden, unterliegen einer vereinfachten Kennzeichnungspflicht.

Sämtliche Informationen der Verpackung außer der Chargennummer findet man nochmals auf dem **Beipackzettel.** Zusätzlich sind hier alle wichtigen Hinweise über die Pharmakokinetik und Pharmakodynamik zusammengefasst. Ergänzt wird die Information mit genauen Angaben zur Dosierung. Auch die Art der Einnahme – wenn es sich um Tabletten,

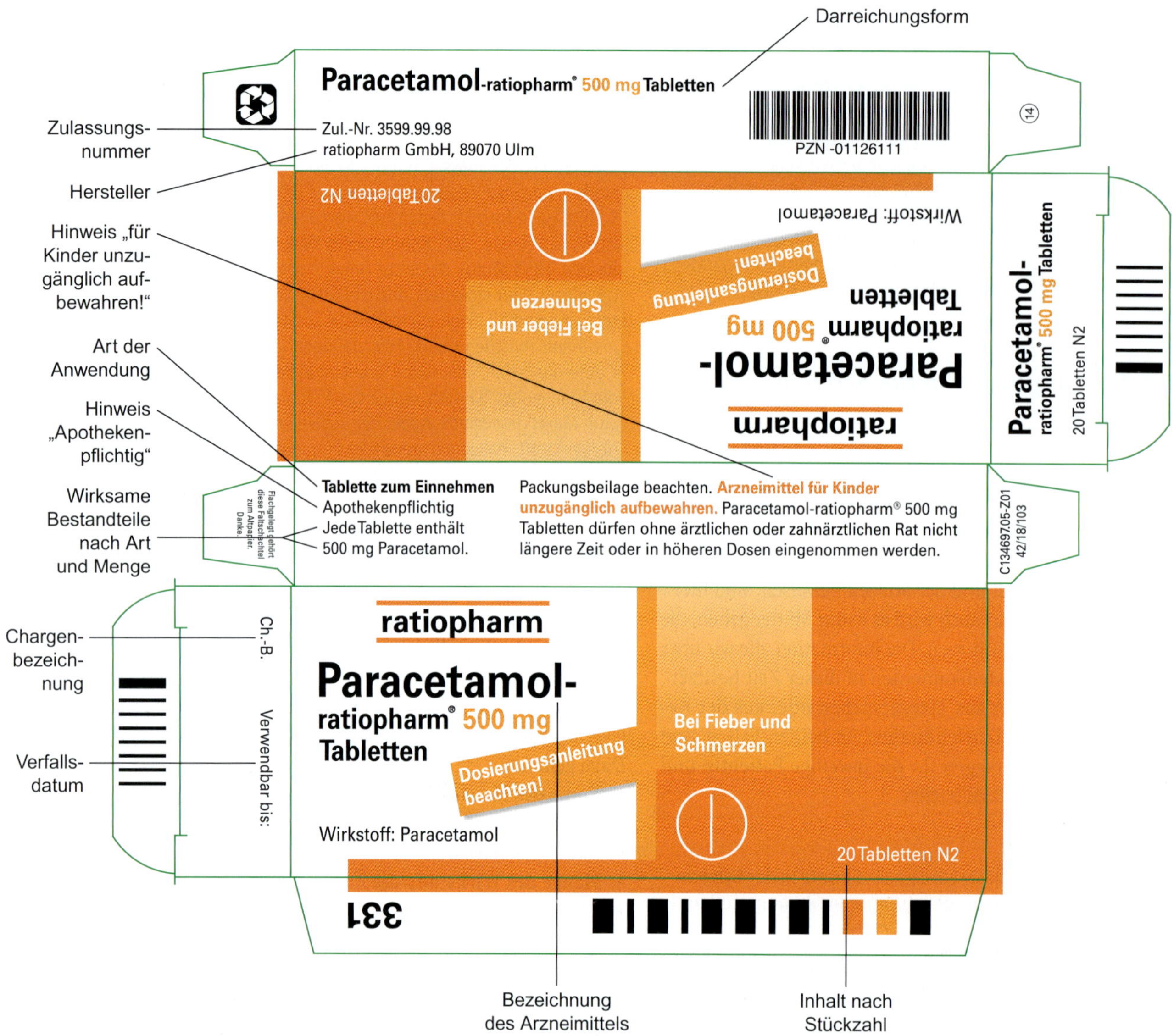

Abb. 1.34 Verpackung und Kennzeichnung [U230]

Cremes, Dragees, Kapseln etc. – handelt, ist genau beschrieben. Insgesamt fordert der Gesetzgeber, dass die Packungsbeilage (auch „Waschzettel“ genannt) allgemein verständlich formuliert ist. An vielen Stellen ist der medizinische Laie jedoch mit der enthaltenen Information überfordert.

Weitergehende Informationen über das Medikament können der jeweiligen Fachinformation entnommen werden. Diese ist entweder über den Hersteller oder über entsprechende Internetportale, wie Fachinfo-Service oder Rote Liste abrufbar. Hier ist für medizinisches Fachpersonal meist eine kostenlose Anmeldung möglich. Auch diverse Apps sind z. T. frei erhältlich. Sie beinhalten je nach App die Beipackzettel und weitergehende Informationen über die Medikamente (➤ Kap. 3).

1.10 Umgang mit Medikamenten im Rettungsdienst

1.10.1 Kontrolle der Bestände

Der Umgang mit Medikamenten beginnt im Rettungsdienst bereits morgens bei der Übernahme des Dienstes. Im Rahmen der **Überprüfung der Einsatzbereitschaft** des Fahrzeugs müssen auch die Medikamente kontrolliert werden. Dabei geht es vor allem darum, abgelaufene und beschädigte Medikamente auszusortieren. Unter „beschädigt“ fallen auch solche Ampullen, deren **Inhalt trüb** geworden oder bei denen ein

Teil des Wirkstoffs **ausgefallen** ist (Lösung enthält Flocken). Dieses ist jederzeit denkbar, da die Fahrzeuge den klimatischen Bedingungen der Umwelt ausgesetzt sind. Es können also im Fahrzeuginnern erhebliche Temperaturschwankungen aufgetreten sein (➤ Kap. 1.3.5). Sollte es irgendeinen Hinweis darauf geben, dass ein Medikament sich nicht in dem zu erwartenden Zustand befindet, muss es sofort ausgetauscht werden. Auch Wärme- und Kühlfach samt Inhalt sind zu überprüfen. Eine alphabetische Sortierung der Wirkstoffe im Lager und auf den Fahrzeugen erleichtert die Kontrolle und vermindert das Auftreten von Fehlern im Einsatz.

INTERESSANT

Medikamente sind bis zum angegebenen Verfallsdatum wirksam. Untersuchungen zeigen, dass viele unverbrauchte Medikamente auch nach dem Verfallsdatum noch effektiv wirksam bleiben. Feste Zubereitungen behalten oft bis zu 5 Jahre oder länger über 90 % ihrer Wirkstärke. Flüssige Arzneimittel hingegen sind weniger stabil und sollten bei Veränderungen nicht mehr verwendet werden. Bei Verwendung nach Ablauf bestehen in der Regel keine toxikologischen Bedenken, jedoch endet die Herstellerhaftung mit dem Verfallsdatum. Das Arzneimittelgesetz untersagt jedoch die Verwendung abgelaufener Arzneimittel!

1.10.2 Kontrolle im Einsatz

Im **Einsatz** stehen alle Beteiligten unter **Stress.** Dieser Stress steigt mit Umfang, Dringlichkeit und Schwierigkeit der Notfallsituation. Auch der Zeitpunkt, zu dem der Einsatz stattfindet, erhöht die Stressrate. Dies trifft sowohl auf die Tageszeit (insbesondere frühe Morgenstunden) als auch auf den Zeitpunkt der einzelnen Schicht (gegen Ende einer 24-Stunden-Schicht) zu. Mit zunehmendem Stress steigt auch die Fehlerzahl. Diese Erkenntnis bezieht sich nicht allein auf den Rettungsdienst. Um im Einsatz Verwechslungen bei der Verwendung von Medikamenten zu vermeiden, können bestimmte Handlungsweisen antrainiert werden. Insbesondere bei der Kommunikation zwischen Notarzt und medizinischem Fachpersonal können **strukturierte Abläufe** wie Closed-Loop-Kommunikation und andere Grundsätze des *Crew Resource Management* (CRM) die Fehleranzahl verringern.

Folgendes **Vorgehen** hat sich **im Einsatz** bewährt:

Arzt:	Ich benötige 5 mg Midazolam.
Assistenz:	5 mg Midazolam? I. v. oder intranasal?
Arzt bestätigt:	5 mg Midazolam i. v. bitte!
– Vorbereitung des Medikaments –	
Assistenz bei Übergabe:	5 mg Midazolam mit einer Konzentration von 1 mg pro Milliliter.
Gleichzeitig zeigt die Assistenz dem Arzt die Ampulle des aufgezogenen Medikaments.	

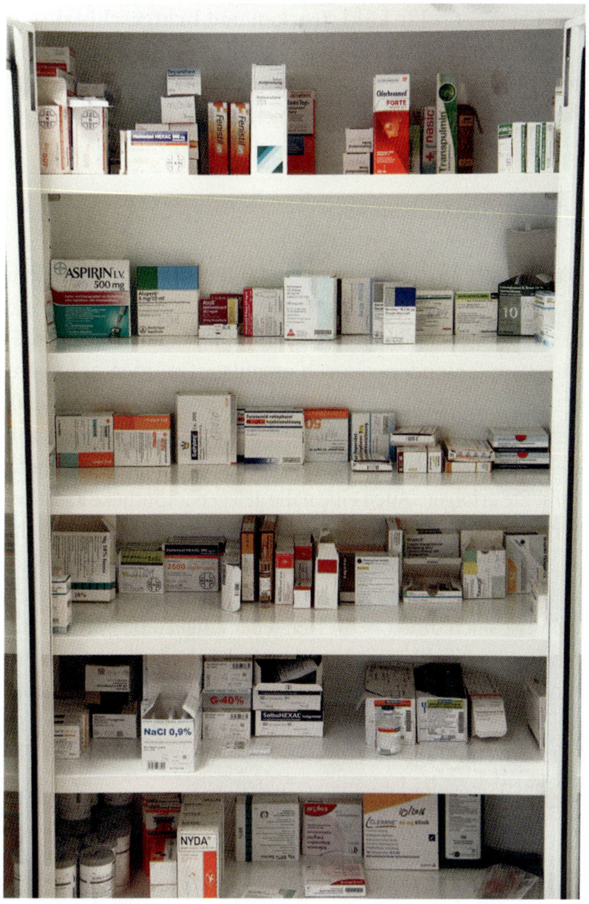

Abb. 1.35 Medikamentenschrank [K378]

1.10.3 Lagerung und Bevorratung

Je nach Organisation der Wache findet die **Bevorratung** von Medikamenten am Standort selbst oder zentral statt. Meist sind 1–2 Mitarbeiter damit beauftragt, die **Kontrolle und Bestellung der Medikamente** durchzuführen. Häufig wird diese Organisation mittels eigens erstellter Tabellen (z. B. in Excel, spezielle Verwaltungssoftware) oder mittlerweile in Apps durchgeführt. Mithilfe solcher Tabellen lässt sich auch der ungefähre Bedarf der einzelnen Wirkstoffe ermitteln. So kann zielgerichtet bestellt werden, ohne dass überschüssige Packungen im Lager altern. Eine sorgfältige Überwachung der auf den Fahrzeugen und in der Wache bevorrateten Medikamente kann erheblich zur Kostenreduktion beitragen.

Notwendigerweise müssen bestimmte Wirkstoffe vorgehalten werden, deren Einsatz jedoch eher unwahrscheinlich ist und die dann verfallen. Bei der Lagerung der Medikamente ist darauf zu achten, dass die Verpackungen, die als Erstes das Haltbarkeitsdatum überschreiten, vorne im Lager einsortiert werden. So können sie als Erste dem Lager entnommen und im Einsatz verbraucht werden. Originalpackungen immer erst öffnen, wenn es unbedingt notwendig ist. Nur so kann eine Zuordnung zur Medikamentencharge stattfinden.

Der **Lagerort** sollte **kühl, trocken** und **lichtgeschützt** sein (➤ Abb. 1.35). Zusätzlich sollte entweder der Lagerraum oder der Schrank so verschlossen sein, dass eine unbefugte Entnahme von Medikamenten nicht möglich ist.

1.10.4 Bestellwesen

Die **Bestellung** der Medikamente sollte – falls dies möglich ist – zentral für mehrere Wachen erfolgen. Für viele Standorte ist eine Bestellung über eine Krankenhausapotheke sinnvoll. Dies kann besonders einfach organisiert werden, wenn ein arztbesetztes Rettungsmittel vorhanden ist, das durch die Ärzte der Klinik besetzt wird. Bestehen diese Kontakte nicht, kann die Bestellung über den nächstgelegenen Großhandel für Medikamente erfolgen. Auch eine nahe gelegene Apotheke kann bei der Organisation helfen. Eine sorgfältige Analyse der Möglichkeiten inkl. eines Preisvergleichs muss unbedingt durchgeführt werden. Größere Mengen wie z. B. Infusionslösungen können teilweise auch direkt beim Hersteller eingekauft werden. Bei sehr teuren Medikamenten wie z. B. Fibrinolytika ist ggf. ein Austausch mit der Klinik möglich, die den Patienten aufnimmt. Sollte dies nicht möglich sein und unterliegt der Standort einer Budgetierung, muss u. U. eine Einzelabrechnung mit der Krankenkasse des Patienten erfolgen.

1.10.5 Kontrolle und Wälzung

Neben der täglichen **Kontrolle** auf den Fahrzeugen sollte sich der Medikamentenbeauftragte regelmäßig einen Überblick über die Lagerhaltung und den Verbrauch verschaffen. Er muss rechtzeitig Änderungen in der Anwendungshäufigkeit bestimmter Medikamente erkennen, um einen Engpass zu vermeiden. Auch sollten Wirkstoffe von Fahrzeugen mit geringem Einsatzaufkommen rechtzeitig auf solche umverteilt werden, bei denen der Verbrauch wahrscheinlicher ist. Dieses Prinzip des Austauschs vor Überschreitung des Mindesthaltbarkeitsdatums wird **Wälzung** genannt. In Einzelfällen gelingt diese Wälzung mit einem Krankenhaus. Allerdings sind die dort Verantwortlichen eher zurückhaltend, da sie nicht wissen, wie sorgfältig die Medikamente in den Fahrzeugen bzw. im Lager aufbewahrt wurden. Sie scheuen sich, eine eventuelle Verantwortung für unsachgemäß gelagerte Medikamente und daraus resultierende, möglicherweise negative Konsequenzen für den Patienten zu übernehmen.

1.10.6 Bestückungslisten

Die **Bestückungslisten** in ➤ Abb. 1.36, ➤ Abb. 1.37 und ➤ Abb. 1.38 sind **Beispiele.** Jeder Rettungsdienstbereich muss die Bestückung der Fahrzeuge nach den Bedürfnissen vor Ort regeln. Für die Bestückung der Fahrzeuge ist die Ärztliche Leitung Rettungsdienst (ÄLRD) verantwortlich. Hinzu kommt, dass nicht alle Fahrzeuge denselben Auftrag haben. Einige Rettungsdienstbereiche haben eine strikte Trennung zwischen Krankentransport und Rettungsdienst. Andere Regionen ziehen den Einsatz von Mehrzweckfahrzeugen (MZF) oder Notfallkrankenwagen (NKTW) vor. Durch die unterschiedlichen Ausbauten der Rettungswagen und die unterschiedlichen Systeme (Rucksack oder Koffer) sind die Ausstattungsmöglichkeiten sehr vielfältig. In Rettungsdienstbereichen, die im Rendezvous-System mit einem Notarzteinsatzfahrzeug (NEF) arbeiten, sollte der Medikamentenvorrat auf dem Fahrzeug so gewählt werden, dass mehrere Einsätze hintereinander abgearbeitet werden können, ohne dass die Wache oder ein Krankenhaus zum Auffüllen angefahren werden muss. Die Menge der Medikamente, die auf einem Rettungswagen (RTW) vorgehalten werden sollte, muss sorgfältig abgewogen werden: wenig und dadurch auch geringe Kosten durch Verfall oder Bruch von Ampullen *versus* größeres Ampullarium insbesondere auch für den zusteigenden Notarzt.

Wirkstoffname	Handelsname®	Konzentration	NEF Rucksack
4-DMAP	4-DMAP	250 mg / 5 ml	2
Adenosin	Adrekar	6 mg / 2 ml	6
Adrenalin 1:1000	Adrenalin	1 mg / 1 ml	2
Adrenalin 1:1000	Suprarenin	25 mg / 25ml	1
Ajmalin	Gilurythmal	50 mg / 10 ml	1
Amiodaron	Amiodaron	150 mg / 3 ml	5
Aqua	Ampuwa	10 ml	5
Acetylsalicylsäure (ASS)	Aspirin	500 mg / 5 ml	2
Atropinsulfat	Atropinsulfat	0,5 mg / 1 ml	3
Atropinsulfat	Atropinsulfat	100 mg / 10 ml	1
Biperiden	Akineton	5 mg / 1 ml	2
Butylscopolamin	Butylscopolamin	20 mg / 1 ml	2
Calcium 10%	Calciumgluconat	1 g / 10 ml	4
Carbo medicinalis	Ultracarbon Kohle	50 g	1
Ceftriaxon	Ceftriaxon	2 g / 20 ml	1
Cimetidin	H_2-Blocker	200 mg / 2 ml	2
Clonazepam	Rivotril	1 mg / 1 ml	1
Clonidin	Clonidin	0,15 mg / 1 ml	1
Clopidogrel Tablette	Plavix	300 mg	2
Digoxin	Lanicor	0,25 mg / 1 ml	2
Dimenhydrinat	Vomex A	62 mg / 10ml	1
Dimetinden	Histakut	4 mg / 4 ml	2
Dobutamin	Dobutamin	250 mg / 50 ml	1
Esketamin	KetanestS	50 mg / 2 ml	4
Esketamin	KetanestS	100 mg / 20 ml	4
Fenoterol intrapartal	Partusisten	25 µg / 1 ml	2
Flumazenil	Flumazenil	0,1 mg / 1 ml	2
Furosemid	Furosemid	40 mg / 4 ml	4
Gelafundin 4% (Wärmefach)	Gelafundin 4%	500 ml	2
Glucose 20%	G20%	2 g /10 ml	10
Glyceroltrinitrat	Nitrolingual akut	0,4 mg / Sprühstoß	1
Haloperidol	Haloperidol	5 mg / 1 ml	1
Heparin	Heparin	5.000 IE / 0,2 ml	2
Ipratropium / Salbutamol	Ipramol	0,5 mg / 2,5 mg	2
Lidocain 2%	Lidocard	100 mg / 5 ml	2
Lorazepam	Tavor Expidet	1 mg / Plättchen	4
Magnesiumsulfat 10%	Mg 10%	1 g / 10 ml	4
Metamizol	Novaminsulfon	1 g / 2 ml	2
Metoprolol	Metoprolol	5 mg / 5 ml	4
Midazolam	Midazolam	15 mg / 3 ml	2
Midazolam	Midazolam	5 mg / 5 ml	2
Midazolam bukkal	Buccolam	2,5 mg	1
Midazolam bukkal	Buccolam	5 mg	1
Midazolam bukkal	Buccolam	7,5 mg	1
Midazolam bukkal	Buccolam	10 mg	1
Morphin	Morphin	10 mg / 1 ml	4
NaCl 0,9%	Nacl 0,9%	100 ml	2
NaCl 0,9%	Nacl 0,9%	10 ml	10
Naloxon	Naloxon	0,4 mg / 1 ml	2

Abb. 1.36 NEF-Medikamentenliste [P1015, L253]

1

Natriumhydrogencarbonat 8,4%	NaBic 8,4%	250 ml	1
Natriumthiosulfat Lsg. 10%	Natriumthiosulfat	100 ml	2
Noradrenalin	Sinora	1 mg / 1 ml	2
Noradrenalin 0,1 mg/ml	Sinora	5 mg / 50 ml	2
Ondansetron	Ondansetron	4 mg / 2 ml	2
Oxytocin	Oxytocin	3 IE / 1 ml	2
Paracetamol	Paracetamol	1 g / 100 ml	1
Paracetamol Supp.	Paracetamol Supp.	125 mg	2
Paracetamol Supp.	Paracetamol Supp.	250 mg	2
Physostigmin	Anticholium	2 mg / 5 ml	2
Piritramid	Piritramid	15 mg / 2 ml	2
Prednisolon	Prednisolut	250 mg / 5 ml	4
Prednison Supp.	Rectodelt 100	100 mg	2
Prilocain 1% mit Adrenalin 1:200.000	Xylonest	50 ml	1
Propofol 1%	Propofol	200 mg / 20 ml	4
Reproterol	Bronchospasmin	0,09 mg / 1 ml	2
Ringer-Acetat	Ringer-Acetat	500 ml	2
Rocuronium	Rocuronium	50 mg / 5 ml	4
Simeticon	SabSimplex	30 ml	1
Succinylcholin 2%	Lysthenon 2%	100 mg / 5 ml	4
Sufentanil	Sufentanil	50 µg / 10 ml	4
Tenecteplase	Metalyse	10.000 IE / 10 ml	1
Terbutalin	Bricanyl	0,5 mg / 1 ml	1
Theodrenalin / Cafedrin	Akrinor	200 mg / 2 ml	2
Thiopental	Thiopental	500 mg / 20 ml	2
Ticagrelor Schmelztbl.	Brilique	90 mg	4
Toluidinblau	Prove Dye	300 mg / 10 ml	6
Tranexamsäure	Tranexamsäure	1 g / 5 ml	1
Urapidil	Urapidil	25 mg / 5 ml	2
Verapamil	Verahexal	5 mg / 2 ml	4

Abb. 1.36 *(Forts.)*

Wirkstoffname	Konzentration	KTW-Rucksack
Adrenalin 1:1000	25 mg / 25 ml	1
Amiodaron	150 mg / 3 ml	3
Aqua	10 ml	5
Atropinsulfat	0,5 mg / 1 ml	1
Glucose 20 %	2 g / 10 ml	10
Ipramol®	0,5 mg / 2,5 mg	2
Midazolam	15 mg / 3 ml	2
NaCl 0,9 %	100 ml	1
NaCl 0,9 %	10 ml	5
Nitrolingual akut Spray®	0,4 mg / Sprühstoß	1
Prednisolon	250 mg / 5 ml	1
Ringer-Acetat	500 ml	2

Abb. 1.37 KTW-Medikamentenliste [P1015, L253]

Wirkstoffname	Konzentration	RTW	Rucksack
Adrenalin 1:1000	1 mg / 1 ml	2	2
Adrenalin 1:1000	25 mg / 25 ml	1	1
Amiodaron	150 mg / 3 ml	3	3
Aqua	10 ml	5	5
ASS	500 mg / 5 ml	1	1
Atropinsulfat	0,5 mg / 1 ml	3	3
Atropinsulfat	100 mg / 10 ml	1	0
Butylscopolamin	20 mg / 1 ml	2	1
Cimetidin	200 mg / 2 ml	1	1
Dimenhydrinat	62 mg / 10 ml	1	1
Dimetinden	4 mg / 4 ml	1	1
Furosemid	40 mg / 4 ml	2	1
Gelafundin 4%	500 ml	2	0
Glucose 20%	2 g /10 ml	10	10
Glyceroltrinitrat	0,4 mg / Sprühstoß	1	1
Heparin	5.000 IE / 0,2 ml	2	2
Ipramol®	0,5 mg / 2,5 mg	2	2
KetanestS	50 mg / 2 ml	2	2
KetanestS	100 mg / 20 ml	2	2
Lidocain 2%	100 mg / 5 ml	2	2
Metamizol	1 g / 2 ml	2	1
Midazolam	15 mg / 3 ml	2	2
Midazolam	5 mg / 5 ml	2	2
Midazolam buccal	2,5 mg	1	1
Midazolam bukkal	5 mg	1	1
Midazolam bukkal	7,5 mg	1	1
Midazolam bukkal	10 mg	1	1
Morphin	10 mg / 1 ml	2	0
Nacl 0,9%	100 ml	2	2
Nacl 0,9%	10 ml	10	10
Naloxon	0,4 mg / 1 ml	1	1
Ondansetron	4 mg / 2 ml	2	1
Paracetamol	1 g / 100 ml	1	0
Paracetamol Supp.	125 mg	2	2
Paracetamol Supp.	250 mg	2	2
Piritramid	15 mg / 2 ml	2	0
Prednisolon	250 mg / 5 ml	2	2
Prednison Supp.	100 mg	2	2
Reproterol	0,09 mg / 1 ml	1	1
Ringer-Acetat	500 ml	5	2
SabSimplex® Trpf.	30 ml	1	0
Theodrenalin / Cafedrin	200 mg / 2 ml	2	0
Tranexamsäure	1 g / 5 ml	1	1
Ultracarbon® Kohle	50 g	1	0
Urapidil	25 mg / 5 ml	1	1

Abb. 1.38 RTW-Medikamentenliste [P1015, L253]

KAPITEL

2 Medikamente der präklinischen Notfallmedizin

2.1 Einführung

Dieses Kapitel gibt einen Einblick in die faszinierende Welt der **Notfallmedikamente**, die für Notfallsanitäter von zentraler Bedeutung sind. Es ist systematisch nach Wirkstoffgruppen gegliedert, wobei jeder Abschnitt mit vorbereitenden Erläuterungen zu den Wirkmechanismen der jeweiligen Gruppen beginnt.

Zusätzlich wurden alle im Rettungsdiensteinsatz relevanten, am Markt befindlichen Medikamente aufgeführt und ihre Eigenschaften sorgfältig zusammengetragen. Besondere Merkmale und Anwendungsaspekte sind ebenfalls hervorgehoben. Es ist wichtig zu beachten, dass nicht alle genannten Medikamente im rettungsdienstlichen Alltag Anwendung finden; daher sind nicht alle Wirkstoffe in den entsprechenden Abbildungen dargestellt.

Die Informationen zu den jeweiligen Medikamenten wurden mit den neuesten Fachinformationen der Hersteller abgeglichen und orientieren sich an den aktuellsten Leitlinien und Empfehlungen. Eine separate Angabe der Fachinformationen im Literaturverzeichnis erfolgt nicht, um die Übersichtlichkeit zu wahren. Durch diese strukturierte Herangehensweise wird es Notfallsanitätern ermöglicht, ein fundiertes Verständnis der Notfallmedikamente zu entwickeln, das auf den rechtlichen Grundlagen des Notfallsanitätergesetzes (NotSanG) und den Empfehlungen des Deutschen Berufsverbands Rettungsdienst e. V. (DBRD) basiert.

WICHTIG

Dosierungen werden in der Regel in der Einheit mg/kg KG angegeben, da viele Medikamente körpergewichtsadaptiert verabreicht werden. Zudem kann so auch die Dosis für Kinder berechnet werden. Zusätzlich wird bei den Medikamenten des Pyramidenprozesses die übliche Dosis der Einmalgabe für Erwachsene und Kinder ergänzt. Der Applikationsweg ist, sofern nicht anders angegeben, immer intravenös (i. v.).

Viele Medikamente haben eine **Tageshöchstdosis.** Diese ist den Fachinformationen zu entnehmen. Die Dosis wird teilweise als Absolutwert (400 mg/d), teilweise als Mengenangabe pro Kilogramm Körpergewicht (mg/KG kg) angegeben. Eine Benennung aller Tageshöchstdosen, gestaffelt nach Alter bzw. Körpergewicht, würde den Rahmen des Buches sprengen. Diese Angabe findet sich an den Stellen, wo aus notfallmedizinischer Sicht die Angabe sinnvoll erscheint, da u. U. die gesamte Höchstdosis im Rahmen des Einsatzes verabreicht wird. Zusätzlich finden sich Höchstdosiswerte bei Wirkstoffen, die in akuten Krankheitssituationen ggf. bereits vor Eintreffen des Rettungsdienstes von den Patienten eigenständig eingenommen wurden (z. B. Analgetika).

2.1.1 Pyramidenprozess

Im Kapitel über Notfallmedikamente ist es entscheidend, die rechtlichen Rahmenbedingungen zu beleuchten, die für Notfallsanitäter in Deutschland relevant sind. Grundlegend ist das **Notfallsanitätergesetz (NotSanG),** das seit dem 01.01.2014 in Kraft ist. Es definiert die heilkundlichen Kompetenzen, die Notfallsanitäter eigenverantwortlich wahrnehmen sollen, und legt die Grundlage für die erforderliche Ausbildung im Bereich der Notfallmedizin.

Ein zentraler Aspekt der rechtlichen Situation ist der Maßnahmen- und **Medikamentenkatalog,** der im Rahmen des Pyramidenprozesses des DBRD entwickelt wurde. Dieser Katalog stellt sicher, dass Notfallsanitäter Zugang zu einem klaren und strukturierten Rahmen von Medikamenten und Interventionen haben, die sie im Einsatz anwenden dürfen. Die Einhaltung der im Pyramidenprozess festgelegten Standards ist nicht nur eine Frage der Professionalität, sondern auch der Rechtssicherheit, da die Notfallsanitäter damit auf ein konsolidiertes und evidenzbasiertes Methodenwissen zurückgreifen.

Die rechtlichen Vorgaben, die in **§ 2a NotSanG** verankert sind, betonen die individuelle Verantwortung der Notfallsanitäter bei der Medikamentengabe. Die korrekte Anwendung dieser Medikamente, wie sie im Algorithmus beschrieben ist, ist nicht nur entscheidend für die Patientenversorgung, sondern auch ein entscheidender Faktor für die rechtliche Absicherung der handelnden Personen im Einsatz.

Aus dem Bereich der Pharmakologie wurden rund 36 Medikamente bzw. Substanzgruppen ausgewählt. Da diese Präparate in den Prüfungen intensiver abgefragt werden und im Einsatzalltag sicher beherrscht werden sollen, wurden erweiterte Informationen an der jeweiligen Stelle des Kapitels eingefügt und die Überschriften dieser **Medikamente bzw. Gruppen mit einem Δ** gekennzeichnet. Indikation und Dosierung beziehen sich in der Regel auf entsprechende Vorgaben durch Fachgesellschaften wie das *European Resuscitation Council* (ERC), die

Deutsche Gesellschaft für Neurologie (DGN) oder die *European Society of Cardiology* (ESC). Um sicherzustellen, dass dieses Werk nicht lediglich eine Kopie der Fachinformationen darstellt, ist es mir wichtig, auch meine eigenen Erfahrungen und Erkenntnisse im Rahmen von „Best Clinical Practice" einzubringen. Dies soll dazu beitragen, dass die vorgestellten Inhalte nicht nur theoretischer Natur, sondern auch tatsächlich in der Praxis anwendbar sind. Die letztendliche Entscheidung, welche Medikamente bei welchem Notfall durch den Notfallsanitäter eingesetzt werden, liegt bei der Ärztlichen Leitung Rettungsdienst. Die Aufzählung in der Tabelle im Einband entspricht nicht zwingend den örtlichen Vorgaben.

2.1.2 Off-Label-Use

Im Kontext der Notfallmedizin bezieht sich der **Off-Label-Use** auf die Anwendung von Medikamenten, auf Applikationsformen oder medizinischen Materialien, die **nicht** explizit für bestimmte Indikationen **zugelassen** sind, aber **in der Praxis etabliert und wirksam** sind. Dies wird als **Best Clinical Practice** bezeichnet. Notfallsanitäter sind verpflichtet, entsprechend den „Regeln der medizinischen Kunst" zu handeln. Das bedeutet, dass sie medizinische Maßnahmen basierend auf dem neuesten Stand von Wissenschaft, Technik und relevanten Normen durchführen.

Laut einer Stellungnahme des Bundesverbandes der Ärztlichen Leiter Rettungsdienst Deutschland (BV-AELRD) aus dem Jahr 2017 fällt die Anwendung bestimmter Medikamente und Maßnahmen durch nichtärztliches Rettungsdienstpersonal dann nicht unter Off-Label-Use, wenn

1. eine akute Lebensbedrohung schnellstmöglich abgewendet werden kann,
2. es keine zugelassene und vertretbare Alternative gibt,
3. das Verfahren in der medizinischen Praxis gut etabliert ist (z. B. durch Leitlinien oder Empfehlungen von Fachgesellschaften).

Der DBRD unterstützt diese Position und betont, dass der Therapiebedarf des Notfallpatienten im Mittelpunkt stehen muss. Off-Label-Therapien sind in den beschriebenen Situationen weitgehend rechtssicher anwendbar, da das Unterlassen notwendiger Maßnahmen riskanter einzuschätzen ist als mögliche juristische Konsequenzen bei der Anwendung von Off-Label-Medikamenten unter diesen Bedingungen.

2.2 Analgetika

Analgetika (Schmerzmittel) stellen im Rettungsdienst eine wichtige Medikamentengruppe dar. Häufig gehen akute Notfallsituationen mit ausgeprägten Schmerzen einher. Jeder Patient hat das grundsätzliche Recht auf eine Schmerztherapie. Es darf nicht auf eine adäquate Analgesie verzichtet werden, um die Diagnostik in der Klinik zu erleichtern; solche Überlegungen sind veraltet und sollten niemals in Erwägung gezogen werden. Auf Schmerzfreiheit hat der Patient allerdings keinen Anspruch. Da es im Voraus nicht absehbar ist, ob eine vollständige Beseitigung der Schmerzen gelingt, sollte dies auch nicht versprochen werden.

Insgesamt können Schmerzmittel in zwei Gruppen eingeteilt werden:

- **Opioidanalgetika**: Medikamente, welche die Schmerzweiterleitung verhindern
- **Nichtopioid-Analgetika**: Wirkstoffe, welche die Entstehung von Schmerzbotenstoffen vermindern

Früher wurden diese beiden Gruppen auch in zentral wirksame und peripher wirksame Analgetika unterschieden. Neuere Untersuchungen haben gezeigt, dass auch im peripheren Gewebe Opioidrezeptoren vorhanden sind. Zusätzlich weiß man heute, dass die ehemals peripheren Analgetika auch im ZNS eine Wirkung haben. Die Einteilung in peripher und zentral ist daher heute überholt.

Auch für das nichtärztliche Personal sind zunehmend **Handlungsvorgaben** formuliert, die eine Analgesie in Abwesenheit eines Notarztes regeln. Dabei kommen Opioide und andere Analgetika wie z. B. Esketamin zum Einsatz. Im **Pyramidenprozess** (➤ Kap. 2.1.1) werden als Analgetika, die im Einzelfall durch einen Notfallsanitäter gegeben werden können, folgende Substanzen genannt: Ibuprofen (Fieber, Analgesie), Paracetamol (Fieber, Analgesie), Esketamin (Analgesie), Opioide (Analgesie).

2.2.1 Opioide Δ

Auf assyrischen Tontafeln aus der Zeit von 4.000 v. Chr. Geburt finden sich Hinweise auf die Gewinnung und Verwendung von **Opiaten.** Im Vordergrund stand meistens ihr Konsum als Genussmittel. Erst mit der Entwicklung der i. v. Applikation und der chemischen Aufbereitung des Morphins im 18. Jahrhundert wurden **Opioide** verstärkt in der Medizin als Analgetika eingesetzt.

DEFINITION

Nomenklatur

- **Opium**: (griech. = Saft) getrockneter Saft aus den unreifen Kapseln des Schlafmohns
- **Morphin**: Hauptbestandteil des Opiums mit 10–12 %
- **Morphium**: benannt nach *Morpheus*, dem griechischen „Gott der Träume"
- **Opiate**: die im engeren Sinne natürlichen Produkte (Morphin und Codein) und Abkömmlinge (Hydromorphon und Oxycodon) des Morphins
- **Opioide**: alle Substanzen, die an Opioidrezeptoren binden und morphinähnliche Effekte bewirken

μ1	**Analgesie**	**Euphorie**	**Miosis**
μ2	**Analgesie**	**Euphorie**	**Atemdepression**
κ	Analgesie	Dysphorie	Sedierung
δ	Analgesie	Exzitation	Atemdepression

Abb. 2.1 Opioidrezeptoren mit vereinfachter Darstellung der Hauptwirkungen und deren Ausmaß [P1015, L143]

Ihre Wirkung entfalten Opioide durch Bindung an spezifische **Opioidrezeptoren** (➤ Abb. 2.1). Es existieren drei Typen von Opioidrezeptoren, die mit griechischen Buchstaben benannt wurden:

- **μ**: Mü-Opioidrezeptor (MOP)
- **κ**: Kappa-Opioidrezeptor (KOP)
- **δ**: Delta-Opioidrezeptor (DOP)

Der Körper verfügt über diese Rezeptoren, da er in bestimmten Stresssituationen körpereigene (**endo**gene) Mo**rphine** sog. **Endorphine** freisetzt. Ihre Wirkung basiert präsynaptisch auf einer Reduzierung der Transmitterausschüttung in den synaptischen Spalt, was zu einer Verminderung der Schmerzimpulsübertragung führt. Postsynaptisch verhindert eine Hyperpolarisation der Nervenzellmembran die Weiterleitung von Aktionspotenzialen. Anatomisch befinden sich die Opioidrezeptoren sowohl im ZNS als auch in der Körperperipherie. An den peripheren Nervenendigungen und den aufsteigenden nozizeptiven Bahnen im Rückenmark wird die Schmerzweiterleitung unterdrückt. In Thalamus, sensomotorischem Cortex und limbischem System des Gehirns führt die Stimulation der Opioidrezeptoren zu einer verminderten Schmerzwahrnehmung.

Alle drei Opioidrezeptoren vermitteln Analgesie (Schmerzunempfindlichkeit), wobei der μ-Rezeptor die stärkste analgetische Wirkung hat. Für eine Atemdepression ist hauptsächlich der μ_2-Rezeptor verantwortlich. Die **Wirkung** der Opioide ist vielfältig (➤ Tab. 2.1). Sie haben sowohl zentral dämpfende als auch aktivierende Eigenschaften. In der Peripherie wirken sie vor allem auf den Magen-Darm-Trakt. Eine **Histaminfreisetzung** ist hauptsächlich bei Morphin und Fentanyl zu beobachten und kann zu Juckreiz und Quaddelbildung führen. Über diesen Mechanismus ist auch die vorlastsenkende Wirkung des

Tab. 2.1 Wirkung der Opioide

Zentral dämpfend	Analgesie, Sedierung, antitussiv, Atemdepression, Hypothermie, Orthostase
Zentral aktivierend	Bradykardie (Aktivierung des N. vagus), Euphorie, Miosis, Skelettmuskelrigidität, Übelkeit und Erbrechen
Peripherie	Analgesie, Histaminfreisetzung, Peristaltikverminderung, Tonuserhöhung Gallengänge und Harnleiter

Morphins zu erklären, weshalb Morphin gerne beim kardialen Lungenödem und beim Linksherzinfarkt eingesetzt wird.

KLINIK

Opioidintoxikation

Die Intoxikation mit Opioiden ist relativ einfach an der klassischen Trias **Koma, Miosis und Ateminsuffizienz mit Bradypnoe** zu erkennen. Kernpunkt der Therapie ist die Sicherung der Atmung. Der tödliche Ausgang einer Opioidintoxikation beruht in der Regel auf einer Ateminsuffizienz mit anschließender Hypoxie. Antidot der Wahl ist Naloxon (Narcanti®, ➤ Kap. 2.4.12). Es muss jedoch gut überlegt werden, ob eine „Rückwärtsstrategie" mit Naloxon sinnvoll erscheint oder nicht die „Vorwärtsstrategie" mit Beatmung und anschließender Atemwegssicherung und Narkoseeinleitung von Vorteil ist. Sollte ein Patient aufgrund einer opioidbedingten Hypoxie reanimationspflichtig sein, gibt es weder Evidenz noch einen plausiblen Grund dafür, Naloxon als Antidot einzusetzen.
Cave: bei zu starker Antagonisierung Entzugssymptomatik!

Untereinander können die Opioide anhand ihrer Wirkstärke verglichen werden. Dabei wird dem Morphin die Wirkstärke 1 zugeordnet. Fentanyl hat z. B. die Wirkstärke 100, wirkt also 100-mal stärker analgetisch als Morphin. Weitere Wirkstärken sind unter den einzelnen Medikamenten aufgelistet.

KLINIK

Geiselnahme in Moskau

Bei der Entwicklung von weiteren Opioiden wurde auch das **Carfentanil** entdeckt. Seine Wirkstärke ist 10.000-mal stärker als die von Morphin. Es wird hauptsächlich als Sedativum für große Tiere (z. B. Elefanten) eingesetzt. Aufgrund seiner hohen Potenz kann bereits eine sehr kleine Menge zu einer tödlichen Überdosis bei Menschen führen. Selbst der Kontakt mit geringen Mengen kann lebensbedrohlich sein. Traurige Berühmtheit erlangte dieser Wirkstoff, da er 2002 in Moskau vermutlich bei der Beendigung einer Geiselnahme eingesetzt wurde. Es wird davon ausgegangen, dass dieser Wirkstoff als Aerosol zusammen mit Halothan in das Dubrowka-Theater eingeleitet wurde. Anschließend konnten die Einsatzkräfte unter Atemschutz und vorheriger Einnahme eines Opiatantagonisten das Theater stürmen. Viele Besucher starben an einer Opioidüberdosierung, da die behandelnden Ärzte nicht ausreichend über die Art des Wirkstoffs informiert waren.

Sehr unterschiedlich ist die **Wirkdauer** der einzelnen Opioide. Sie ist nicht alleine von pharmakokinetischen Faktoren abhängig. Auch die **Gewöhnung** und die **Situation,** in der sich der Patient befindet, spielen eine große Rolle. Werden Opioide zur Analgesie genutzt, sollte die Dosierung an den Bedarf des jeweiligen Patienten angepasst werden. Die notwendige Dosis sollte immer unter Überwachung der Vitalparameter titriert werden. Eine Nachinjektion kann ebenfalls in Anlehnung an den Bedarf des Patienten erfolgen.

KLINIK

Repositionsbehandlung einer Patellaluxation

Werden Opioide zur Analgesie im Rahmen der Reposition einer luxierten Patella eingesetzt, kann es nach erfolgreicher Reponierung zu einer **Atemdepression** kommen. Ursache hierfür ist die reduzierte Schmerzhaftigkeit nach Verbringung der Patella in ihre natürliche Lage. Die zuvor verabreichte Dosis ist für den jetzt noch herrschenden Schmerz zu hoch, es kommt zur Atemdepression. Da der Patient eine Kommandoatmung hat, kann man ihn jederzeit dazu auffordern, Luft zu holen. Alternativ kann ein Teil der Opioidwirkung mittels Naloxon (➤ Kap. 2.4.12) aufgehoben werden. Meist ist für eine Patellareponierung keine Analgesie erforderlich.

Morphin Δ

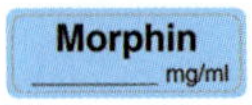

Morphin (➤ Abb. 2.2) ist das am längsten bekannte Opioid. Es fungiert als **Agonist an allen Opioidrezeptoren** (➤ Abb. 2.3). Die orale Bioverfügbarkeit (➤ Kap. 1.5.2) beträgt ca. 30 %. Daher werden bei der chronischen Schmerztherapie orale Morphine 3-mal höher dosiert als intravenöse. Morphin unterliegt der Betäubungsmittel-Verschreibungsverordnung (BtMVV; ➤ Kap. 4.4).

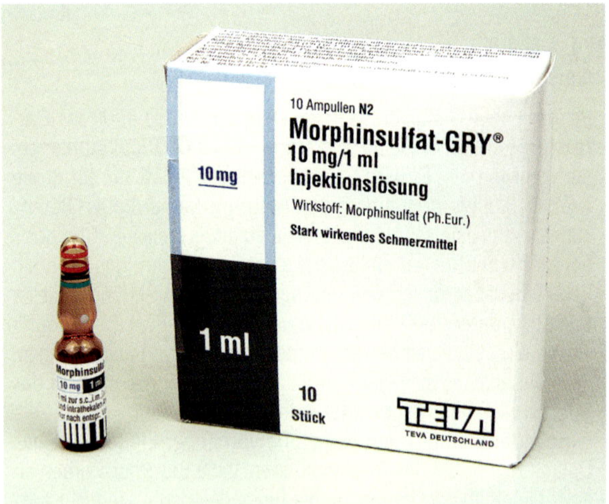

Abb. 2.2 Morphin [K378]

μ1	**Analgesie**	**Euphorie**	**Miosis**
μ2	**Analgesie**	**Euphorie**	**Atemdepression**
κ	Analgesie	Dysphorie	Sedierung
δ	Analgesie	Exzitation	Atemdepression

Abb. 2.3 Wirkprofil von Morphin an Opioidrezeptoren: starke Stimulation vom μ_1- und μ_2-Rezeptor, schwächere Stimulation vom κ- und δ-Rezeptor [P1015, L143]

Medikamentenname Oral: MST®, Sevredol®, Morphin AL®; i. v.: MSI®, Morphinsulfat-GRY®.
Indikation Starke Schmerzen.
Kontraindikation Schwangerschaft vor Entbindung.
Dosierung 0,05–0,1 mg/kg KG i. v., Erwachsene in der Regel 2–10 mg langsam nach Wirkung titrieren; intranasal: 0,1–0,2 mg/kg KG.
Nebenwirkung *Sehr häufig:* Euphorie; *häufig:* Übelkeit, Erbrechen, Juckreiz, Sedierung, Denkstörung, Halluzinationen, Schwindel, Kopfschmerzen.
Wechselwirkung Verstärkung von atemdepressiv wirkenden Stoffen (z. B. Alkohol, Sedativa, H_1-Antihistaminika); in Kombination mit MAO-Hemmern (➤ Kap. 3.3) Hypertonie, Verwirrtheitszustände, Körpertemperaturanstieg, Krampfanfälle; bei gleichzeitiger Gabe von Antihypertensiva verstärkt RR-Abfälle.
Wirkeintritt 1–2 Minuten i. v., maximaler Wirkeintritt erst nach ca. 10 Minuten; 3–5 Minuten s. c./i. m.
Wirkstärke 1.
Besonderheiten Eine Ampulle Morphin enthält meist 10 mg Wirkstoff und kann mit 0,9 % Kochsalz auf 10 ml verdünnt aufgezogen werden. Somit erhält man eine Konzentration von 1 mg/ml und kann das Medikament gut titriert verabreichen. Die Substanz ist klar und je nach Hersteller farblos bis leicht gelblich. Durch die Kombination mit Ondansetron (➤ Kap. 2.5.1) kann das Auftreten von Übelkeit und Erbrechen vermindert werden. Auch die langsame Applikation beugt diesen Symptomen vor. Bevorzugt wird Morphin im Rettungsdienst zur Analgesie des akuten Koronarsyndroms (ACS) eingesetzt. Hierbei macht man sich das Nebenwirkungsprofil zunutze (Vorlastsenkung, Sedierung).

Fentanyl Δ

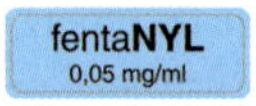

Fentanyl (➤ Abb. 2.4) wird im Rettungsdienst zur Analgesie und **Narkoseeinleitung** eingesetzt. In der chronischen Schmerztherapie kommt es häufig in Form von Pflastern (Durogesic®) zur Anwendung (➤ Kap. 3.9). Es wird aber auch als Lutscher (Actiq®), Schmelztabletten (Effentora®) oder Nasenspray (Instanyl®) angeboten. Fentanyl unterliegt der BtMVV (➤ Kap. 4.4).

Medikamentenname Fentanyl.
Indikation Narkose, stärkste Schmerzen.
Kontraindikation Schwangerschaft vor Entbindung.
Dosierung *Zur Einleitung:* 3–6 µg/kg KG. *Zur Analgesie:* 1–2 µg/kg KG je nach Wirkung; intranasal: 1–2 µg/kg KG; intranasal ggf. nach 5–10 Minuten 1 × wiederholen.
Nebenwirkung *Sehr häufig:* Atemdepression (meist gewünscht), Miosis. *Häufig:* RR-Abfall, Bradykardie.
Wechselwirkung Wirkungsverstärkung mit Hypnotika oder Alkohol.
Wirkeintritt 1–2 Minuten i. v.

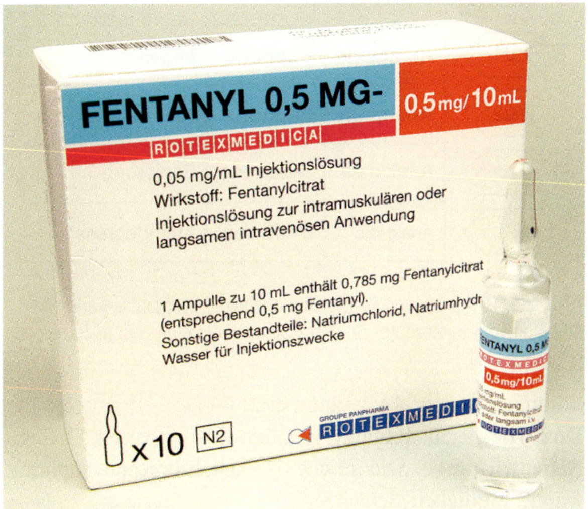

Abb. 2.4 Fentanyl [K378]

Wirkstärke 100; 0,1 mg Fentanyl entsprechen etwa 10 mg Morphin.
Besonderheiten Fentanyl ist das Analgetikum der Wahl bei Narkoseeinleitungen mit stabilen oder hypertensiven Kreislaufverhältnissen wie z. B. Hirndruck, Status epilepticus oder kardialen Erkrankungen.

Sufentanil ∆

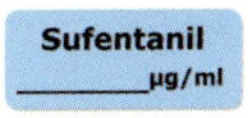

(➤ Abb. 2.5) ist das potenteste Opioid zur Schmerztherapie mit der höchsten Affinität zum µ-Rezeptor. Es eignet sich sehr gut zur Analgesie und **Narkoseeinleitung.** Sufentanil unterliegt der BtMVV (➤ Kap. 4.4).

Medikamentenname Sufentanil-hameln®, Sufenta®.
Indikation Narkose, stärkste Schmerzen.
Kontraindikation Schwangerschaft vor Entbindung.

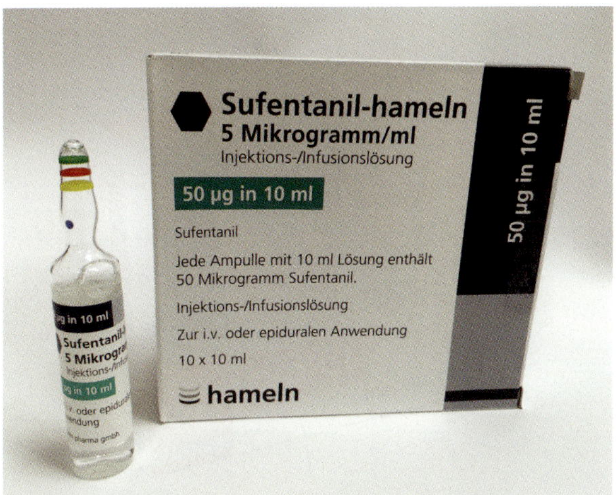

Abb. 2.5 Sufentanil [P1015]

Dosierung *Zur Einleitung:* 0,3–0,6 µg/kg KG. *Zur Analgesie:* 0,1–0,2 µg/kg KG je nach Wirkung; intranasal: 0,1–0,2 µg/kg KG; intranasal ggf. nach 5–10 Minuten 1 × wiederholen.
Nebenwirkung *Sehr häufig:* Atemdepression (meist gewünscht), Miosis. *Häufig:* RR-Abfall, Bradykardie.
Wechselwirkung Wirkungsverstärkung mit Hypnotika oder Alkohol.
Wirkeintritt Schnell mit 10 s–2 Minuten i. v.
Wirkstärke 1000; 10 µg (also 0,01 mg) Sufentanil entsprechen etwa 10 mg Morphin.
Besonderheiten Die Wirkdauer von Sufentanil ist mit 20–30 Minuten kürzer als die von Fentanyl, was bei der Narkoseaufrechterhaltung berücksichtigt werden muss. Die Indikationen zur Narkose mit einem potenten Opioid sind mit denen des Fentanyls vergleichbar.

Alfentanil

Alfentanil ist ein Opioidrezeptoragonist mit kurzer Halbwertszeit. Daher wird Alfentanil gerne für **Kurznarkosen** in der Klinik verwendet. Im Rettungsdienst kommt es selten zum Einsatz. Alfentanil unterliegt der BtMVV (➤ Kap. 4.4).

Medikamentenname Rapifen®.
Indikation Narkose, starke Schmerzen.
Kontraindikation Schwangerschaft vor Entbindung.
Dosierung *Zur Narkose:* 10–30 µg/kg KG, als Analgetikum unüblich.
Nebenwirkung *Sehr häufig:* Atemdepression (meist gewünscht), Miosis. *Häufig:* RR-Abfall, Bradykardie.
Wechselwirkung Wirkungsverstärkung mit Hypnotika oder Alkohol.
Wirkeintritt 1 Minuten i. v.
Wirkstärke 10; 1 mg Alfentanil entspricht etwa 10 mg Morphin.
Besonderheiten Alfentanil ist für Kurznarkosen sehr gut geeignet. Bereits nach 2 Minuten hat es seine maximale Wirkung (auch atemdepressiv) erreicht. Nach 15 Minuten ist die Wirkung in der Regel abgeklungen. Im Rettungsdienst wäre ein Einsatz im Rahmen von Repositionen ggf. denkbar. Für den Zeitpunkt der Reposition herrscht eine gute Analgesie, die rasch abklingt. Dies erscheint sinnvoll, da der Schmerzmittelbedarf nach erfolgreicher Reposition in der Regel deutlich geringer ist. Kritisch zu betrachten sind die fehlenden Schutzreflexe unter Opioideinwirkung, da Notfallpatienten stets als nicht nüchtern anzusehen sind.

Nalbuphin

Nalbuphin ist ein Opioid, das nicht der BtMVV unterliegt (➤ Kap. 4.4). Die analgetische Wirkung erfolgt über einen Agonismus am κ-Rezeptor. Am µ-Rezeptor verhält es sich als

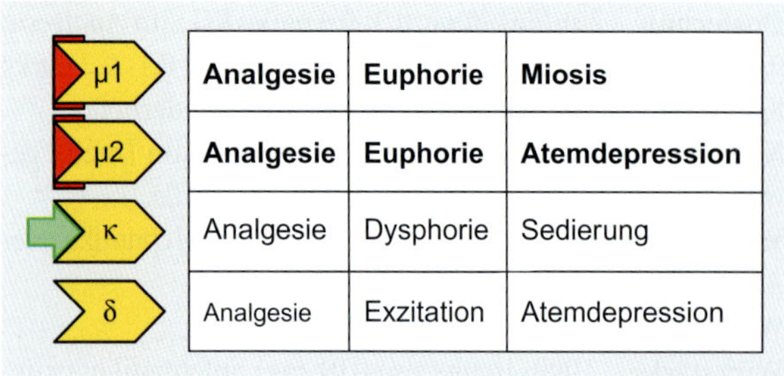

Abb. 2.6 Wirkprofil von Nalbuphin an Opioidrezeptoren: Blockade vom μ_1- und μ_2-Rezeptor, starke Stimulation vom κ-Rezeptor [P1015, L143]

partieller Antagonist, wodurch nur ein sehr geringes Risiko einer Atemdepression besteht (➤ Abb. 2.6). Aufgrund dieses Vorteils ist es in einigen Rettungsdienstbereichen für Notfallsanitäter freigegeben.

Medikamentenname Nalpain® (D), Nubain® (CH).
Indikation Mittelstarke bis starke Schmerzen.
Kontraindikation Gleichzeitige Behandlungsnotwendigkeit mit µ-Agonisten (z. B. Fentanyl), Opioidabhängigkeit.
Dosierung 0,1–0,3 mg/kg KG; Erwachsene: 10–20 mg langsam titrieren.
Nebenwirkung *Sehr häufig:* Sedierung. *Häufig:* Übelkeit, Erbrechen, Dysphorie, Denkstörung, Halluzinationen, Schwindel, Kopfschmerzen.
Wechselwirkung Verstärkung von atemdepressiv wirkenden Stoffen (z. B. Alkohol, Sedativa, H_1-Antihistaminika); in Kombination mit MAO-Hemmern (➤ Kap. 3.3) Hypertonie, Verwirrtheitszustände, Körpertemperaturanstieg, Krampfanfälle; bei gleichzeitiger Gabe von Antihypertensiva verstärkt RR-Abfälle.
Wirkeintritt 2–3 Minuten i. v., 3–5 Minuten s. c./i. m.
Wirkstärke ca. 0,6.
Besonderheiten Eine Ampulle Nalbuphin enthält 20 mg/2 ml; die Flüssigkeit ist klar und farblos. Nalbuphin kann bei opioidabhängigen Patienten einen sofortigen Entzug auslösen. Es muss lichtgeschützt gelagert werden. Eine Temperatur von 25 °C darf nicht überschritten werden.

Meptazinol

Meptazinol ist ein Opioid, das nicht der BtMVV unterliegt (➤ Kap. 4.4). Die analgetische Wirkung erfolgt über einen starken Agonismus am μ_1-Rezeptor und nur zu einem Zehntel am μ_2-Rezeptor (➤ Abb. 2.7). Des Weiteren führt das Medikament zu zentralen cholinergen Effekten, die an der analgetischen Wirkung beteiligt sind. In der Klinik findet das Analgetikum beim Wehenschmerz Anwendung.

Medikamentenname Meptid®.
Indikation Mittelstarke bis starke Schmerzen.
Kontraindikation Keine.

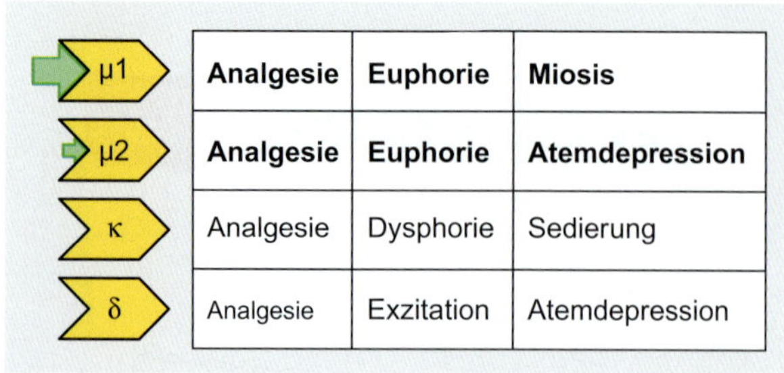

Abb. 2.7 Wirkprofil von Meptazinol an Opioidrezeptoren: starke Stimulation vom μ_1-Rezeptor und schwache Stimulation vom μ_2-Rezeptor [P1015, L143]

Dosierung 50–100 mg i. v.
Nebenwirkung *Sehr häufig:* Übelkeit, Erbrechen, Euphorie. *Häufig:* Müdigkeit, Schwitzen.
Wechselwirkung Verstärkung von atemdepressiv wirkenden Stoffen (z. B. Alkohol, Sedativa, H_1-Antihistaminika).
Wirkeintritt 2–3 Minuten i. v.
Wirkstärke Ca. 0,1; 100 mg Meptazinol entsprechen etwa 10 mg Morphin.
Besonderheiten Das sehr geringe Risiko einer Atemdepression sowie einer fehlenden Vigilanzbeeinträchtigung sind Vorteile für den Einsatz in der Notfallmedizin, insbesondere bei älteren Patienten. Wegen der geringen analgetischen Wirksamkeit und der häufigen Nebenwirkungen wie Übelkeit und Erbrechen ist der Einsatz dieses Medikaments in der Praxis eher selten und wird oft als unattraktiv empfunden.

Piritramid

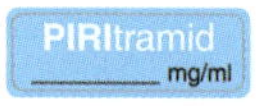

Piritramid (➤ Abb. 2.8) ist ein reiner **µ-Opioidrezeptoragonist** (➤ Abb. 2.9) mit geringerem Nebenwirkungsprofil als Morphin. In der Klinik ist es das bevorzugte Analgetikum in der akuten postoperativen Phase, der Not-

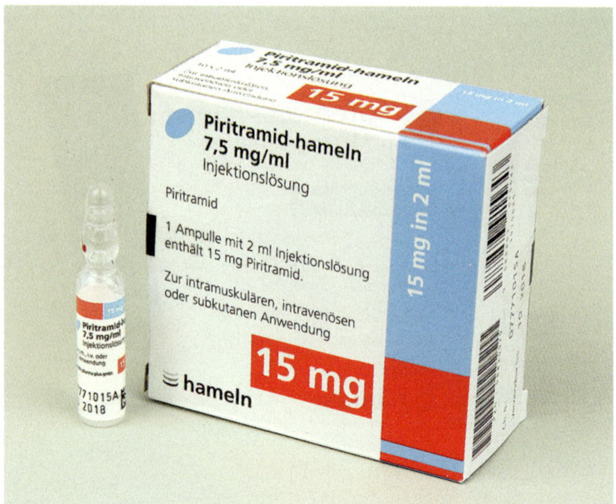

Abb. 2.8 Piritramid [K378]

Rezeptor			
µ1	**Analgesie**	**Euphorie**	**Miosis**
µ2	**Analgesie**	**Euphorie**	**Atemdepression**
κ	Analgesie	Dysphorie	Sedierung
δ	Analgesie	Exzitation	Atemdepression

Abb. 2.9 Wirkprofil von Piritramid an Opioidrezeptoren: starke Stimulation vom μ_1- und μ_2-Rezeptor [P1015, L143]

aufnahme sowie der Intensivstation. Die guten klinischen Erfahrungen haben dazu geführt, dass es in einigen Rettungsdienstbereichen für Notfallsanitäter freigegeben ist. Piritramid unterliegt der BtMVV (➤ Kap. 4.4).

Medikamentenname Dipidolor®.
Indikation Starke Schmerzen.
Kontraindikation Schwangerschaft vor der Entbindung.
Dosierung 0,1–0,3 mg/kg KG. Erwachsene: in 3–5 mg-Schritten titrieren. Tipp: 15 mg (2 ml Ampulle) in 20-ml-Spritze mit 13 ml NaCl 0,9 % verdünnen. So erhält man eine Konzentration von 1 mg/ml.
Nebenwirkung *Sehr häufig:* Juckreiz, Sedierung, Euphorie. *Häufig:* Schwindel.
Wechselwirkung Verstärkung von atemdepressiv wirkenden Stoffen (z. B. Alkohol, Sedativa, H_1-Antihistaminika).
Wirkeintritt 3–5 Minuten i. v., max. Wirkeintritt nach ca. 10 Minuten; 10–15 Minuten s. c./i. m.
Wirkstärke 0,7; 15 mg Piritramid entsprechen etwa 10 mg Morphin.
Besonderheiten Übelkeit, Erbrechen, Herz-Kreislauf- und Atemdepression sind erheblich geringer ausgeprägt als bei Morphin und anderen Opioiden. Die Notwendigkeit, die Opioidwirkung zu antagonisieren, wurde in einer Studie nur bei 0,4 % der Teilnehmer beobachtet.

2.2.2 Nichtopioide Δ

Die meisten Nichtopioide werden im Rettungsdienst weniger als Schmerzmittel, sondern eher wegen ihrer zusätzlichen Eigenschaften eingesetzt. Da sie im Wesentlichen in die Entstehung von Schmerzbotenstoffen eingreifen, ist ihr Wirkungsbeginn nicht schnell genug für eine sinnvolle Analgesie in Notfallsituationen. Ihr Nebenwirkungsprofil macht die aufgezählten Wirkstoffe jedoch unentbehrlich in der Notfallmedizin. Im Rahmen des Pyramidenprozesses wurden Nichtopioide für bestimmte Indikationen benannt, die durch Notfallsanitäter verabreicht werden sollen.

Die Wirkung der Nichtopioide beruht auf einer Hemmung des Enzyms **Cyclooxygenase (COX).** Dieses Enzym stellt aus Arachidonsäure Prostaglandine her. **Prostaglandine** sind an einer Vielzahl von Stoffwechselprozessen im Körper beteiligt.

Es werden **saure** von **nichtsauren Nichtopioidanalgetika** unterschieden. Zu den sauren Nichtopioiden zählen die **NSAR,** also teilweise frei verkäufliche Medikamente, die man auch aus der „Hausapotheke" kennt. Hierunter fallen u. a. **Acetylsalicylsäure** (ASS), **Ibuprofen** und **Diclofenac.** In einem entzündeten Gewebebereich herrscht ein niedriger (saurer) pH-Wert. In diesen Bereich können nur Pharmaka hineindiffundieren, die ebenfalls saure Moleküleigenschaften besitzen. Deshalb wirken nur saure Nichtopioidanalgetika zusätzlich **entzündungshemmend** (antiphlogistisch), im Gegensatz zu den **nichtsauren Nichtopioidanalgetika Paracetamol** und **Metamizol** (➤ Abb. 2.10).

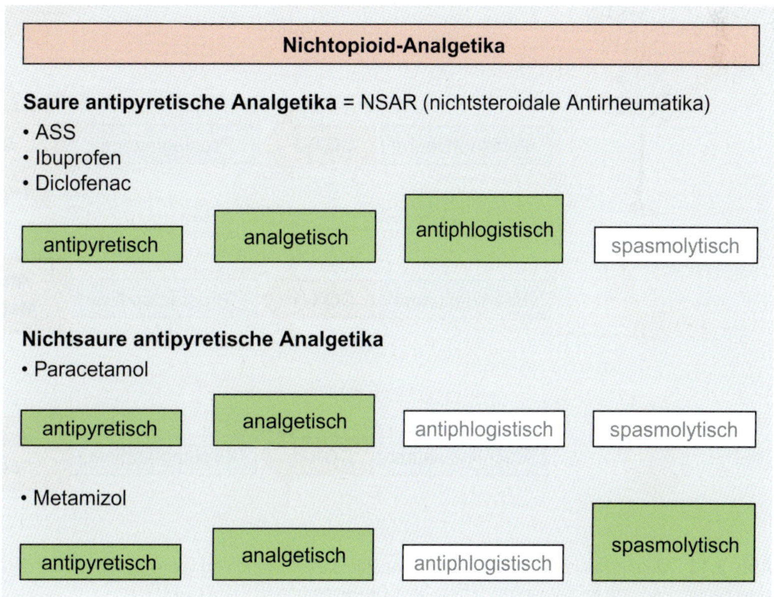

Abb. 2.10 Übersicht über die Nichtopioid-Analgetika: schwache antipyretische und mäßige analgetische Wirkung bei allen Nichtopioiden; starke antiphlogistische Wirkung nur bei den NSAR; starke spasmolytische Komponente nur bei Metamizol [P1015, L143]

Es existieren zwei verschiedene Cyclooxygenasen:

- Die **COX-1** ist überall im Organismus auf den Zellmembranen zu finden. Sie führt u. a. am Magen zu einer Reduktion der Magensäure und einer Steigerung der Magenschleimproduktion. An der Niere wird die Nierendurchblutung gefördert. Eine **COX-1-Hemmung** kann somit zu **Magenschleimhautentzündungen** und zu **Nierenschädigungen** führen. Ferner ist die COX-1 im Thrombozyten für die Bildung von **Thromboxan A2** verantwortlich, was zur Aktivierung und Zusammenlagerung der Thrombozyten führt (Thrombozytenaggregation). Eine Hemmung der COX-1 führt zur **Hemmung der Thrombozytenaggregation**.
- Die **COX-2** wird nur in bestimmten Situationen, z. B. bei einer Gewebeschädigung, aktiviert. Die durch die COX-2 gebildeten Prostaglandine sind an der **Entzündungsreaktion** und **Schmerzentstehung** beteiligt. Des Weiteren verstellen sie den Temperaturregler im Hypothalamus und erzeugen **Fieber.** Eine **COX-2-Hemmung** führt somit zu einer **schmerzlindernden** (analgetischen), **entzündungshemmenden** (antiphlogistischen) und **fiebersenkenden** (antipyretischen) Wirkung (➤ Abb. 2.11).

Insbesondere für den Einsatz im Rahmen eines ambulanten Settings ist eine genaue Kenntnis des Medikaments und der Hausmedikation des Patienten erforderlich. Alle NSAR interagieren mit einer Reihe von anderen Medikamenten. Der Patient ist unbedingt darüber zu informieren, dass eine längere Einnahme auch von rezeptfreien Medikamenten unbedingt ärztlich abgeklärt werden sollte.

Acetylsalicylsäure Δ

Die schmerzlindernde Wirkung der Salicylsäure ist seit Jahrhunderten bekannt (➤ Kap. 1.2). Erst durch die Veresterung mit Acetat wird die Substanz lipophil und kann die Zellmembran durchdringen und ihre Wirkung entfalten. Acetylsalicylsäure (ASS; ➤ Abb. 2.12) gehört zu den ältesten Schmerzmitteln. Bereits 1899 wurde es unter dem Handelsnamen Aspirin® von Bayer auf den Markt gebracht. Im Rettungsdienst spielt ASS weniger als Analgetikum eine Rolle; vielmehr nutzt man die Nebenwirkung der **Thrombozytenaggregationshemmung.** Das Pharmakon fällt unter die NSAR und ist ein unselektiver COX-1- und -2-Hemmer. Die Thrombozytenaggregationshemmung entsteht durch **irreversible Hemmung der COX-1** im Thrombozyten. Durch die fehlende Umwandlung der Arachidonsäure in das Gewebshormon **Thromboxan A2** ver-

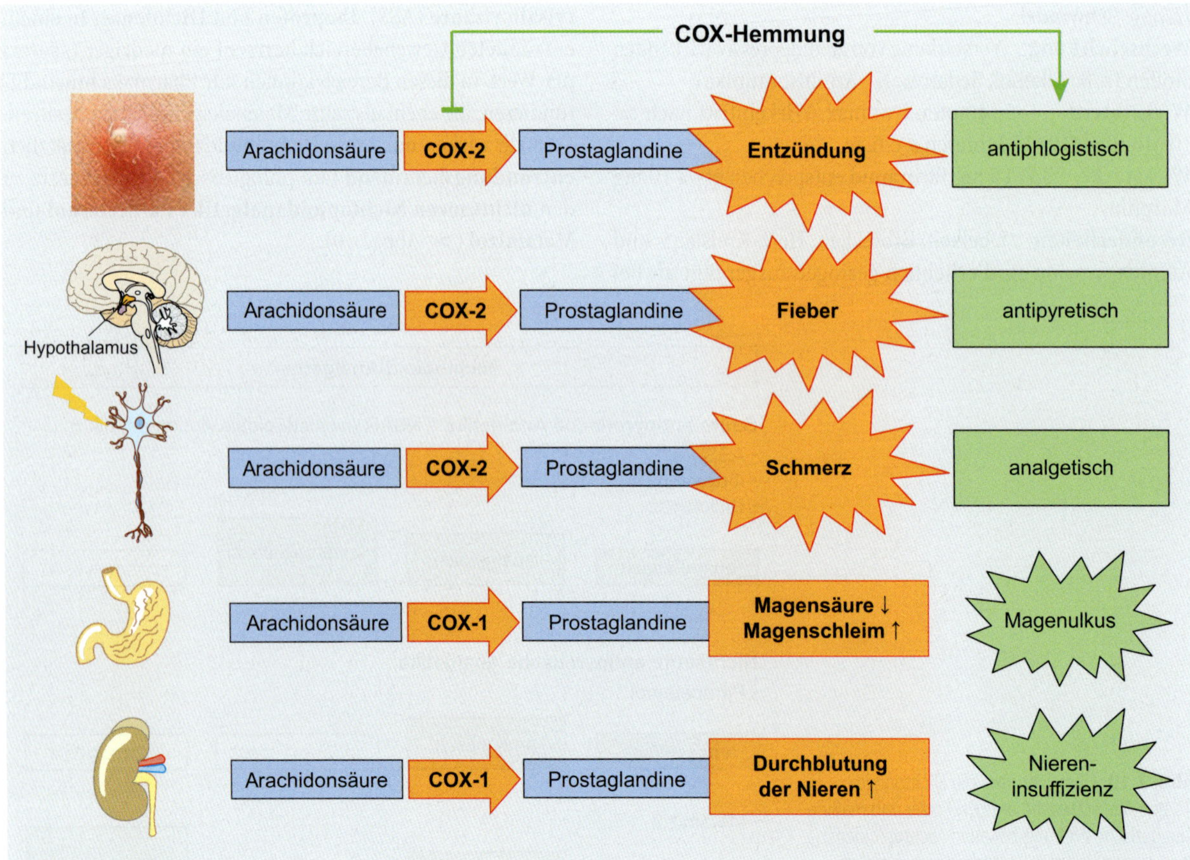

Abb. 2.11 Wirkmechanismus der Nichtopioid-Analgetika: Umwandlung von Arachidonsäure durch die Cyclooxygenase in Prostaglandine mit entsprechender Wirkung im Körper bzw. Effekt bei COX-Hemmung [P1015, L143]

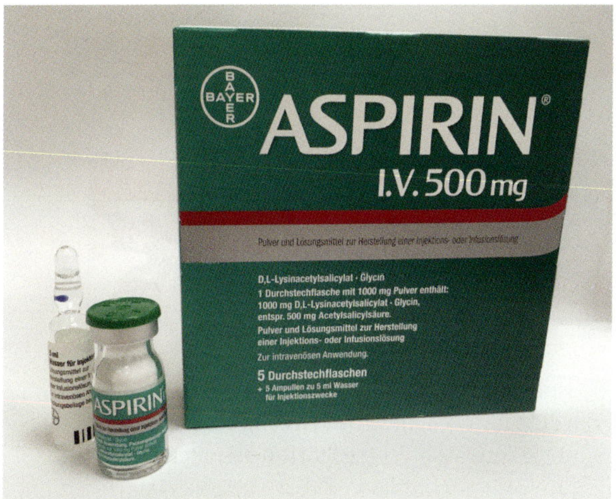

Abb. 2.12 Acetylsalicylsäure [P1015]

bleiben die Thrombozyten in der inaktiven Form und lagern sich nicht aneinander (➤ Abb. 2.13). ASS ist Bestandteil der im Pyramidenprozess genannten Wirkstoffe (➤ Kap. 2.1.1).

Medikamentenname Aspirin®, ASS®, Aspisol®.
Indikation Thrombozytenaggregationshemmung bei allen Formen des ACS.
Kontraindikation Bekannte Unverträglichkeit, V. a. akute Blutung, akuter Schlaganfall, akute Aortendissektion; erhöhte Blutungsneigung, schweres Leber- oder Nierenversagen, Schwangerschaft 3. Trimenon.
Dosierung Laut aktuellen ECS-Guidelines: 75–250 mg i. v.; die intravenöse Applikation soll zu einem schnelleren Wirkeintritt führen und ist der oralen Applikation bei gleichem Blutungsrisiko vorzuziehen.
Nebenwirkung *Häufig:* Magen-Darm-Beschwerden (Übelkeit, Erbrechen, Sodbrennen). *Sehr selten:* Reye-Syndrom, ASS-Asthma.
Wechselwirkung Verstärkung der Blutungsneigung mit anderen gerinnungshemmenden Stoffen (Ticlopidin, ➤ Kap. 3.2; Marcumar, ➤ Kap. 3.2.3; Heparin, ➤ Kap. 2.12.3); erhöhtes Risiko von Magenblutungen in Zusammenhang mit Alkohol oder Corticosteroiden; verstärkt blutzuckersenkende Wirkung von Antidiabetika (➤ Kap. 3.5).
Wirkeintritt 2–3 Minuten i. v.
Besonderheiten Das Medikament liegt als Trockensubstanz (weißes Pulver) vor und muss mit dem beiliegenden Lösungsmittel zubereitet werden. Die Flüssigkeit ist nach Zubereitung klar und farblos. In sehr seltenen Fällen kann es zum sog. ASS-Asthma kommen. In diesem Fall wird die durch die COX-1 nicht weiterverarbeitete Arachidonsäure von einem anderen Enzym namens Lipoxygenase zu Leukotrienen umgewandelt, die zu einer Bronchokonstriktion führen (➤ Abb. 2.14).

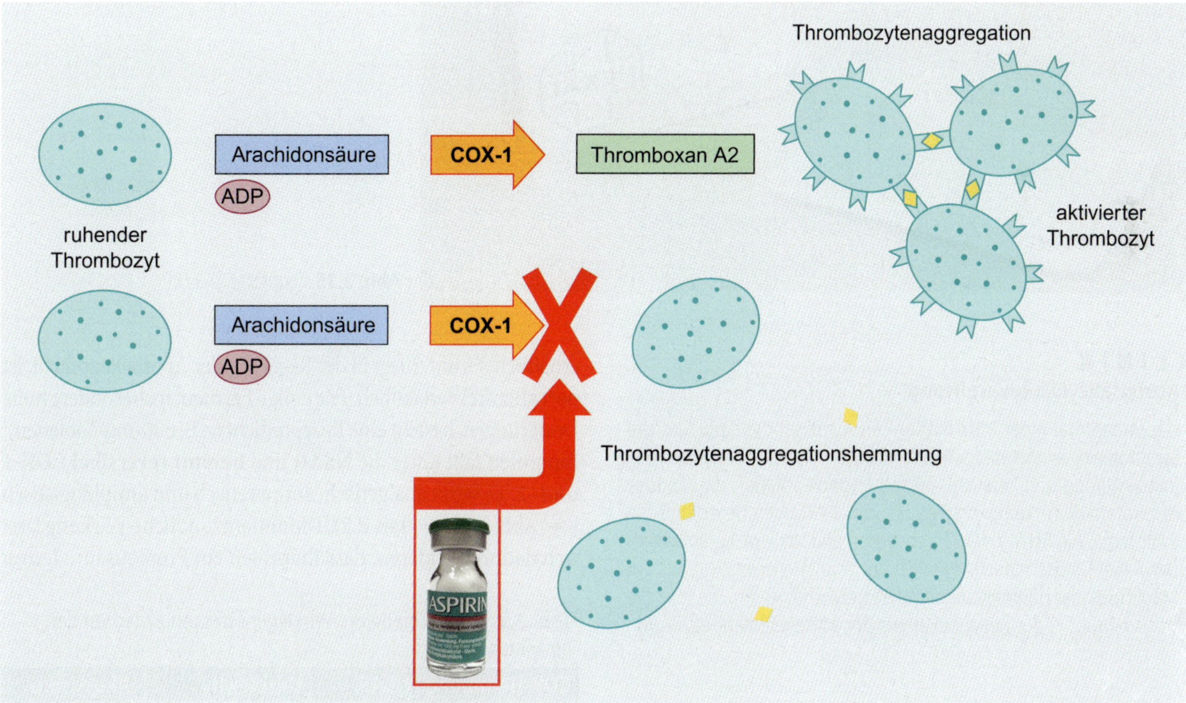

Abb. 2.13 Wirkmechanismus von ASS: Die Umwandlung der Arachidonsäure durch das Enzym COX-1 in Thromboxan A2 führt zur Aktivierung der Thrombozyten, indem es zur Ausbildung von „Ärmchen" kommt. Mithilfe von Fibrinogen (gelbe Rauten) ketten sich die Thrombozyten aneinander. Eine Hemmung der COX-1 durch ASS verhindert die Entstehung von Thromboxan A2, sodass die Thrombozytenaktivierung ausbleibt. [P1015, L143]

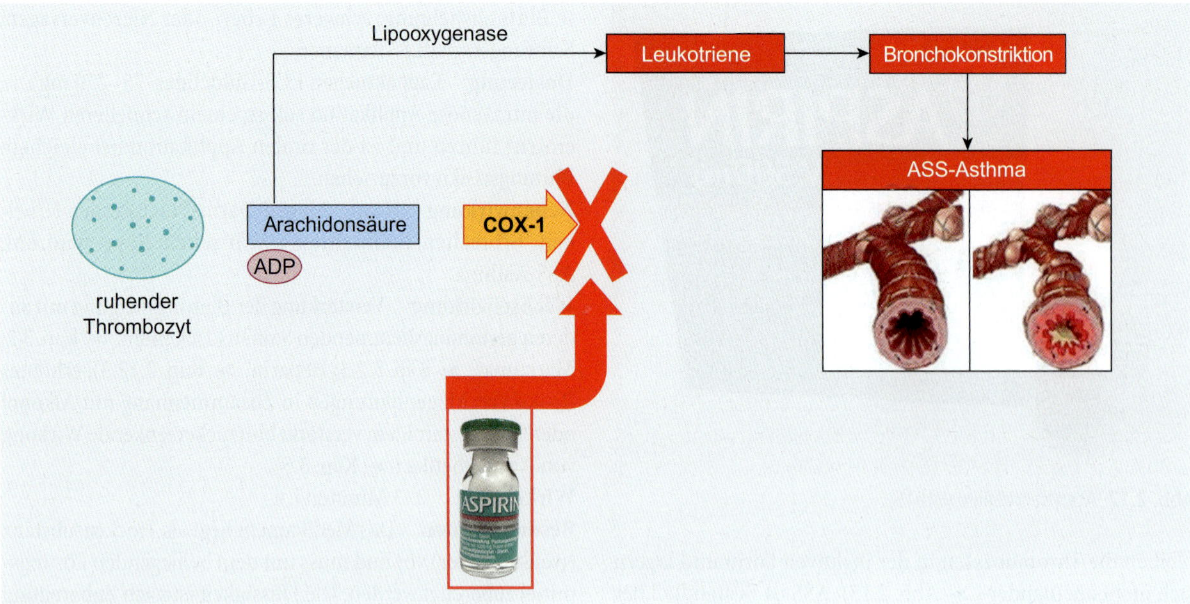

Abb. 2.14 Pathomechanismus ASS-Asthma [P1015, L143]

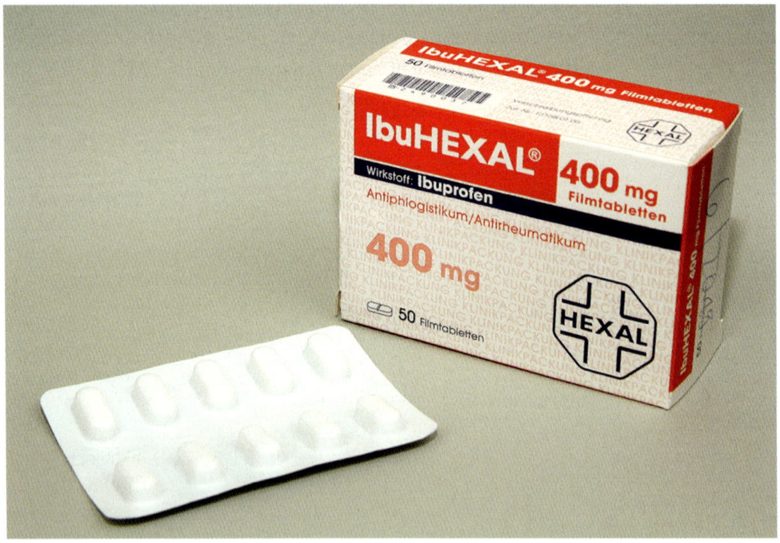

Abb. 2.15 Ibuprofen [K378]

KLINIK

Acetylsalicylsäurevergiftung

Hauptmerkmal einer Intoxikation mit Acetylsalicylsäure sind die Symptome einer metabolischen Azidose. Der Patient zeigt eine Kußmaul-Atmung und versucht, mittels Hyperventilation die Azidose respiratorisch zu kompensieren. Zusätzlich können neurologische Symptome wie Schwindel, Ohrensausen und Verwirrung auftreten. Der Patient muss schnellstmöglich auf eine Intensivstation mit der Möglichkeit der Hämofiltration/Dialyse gebracht werden. Die toxische Dosis beträgt in der Regel bei einem Erwachsenen mehr als 8 g/d.

Ibuprofen Δ

Ibuprofen (➤ Abb. 2.15) gehört zu den meisteingesetzten Analgetika. Es ist als Tablette, Saft, Granulat, Zäpfchen und als Salbe erhältlich. Es unterliegt in der Regel nur der Apothekenpflicht, ist dort aber frei verkäuflich. Für einige Formen, insbesondere hohe Dosierungen, besteht eine Rezeptpflicht (z. B. 600-mg-Tabletten). Ibuprofen fällt unter die **NSAR** und **hemmt reversibel COX-1 und -2.** Es wirkt analgetisch, antipyretisch und antiphlogistisch (➤ Abb. 2.10, ➤ Tab. 2.2). Die antientzündliche Wirkung lässt sich dadurch erklären, dass Ibuprofen ein Propionsäurederivat

Tab. 2.2 Unterschiede der Wirkeigenschaften zwischen den einzelnen NSAR

COX-Hemmung	NSAR	Unselektiv	Ulkusrisiko
Reversibel	Ibuprofen	COX-2 > COX-1	Gering
	Diclofenac		Mittel
Irreversibel	ASS	COX 1 > COX-2	Hoch

ist und als Säure in den entzündeten Bereich diffundieren kann. Es wird häufig in Kombination mit anderen Wirkstoffen wie Paracetamol kombiniert, z. B. als „Grippemedikament". Die COX-1-Hemmung an der Niere führt zu einer Nephrotoxizität. Nicht selten kann durch die Einnahme von Ibuprofen ein akutes Nierenversagen induziert werden. Die Anwendungsdauer sollte so kurz wie möglich und die Dosierung so gering wie möglich gehalten werden. Zusätzlich ist auf eine ausreichende Hydratation des Patienten bei der Einnahme zu achten.

Bedingt durch das Fehlen einer intravenösen Zubereitung, spielt es für den Einsatz im Rettungsdienst nur für den Gemeindenotfallsanitäter und bei pädiatrischen Einsätzen eine Rolle. Es kann als Alternative zu Paracetamol zur Fiebersenkung bei Kindern eingesetzt werden. Es gehört aber zu den im Pyramidenprozess (➤ Kap. 2.1.1) beschriebenen Wirkstoffen.

Medikamentenname Aktren®, Dolormin®, Ibu®, Nurofen® usw.
Indikation Analgesie (GNFS), Antipyrese (Fiebersenkung).
Kontraindikation Dehydratation, Magen-Darm-Beschwerden, insbesondere Ulkusleiden, chronisch entzündliche Darmerkrankungen (Morbus Crohn, Colitis ulcerosa), schwere Leber- oder Nierenerkrankungen, Schwangerschaft im letzten Trimenon, schwere KHK und Herzinsuffizienz, Blutbildungsstörung unklarer Genese.
Dosierung 10 mg/kg KG, max. 30 mg/kg KG am Tag. Für Kinder als Zäpfchen: 75 mg < 7,5 kg, 150 mg < 15 kg. Saft nach Körpergewicht dosieren.
Nebenwirkung *Häufig:* Magen-Darm-Beschwerden (Übelkeit, Erbrechen, Sodbrennen). *Selten:* Nierenversagen. *Sehr selten:* NSAR-Asthma.
Wechselwirkung Erhöhtes Risiko von Magenblutungen in Zusammenhang mit Alkohol oder Corticosteroiden; die gleichzeitige Einnahme von Ibuprofen und ASS führt zu einem Wirkverlust von ASS; Erhöhung des Serumspiegels von Digoxin, Phenytoin, Methotrexat und Lithium; Abschwächung der Wirkung von Antihypertensiva wie Diuretika, Betablocker und Angiotensin-II-Antagonisten.
Wirkeintritt 20–30 Minuten.
Besonderheiten Ibuprofen kann im Rettungsdienst nur oral oder rektal verabreicht werden. Große Verbreitung hat Ibuprofen-Saft in der Kinderheilkunde. Hohe Dosen (> 1.200 mg/d) sind mit einem erhöhten Risiko für thrombembolische Ereignisse im Herz und im Gehirn assoziiert. Besondere Vorsicht ist bei Patienten mit schweren Herz-Kreislauf-Erkrankungen geboten.

Metamizol Δ

Metamizol (➤ Abb. 2.16) ist ein stark wirksames Nichtopioid-Analgetikum mit antipyretischen und zusätzlich **spasmolytischen** Eigenschaften (➤ Abb. 2.10), die es durch direkte Relaxierung glatter Muskelzellen erreicht. Diese Eigenschaft macht es zum bevorzugten Analgetikum bei **kolikartigen Schmerzen.** Da Metamizol in die Gruppe der Pyrazolone fällt und somit nicht sauer ist, hat es keine antientzündlichen Eigenschaften. Es eignet sich aufgrund der guten Verträglichkeit auch für ältere Patienten und wird gerne in der perioperativen Phase im Krankenhaus genutzt. Es gehört zu den im Pyramidenprozess (➤ Kap. 2.1.1) benannten Wirkstoffen.

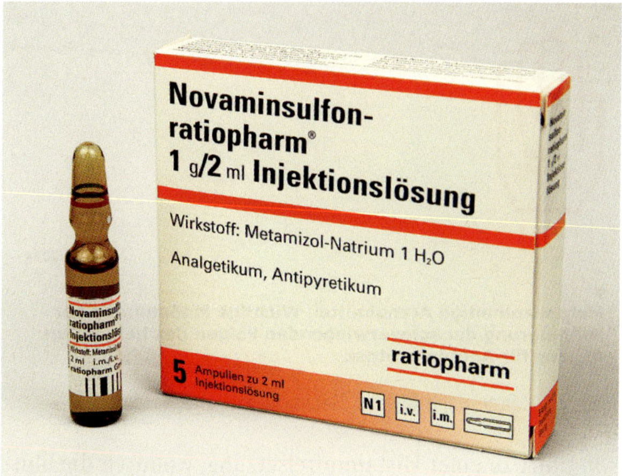

Abb. 2.16 Metamizol [K378]

Medikamentenname Analgin®, Berlosin®, Novalgin®, Novaminsulfon®.
Indikation Analgesie, besonders bei Koliken, Antipyrese.
Kontraindikation Säuglinge in den ersten 3 Lebensmonaten, Schwangerschaft und Stillzeit, Hypotonie, Knochenmarksschäden und sonstige Blutbildungsstörungen, Einnahme von Methotrexat bei Autoimmunerkrankungen.
Dosierung Erwachsene: initial 1 g langsam i. v. (am besten als Kurzinfusion über 5 Minuten); Kinder: 10–15 mg/kg KG.
Nebenwirkung *Häufig:* RR-Abfall, Schweißausbruch, Flush. *Selten:* Magenbeschwerden, allergische Reaktionen. *Sehr selten:* Agranulozytose.
Wechselwirkung Verstärkt blutdrucksenkende Wirkung anderer Medikamente.
Wirkeintritt 2–5 Minuten i. v.; 10–20 Minuten oral.
Wirkstärke 0,2–0,4; 1 g Metamizol entspricht etwa 2–5 mg Morphin.
Besonderheiten Die Ampullen enthalten zwischen 500 mg und 2,5 g Wirkstoff, in der Regel 500 mg/ml. Die Lösung ist klar und farblos bis leicht gelblich. Die Flüssigkeit ist leicht klebrig und hinterlässt weiße Rückstände. Die Ampullen sind bei der Lagerung vor Lichteinfall zu schützen. Da die toxische Auswirkung auf das Knochenmark zu lebensbedrohlichen Zuständen (Agranulozytose) führen kann, sollte Metamizol nur kurzzeitig angewendet werden. Seit dem „Rote Hand-Brief" vom Dezember 2024 müssen die Patienten zwingend darüber aufgeklärt werden, dass bei Erkältungssymptomen mit Schleimhautschäden und Fieber ein Arzt aufgesucht werden sollte, da es sich u. U. um eine Agranulozytose handeln könnte (➤ Abb. 2.17). Die Applikation darf nie als Bolus erfolgen, sondern am besten als Kurzinfusion, um RR-Abfälle zu vermeiden. Das Pharma-

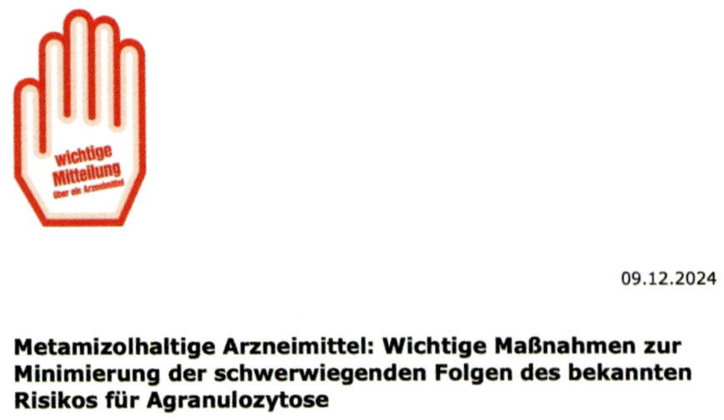

Abb. 2.17 Rote-Hand-Brief zu Metamizol

kon führt zu einer Histaminfreisetzung, wodurch die blutdrucksenkende Wirkung zu erklären ist.

Esketamin Δ

➤ Kap. 2.13.2.

Paracetamol Δ

Synonym für Paracetamol (➤ Abb. 2.18) im angloamerikanischen Sprachraum ist Acetaminophen. Das gut wirksame nichtsaure, nichtopioide Schmerzmittel ohne entzündungshemmende Eigenschaften fällt unter die Gruppe der Anilinderivate (➤ Abb. 2.10). In der Pädiatrie wird Paracetamol aufgrund der guten Verträglichkeit oft eingesetzt, da es sowohl **analgetisch** als auch **antipyretisch** wirksam ist. Der häufigste Anwendungsbereich im Rettungsdienst ist die Fiebersenkung im Säuglings- und Kindesalter, insbesondere im Rahmen eines durch Fieber getriggerten generalisierten Anfalls. Paracetamol gehört zu den im Pyramidenprozess (➤ Kap. 2.1.1) genannten Wirkstoffen.

Medikamentenname ben-u-ron®, PCM®, Azur® (+ Codein und Koffein), Captin®, Dolevar® (+ Tramadol), Dolopyrin® (+ ASS und Koffein), Doregrippin® (+ Phenylephrin), Nedolon® (+ Codein), Neuralgin® (+ ASS und Koffein), Talvosilen® (+ Codein), Perfalgan® (i. v. Variante).
Indikation Analgesie, Antipyrese.
Kontraindikation Tageshöchstdosis erreicht, schwere Leberschäden.
Dosierung Tagesdosis max. 60 mg/kg KG in 3–4 Einzeldosen, übliche Einzeldosis bei Erwachsenen: 0,5–1 g; Kinder 0–6 Monate: 75 mg Zäpfchen (➤ Tab. 2.3).

Tab. 2.3 Dosierung Paracetamol-Suppositorien

Alter/Gewicht	Einzeldosis	Tagesdosis/Intervall
0–6 Monate	1 × 75 mg	225 mg/3 Gaben (alle 8 h)
6–9 Monate/7–8 kg	1 × 125 mg	375 mg/3 Gaben (alle 8 h)
9 Monate – 2 Jahre/9–12 kg	1 × 125 mg	500 mg/4 Gaben (alle 6 h)
2–4 Jahre/13–16 kg	1 × 250 mg	750 mg/3 Gaben (alle 8 h)
4–8 Jahre/17–25 kg	1 × 250 mg	1.000 mg/4 Gaben (alle 6 h)
8–11 Jahre/26–32 kg	1 × 500 mg	1.500 mg/3 Gaben (alle 8 h)
11–12 Jahre/33–43 kg	1 × 500 mg	2.000 mg/4 Gaben (alle 6 h)
Ab 12 Jahren/ab 43 kg	1–2 × 500 mg/1 × 1.000 mg	4.000 mg/4 Gaben (alle 6 h)

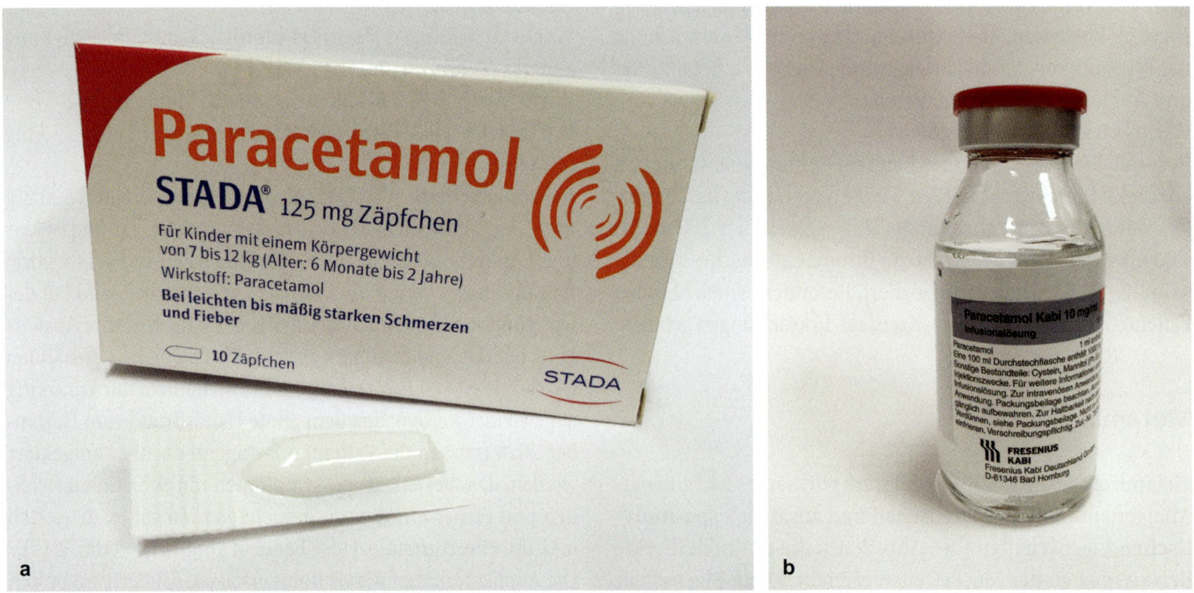

Abb. 2.18 Paracetamol: **a** Suppositorien; **b** Infusionslösung [P1015]

Nebenwirkung *Selten:* Unverträglichkeitsreaktionen.
Wechselwirkung Steigerung der Lebertoxizität anderer Stoffe (z. B. Alkohol).
Wirkeintritt 5–10 Minuten i. v.; 20–30 Minuten oral/rektal.
Besonderheiten Im Rettungsdient erfolgt die Gabe bei Kindern in der Regel als Suppositorium, bei Erwachsenen als fertige Kurzinfusion (Perfalgan®). Unbedingt auf die Einhaltung der Tageshöchstdosis achten! Überdosierungen können ein letal verlaufendes Leberversagen verursachen. Einige Zäpfchen enthalten sojabasierte Hilfsstoffe. Diese sojahaltigen Präparate sollten bei Sojaallergie gemieden werden.

KLINIK

Paracetamolvergiftung

Intoxikationen mit Paracetamol gehören zu den häufigeren Intoxikationen im Rahmen von Suiziden. Die kritische Dosis liegt im Bereich von 120–170 mg/kg KG, je nach Leberfunktion des Patienten. Die Symptome sind zunächst gastrointestinaler Natur. Übelkeit, Erbrechen und Bauchschmerzen stehen im Vordergrund. Nach einer Latenzzeit von 24–48 Stunden kommt es zum Leberversagen. Leichte Intoxikationen lassen sich von schweren nicht anhand der initialen Symptomatik unterscheiden. Antidot der Wahl ist intravenöses N-Acetylcystein (ACC) (➤ Kap. 2.4.1), das auf der Intensivstation zum Einsatz kommt.

2.3 Antiarrhythmika

Antiarrhythmika wirken auf das **Aktionspotenzial** der einzelnen **Reizbildungszentren** im Herz und in den Myokardzellen (➤ Abb. 2.19). Physiologisch kommt es bei der Erregung einer Herzmuskelzelle zunächst zu einem **schnellen Na^+-Einstrom,** der das Ruhemembranpotenzial von –90 mV auf etwa +30 mV anhebt (Phase der **schnellen Depolarisation**). Dieser schnelle Einstrom erfolgt durch Na^+-Kanäle. Diese Kanäle können durch Klasse-I-Antiarrhythmika, die Na^+-Kanal-Blocker, verschlossen werden. Im Anschluss folgt ein K^+-Ausstrom, der ebenfalls durch dafür spezifische Kanäle (K^+-Kanäle) stattfindet. Dieser Ausstrom erniedrigt das Membranpotenzial und öffnet Ca^{++}-Kanäle, die für einen **Ca^{++}-Einstrom** in die Zelle sorgen (**Plateauphase**). Den Ca^{++}-Einstrom können Klasse-IV-Antiarrhythmika (Ca^{++}-Kanal-Blocker) verhindern. Nach Inaktivierung der Ca^{++}-Kanäle kommt es zu einem **massiven K^+-Ausstrom,** was als **Repolarisationsphase** bezeichnet wird. Hemmt man den K^+-Ausstrom durch Klasse-III-Antiarrhythmika, verlängert man die Repolarisationsphase. Wenn alle Kanäle wieder geschlossen sind, wird das Ruhepotenzial mithilfe der Na^+-K^+-Pumpe wieder aufgebaut. Der Ablauf des Aktionspotenzials unterscheidet sich zwischen den spezialisierten Myokardzellen des Reizleitungssystems und dem Arbeitsmyokard nicht wesentlich.

KLINIK

Reizleitungssystem

Alle Zellen des Arbeitsmyokards sind auch Bestandteil der Reizleitung. Die Herzmuskelzellen sind in der Lage, Strom direkt von Zelle zu Zelle weiterzugeben. Zusätzlich kann jede Zelle einen Reiz bilden. Dies geschieht durch einen langsamen spontanen Abfall des Ruhepotenzials der Zellen. Wird ein Schwellenwert erreicht, der in etwa bei –70 mV liegt, öffnen sich die Na^+-Kanäle, und das Aktionspotenzial wird in Gang gesetzt (➤ Abb. 2.20). Die einzelnen Reizbildungszentren unterscheiden sich durch die Geschwindigkeit, mit der das Ruhepotenzial spontan abfällt.

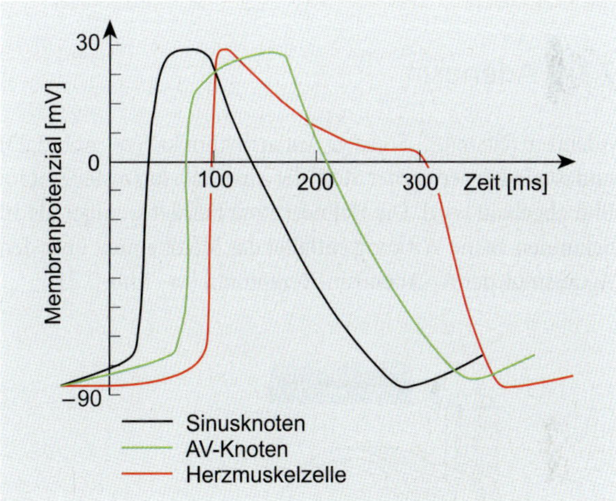

Abb. 2.20 Aktionspotenziale von Sinusknoten, AV-Knoten und Myokardzelle. Der Sinusknoten hat die schnellste Spontandepolarisation. Diese Depolarisation ist für die Eigenfrequenz verantwortlich. [P1015, L143]

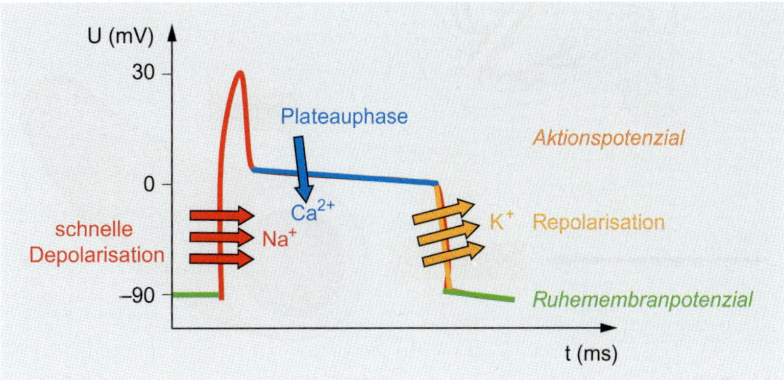

Abb. 2.19 Ionenströme während des Aktionspotenzials am Beispiel des Kammermyokards. **1. Phase**: schnelle Depolarisation bis ca. +30 mV durch raschen Natriumioneneinstrom; **2. Phase**: Plateauphase durch Calciumioneneinstrom; **3. Phase**: Repolarisation durch raschen Kaliumionenausstrom; **4. Phase**: Ruhemembranpotenzial bei ca. –90 mV [P1015, L143]

Tab. 2.4 Einteilung der Antiarrhythmika nach Vaughan-Williams [XXXX]

Klasse		Wirkung	Medikamente	Indikation
I	a	Na-Kanal-Blocker	Ajmalin	Supra- und ventrikuläre Tachykardie, Präexzitationssyndrom
	b		Lidocain, Phenytoin	Ventrikuläre Tachykardie
	c		*Propafenon, Flecainid* (nicht im RD)	
II		Betablocker	Esmolol, Metoprolol	Schmalkomplextachykardie
III		K-Kanal-Blocker	Amiodaron	Schmal- und Breitkomplextachykardie
IV		Ca-Kanal-Blocker	Verapamil	Schmalkomplextachykardie
V		Sonstige	Adenosin/Digitalis	Schmalkomplextachykardie

Da alle Antiarrhythmika hemmend auf die Erregung der Herzzellen wirken, dienen sie der **Therapie von tachykarden Herzrhythmusstörungen.** Klassischerweise werden die Medikamente nach den Ärzten Vaughan und Williams in vier Klassen eingeteilt (➤ Tab. 2.4). Sie orientierten sich an der Wirkung der Antiarrhythmika auf das Aktionspotenzial. Bei einigen Autoren werden Adenosin und Digitalis in eine fünfte Klasse einsortiert und als „Sonstige" bezeichnet.

CAVE

Jedes Antiarrhythmikum hat ein Risiko von ca. 10 %, eine **Arrhythmie** auszulösen. Nur unter EKG-Überwachung einsetzen!

2.3.1 Adenosin

Adenosin fällt unter „Sonstige Antiarrhythmika" (➤ Abb. 2.23) und ist ein körpereigener Stoff, der innerhalb kürzester Zeit im Blut abgebaut wird. Die Halbwertszeit beträgt weniger als 10 Sekunden. Seine Wirkung entfaltet das Medikament über den Agonismus der A_1-Adenosin-Rezeptoren (➤ Abb. 2.21).

Die Überleitungszeit am Sinus- und AV-Knoten wird dadurch verlängert. Dies führt bei ausreichender Dosierung zu einem kurzzeitigen totalen **AV-Block.** Außerdem wirkt es **relaxierend** auf glatte Muskelzellen der Gefäße, insbesondere der Arteriolen. Es findet Anwendung bei regelmäßigen Schmalkomplextachykardien, die mit dem modifizierten Valsalva-Manöver nicht zu durchbrechen sind. Meist handelt es sich dabei um eine kreisende Erregung im AV-Knoten, eine sog. **AV-Knoten-Reentry-Tachykardie (AVNRT;** ➤ Abb. 2.22A). Diese darf nicht mit einer AVRT, der atrioventrikulären Reentry-Tachykardie, verwechselt werden. Hierbei handelt es sich ebenfalls um eine supraventrikuläre Tachykardie, deren Erregung zwischen Vorhof und Kammer über eine zusätzliche Leitungsbahn (Präexzitation) – z. B. in Form des Kent-Bündels – geleitet wird. Es existieren zwei Formen:

- Gelangt die Erregung über den AV-Knoten in die Kammer und über die zusätzliche Leitungsbahn wieder zurück in den Vorhof, sind im EKG ein schmaler QRS-Komplex und oft eine retrograde P-Welle zu erkennen. Diese Form wird als antegrad (orthodrom) bezeichnet.

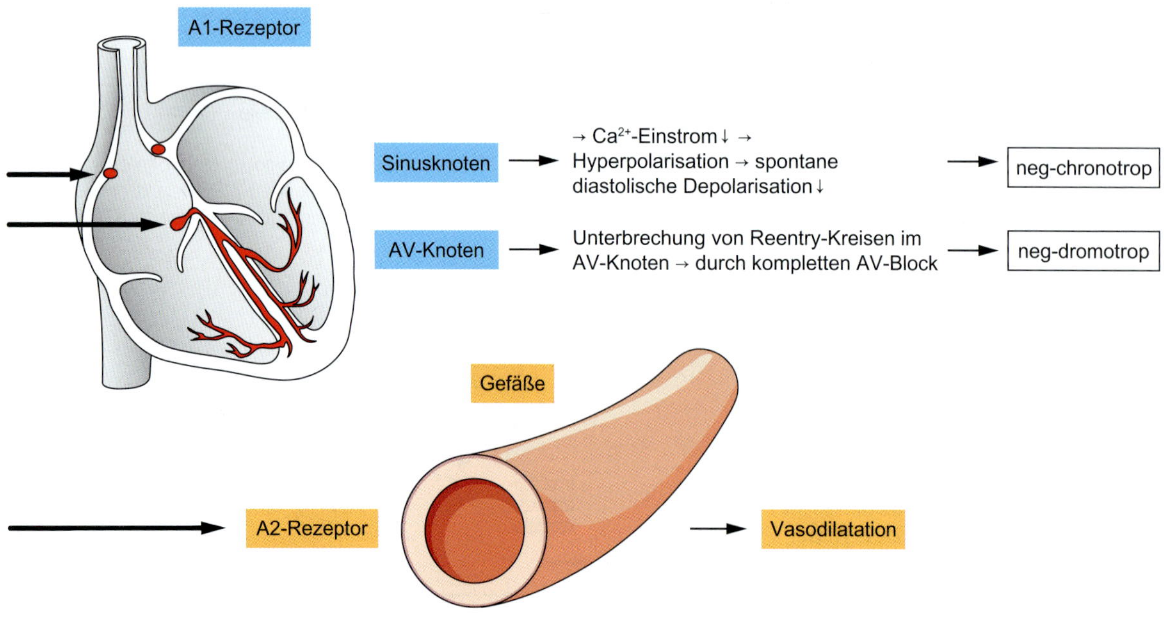

Abb. 2.21 Agonismus der Adenosin-Rezeptoren [P1015, L253]

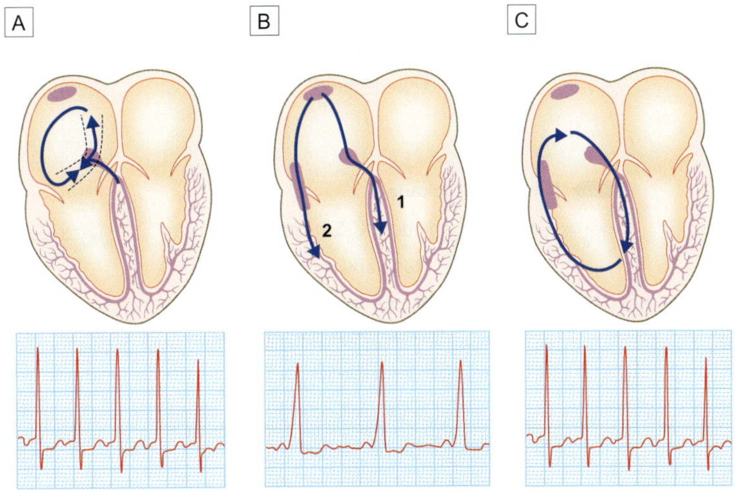

Abb. 2.22 **A** AV-Knoten-Reentry-Tachykardie mit kreisender Erregung im Vorhof durch den AV-Knoten, **B** Präexzitation im Sinusrhythmus: Zur normalen Reizleitung über den AV-Knoten (1) findet in Teilen zusätzlich eine Reizweiterleitung über eine akzessorische Leitungsbahn (2) statt, zu erkennen an der Delta-Welle, **C** Präexzitation mit orthodromer Tachykardie, benannt als Wolff-Parkinson-White-Syndrom [E1487]

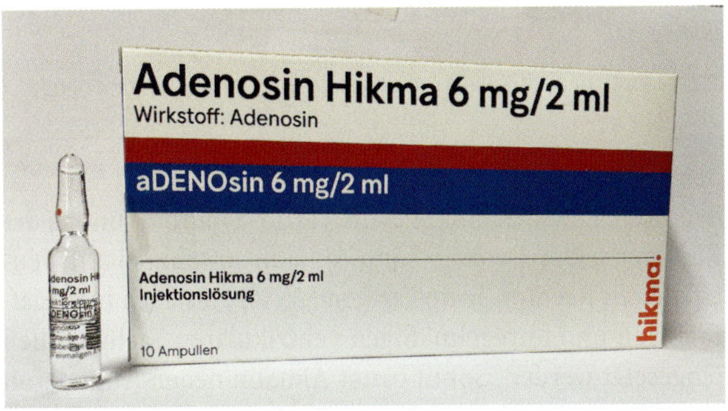

Abb. 2.23 Adenosin [P1015]

- Nimmt die Erregung auf dem Hinweg die zusätzliche Leitungsbahn und gelangt über den AV-Knoten wieder zurück in den Vorhof, so wird das PQ-Intervall (Pause durch den AV-Knoten) durch die Delta-Welle ersetzt mit nachfolgend breitem QRS-Komplex. Diese Form wird als retrograd (antidrom) bezeichnet.

Bedingt durch die kurze Halbwertszeit muss die Injektion schnell und in eine herznahe Vene (Ellenbeuge oder über ZVK) erfolgen. Die Therapie beginnt laut Fachinformation mit 3 mg. In der Praxis haben sich Dosierungen < 6 mg allerdings als ineffektiv herausgestellt, sodass auch das ERC eine initiale Dosierung mit 6 mg, bei Erfolglosigkeit mit 12 mg (bis zur Maximaldosis von 18 mg) empfiehlt.

Medikamentenname Adenosin hikma®, Adrekar®.
Indikation Regelmäßige Schmalkomplextachykardie (➤ Abb. 2.24), regelmäßige Breitkomplextachykardie mit Delta-Welle.
Kontraindikation Instabiler Patient, ventrikuläre Tachykardie, Vorhofflimmern mit Präexzitation, COPD.
Dosierung Fachinformation: Erwachsene: 3–6–9–12 mg schnell i. v. (1.–4. Versuch); Kinder: 50 µg/kg KG. Üblicherweise erhält ein Erwachsener 9 mg und bei fehlender Wirkung nach 1–2 Minuten 12 mg als Bolus.
Nebenwirkung *Sehr häufig:* Flush, Brustschmerz, thorakales Druckgefühl, Atemnot, Asystolie, Rhythmusstörungen. *Häufig:* brennendes Gefühl, Kopfschmerz, Schwindel, Übelkeit, Unruhe. *Gelegentlich:* Schwitzen, metallischer Geschmack, Hyperventilation, Sehstörungen. *Selten:* Asthmabeschwerden, ventrikuläre Arrhythmien bis zu Kammerflimmern.
Wechselwirkung Theophyllin und Koffein führen zur Wirkungsabschwächung.
Wirkeintritt Innerhalb weniger Sekunden.
Besonderheiten Sollte die angestrebte Wirkung nicht erreicht werden, ggf. Medikament zentraler und schneller applizieren. Es kommt zu einem Ventrikelstillstand (durch AV-Block 3. Grades), der bis zu 30 Sekunden anhalten kann. Immer in Reanimations- und Defibrillationsbereitschaft einsetzen! Adenosin kann bei Schmalkomplextachykardien im Kindesalter angewendet werden.

Adenosin ist besonders geeignet zur Therapie von **supraventrikulären Tachykardien** und **Präexzitationssyndromen.** Es kann auch diagnostisch eingesetzt werden, um Flatterwellen bei einem Vorhofflattern (➤ Abb. 2.24) sichtbar zu machen.

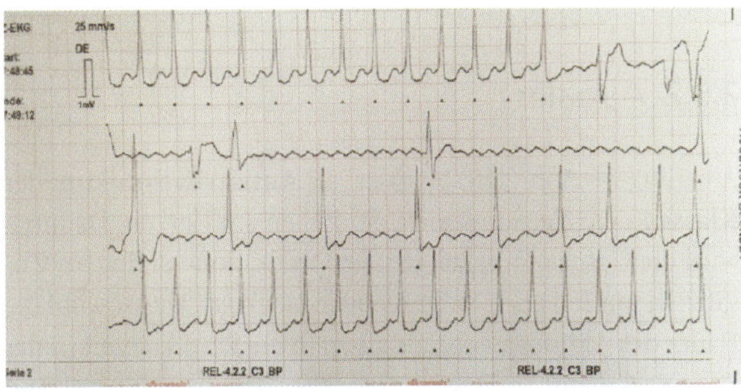

Abb. 2.24 Vorhofflattern: Bei einer regelmäßigen Schmalkomplextachykardie führte die Gabe von 12 mg Adenosin zu einem kurzfristigen kompletten AV-Block. Sichtbar wird dadurch eine regelmäßige schnelle Vorhofaktion in Form von aneinandergereihten P-Wellen (Sägezahnmuster). Damit kann die Diagnose Vorhofflattern gesichert werden. [P1015]

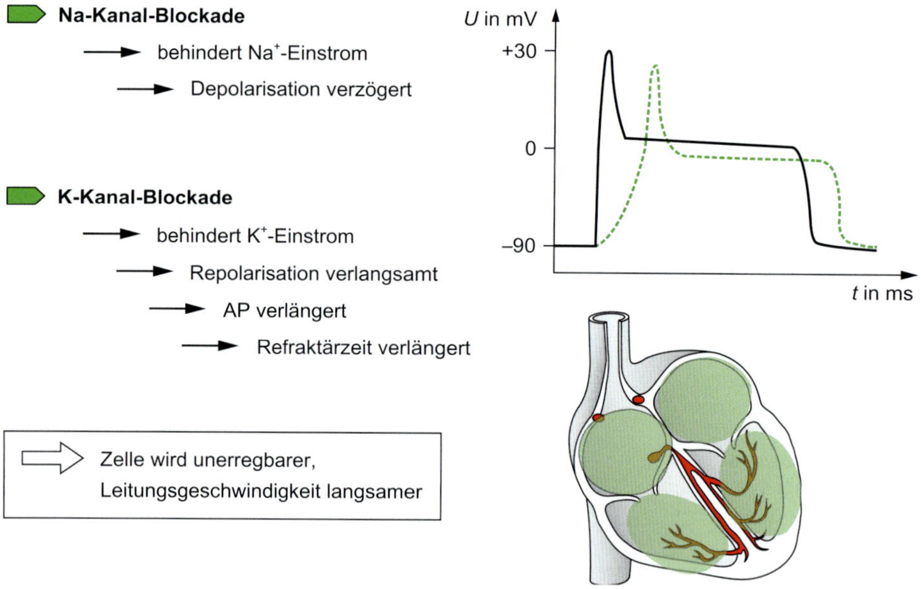

Abb. 2.25 Klasse Ia: „schmutzige" Natriumkanalblocker, da sie nicht nur Natrium- sondern auch Kaliumkanäle am gesamten Myokard blockieren [P1015, L253]

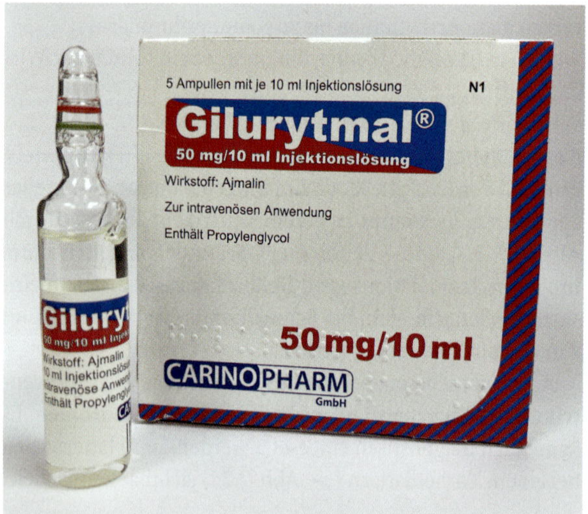

Abb. 2.26 Ajmalin [P1015]

2.3.2 Ajmalin

Ajmalin (➤ Abb. 2.26) blockiert als **Antiarrhythmikum** der **Klasse Ia** die Natriumkanäle der Zellen am Herzen. Dadurch wird die Geschwindigkeit der Depolarisation verringert. Zusätzlich werden auch Kaliumkanäle blockiert, was sowohl die Dauer des Aktionspotenzials als auch die Refraktärzeit in der Herzmuskulatur verlängert. Die Zelle wird unerregbarer und die Leitungsgeschwindigkeit nimmt ab (➤ Abb. 2.25).

Es wirkt stärker auf selbstständige Erregungszentren als auf reguläre Reizbildungsstellen, vor allem auf zusätzliche Reizleitungsbahnen zwischen Vorhof und Kammer (WPW-Syndrom, Lown-Ganong-Levine-(LGL)-Syndrom) und in der Kammer selbst. Deshalb kann Ajmalin sowohl bei atrioventrikulären Reentry-Tachykardien (AVRT) als auch bei regelmäßigen und unregelmäßigen ventrikulären Tachykardien eingesetzt werden. Somit bietet Ajmalin neben Amiodaron ebenfalls ein sehr breites Einsatzspektrum.

Medikamentenname Gilurytmal®.
Indikation Regelmäßige Schmalkomplextachykardien, vor allem mit Präexzitation, regelmäßige und unregelmäßige ventrikuläre Tachykardien.
Kontraindikation Myasthenia gravis, hypertrophe Kardiomyopathie, Schwangerschaft, Stillzeit, Kinder.
Dosierung 25–50 mg i. v.
Nebenwirkung *Häufig:* Wärmegefühl, Flush. *Selten:* Übelkeit, Erbrechen, Krampfanfälle, Parästhesien. *Sehr selten:* akute Herzinsuffizienz, maligne Rhythmusstörungen, starke Hypotonie.
Wechselwirkung Flockt mit Furosemid aus; AV-Blöcke bei gleichzeitiger Gabe mit Betablockern oder Calciumantagonisten; keine Kombination mit Lidocain oder anderen Antiarrhythmika der Klasse I!
Wirkeintritt 1–2 Minuten.
Besonderheiten Sollte nicht als Mittel der ersten Wahl genommen werden, da es ein hohes kardiovaskuläres Nebenwirkungsprofil hat. Gehört nur in die Hände eines erfahrenen Anwenders! Es liegen keine Untersuchungen über die sichere Anwendung in der Schwangerschaft und Stillzeit oder bei Kindern vor. Daher sollte eine Gabe in diesen Situationen nur erfolgen, wenn keine anderen Therapieoptionen zur Verfügung stehen. Die meisten Nebenwirkungen entstehen bei zu schneller Applikation.

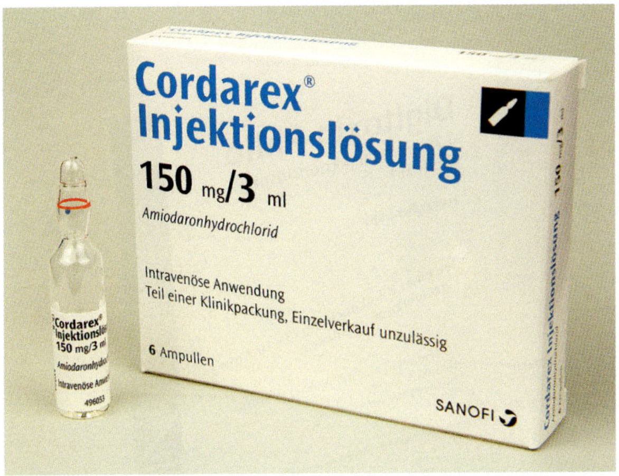

Abb. 2.27 Amiodaron [K378]

2.3.3 Amiodaron Δ

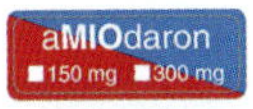

Amiodaron (➤ Abb. 2.27) ist das wichtigste Antiarrhythmikum der **Klasse III.** Strukturell ist es eng verwandt mit dem Schilddrüsenhormon Thyroxin. Es verlängert die Repolarisationszeit und somit die Refraktärzeit aller Herzzellen (➤ Abb. 2.28). Die Zeit, in der die Zellen nicht erregbar sind, wird also verlängert. Außer der **Blockade der Kaliumkanäle** als Hauptwirkung wirkt Amiodaron auch blockierend auf die Natriumkanäle, die Calciumkanäle und die β-Rezeptoren. Aus diesem breiten Wirkprofil ergibt sich die außerordentlich gute **antiarrhythmische Wirkung.** Es kann bei nahezu allen tachykarden Herzrhythmusstörungen eingesetzt werden. Eine Torsade-de-Pointes-Tachykardie sollte allerdings primär durch eine Defibrillation und nicht durch Amiodaron therapiert werden, da Amiodaron die QT-Zeit verlängert. Eine Torsade-de-Pointes-Tachykardie kann die Folge einer QT-Zeit-Verlängerung sein.

Leider hat es aber auch ein ausgeprägtes Nebenwirkungsspektrum, das vor allem bei der Langzeittherapie zum Tragen kommt und häufig für einen Therapieabbruch verantwortlich ist. Amiodaron wird stark an Plasmaproteine gebunden transportiert. Daher werden andere Medikamente aus dieser Bindung verdrängt. Die Folge ist ein erhöhter Plasmaspiegel sowohl von Amiodaron als auch anderen Medikamenten. Dies führt zu einer verstärkten, jedoch kürzeren Medikamentenwirkung (➤ Kap. 1.7). Aufgrund der **langen Halbwertszeit** (14–100 d) ist Amiodaron schlecht steuerbar. Im Rahmen der Reanimation ist Amiodaron entsprechend der Leitlinie einzusetzen. Es ist Bestandteil des Pyramidenprozesses (➤ Kap. 2.1.1).

Medikamentenname Cordarex®.
Indikation Reanimation: bei Kammerflimmern und pulsloser ventrikulärer Tachykardie (pVT, nach der 3. und 5. erfolglosen Defibrillation); (instabile) supraventrikuläre und ventrikuläre Tachykardien, WPW-Syndrom, LGL-Syndrom, Vorhofflimmern.
Kontraindikation Reanimation: keine! Sonst: Jodallergie, Hyperthyreose, QT-Zeit-Verlängerung, Therapie mit MAO-Hemmern, Torsade-de-Pointes-Tachykardie.
Dosierung *Kammerflimmern:* 300 mg als Bolus nach der 3. erfolglosen Defibrillation bzw. 150 mg nach der 5. erfolglosen Defibrillation; Kinder: 5 mg/kg KG. *Instabile Tachykardie:* 300 mg über 20 Minuten als Kurzinfusion.
Nebenwirkung *Häufig:* Übelkeit, Erbrechen. *Gelegentlich:* Hypotonie, Bauchschmerzen, Kopfschmerzen, Phototoxizität, Schilddrüsenfunktionsstörungen. *Selten:* Hepatitis (toxisch). *Sehr selten:* Asthmaanfälle, Herzstillstand, Torsade-de-Pointes-Tachykardie, Kammerflimmern.
Wechselwirkung Bei gleichzeitiger Einnahme von hohen Dosen Simvastatin Rhabdomyolyse; ausgeprägte Bradykardien bei Kombination mit herzfrequenzsenkenden Medikamenten (besonders Digitalis und Verapamil); Verstärkung der Wirkung von Vitamin-K-Antagonisten (z. B. Marcumar®).
Wirkeintritt 2–5 Minuten.

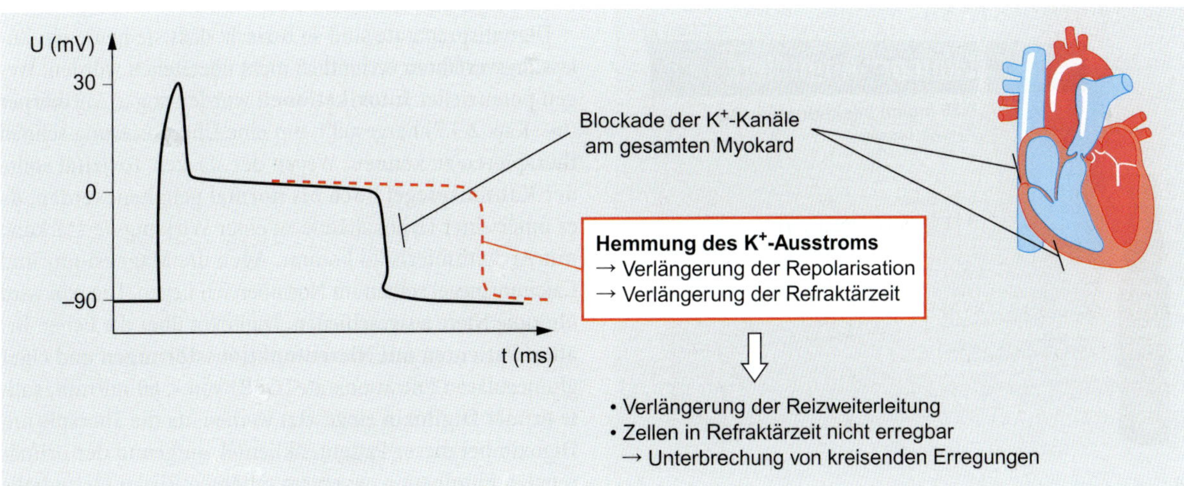

Abb. 2.28 Wirkmechanismus von Amiodaron [P1015, L143]

Besonderheiten Die Ampulle enthält 150 mg in 3 ml Flüssigkeit, die klar, farblos bis blassgelb ist und beim Aufziehen schäumt. Als Trägerlösung bei Verabreichung als Kurzinfusion soll gemäß Herstelleranweisung Glucose 5 % verwendet werden. Amiodaron enthält Jod und darf nicht bei **Jodallergien** und Schilddrüsenüberfunktion gegeben werden. Die Substanz ist venenreizend. Die meisten Nebenwirkungen entstehen bei Langzeitanwendung und sind daher im Rettungsdienst von geringerer Bedeutung.

INTERESSANT

Stabilität von Amiodaron

Laut Herstellerangaben soll Amiodaron in Glucose 5 % gelöst werden, wenn es im Rahmen einer tachykarden Herzrhythmusstörung als Kurzinfusion verabreicht wird. Der Hintergrund ist chemisch begründet, da das im Am**IOD**aron enthaltene **Iod** mit **Natrium** aus einer **NaCl 0,9 %**-Infusion eine Verbindung zu **Natriumiodid (NaI)** eingeht und damit die Wirksamkeit des Pharmakons senken könnte.

Eine Untersuchung zur Stabilität von Amiodaronhydrochlorid in intravenösen Mixturen ergab, dass Amiodaron in Kombination mit 5 % Glucose-Injektion oder 0,9 % Natriumchlorid für 24 Stunden bei 24 °C stabil bleibt. Die Konzentrationen von Amiodaron verringerten sich in den untersuchten Kombinationen um weniger als 10 %. **Amiodaronhydrochlorid bleibt also auch in elektrolythaltigen Lösungsmitteln stabil.**

2.3.4 Digitalis

Digitalispräparate, auch Herzglykoside genannt, unterteilen sich in zwei Wirkstoffe: Digoxin (Lanicor®; ➤ Abb. 2.29) und Digitoxin (Digitoxin AWD 0,07 mg; ➤ Abb. 2.30; Vergleich: ➤ Tab. 2.5). Beide Wirkstoffe wurden im 18. Jahrhundert aus dem Fingerhut (lat. *Folia digitalis*) gewonnen. Zunächst wurden sie als Diuretikum eingesetzt, da sie bei Menschen mit geschwollenen Beinen zu einer Entwässerung führten.

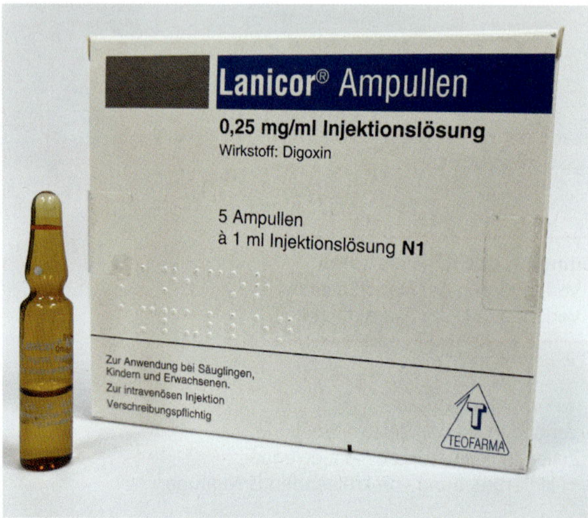

Abb. 2.29 Digoxin (Lanicor®) [P1015]

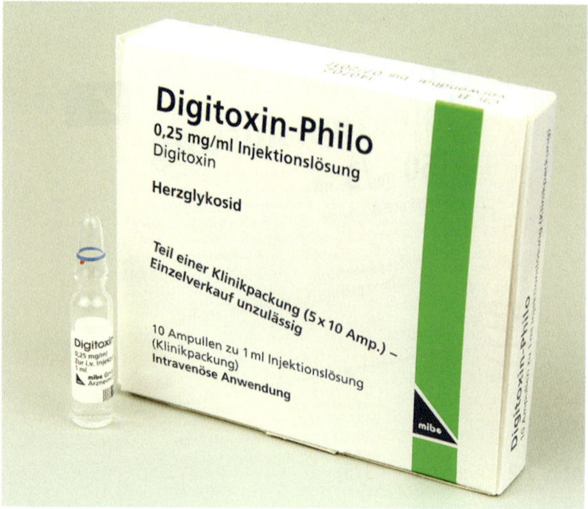

Abb. 2.30 Digitoxin [K378]

Tab. 2.5 Vergleich der Digitalispräparate

	Digoxin	Digitoxin
Halbwertszeit	Kurz (1–2 Tage)	Lang (5–7 Tage)
Elimination	Über die Nieren	Über die Leber
Nebenwirkungen	Häufigere gastrointestinale Symptome	Häufigere neurologische Symptome
Dosierung	Niedrigere Dosen erforderlich	Höhere Dosen notwendig
Anwendungssicherheit	GFR > 60 ml/min	Bei alten Menschen mit Niereninsuffizienz

Dass die Wirkstoffe die Herzkraft steigern, also positiv inotrop wirken, und zur Therapie einer fortgeschrittenen **Herzinsuffizienz** geeignet sind, wurde erst später erkannt. Zusätzlich wird zentral der N. vagus stimuliert, was zu einer negativen Chronotropie und Dromotropie führt. Deshalb werden sie zur Frequenzkontrolle bei tachykardem Vorhofflimmern eingesetzt (➤ Abb. 2.31).

Digitalispräparate sind so toxisch, dass sie heute ein Zulassungsverfahren vermutlich nicht überstehen würden. Wegen potenzieller **Intoxikationen** wurden sogar Antikörper (➤ Kap. 2.3.7) hergestellt, um eine Überdosierung schnell therapieren zu können. Wegen der starken Toxizität sollte der **Kaliumspiegel hoch bis normal** gehalten werden, da es unter einer Hypokaliämie zu einer Wirkungsverstärkung mit Arrhythmierisiko kommt. Auch die Magnesium- und Calciumspiegel sollten im Normbereich liegen. Digoxin wird über die Niere ausgeschieden, Digitoxin über die Leber. Bei **alten Patienten mit Nierenfunktionsstörungen** und einer glomerulären Filtrationsrate (GFR) von < 60 ml/min, sollte primär **Digitoxin** eingesetzt werden, da die Therapie mit Digoxin bei dieser Patientenklientel, aufgrund der primär renalen Elimination, zu einem erhöhten Risiko für zu hohe Digoxinserumspiegel führt.

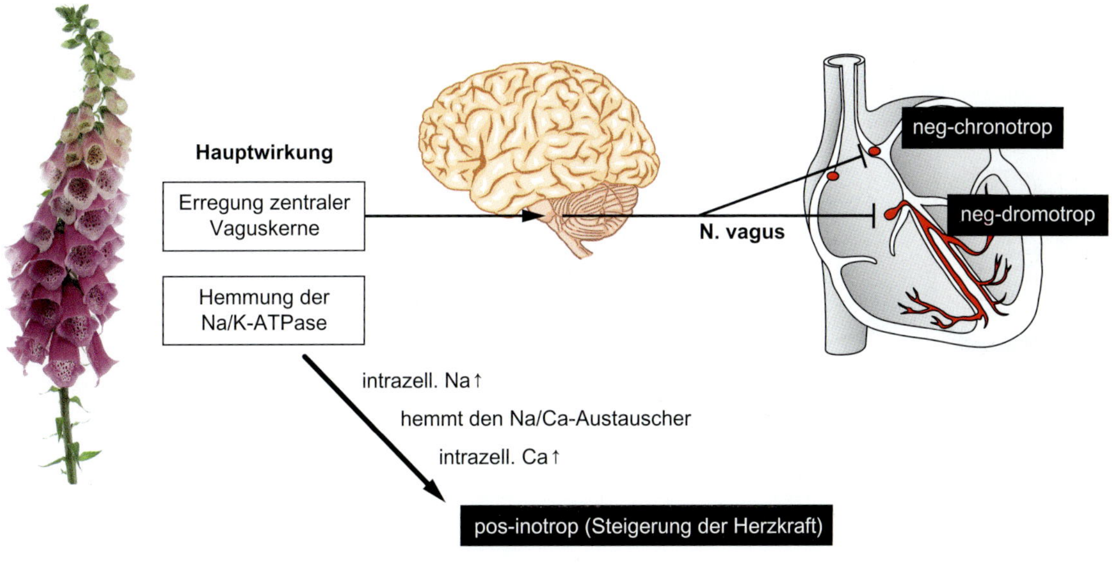

Abb. 2.31 Pharmakologie der Herzglykoside [P1015, L253, J751–157]

Medikamentenname Digitoxin AWD 0,07 mg, Digoxin Lanicor®, Metildigoxin Lanitop®, Acetyldigoxin Novodigal®.
Indikation Vorhofflimmern, Vorhofflattern, Herzinsuffizienz.
Kontraindikation Bekannte Unverträglichkeit, ventrikuläre Tachykardien, AV-Blöcke, Präexzitationssyndrome wie WPW- oder LGL-Syndrom, Hypokaliämie, Hyperkalzämie, hypertrophe obstruktive Kardiomyopathie (HOCM), gleichzeitige i. v. Calciumapplikation.
Dosierung Digoxin: 0,25 mg langsam i. v., bis 0,75 mg zur schnellen Aufsättigung möglich; Digitoxin: 0,1–0,2 mg langsam i. v.

Nebenwirkung *Häufig:* Appetitlosigkeit, Übelkeit, Erbrechen, Veränderung des Farbsehens. *Gelegentlich:* Kopfschmerzen, Müdigkeit, ventrikuläre Extrasystolen (VES), AV-Blöcke, muldenförmige ST-Senkungen im Elektrokardiogramm (EKG).
Wechselwirkung Mit Ca^{++} verstärkte Toxizität; mit Abführmitteln und Diuretika erhöhte Toxizität; mit Succinylcholin erhöhte Toxizität; mit bestimmten Antibiotika (Tetracycline, Erythromycin, Gentamicin) erhöhte Spiegel.
Wirkeintritt Einige Minuten bis Stunden.
Besonderheiten Digitalispräparate interagieren sehr stark mit den Elektrolyten Kalium, Calcium und Magnesium. Alle akuten Veränderungen im Elektrolytspiegel können daher die Wirkung der Präparate beeinflussen.

KLINIK

Digitalisintoxikation

Eine Digitalisintoxikation geht mit Farbsehen (klassischerweise ein Gelb-Grün-Stich), Übelkeit und Erbrechen einher. Hinzu kommen meist bradykarde Herzrhythmusstörungen und AV-Blockierungen. Neben der symptomatischen Therapie können Digitalisantikörper verabreicht werden.

2.3.5 Esmolol

Die Wirkung der Betablocker wird genauer in ➤ Kap. 2.7.1 behandelt.

Medikamentenname Brevibloc® (➤ Abb. 2.32), Esmocard®.
Indikation Vorhofflimmern, Vorhofflattern, Herzinfarkt (wenn Hf > 60), hypertensive Krise, thyreotoxische Krise, Intoxikationen mit Atropin oder ähnlichen Substanzen, Intoxikation mit Amphetaminen und Kokain.
Kontraindikation Bekannte Unverträglichkeit, AV-Blöcke 2. und 3. Grades, SA-Blockierungen 2. und 3. Grades, Herzinsuffizienz mit Hypotonie, Phäochromozytom, WPW- und LGL-Syndrom, gleichzeitige Gabe von MAO-Hemmern, pAVK-Stadium 3 und 4, Schwangerschaft und Stillzeit (es liegen keine Daten vor).
Dosierung 0,5–1 mg/kg KG langsam i. v., Erhaltungsdosis (Perfusor) 25–200 µg/kg KG/min.
Nebenwirkung *Häufig:* Hypotonie, Schläfrigkeit, Kopfschmerzen, Übelkeit, Erbrechen. *Gelegentlich:* AV-Blöcke, Bradykardien, Herzinsuffizienz, Synkopen, Sehstörungen, Bronchospasmus, Harnverhalt, Hautreaktion, Hypoglykämie.
Wechselwirkung Verstärkung der Bradykardie mit anderen frequenzsenkenden Medikamenten; AV-Blockierungen in Verbindung mit Verapamil; Verstärkung der RR-senkenden Wirkung anderer Medikamente; Verstärkung der blutzuckersenkenden Wirkung von Antidiabetika und Verschleierung der Hypoglykämiesymptomatik.
Wirkeintritt 3–4 Minuten.
Besonderheiten Esmolol wurde als Medikament für die Perfusorapplikation entwickelt. Es hat eine sehr kurze Halbwertszeit (ca. 9 Minuten) und lässt sich dadurch sehr gut steuern.

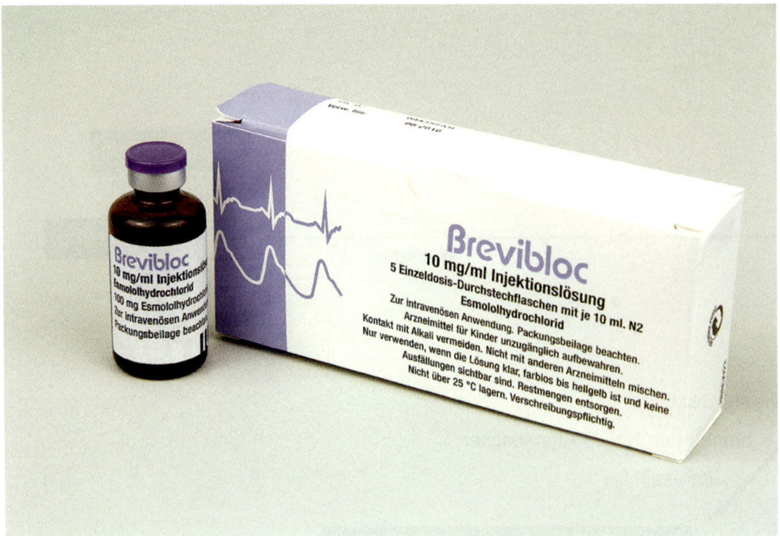

Abb. 2.32 Esmolol [K378]

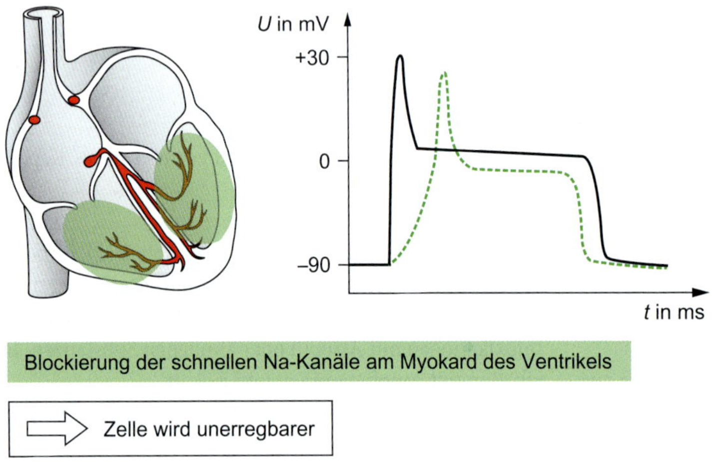

Abb. 2.33 Klasse Ib: Da nur Na-Kanäle blockiert werden, kann man diese Gruppe auch als „saubere" Natriumkanalblocker bezeichnen. [P1015, L253]

2.3.6 Lidocain Δ

Lidocain (➤ Abb. 2.34) ist das älteste unter den derzeit eingesetzten Antiarrhythmika. Gleichzeitig gehört es zu den **Lokalanästhetika** und findet bei der lokalen Infiltrationsanästhesie Anwendung. In dieser Indikation ist es Medikament des Pyramidenprozesses (➤ Kap. 2.1.1) und wird zur lokalen Betäubung vor der Anlage einer intraossären Kanüle bei wachen Patienten eingesetzt. Lidocain ist ein Klasse-**Ib-Antiarrhythmikum,** das hauptsächlich durch die Blockade von spannungsabhängigen Na-Kanälen wirkt (➤ Abb. 2.33). Es verkürzt die Dauer des Aktionspotenzials, erhöht die Erregungsschwelle und hat einen frequenzabhängigen Effekt, wodurch es besonders bei schnellen Rhythmen (Tachykardien) wirksam ist.

Das bedeutet, dass es stärker bei schnellerer Herzfrequenz (Hf) wirkt, da es nicht so schnell vom Rezeptor wegdiffundiert und stärker wirkt als bei normaler Herzfrequenz. Lidocain stellt die Reserve zu Amiodaron dar und kann bei therapierefraktärem Kammerflimmern auch zusätzlich erwogen werden. Seine Hauptwirkung liegt im Ventrikel, weshalb es bei ventrikulären Tachykardien Anwendung findet.

Medikamentenname Licain®, Lidocard®, Lidoject®, Xylocain®, Xylocitin®.

Indikation Ventrikuläre Tachykardien, Ersatzpräparat für Amiodaron; Lokalanästhesie.

Kontraindikation Bekannte Unverträglichkeit, Herzinsuffizienz, Z. n. Defibrillation (akut), Herzinfarkt in den letzten 3 Monaten, AV-Blockierungen 2. und 3. Grades, bekanntes Krampfleiden.

Dosierung *Lokalanästhesie nach intraossärer Punktion:* 2 ml 2-prozentiges Lidocain (40 mg) i. o. vor der Gabe von Medikamenten. Nach der Lokalanästhesie 30 Sekunden warten, dann Applikation von Infusionen oder Medikamenten. *Arrhythmien:* 1 mg/kg KG über 2–3 Minuten.

Nebenwirkung *Häufig:* Tremor. *Gelegentlich:* Rhythmusstörungen (VES), Schwindel. *Selten:* Krampfanfälle, Koma, Kammerflimmern.

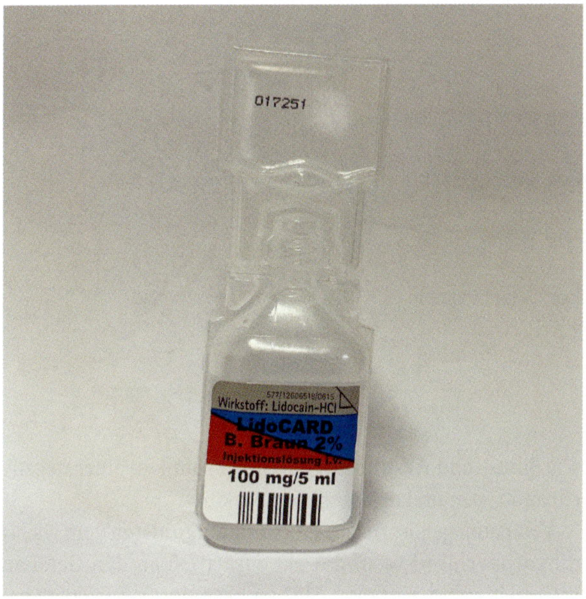

Abb. 2.34 Lidocain [P1015]

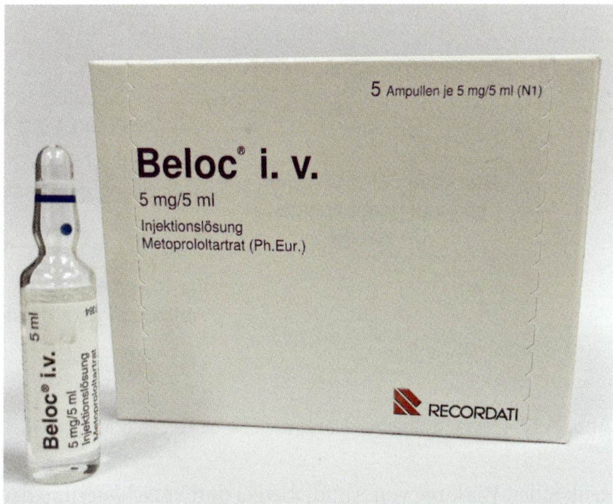

Abb. 2.35 Metoprolol [P1015]

Wechselwirkung Verstärkt negativ inotrope Wirkung anderer Medikamente.
Wirkeintritt 1–2 Minuten.
Besonderheiten Die Flüssigkeit ist klar und farblos und wird im Rettungsdienst zur Lokalanästhesie verwendet. Lidocain kann in der Schwangerschaft eingesetzt werden.

2.3.7 Metoprolol Δ

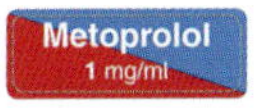

Die Wirkung der **Betablocker** wird genauer in ➤ Kap. 2.20 behandelt. Metoprolol (➤ Abb. 2.35) gehört zu den am häufigsten eingesetzten Betablockern in der Notfallmedizin und fällt unter die **Klasse-II-Antiarrhythmika.** Es blockiert die durch den Sympathikus aktivierten β_1-Rezeptoren am Reizbildungssystem und an den Herzmuskelzellen. Damit senkt Metoprolol Herzfrequenz, Überleitungsgeschwindigkeit und Herzkraft und macht die Zellen unerregbarer (➤ Abb. 2.36).

Medikamentenname Beloc®, Lopresor®.

Indikation Vorhofflimmern, Vorhofflattern, Sinustachykardie, hypertensive Krise, thyreotoxische Krise, Intoxikationen mit Atropin oder ähnlichen Substanzen, Intoxikation mit Amphetaminen und Kokain.
Kontraindikation Bekannte Unverträglichkeit, AV-Blöcke 2. Grades und 3. Grades, SA-Blockierungen 2. Grades und 3. Grades, Herzinsuffizienz mit Hypotonie, Phäochromozytom, WPW- und LGL-Syndrom, gleichzeitige Gabe von MAO-Hemmern, pAVK-Stadium 3 und 4, Schwangerschaft und Stillzeit (sehr strenge Indikationsstellung!).
Dosierung 0,05–0,1 mg/kg KG langsam i. v., Erwachsene: 2,5–5–10 mg.
Nebenwirkung *Häufig:* Hypotonie, Schläfrigkeit, Kopfschmerzen, Übelkeit, Erbrechen. *Gelegentlich:* AV-Blöcke, Bradykardien, Herzinsuffizienz, Synkopen, Sehstörungen, Bronchospasmus, Harnverhalt, Hautreaktion, Hypoglykämie. *Selten:* Mundtrockenheit, Verringerung der Potenz, Libidoverlust.
Wechselwirkung Verstärkung der Bradykardie mit anderen frequenzsenkenden Medikamenten; AV-Blockierungen in Verbindung mit Verapamil; Verstärkung der RR-senkenden Wirkung anderer Medikamente; Verstärkung der blutzucker-

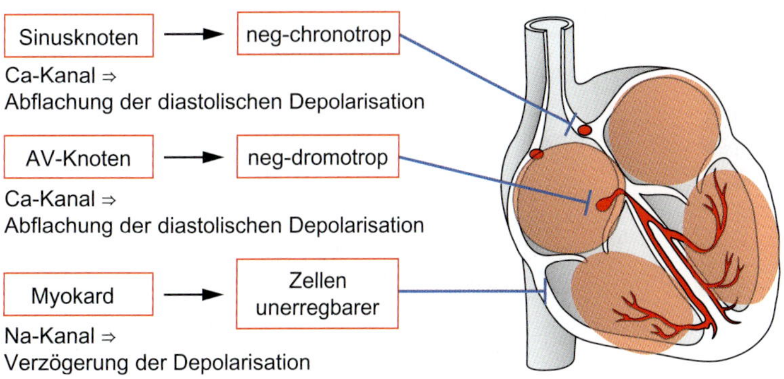

Abb. 2.36 Klasse II: Pharmakologie der Betablocker [P1015, L253]

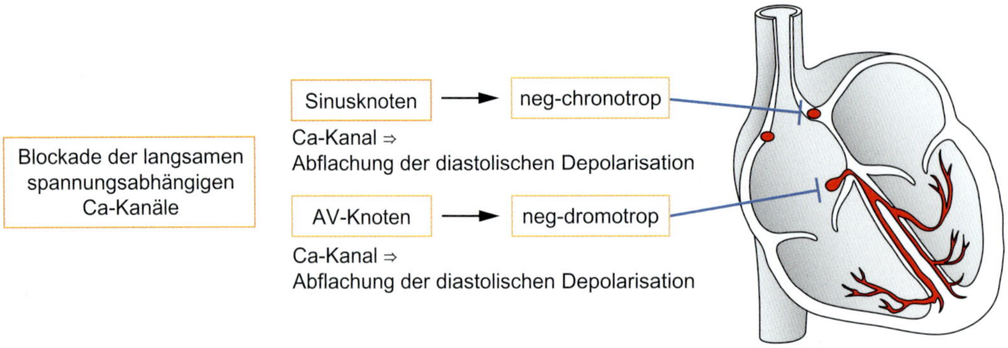

Abb. 2.37 Klasse IV: Pharmakologie der Calciumkanalblocker [P1015, L253]

senkenden Wirkung von Antidiabetika und Verschleierung der Hypoglykämiesymptomatik.
Wirkeintritt 3–4 Minuten.
Besonderheiten Die Hf-Senkung hatte im Rahmen der **Herzinfarkttherapie** früher einen hohen Stellenwert. Mittlerweile erfolgt eine β-Blockade eher restriktiv. Aufgrund der großen Erfahrung mit Metoprolol ist eine Therapie in der Schwangerschaft möglich. Muss die Mutter unter der Geburt mit Metoprolol therapiert werden, sollte das Neugeborene anschließend 48 Stunden mit einem Monitor überwacht werden.

2.3.8 Phenytoin

➤ Kap. 2.8.6.

2.3.9 Verapamil

Als **Antiarrhythmikum** der **Klasse IV** (➤ Abb. 2.37) blockiert Verapamil (➤ Abb. 2.38) langsamen spannungsabhängigen Calciumkanäle am Herzen. Es wirkt hauptsächlich auf die supraventrikulären Strukturen inkl. der Reizbildungszentren, wie Sinus- und AV-Knoten, und führt somit zu einer negativ chronotropen und dromotropen Wirkung.

Verapamil gehört zu den **Calciumantagonisten** vom Nicht-dihydropyridin-Typ und wirkt zusätzlich an den Gefäßen vasodilatierend, was eine **Blutdrucksenkung** zur Folge hat (➤ Kap. 3.2.1, Calciumantagonisten).

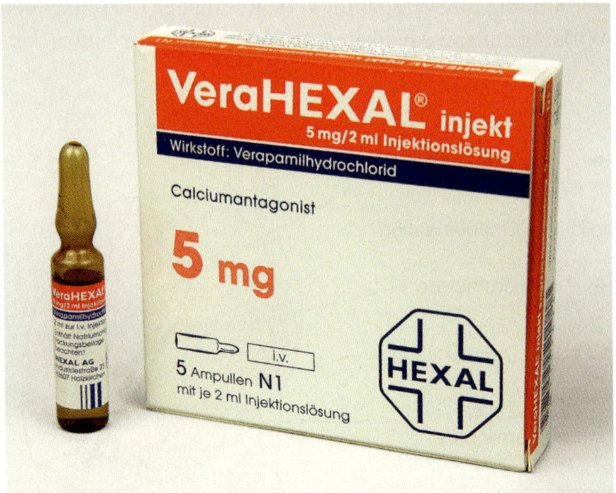

Abb. 2.38 Verapamil [K378]

Medikamentenname Isoptin®, VeraHexal®.
Indikation Vorhofflimmern, Vorhofflattern, Prinzmetal-Angina.
Kontraindikation Bekannte Unverträglichkeit, Präexzitationssyndrome wie WPW- oder LGL-Syndrom, Herzinsuffizienz, AV-Block 2. Grades und 3. Grades, Sinusknotensyndrom, Erkrankungen der neuromuskulären Signalübertragung (z. B. Myasthenia gravis), Schwangerschaft, Stillzeit.
Dosierung 0,05–0,1 mg/kg KG, in der Regel ab 50 kg KG in 2,5 mg als Boli bis 10 mg.
Nebenwirkung *Gelegentlich:* akute Herzinsuffizienz, Hypotonie, Kopfschmerzen, Übelkeit, Flush, Hautreaktionen. *Selten:* Palpitationen, Tachykardien, Tinnitus, Bronchospasmus. *Sehr selten:* Phototoxizität.
Wechselwirkung In Kombination mit Betablockern AV-Block 3. Grades; Verstärkung der Hypotonie mit Antihypertensiva; Verstärkung der Hf-Senkung mit negativ chronotrop wirkenden Medikamenten; Erhöhung der Plasmaspiegel diverser Medikamente (Theophyllin, Erythromycin, Ciclosporin usw.); verminderter Abbau von Alkohol; Wirkungsverstärkung von Muskelrelaxanzien; Erhöhung der Blutungsneigung unter ASS-Therapie.
Wirkeintritt 2–3 Minuten.
Besonderheiten Bei Überdosierungen kann die Wirkung mit Calcium i. v. antagonisiert werden. Auch der Einsatz von β_1-Sympathomimetika kann in einer solchen Situation sinnvoll sein.

INTERESSANT

Die **Kombination von Betablockern und Verapamil** kann bei Patienten mit tachykardem Vorhofflimmern unter intensivmedizinischem Monitoring eine sinnvolle Option zur Frequenzkontrolle darstellen, sofern die Herzpumpfunktion über 40 % liegt. Trotz der warnenden Hinweise vor nicht therapierbaren Bradykardien in den Zulassungen und Leitlinien wird diese Kombination in der Notfallmedizin als möglicherweise effektiv erachtet, da sie synergistisch wirken kann. Vor der Anwendung sollten jedoch die grundlegenden Auslöser der Tachykardie behandelt und die Patienten sorgfältig überwacht werden. Die pauschale Behauptung, dass Verapamil niemals mit Betablockern kombiniert werden darf, ist nicht evidenzbasiert und damit unzutreffend.

2.4 Antidote

In ca. 10 % der Notfälle sind Vergiftungen Ursache des Notrufs oder an der Notfallsituation relevant beteiligt. Die überwiegende Zahl dieser Einsätze entsteht durch Vergiftungen mit **Alkohol.** Auch **Rauchgasintoxikationen** sind häufig vertreten. Vergiftungen mit Einzelsubstanzen kommen gezielt in Rahmen von **Suizid(versuch)en** oder akzidentell bei unsachgemäßem Gebrauch – z. B. durch Kinder – vor. Eine Besonderheit sind Einsätze in chemischen Großanlagen. Diese Notfälle fordern auch das einsatztaktische Geschick des Teams und sind nur in enger Kooperation mit der Feuerwehr erfolgreich zu bewältigen.

Gifte können auf unterschiedlichen Wegen in den Körper gelangen. Die Rauchgasvergiftung stellt ein typisches Beispiel für eine **Giftaufnahme** über die **Lunge** dar. Alkoholvergiftungen geschehen über den **Magen-Darm-Trakt.** Patienten, die unter einer Überdosierung mit Heroin leiden, haben sich dieses in der Regel **i. v. appliziert.** Kokain wird meist über die **Schleimhäute** der Nase aufgenommen.

CAVE

Bei vielen Vergiftungen besteht potenziell die Gefahr für die Einsatzkräfte, sich selbst zu vergiften. Der **Eigenschutz** ist besonders wichtig bei Vergiftungen mit Gasen und bei Kontaktgiften wie E 605.

Überdosierungen im Rahmen einer regulären medikamentösen Therapie sind seltene Notfallsituationen. Veränderungen im Stoffwechsel besonders älterer Patienten können zu einer Kumulierung des Wirkstoffs führen. Erkennen kann das Rettungsdienstpersonal diese Vergiftungen oft an einer übermäßigen Wirkung des verschriebenen Medikaments. So führt eine Überdosierung mit Betablockern in der Regel zu Bradykardie und Hypotonie.

Da die Zahl der möglichen Vergiftungen unbegrenzt ist, wird im Weiteren nur auf die in der Notfallmedizin üblichen Antidote eingegangen. Wertvolle Hilfe bei Vergiftungen geben auch die Giftnotrufzentralen, die 24/7 telefonisch erreichbar sind und prinzipiell bei jedem Einsatz einer Intoxikation konsultiert werden sollten. Eine wichtige Informationsquelle für Aus- und Fortbildung bietet Toxdocs.de.

WICHTIG

Telefonnummern der Giftnotrufzentralen

- Berlin: 030–192 40
- Bonn: 0228–192 40
- Erfurt: 0361–730 730
- Freiburg: 0761–192 40
- Göttingen: 0551–192 40
- Mainz: 06131–192 40
- München: 089–192 40

Internet: www.bvl.bund.de

WICHTIG

Antidote in der Pädiatrie

Von den meisten Antidoten liegen keine ausreichenden Daten über die sichere Anwendung in Schwangerschaft und Stillzeit sowie in der Pädiatrie vor. Im Einzelfall muss immer die Notwendigkeit der Antidottherapie gegenüber einer etwaigen Schädigung des Kindes abgewogen werden!

2.4.1 Acetylcystein

Acetylcystein (➤ Abb. 2.39) wird bei der **Paracetamolvergiftung** in hohen Dosen über mehrere Stunden intravenös

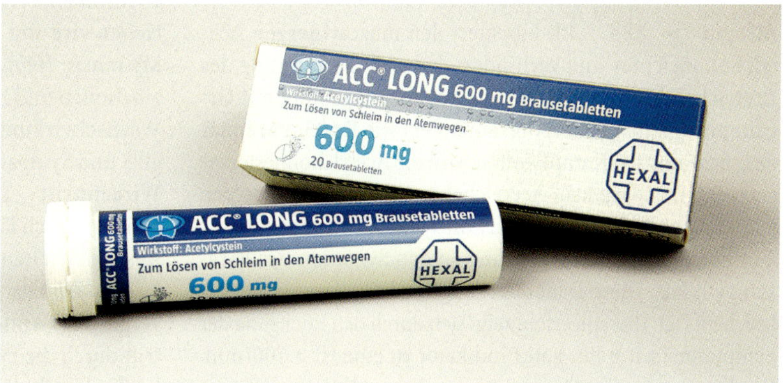

Abb. 2.39 Acetylcystein als Brausetablette zur Schleimlösung [K378]

appliziert. Die Therapie wird erst nach Bestimmung des Paracetamolspiegels im Blut begonnen. Außer bei Vergiftungen wird Acetylcystein bei Atemwegserkrankungen zur besseren Schleimlösung verabreicht (besser bekannt als ACC®).

Die Wirkweise von Acetylcystein ist bei den verschiedenen Vergiftungen unterschiedlich. Bei Paracetamolvergiftungen stellt das Medikament Cystein zur Verfügung, um neues Glutathion zu synthetisieren. Dieses verwendet der Körper zur Entgiftung des Paracetamols. Liegen Vergiftungen mit Nitrilen vor, verhindert der Wirkstoff Acetylcystein die Freisetzung von Cyaniden. Das Gift Methylbromid wird an die Methylgruppe von Acetylcystein gebunden und so entgiftet.

Medikamentenname ACC®, Fluimucil® Antidot 20 %, NAC®.
Indikation Vergiftung mit: Paracetamol, Acrylnitril, Methacrylnitril, Methylbromid; zur Vorbeugung von Schäden an der Niere durch die Injektion von Kontrastmittel.
Kontraindikation Bekannte Unverträglichkeit.
Dosierung Komplexes Schema! Initial 150 mg/kg KG in Glucose 5 % über 15 Minuten.
Nebenwirkung *Gelegentlich:* Hypotonie, Tachykardie. *Selten:* Bronchospasmus, Anaphylaxie.
Wechselwirkung Keine gleichzeitige Gabe von Vitamin K. Dieses sollte einige Stunden nach Ende der Acetylcysteintherapie gegeben werden, um die Gerinnung zu stabilisieren.
Wirkeintritt Sofort; wegen der fortlaufenden Vergiftung muss die Therapie so lange fortgesetzt werden, wie Gifte im Körper sind.
Besonderheiten Der Beginn der Therapie kann bis zu 36 Stunden nach Aufnahme von Paracetamol sinnvoll sein.

KLINIK

Symptome der Paracetamolvergiftung

Übelkeit, Erbrechen, Schwitzen, Somnolenz, Oberbauchschmerzen, Ikterus, Atemluft riecht nach Leber, Hypoglykämie, Herzrhythmusstörungen, beginnende Blutungen.

2.4.2 Atropin Δ

Atropin (➤ Abb. 2.40) blockiert den muscarinergen Acetylcholinrezeptor und verhindert dadurch die Wirkung des Acetylcholins (➤ Kap. 2.18). Durch die Vergiftung mit **Organophosphaten** (Phosphorsäureester) wie **E 605, Paraquat** oder **bestimmten Kampfstoffen** wird die Acetylcholinesterase geblockt. Da somit kein Acetylcholin mehr abgebaut werden kann, reichert es sich vermehrt im synaptischen Spalt an. Es kommt zu einer Dauererregung an den Synapsen des Parasympathikus. Diese Dauererregung wird mit Atropin durchbrochen. Der Therapieerfolg zeigt sich durch den Rückgang der Symptome (s. u.). Ein guter Indikator ist eine Hf > 100/min. Die Dosierung von Atropin muss z. T. in sehr hohen Dosen erfolgen (bis 4.000 mg/d), da Atropin nur sehr langsam die

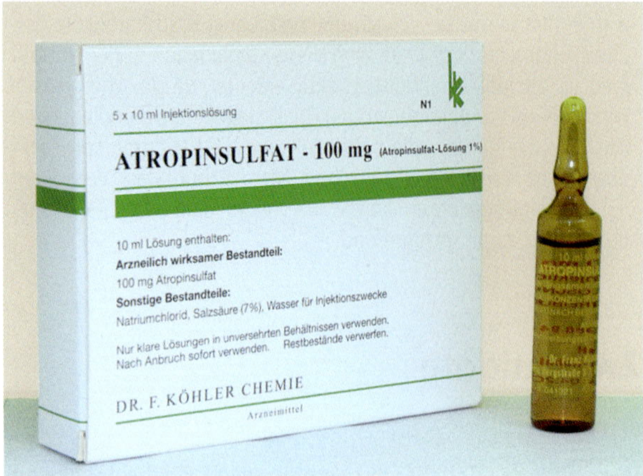

Abb. 2.40 Atropin [M328]

Blut-Hirn-Schranke überwindet. Eine **Blockade der zentralen Acetylcholinrezeptoren** muss aber ebenso stattfinden wie die der peripheren. An die Initialtherapie schließt sich in der Regel eine weitere Applikation mit Perfusor an. Bei der Vergiftung mit Hf-senkenden Medikamenten wie Betablockern oder Calciumantagonisten reicht häufig eine 2- bis 3-malige Injektion niedriger Dosen Atropin aus. Das Medikament wird in Ampullen zu 0,5 mg, 2 mg und 100 mg hergestellt. Es gehört zu den Medikamenten im Pyramidenprozess.

Medikamentenname Atropinsulfat, Atropinium sulfuricum.
Indikation Bradykardie, Vergiftung mit: Alkylphosphaten (E 605, Phosphorsäureester), Carbamate, Tabun, Soman, Sarin, Cyclosarin, VX; Betablockern, Calciumantagonisten.
Kontraindikation **Keine!** Bei Vergiftungen mit Alkylphosphaten (E 605, Phosphorsäureester), Carbamaten und anderen Organophosphaten bzw. Kampfstoffen wie Sarin und VX ist Atropin die **einzige lebensrettende Therapie** in der Akutphase.
Dosierung *Bradykardie:* 0,5–3 mg; *Vergiftung Erwachsener:* initial 1 mg (Testdosis), ggf. 5 mg alle 10 Minuten wiederholen. *Vergiftung Kind:* 0,01 mg/kg KG initial, ggf. 0,1 mg/kg KG alle 10 Minuten; Perfusor (➤ Anhang A2).
Nebenwirkung *Sehr häufig:* trockener Mund, Hf-Anstieg, Mydriasis. *Häufig:* Ruhelosigkeit, warme Haut. *Selten:* Halluzinationen und Delir (Zeichen der Intoxikation mit Atropin).
Wechselwirkung Verstärkt die Wirkung von Anticholinergika und Sympathomimetika.
Wirkeintritt 1–2 Minuten, bis ausreichende Wirkung, dosisabhängig auch länger.
Besonderheiten Die Flüssigkeit der Ampullen ist klar und farblos. Bei fälschlicher Anwendung Symptome der Atropinvergiftung (Antidot: Physostigmin, ➤ Kap. 2.4.15). Atropin tritt durch die Plazentaschranke, es kann daher fetale Bradykardien maskieren. Die Anwendung in der Schwangerschaft ist streng abzuwägen und intensiv zu überwachen.

KLINIK

Symptome eines cholinergen Toxidroms

Verstärkte Speichelbildung, verstärkte Bronchialsekretion, Magen-Darm-Krämpfe, Übelkeit, Erbrechen, Durchfall, Hypotonie, Bradykardie, zerebrale und periphere Krämpfe, Miosis, Atemlähmung, Zyanose. **Cave**: **Eigenschutz!** Hochtoxische Substanzen, die auch über die Haut aufgenommen werden. Bei dem Sarinanschlag auf die U-Bahn der japanischen Hauptstadt Tokio wurden viele Menschen erst im Krankenhaus verletzt, weil die Patienten aus der U-Bahn vor Einlieferung nicht dekontaminiert worden waren. Dadurch gelangte Sarin in die Klimaanlagen der Krankenhäuser und konnte sich verteilen.

2.4.3 Biperiden

Im Gehirn herrscht ein Gleichgewicht zwischen den beiden Neurotransmittern Dopamin und Acetylcholin, das für die Kontrolle der Bewegungen wichtig ist. Gerät dieses Gleichgewicht durch ein relatives Übergewicht von Acetylcholin aus dem Lot, führt dies zu einer Verlangsamung des motorischen Systems (➤ Abb. 2.41) Im Rahmen der Parkinson-Erkrankung zeigt sich dies in der klassischen Trias Rigor, Tremor und Akinese. Durch Blockade der zentralen muscarinergen Acetylcholinrezeptoren mit Biperiden (➤ Abb. 2,42) kann das „cholinerge Übergewicht" im ZNS wieder ausgeglichen werden.

Das Medikament senkt den **Muskeltonus** und beeinflusst so den Rigor und Tremor der Parkinson-Erkrankung günstig. Medikamente, die blockierend auf Dopaminrezeptoren wirken, können u. U. eine Parkinson-ähnliche Symptomatik auslösen. Bei den Patienten zeigen sich sog. **extrapyramidal-motorische Störungen (EPMS).** Sehr häufig beobachtete man dieses Phänomen bei psychiatrischen Patienten, oft auch bei Kindern, die Neuroleptika einnehmen müssen. Weitere notfallmedizinische Indikationen für das Antidot sind Vergiftungen mit Nikotin und organischen Phosphorverbindungen.

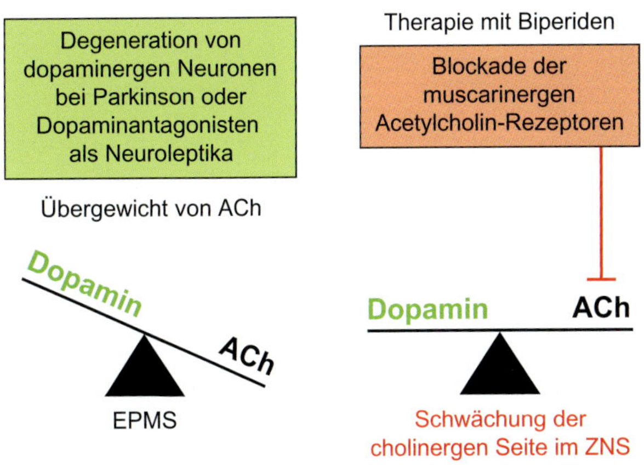

Abb. 2.41 Ein Mangel an Dopamin im Gehirn führt zu einem relativen Überangebot an Acetylcholin (ACh). Biperiden blockiert die muscarinergen Acetylcholinrezeptoren und bringt so das Verhältnis von ACh zu DA wieder ins Gleichgewicht. [P1015, L253]

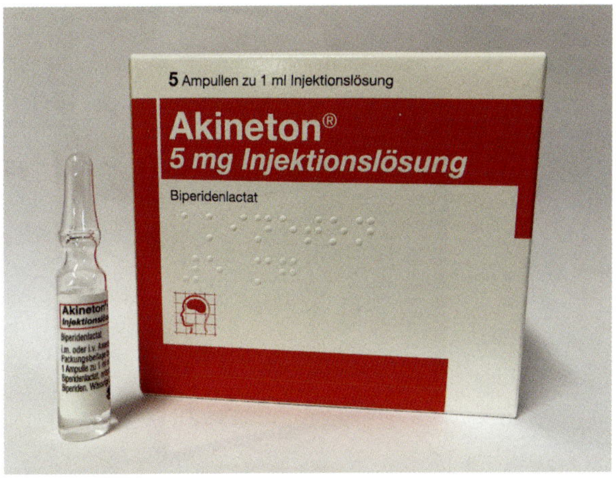

Abb. 2.42 Biperiden [P1015]

Medikamentenname Akineton®.

Indikation Vergiftungen mit: Nikotin, organischen Phosphorverbindungen; bei EPMS nach Gabe von Neuroleptika wie Metoclopramid (MCP), Haloperidol oder Risperidon.

Kontraindikation Bekannte Unverträglichkeit, mechanischer Ileus, toxisches Megakolon, Tachyarrhythmien, Therapie mit MAO-Hemmern.

Dosierung 0,02–0,05 mg/kg KG i. v., Erwachsene: 2,5–5 mg langsam i. v.

Nebenwirkung *Gelegentlich:* RR-Abfall. *Selten:* Mydriasis, Übelkeit, Müdigkeit, Angst, Kopfschmerzen. *Sehr selten:* Bradykardien, Dyskinesien.

Wechselwirkung Verstärkung der Wirkung von Antihistaminika; Verstärkung der Wirkung anderer Anti-Parkinson-Mittel.

Wirkeintritt 2–3 Minuten.

Besonderheiten Die Gabe sollte langsam erfolgen, bis die gewünschte Wirkung eintritt. Das extrapyramidale Syndrom nach der Gabe von Metoclopramid tritt mit einer Häufigkeit von unter 1 : 10.000 auf, vorwiegend bei Kindern.

KLINIK

Symptome von extrapyramidal-motorischen Störungen (EPMS)

Hals-, Nacken- und Schlundverkrampfungen, starrer Blick unmittelbar nach Injektion. Die Patienten versteifen regelrecht und können z. B. auch ihre Zunge nicht mehr bewegen, was zu Schluckbeschwerden führt.

2.4.4 Calcium

Calcium (➤ Abb. 2.43) bildet mit Fluor schwer lösliches Calciumfluorid. Daher wird es als Antidot bei der **Fluorwasserstoffvergiftung** eingesetzt. Ziel der Therapie ist es, den Calciumspiegel im Blut im Normbereich zu halten. Ein zu starker Abfall des Calciums im Blut führt über Reizleitungsstörungen zum Tod (s. u.).

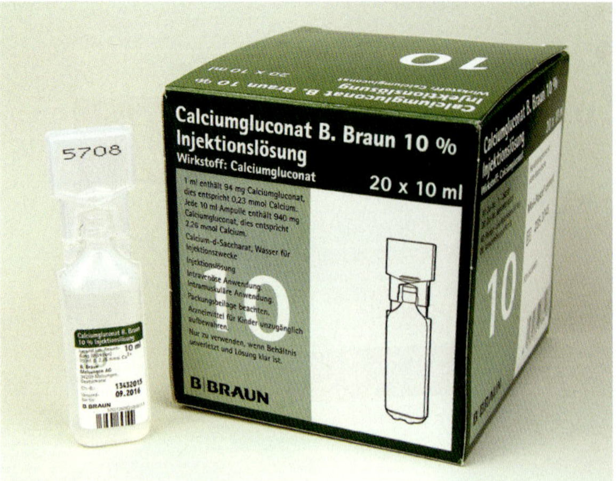

Abb. 2.43 Calciumgluconat [K378]

Medikamentenname Calcium-Sandoz® 10 %, Calciumgluconat 10 %.
Indikation Vergiftung mit Fluorwasserstoff, Fluoriden und Oxalaten.
Kontraindikation Bei lebensbedrohlicher Vergiftung: keine.
Dosierung Lokal großzügig unterspritzen, systemisch: nach Wirkung, ampullenweise langsam i. v.
Nebenwirkung *Sehr häufig:* Rötung und Brennen während der Applikation. *Gelegentlich:* Übelkeit, Erbrechen, Wärmegefühl. *Selten:* RR-Abfall, Bradykardie, Herzrhythmusstörungen.
Wechselwirkung Bei gleichzeitiger Digitalistherapie Auftreten von Symptomen der Digitalisintoxikation.
Wirkeintritt Sofort.
Besonderheiten Die meisten Nebenwirkungen entstehen bei zu schneller Applikation. Calcium kann auch bei Vergiftungen mit Oxalsäure, Blei und Calciumkanalblockern zum Einsatz kommen.

KLINIK

Symptome der Flusssäurevergiftung

Hyperventilation, Tetanien, Parästhesien, lokale Säureverätzungen, Herzrhythmusstörungen, Übelkeit, Erbrechen, Bauchschmerzen. **Cave**: hochtoxische Substanz, die eingeatmet auch nach 24 Stunden noch maligne Herzrhythmusstörungen verursachen kann. **Eigenschutz!**

2.4.5 Carbo medicinalis Δ

Kohle (➤ Abb. 2.44) ist eines der ältesten Antidote. Seine Wirkung beruht auf der extrem großen **Absorptionsfläche** der Kohle. Sie beträgt etwa 1.000–2.000 m² pro Gramm. Es handelt sich also um ein Antidot, das seine Wirkung durch **Bindung der Toxine** entfaltet. Da die Kohle selbst nicht resorbiert wird,

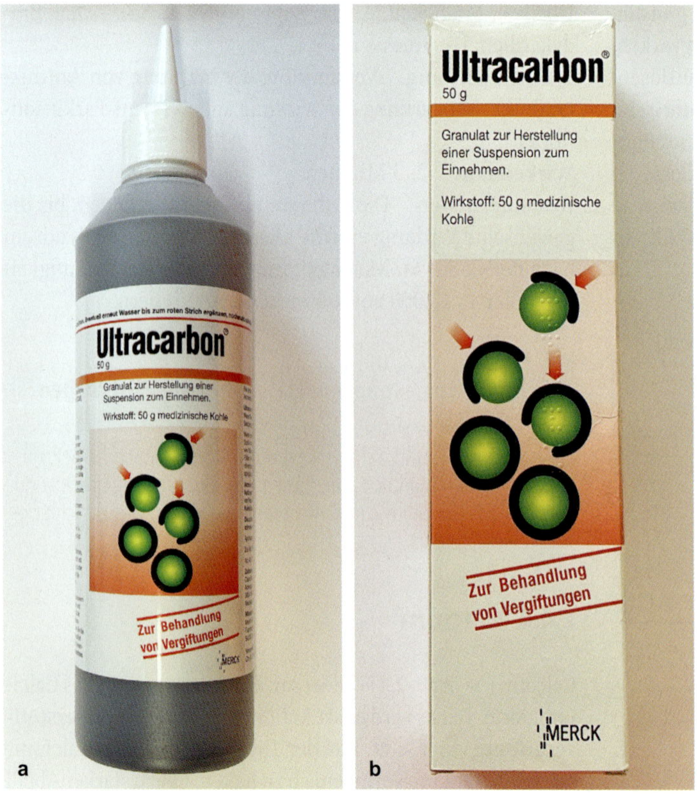

Abb. 2.44 Carbo medicinalis [P1015]

werden die darin gebundenen Gifte mit dem Stuhl ausgeschieden. Die Vorteile der Kohle liegen u. a. in der Verfügbarkeit; sie kann überall sofort eingesetzt werden. Die Applikation erfolgt durch Schlucken oder über eine Magensonde. Unwirksam ist Kohle bei Vergiftungen mit organischen Lösungsmitteln, Alkohol, Säuren und Laugen.

Medikamentenname Kohle-Pulvis®, Ultracarbon®.
Indikation Orale Intoxikationen, Beschleunigung der Elimination von Giften, die über die Galle ausgeschieden werden (enterohepatischer Kreislauf, ➤ Kap. 1.7).
Kontraindikation Vergiftungen mit Säuren, Laugen, organischen Lösungsmitteln, Pflanzenschutzmittel.
Dosierung 1–2 g/kg KG.
Nebenwirkung Bei sehr hohen Dosen kann es zu Verstopfung kommen; ggf. zusammen mit einem Laxans verabreichen (z. B. Natriumsulfat).
Wechselwirkung Viele Medikamente werden durch Kohle absorbiert und können so nicht wirken. So ist z. B. ein kontrazeptiver Schutz durch die Pille nicht mehr gegeben.
Wirkeintritt Bei Kontakt sofort.
Besonderheiten Gegebenenfalls kann die Kohle über die Magensonde abgesaugt und durch neue ersetzt werden. Patienten mit reduziertem Bewusstsein vor Applikation intubieren, um einer Aspiration vorzubeugen!

2.4.6 4-DMAP

4-DMAP (4-**Dim**ethyl**a**mino**p**henol, ➤ Abb. 2.45) wandelt Hämoglobin (Hb) in Methämoglobin (Met-Hb) um. Met-Hb hat eine höhere Affinität zu **Cyaniden** als die Mitochondrien in den Zellen. Das Cyanid löst sich aus den Zellen und bindet an Met-Hb. Dadurch wird die Zellatmung wieder ermöglicht. Die Therapie mit 4-DMAP stellt nur den ersten Schritt dar. Es muss im Anschluss eine Gabe von **Natriumthiosulfat** erfolgen (s. u.). Um Met-Hb wieder in Hämoglobin umzuwandeln, kann ggf. eine Gabe von Toluidinblau erwogen werden (s. u.). Die Gabe von 4-DMAP in therapeutischer Dosis verwandelt ca. 30 % des Hämoglobins in Met-Hb.

Da die entsprechenden Toxine, bei denen 4-DMAP zur Anwendung kommt, bei der Entwicklung von Rauchgasen im Rahmen der Verbrennung von Kunststoffen oder bei Schwelbränden entstehen, kann die Gabe in diesen Situationen erwogen werden.

CAVE
Bei Patienten mit einer **Anämie** (z. B. aufgrund von Blutverlust) wird ein wesentlich höherer Anteil des Hämoglobins in Met-Hb umgewandelt.

Medikamentenname 4-DMAP.
Indikation Vergiftung mit Cyaniden (z. B. Blausäure, HCN), Nitrilen.

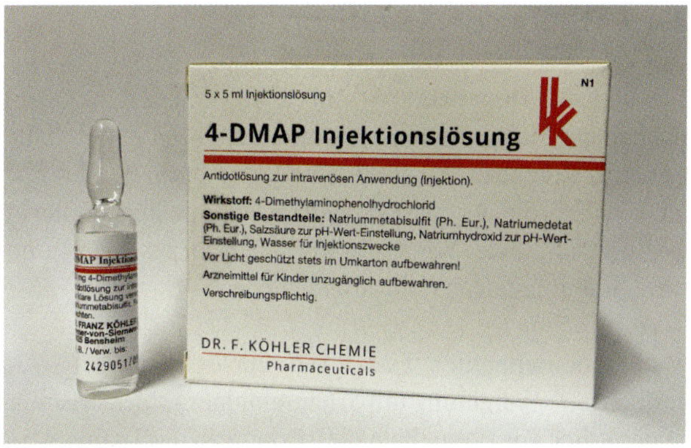

Abb. 2.45 4-DMAP [P1015]

Kontraindikation Bekannte Unverträglichkeit; über den Einsatz in der Schwangerschaft und in der Stillzeit liegen keine Daten vor.
Dosierung 3–4 mg/kg KG.
Nebenwirkung *Sehr häufig:* Zyanose. *Gelegentlich:* Hypotonie. *Sehr selten:* Überempfindlichkeitsreaktionen mit Übelkeit, Erbrechen und Schock.

CAVE
Bei **Säuglingen** liegt grundsätzlich ein höherer Met-Hb-Wert vor, da das Enzym Met-Hb-Reduktase noch nicht aktiv ist.

Wechselwirkung Wirkungsabschwächung durch Toluidinblau.
Wirkeintritt Bis 10 Minuten.
Besonderheiten Besondere Vorsicht bei Asthmapatienten, die eine Sulfitüberempfindlichkeit haben. Bei ihnen sind lebensbedrohliche Asthmaanfälle und Überempfindlichkeitsreaktionen möglich.

CAVE
Liegt eine **Rauchgasintoxikation** vor, muss die Gabe von 4-DMAP genauestens abgewogen werden. Bei Patienten mit Rauchgasintoxikation besteht häufig neben der Vergiftung mit Cyaniden auch eine Vergiftung mit Nitraten und Kohlenmonoxid. Beide Vergiftungen führen zu einer Verminderung der O_2-Transportkapazität des Blutes. Wird in dieser Situation 4-DMAP verabreicht, kann es zu einer lebensbedrohlichen Verminderung dieser Kapazität mit entsprechender Gewebehypoxie kommen. In einigen Fällen wurden Todesfälle beim Einsatz von 4-DMAP im Rahmen von Rauchgasintoxikationen beschrieben. Besser ist die Gabe von Hydroxocobalamin (Cyanokit®, ➤ Kap. 2.4.10).

KLINIK
Symptome einer Cyanidvergiftung
Verstärkte Atmung bei fehlender Zyanose, Übelkeit, Erbrechen, Kopfschmerzen; Atemluft kann nach Bittermandel riechen.

2

2.4.7 Dimeticon/Simeticon

Der Wirkstoff **Dimeticon** (➤ Abb. 2.46) verändert die **Oberflächenspannung** von **Gasschäumen** und setzt dadurch die Gase frei; so können sie besser vom Magen-Darm-Trakt resorbiert werden. Simeticon ist Dimeticon, das mit Siliciumdioxid aktiviert ist. Beide Wirkstoffe werden nicht resorbiert und unverändert mit dem Stuhl ausgeschieden.

Medikamentenname Lefax®, Sab simplex®.
Indikation Vergiftung mit Schaumbildnern, Meteorismus; in der Klinik vor Ultraschalluntersuchungen des Darms.
Kontraindikation Bekannte Unverträglichkeit.
Dosierung Mindestdosis 1 Teelöffel, Dosis bei Ingestion von größeren Mengen Schaumbildner ggf. erhöhen.
Nebenwirkung Keine bekannt.
Wechselwirkung Keine bekannt.
Wirkeintritt Sofort, bis zur kompletten Wirkung können aber einige Stunden vergehen.
Besonderheiten Bei Vergiftungen mit Schaumbildnern immer an die erhöhte Aspirationsgefahr denken, niemals Erbrechen provozieren! Dimeticon wird auch als Medikament gegen Kopfläuse äußerlich angewendet (Nyda®).

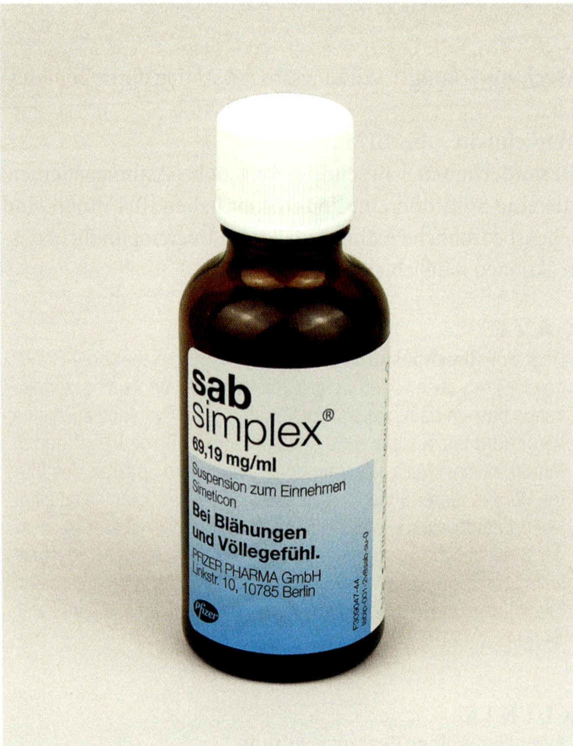

Abb. 2.46 Simeticon [K378]

KLINIK

Symptome der Vergiftung mit Schaumbildnern

Häufig geringe bis keine Symptome. Nur die Anamnese bringt Aufschluss über die Vergiftung. Gegebenenfalls riecht die Atemluft nach dem geschluckten Toxin. Übelkeit, Erbrechen, Bauchschmerzen können vorliegen. Schaum aus dem Mund-Rachen-Raum ist ein Alarmsignal. **Cave**: Niemals zum Verdünnen Wasser trinken lassen.

2.4.8 Ethanol

Ethanol wird durch die **Alkoholdehydrogenase** abgebaut. Im Rahmen des Stoffwechsels entsteht Essigsäure, die vom Körper ausgeschieden wird. Bei **Vergiftungen mit Methanol** oder Ethylenglykol entstehen erheblich toxischere Abbauprodukte (Methanolvergiftung, ➤ Kap. 1.7.3). Durch die Gabe von Ethanol wird die Alkoholdehydrogenase aber so beschäftigt, dass sie weder Methanol noch Ethylenglykol abbauen kann. Beide Toxine werden daher unverstoffwechselt über die Niere ausgeschieden.

Medikamentenname Alkohol-Konzentrat 95 % Braun®.
Indikation Vergiftungen mit Methanol, Ethylenglykol.
Kontraindikation Keine.
Dosierung 0,6 g/kg KG, Erhaltungsdosis Steuerung nach Blutwert. Zielalkoholspiegel zwischen 1 ‰ und 1,5 ‰.
Nebenwirkung *Sehr häufig:* neurologische Auffälligkeit durch den Alkoholspiegel.
Wechselwirkung Verstärkung von sedierenden Substanzen.
Wirkeintritt Sofort.
Besonderheiten Eine wesentlich wirkungsvollere Therapie ist der Einsatz von Fomepizol, das jedoch derzeit im Rettungsdienst nicht eingesetzt wird. Alternativ kann der Patient auch aufgefordert werden, Alkohol zu trinken. Um den therapeutischen Spiegel zu erreichen, genügen in der Regel 40–60 ml eines alkoholischen Getränks mit mindestens 40 % Alkoholgehalt.

KLINIK

Symptome der Vergiftung mit Methanol/Ethylenglykol

Sehstörungen, Hyperventilation, Kopfschmerzen, Übelkeit, Erbrechen, Nierenversagen (➤ Kap. 1.7.3).

2.4.9 Flumazenil

Flumazenil (➤ Abb. 2.47) ist ein direkter **Antagonist am $GABA_A$-Rezeptor,** an dem Benzodiazepine als Agonist wirken. Mithilfe von Flumazenil kann also die **Wirkung von Benzodiazepinen** vollständig **aufgehoben** werden.

Medikamentenname Anexakte®, Flumazenil Hikma®.
Indikation Benzodiazepinvergiftung, Aufhebung paradoxer Benzodiazepinwirkung, Beenden von Sedierungen mit Benzodiazepinen.

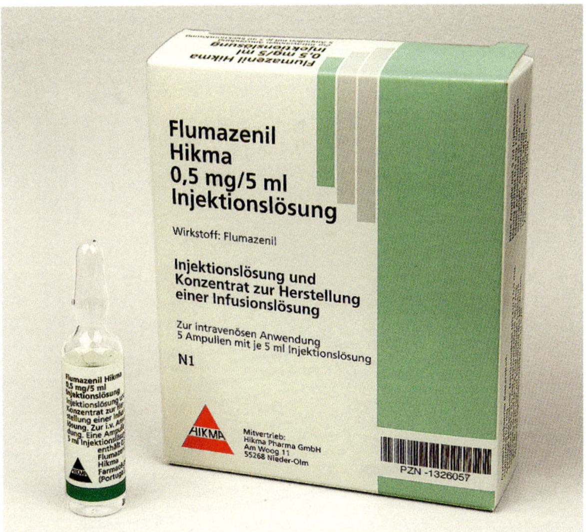

Abb. 2.47 Flumazenil [K378]

Kontraindikation Bekannte Unverträglichkeit, V. a. Benzodiazepinabhängigkeit, gleichzeitige Vergiftung mit Antidepressiva.
Dosierung 0,01 mg/kg KG i. v.; intranasal: 0,2 mg, Wiederholung bei Bedarf.
Nebenwirkung *Sehr häufig:* Übelkeit. *Häufig:* allergische Reaktionen, Angstzustände, Sehstörungen, RR-Abfall, Herzklopfen, Erbrechen, Schluckauf, Schwitzen. *Gelegentlich:* Krampfanfälle, Zittern, Herzrhythmusstörungen.
Wechselwirkung Andere Wirkstoffe, die ihre Wirkung über den $GABA_A$-Rezeptor entfalten, werden in ihrer Wirkung abgeschwächt (z. B. Zopiclon, ein Schlafmittel mit Benzodiazepin-artiger Wirkung).
Wirkeintritt 2–3 Minuten.
Besonderheiten Die Halbwertszeit von Flumazenil beträgt nur 2 Stunden und ist damit deutlich kürzer als die der meisten Benzodiazepine. Gegebenenfalls muss das Medikament erneut appliziert werden. Viele Nebenwirkungen ergeben sich aus der Antagonisierung von Benzodiazepinen bei Patienten, die von dieser Substanzgruppe abhängig sind. Es entsteht ein akuter Benzodiazepinentzug. Dieser Entzug birgt für den Patienten erhebliche Risiken. Im Rettungsdienst empfiehlt es sich, bei Auftreten von Entzugserscheinungen ein Benzodiazepin in niedriger Dosis zu applizieren, bis die Symptome verschwinden (z. B. Diazepam 5 mg bei Erwachsenen). Bei Mischintoxikationen sollte von der Anwendung von Flumazenil abgesehen werden, da man damit den „Krampfschutz" beim Patienten aufheben würde.

KLINIK

Symptome der Benzodiazepinvergiftung

Somnolenz, verlangsamte motorische Reaktion. Bei hohen Dosen Koma und Atemdepression. Besonders bei Vergiftungen mit Benzodiazepinen und Alkohol steht die Atemdepression im Vordergrund.

2.4.10 Hydroxocobalamin

Hydroxocobalamin ist eine Vorstufe des Vitamin B_{12} (Vitamin B_{12A}, ➤ Abb. 2.48) und bindet sehr gut **Cyanide.** Es gelangt leicht in die Zellen und kann das Cyanid von der Cytochromoxidase der Mitochondrien gut lösen. Damit wird die O_2-abhängige Energiegewinnung wieder ermöglicht. Bei dieser Reaktion wird Vitamin B_{12} gebildet. Nach einer Therapie mit Hydroxocobalamin kommt es zu einer rötlichen Verfärbung von Haut und Urin, die einige Tage anhalten kann, jedoch unbedenklich ist.

WICHTIG

Die Gabe von Hydroxocobalamin **ersetzt nicht die weitere Therapie** der Vergiftung. Weitere Maßnahmen wie die Gabe von Sauerstoff und die Dekontamination dürfen nicht verzögert werden. Es ist immer an *Mischintoxikationen* zu denken!

Medikamentenname Cyanokit®.
Indikation Vergiftungen mit Cyaniden.
Kontraindikation Bekannte Unverträglichkeit gegen Vitamin B_{12} (selten).
Dosierung 70 mg/kg KG, ggf. wiederholen, bei Erwachsenen beträgt die Dosis 5 g pro Gabe; Maximaldosis 70 mg/kg KG, jedoch nicht mehr als 10 g.
Nebenwirkung *Häufig:* Dunkelrotfärbung des Urins, Rosafärbung der Haut (beides reversibel).
Wechselwirkung Keine relevanten.
Wirkeintritt Sofort.
Besonderheiten Besonders bei Vorliegen einer Cyanidvergiftung im Rahmen einer Rauchgasintoxikation ist die Therapie mit Hydroxocobalamin derjenigen mit 4-DMAP vorzuziehen, da die O_2-Transportkapazität des Blutes nicht beeinflusst wird (4-DMAP, ➤ Kap. 2.4.6). Symptome der Cyanidvergiftung siehe 4-DMAP (➤ Kap. 2.4.6).

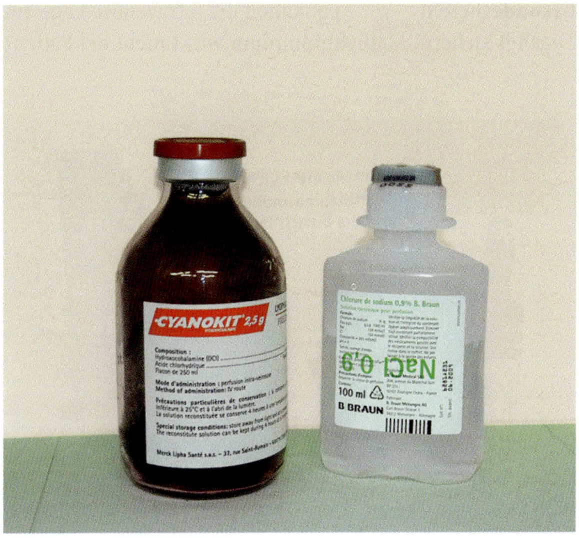

Abb. 2.48 Hydroxocobalamin [K378]

KLINIK

Cyanidvergiftung

Die meisten Cyanidvergiftungen entstehen im Rahmen von Rauchgasvergiftungen. Symptome sind Übelkeit, Erbrechen, Kopfschmerzen, Schwindel, Bewusstseinseintrübung. Die Atmung ist zunächst gesteigert. Im Verlauf kommt es zu Bradypnoe und Apnoe. Es können Brustenge und andere Symptome wie bei einem Herzinfarkt auftreten. Desorientiertheit, Krampfanfälle und Koma sind weitere neurologische Begleiterscheinungen der Vergiftung. Alle Symptome beruhen auf einem Zusammenbruch der Energiegewinnung durch Sauerstoffmangel in den Zellen.
Es ist unbedingt auf **Eigenschutz** zu achten (toxische Atmosphäre!).

2.4.11 Methylthioninium

Methylthioninium (➤ Abb. 2.49) wandelt **Methämoglobin** wieder in **Hämoglobin** um. Es kann im Rahmen einer **Cyanidintoxikation** appliziert werden, wenn der Verdacht besteht, dass die Sauerstoffbindungskapazität des Blutes durch die Gabe von 4-DMAP zu stark vermindert ist. Auch bei Überdosierungen mit Nitraten oder Metoclopramid kommt es zum Einsatz.

Medikamentenname Methylenblau® und Proveblue®. Der Wirkstoffname Toloniumchlorid und der Handelsname Toluidinblau® sind veraltet und werden in der aktuellen medizinischen Literatur nicht mehr verwendet.
Indikation Vergiftung mit Met-Hb-Bildnern, oxidierenden organischen Lösungsmitteln.
Kontraindikation Bekannte Unverträglichkeit, Schwangerschaft, Stillzeit.
Dosierung 2–4 mg/kg KG.
Nebenwirkung *Sehr häufig:* Verstärkung der Zyanose, Blaufärbung von Urin und Haut. *Gelegentlich:* Erbrechen.
Wechselwirkung Abschwächung der Wirkung von 4-DMAP.
Wirkeintritt Sofort.
Besonderheiten Vor Applikation die intravenöse Lage des Zugangs sichern. Methylthioninium wirkt nicht bei Patienten mit Glucose-6-Phosphat-Dehydrogenase-Mangel oder NADPH-Methämoglobin-Reduktase-Mangel.

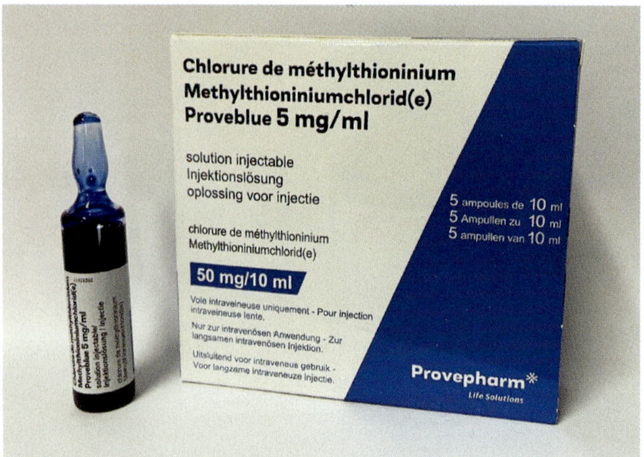

Abb. 2.49 Methylthioninium [P1015]

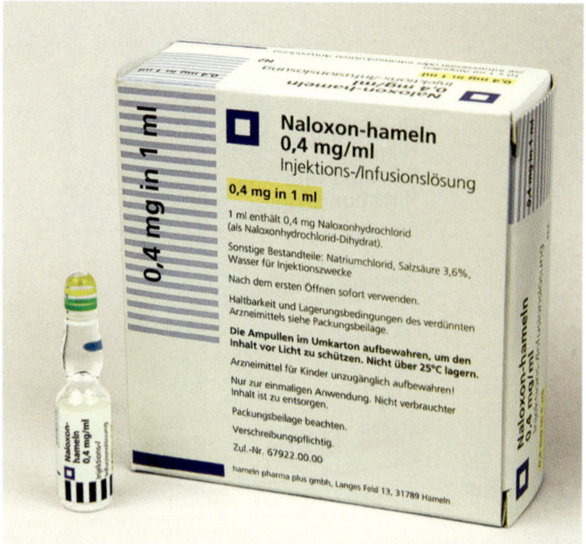

Abb. 2.50 Naloxon [K378]

KLINIK

Symptome der Vergiftung mit Met-Hb-Bildnern

Zyanose (bereits ab 5 % Met-Hb), Kopfschmerzen, Übelkeit, Tachykardien, Atemnot, hämolytische Anämie bei hohem Met-Hb-Anteil, ab 60–70 % Met-Hb Kollaps, Bewusstlosigkeit, Tod.

2.4.12 Naloxon Δ

Naloxon (➤ Abb. 2.50) ist ein **kompetitiver Antagonist an den Opioidrezeptoren** (➤ Abb. 2.53). Er verdrängt nahezu alle Opioide aus der Bindung (unzureichende Wirkung bei Buprenorphin). Therapieziel ist die **Wiederherstellung einer suffizienten Atmung.** Deshalb wird das Medikament immer mit NaCl 0,9 % verdünnt aufgezogen und dann titriert gegeben. Hier gibt es zwei Möglichkeiten der Verdünnung:

- 0,4 mg auf 4 ml (dann entspricht 1 ml = 0,1 mg) oder
- 0,4 mg auf 10 ml (dann entspricht 1 ml = 0,04 mg).

Naloxon kann intravenös, intramuskulär und intranasal verabreicht werden (➤ Abb. 2.51). Seit 2018 ist in Deutschland **Nyxoid®** als Naloxon-Nasenspray ab 14 Jahren zugelassen (➤ Abb. 2.52). Ein Sprühstoß enthält 1,8 mg Naloxon. Untersuchungen zeigen allerdings, dass der Wirkstoff bei der nasalen Gabe viel langsamer im Blut ankommt als bei der intravenösen Gabe. Zur Verbesserung der Wirkkinetik sollte pro Nasenloch ein Sprühstoß appliziert werden, sodass eine Gesamtdosis von 3,6 mg erreicht wird. Vorteil des Nasensprays ist, dass es auch von Laien angewendet werden kann und eine deutlich längere Wirkdauer im Vergleich zu anderen Applikationsformen aufweist. Die Notwendigkeit wiederholter Naloxon-Dosen ist von Menge, Art und Verabreichungsweg des Opioids abhängig.

Medikamentenname Narcanti®, Nyxoid®.

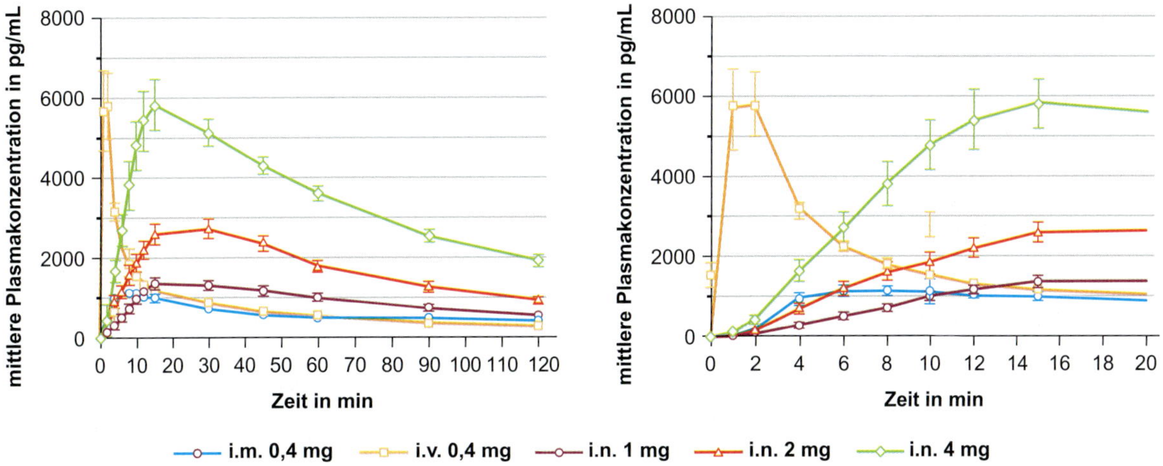

Abb. 2.51 Wirkkinetik verschiedener Applikationsformen von Naloxon [H209-003, L253]

Indikation Vergiftungen mit Opioiden, Drogenintoxikationen (z. B. Heroin), zur Differenzialdiagnose bei Mischintoxikationen, Überdosierung von Opioiden im Rahmen einer Schmerztherapie.

Kontraindikation Bekannte Unverträglichkeit.

Dosierung 1–3 µg/kg KG i. v., Erwachsene in der Regel 0,1–0,2 mg, ggf. wiederholen, bis zur ausreichenden Wirkung titrieren; 3,6 mg intranasal als Nyxoid®.

Nebenwirkung *Häufig:* Entzugssymptomatik, RR- und Hf-Anstieg, bei Opioidüberdosierung: Schmerzen.

Wechselwirkung Keine bekannt.

Wirkeintritt 1–2 Minuten.

Besonderheiten Eine Ampulle enthält 0,4 mg einer klaren und farblosen Flüssigkeit. Die Therapie eines drogenabhängigen Patienten mit einer Heroinintoxikation ist eine große Herausforderung. Zwar ist die Therapie mit Naloxon einer Intubation überlegen (erheblich geringere Nebenwirkungsrate), jedoch geraten Abhängige im Rahmen der Therapie immer wieder in Entzugssituationen. Häufig kommt es auch zu aggressivem Verhalten gegenüber dem Rettungsdienstpersonal, denn schließlich wurde gerade ein teurer Drogenrausch durchbrochen. Hilfe vom medizinischen Personal ist in der Regel nicht gewollt, und am Einsatzort besteht für die Einsatzkräfte Verletzungsgefahr. Hinzu kommt bei dieser Patientenklientel ein hohes Übertragungsrisiko von Infektionserkrankungen wie Hepatitis und HIV.

CAVE

Auf **Eigenschutz** ist besonders zu achten, und ggf. muss die Polizei zum Einsatzort hinzugezogen werden!

KLINIK

Symptome der Opioidvergiftung

➤ Kap. 2.2.1

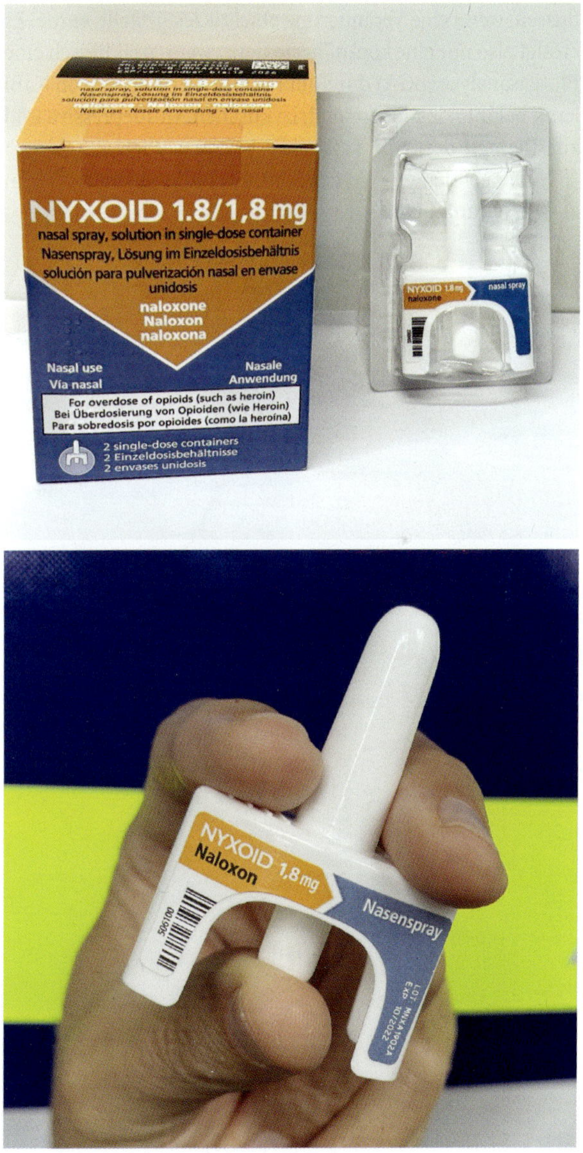

Abb. 2.52 Nyxoid®-Spray [O759, P1015]

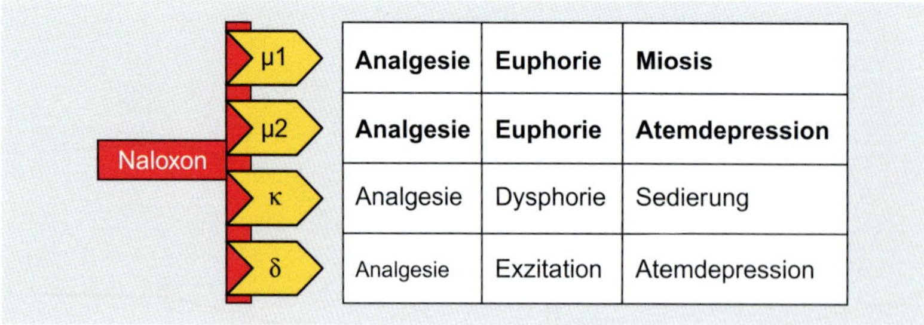

Abb. 2.53 Wirkprofil von Naloxon: Blockade aller Opioidrezeptoren durch kompetitiven Antagonismus von Naloxon [P1015, L143]

2.4.13 Natriumhydrogencarbonat

Natriumhydrogencarbonat (➤ Abb. 2.54), auch **NaBi** oder **Natriumbicarbonat** genannt, hat in der Notfallmedizin stark an Bedeutung verloren. Es dient zur Pufferung bei Verschiebungen des pH-Werts in den sauren Bereich ab einem Wert von ≤ 7,2). Grundsätzlich gilt: Ein Stoffwechselsystem wie den **Säure-Basen-Haushalt** sollte man nur dann beeinflussen, wenn eine Veränderung objektiv festgestellt wurde. Es erfolgt also nur eine kontrollierte Gabe, wenn präklinisch eine Blutgasanalyse (BGA) durchführbar ist. Der Einsatz von NaBi kann bei Intoxikationen mit trizyklischen Antidepressiva und zur Therapie der Hyperkaliämie erwogen werden.

NaBi hebt den pH-Wert durch Umwandlung von H^+-Ionen zu Wasser und CO_2:

$$H^+ + HCO_3^- \text{ reagiert zu } H_2O + CO_2$$

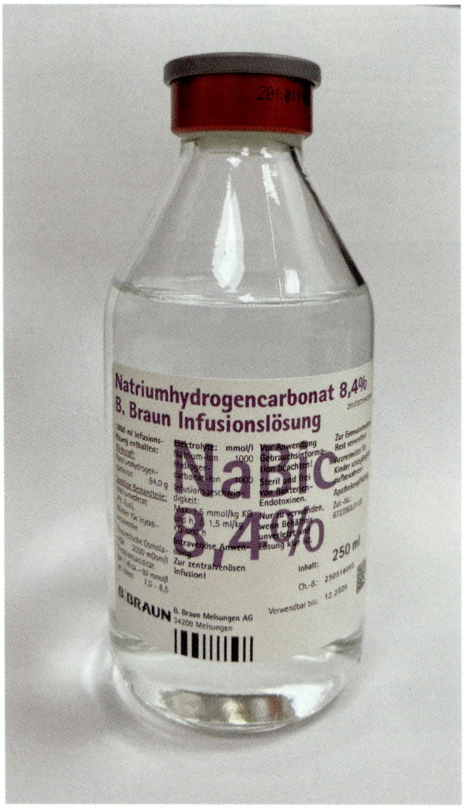

Abb. 2.54 Natriumhydrogencarbonat [P1015]

Wird dieser Reaktion über die Atmung CO_2 entzogen, kann Säure (H^+) neutralisiert werden. Eine effektive Pufferung ist also nur bei adäquater Ventilation möglich.

Eine weitere Indikation ist die Vergiftung mit trizyklischen Antidepressiva. Die Therapie zielt auf auftretende Herzrhythmusstörungen ab. Eine Anhebung des Blut-pH-Werts reduziert den Anteil des freien Antidepressivums und vermindert so die Auswirkung der Vergiftung. Da der Blut-pH-Wert zwischen 7,45 und 7,55 gehalten werden soll, ist die Therapie aus den o. g. Gründen schwierig.

Im Krankenhaus kann durch die Gabe von NaBi der Urin alkalisiert werden. Bei Vergiftungen mit schwachen organischen Säuren wie z. B. ASS oder Barbituraten führt dies zu einer Verbesserung der Ausscheidung. Auch schlecht lösliche Medikamente wie Sulfonamide oder Methotrexat werden durch Alkalisierung des Harns besser ausgeschieden.

Eine Hyperkaliämie kann ebenfalls eine Indikation für den Einsatz von NaBi darstellen. Hierbei wird der Austausch von K^+ und H^+ an der Zellmembran genutzt. Ist die extrazelluläre Konzentration von Kalium erhöht, wird dieses in die Zelle aufgenommen und H^+ abgegeben. Entzieht man diesem System das extrazelluläre H^+ durch Pufferung mit NaBi, können die H^+-Ionen leichter nach extrazellulär verschoben und so mehr Kalium in die Zelle aufgenommen werden. Auch diese Therapie sollte streng genommen nur bei bekannten Kaliumwerten durchgeführt werden.

Medikamentenname Natriumhydrogencarbonat 4,2 %, Natriumhydrogencarbonat 8,4 %.
Indikation Metabolische Azidose, Vergiftungen mit trizyklischen Antidepressiva, Hyperkaliämie.
Kontraindikation Bekannte Unverträglichkeit, Hypokaliämie.
Dosierung 1–2 ml/kg KG.
Nebenwirkung Wesentliche Nebenwirkungen treten erst bei einer Überdosierung auf. Es kommt zu Rhythmusstörungen durch eine Hypokalzämie. Bei versehentlicher paravenöser Applikation können Nekrosen auftreten.
Wechselwirkung Inaktiviert Katecholamine bei gleichzeitiger Gabe über denselben Zugang.
Wirkeintritt Sofort.
Besonderheiten Natriumhydrogencarbonat sollte sehr zurückhaltend eingesetzt werden.

2.4.14 Natriumthiosulfat

Natriumthiosulfat unterstützt bei einer Cyanidvergiftung die körpereigene Rhodanase dabei, Cyanid in das weniger giftige Rhodanid umzuwandeln. Das Rhodanid kann anschließend vom Körper über die Niere ausgeschieden werden. Weitere Einsatzmöglichkeiten bestehen bei Halogenen und einigen Kampfstoffen.

Medikamentenname Natriumthiosulfat 10 %, Natriumthiosulfat 25 %.
Indikation Vergiftungen mit: Cyaniden, Halogenen (Chlor, Jod, Brom), Stickstoffoxiden, Nitroverbindungen, aromatischen Aminen (z. B. Anilin), Kampfstoffen wie S-Lost, N-Lost, Überdosierungen mit Alkylanzien (einige Zytostatika).
Kontraindikation Bekannte Unverträglichkeit, Asthmatiker mit bekannter Sulfitüberempfindlichkeit.
Dosierung 50–500 mg/kg KG.
Nebenwirkung *Sehr selten:* Überempfindlichkeitsreaktion.
Wechselwirkung Keine wesentlichen bekannt.
Wirkeintritt Sofort.
Besonderheiten Besondere Vorsicht bei Asthmapatienten, die eine Sulfitüberempfindlichkeit haben. Dort lebensbedrohliche Asthmaanfälle und Überempfindlichkeitsreaktionen möglich. Symptome der Cyanidvergiftung siehe unter 4-DMAP (➤ Kap. 2.4.6).

2.4.15 Physostigmin

Physostigmin (➤ Abb. 2.55) **hemmt die Acetylcholinesterase.** Diese Hemmung führt zu einem verminderten Abbau des Acetylcholins im synaptischen Spalt, wodurch das Acetylcholin länger wirken kann.

Medikamentenname Anticholium®.
Indikation Vergiftungen mit Atropin, Scopolamin, atropinhaltigen Pflanzen und Pilzen (z. B. Tollkirsche, Panther- und Fliegenpilz), Psychopharmaka (Phenothiazine, Antidepressiva) und Amphetaminen.

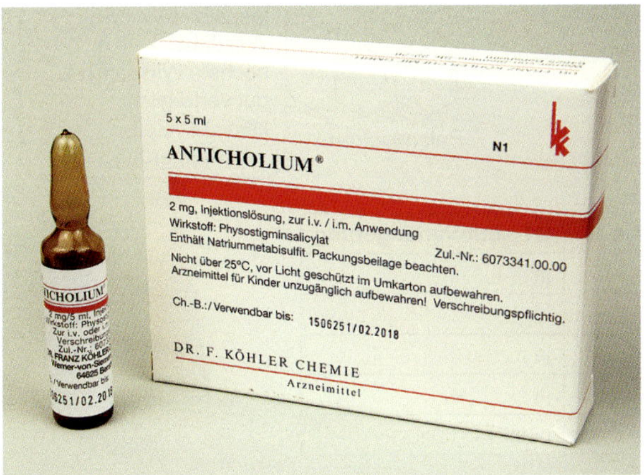

Abb. 2.55 Physostigmin [K378]

Kontraindikation Bekannte Unverträglichkeit, Asthma bronchiale, Schädel-Hirn-Trauma, Stenosen oder Koliken im Darm, Gallensystem oder Harntrakt.
Dosierung 0,03–0,04 mg/kg KG, ggf. wiederholen.
Nebenwirkung *Sehr häufig:* Speichelfluss. *Häufig:* Bradykardie. *Gelegentlich:* Brechreiz, Durchfall, Asthmaanfall. *Selten:* Schock.
Wechselwirkung Verstärkung anderer Cholinesterasehemmer; Verstärkung der Hf-Senkung bei gleichzeitiger Gabe von Betablockern.
Wirkeintritt 2–3 Minuten.
Besonderheiten Besondere Vorsicht bei Asthmapatienten, die eine Sulfitüberempfindlichkeit haben. Dort lebensbedrohliche Asthmaanfälle und Überempfindlichkeitsreaktionen möglich.

KLINIK

Symptome einer Atropinvergiftung

Mydriasis, trockene Schleimhäute, Tachykardie, erhöhter RR, Halluzinationen, erhöhte Temperatur.

2.5 Antiemetika Δ

Übelkeit und **Erbrechen** sind im Rettungsdienst weitverbreitete Symptome. Dabei reicht die Ursache von Übelkeit bedingt durch den Transport (Kinetosen) über Allgemeinsymptome beim Herzinfarkt bis hin zu Intoxikationen oder Nebenwirkungen von Medikamenten, die vom Rettungsdienst verabreicht werden. Nicht immer gelingt es, den Patienten von diesen Symptomen zu befreien. Der Versuch sollte jedoch in den meisten Fällen unternommen werden, da diese beiden Symptome erheblich zum Unwohlsein des Patienten beitragen. Sie verursachen Stress und führen über diesen Mechanismus zur Freisetzung von Katecholaminen, die besonders im Rahmen von kardialen Erkrankungen für den Patienten schädlich sind.

Bisweilen kann es aber auch geboten sein, gegen diese Symptome gerade nichts zu unternehmen. Hier sind Intoxikationen mit Tabletten zu nennen. Die Zeiten, in denen der Rettungsdienst Medikamente appliziert, um den Patienten zum Erbrechen zu bringen (Ipecac-Sirup und Apomorphin) oder Magenspülungen vor Ort durchgeführt hat, sind längst vorbei. Beide Techniken gehören im Wesentlichen der Vergangenheit an, da die Nebenwirkungen schwerer sein können als der Therapienutzen. Aus diesem Grund sollten die Symptome Übelkeit und Erbrechen bei einem Patienten mit Tablettenintoxikation nicht bekämpft werden, wenn dieser über gute Schutzreflexe verfügt. In jedem Fall sollte das **Erbrochene asserviert** werden.
Übelkeit und Erbrechen entstehen im **Brechzentrum (Area postrema)** in der Medulla oblongata des Hirnstamms. Hier befindet sich eine Vielzahl an Rezeptoren, etwa dopaminerge

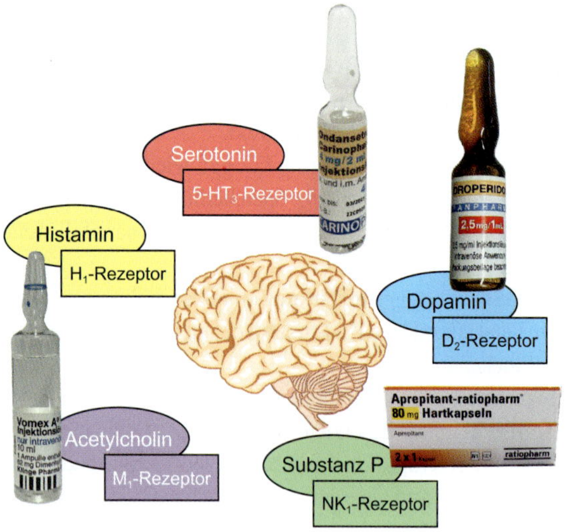

Abb. 2.56 Überblick über Transmittersysteme der Area postrema und deren Behandlung durch Antiemetika [O762, O760, P1015, L253]

(D_2), cholinerge (M), serotonerge (5-HT_3), histaminerge (H_1) und Neurokinin-1(NK1)-Rezeptoren. Daraus ergeben sich pharmakologisch verschiedene therapeutische Möglichkeiten (➤ Abb. 2.56).

Am häufigsten finden heutzutage Vertreter aus der **Familie der Setrone** präklinisch Anwendung (➤ Abb. 2.57). Meist werden **Ondansetron und Granisetron** verwendet, die sich letztlich nur in ihrer Wirkkinetik unterscheiden. **Dolasetron** wurde 2011 wegen eines zu hohen Arrhythmierisikos vom Markt genommen. **Palonosetron** ist das potenteste und mit einer Wirkdauer von über 40 Stunden auch das langwirksamste Präparat unter den Setronen. Der entscheidende Vorteil zu den Vertretern der 1. Generation ist, dass es keine QT-Zeit-Verlängerung hervorruft. Aufgrund des sehr hohen Preises wird es weder in der Klinik noch im Rettungsdienst vorgehalten.

INTERESSANT

Die potenteste Gruppe der Antiemetika sind Neurokinin-1-Rezeptor-Antagonisten, die das Andocken von Substanz P am Rezeptor verhindern. Ein Präparat, das im klinischen Alltag zur Prophylaxe von Übelkeit und Erbrechen in der postoperativen Phase (PONV) genutzt wird, ist Aprepitant. Diese Präparate können nicht i. v. verabreicht werden und stehen somit für die Notfallsituation nicht zur Verfügung. Dies rechtfertigt den Einsatz sekundärer Alternativpräparate

WICHTIG

Antiemetika in der Schwangerschaft

Metoclopramid, Ondansetron und Dimenhydrinat sind geeignete Medikamente, die bei schwangeren Frauen i. v. verabreicht werden dürfen. Metoclopramid hat sich in der Behandlung von Übelkeit und Erbrechen in der Schwangerschaft bewährt, sollte aber auf maximal 5 Tage begrenzt werden. Ondansetron gilt als potentes Antiemetikum und ist ebenfalls sicher in der Anwendung. Auch Dimenhydrinat kann eine Option darstellen, sollte aber in den letzten Wochen der Schwangerschaft gemieden werden. Allerdings

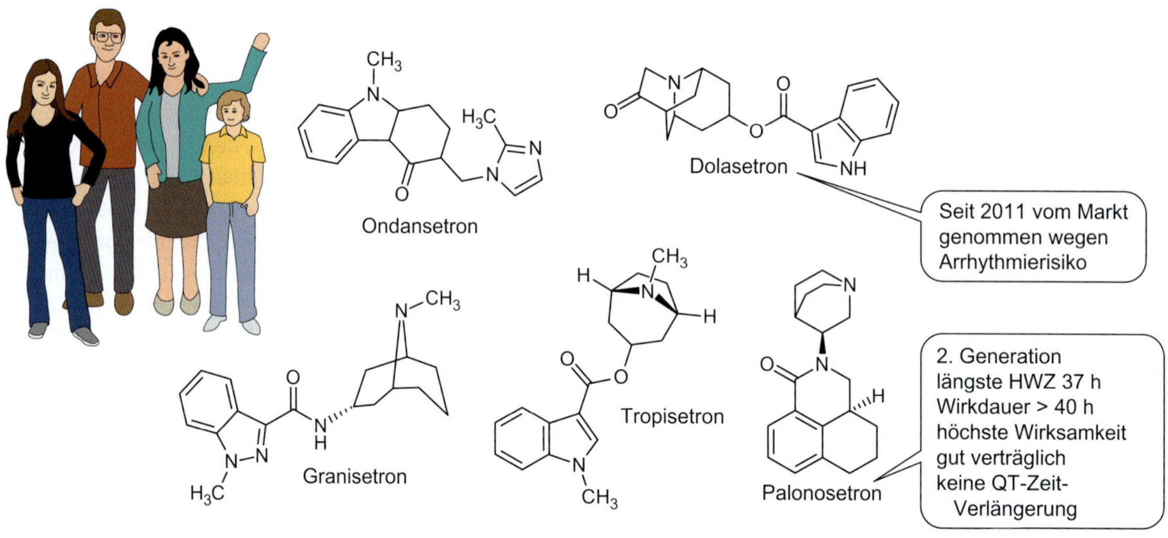

Wirkstoff	HWZ in h	orale Bioverfügbarkeit in %	QT_c-Zeit-Verlängerung
Ondansetron	4	59	ja
Dolasetron	7,3	76	ja
Tropisetron	8	60	ja
Granisetron	9	60	ja
Palonosetron	42	97	nein

Abb. 2.57 Familie der Setrone: Überblick über die verschiedenen Präparate nach Gelbe Liste [P1015, L253]

ist die Studienlage zur Wirksamkeit bei Schwangerschaftsübelkeit begrenzt. Diese Alternativen sind besonders wichtig, um die Symptome bei schwangeren Frauen angemessen zu behandeln, wenn die primären Arzneimittel nicht verfügbar sind. Eine individuelle, multimodale Therapie bleibt entscheidend, um das Wohlbefinden der Schwangeren zu verbessern. Unter allen genannten Medikamenten ist das Stillen des Kindes akzeptabel.

2.5.1 Ondansetron Δ

Ondansetron (➤ Abb. 2.58) wird seit Jahren in der Behandlung von Tumorerkrankungen eingesetzt, um die Nebenwirkungen Übelkeit und Erbrechen der Chemotherapie und der Strahlentherapie zu bekämpfen. Auch im Rahmen der Narkose zur Verhinderung von PONV findet es Verwendung. Da es sich um ein sehr potentes und nebenwirkungsarmes Antiemetikum handelt, findet es auch präklinisch immer mehr Anwendung. Die Wirkweise beruht auf einem **Antagonismus am Serotoninrezeptor** (5-HT_3-Rezeptor) in der Area postrema der Medulla oblongata.

Medikamentenname axisetron®, cellondan®, Ondansetron B. Braun®, Zofran®.
Indikation Übelkeit, Erbrechen.
Kontraindikation Bekannte Unverträglichkeit, bekanntes Long-QT-Syndrom.
Dosierung 0,15 mg/kg KG ab dem 6. Lebensmonat; Erwachsene: 4–8 mg langsam i. v.
Nebenwirkung *Sehr häufig:* Kopfschmerzen. *Gelegentlich:* Bewegungsstörungen (extrapyramidales Syndrom), Krampfanfälle, Arrhythmien, Hypotonie, Schluckauf. *Selten:* Überempfindlichkeitsreaktionen und Anaphylaxie; Sehstörungen, QT_c-Zeit-Verlängerung.
Wechselwirkung Vorsicht bei Patienten, die Medikamente einnehmen, die selbst eine QT_c-Zeit-Verlängerung verursachen wie z. B. Amiodaron, MCP, viele Neuroleptika und Antipsychotika.
Wirkeintritt 1–3 Minuten.
Besonderheiten Es gibt 4 mg/2 ml und 8 mg/4 ml Ampullen. Die Flüssigkeit ist klar und farblos. Im Rahmen der Chemotherapie wird Ondansetron bei Kindern ab 6 Monaten eingesetzt. Im Gegensatz zur üblichen Dosierung mg/kg KG wird ein Dosisschema nach Körperoberfläche empfohlen (siehe Fachinformation). Bei Dosierung nach Körpergewicht wird 0,15 mg/kg KG alle 4 Stunden begleitend zur Chemotherapie empfohlen. Die Einzeldosis soll 8 mg nicht überschreiten. Einige der beschriebenen Nebenwirkungen stehen im Zusammenhang mit der gleichzeitig durchgeführten Chemotherapie.

Ondansetron gilt als das mit mehr als 112.000 Kohortenstudien bestuntersuchte Antiemetikum in der **Schwangerschaft,** dessen Anwendung im 1. Trimenon kein signifikantes Fehlbildungsrisiko aufweist. Obwohl einige Studien ein leicht erhöhtes Risiko für Gaumenspalten nahelegen, überwiegen die Vorteile die potenziellen Risiken, insbesondere wenn die Anwendung im weiteren Verlauf der Schwangerschaft notwendig ist. Auch Stillen scheint unter Ondansetron akzeptabel zu sein. Da Ondansetron das Bewusstsein nicht beeinträchtigt, kann es gut bei opioidinduzierter Übelkeit und Erbrechen verabreicht werden.

2.5.2 Granisetron

Granisetron (➤ Abb. 2.59) hat im Gegensatz zu Ondansetron eine längere Halbwertszeit von ca. 9 Stunden und dennoch in etwa die gleiche Wirkdauer von ca. 24 Stunden. Granisetron scheint potenter zu sein und unterscheidet sich hinsichtlich der Dosierung. Das Nebenwirkungsprofil unterscheidet sich nicht.

Medikamentenname Granisetron Hikma®.
Indikation Übelkeit, Erbrechen.
Kontraindikation Bekannte Unverträglichkeit, bekanntes Long-QT-Syndrom.
Dosierung 1–3 mg langsam i. v. (10–40 µg/kg), entweder wird die Lösung auf 5 ml NaCl 0,9 % verdünnt und langsam oder als Kurzinfusion über 5 Minuten verabreicht. In der Regel werden Dosen von 1 mg gegeben, die im Abstand von

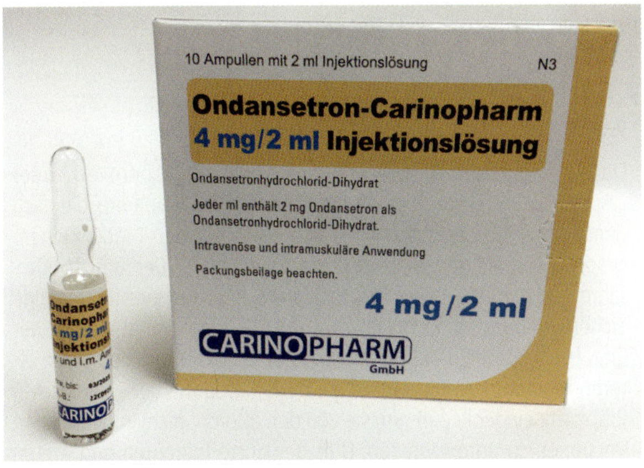

Abb. 2.58 Ondansetron [P1015]

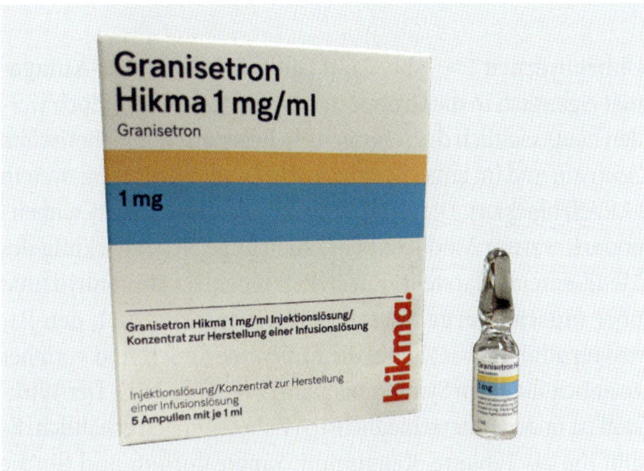

Abb. 2.59 Granisetron [P1015]

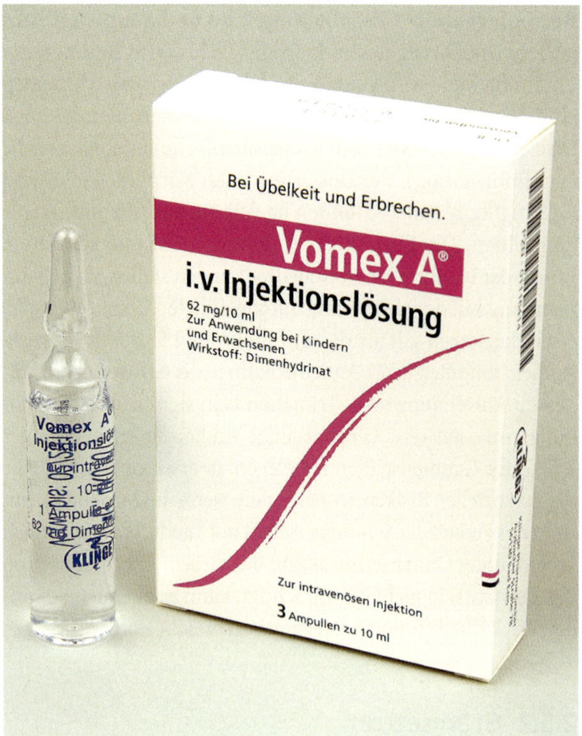

Abb. 2.60 Dimenhydrinat [K378]

mindestens 10 Minuten werden können; die maximale Tagesdosis beträgt 9 mg.

Nebenwirkung *Sehr häufig:* Kopfschmerzen. *Gelegentlich:* Bewegungsstörungen (extrapyramidales Syndrom), Krampfanfälle, Arrhythmien, Hypotonie, Schluckauf. *Selten:* Überempfindlichkeitsreaktionen und Anaphylaxie; Sehstörungen, QT_c-Zeit-Verlängerung.

Wechselwirkung Vorsicht bei Patienten, die Medikamente einnehmen, die selbst eine QT_c-Zeit-Verlängerung verursachen, wie z. B. Amiodaron, MCP, viele Neuroleptika und Antipsychotika.

Wirkeintritt 1–3 Minuten.

2.5.3 Dimenhydrinat △

Dimenhydrinat (➤ Abb. 2.60) fällt als **H_1-Rezeptor-Antagonist** eigentlich in die Gruppe der Antihistaminika. Jedoch werden hauptsächlich die zentralen H_1-Rezeptoren im emetischen Zentrum und im aufsteigenden retikulären Aktivierungssystem (ARAS) blockiert. Die Hemmung des „Zentrums der Wachheit" erklärt, warum Müdigkeit eine so häufige Nebenwirkung des Medikaments darstellt. Zusätzlich blockiert Dimenhydrinat über **muscarinerge Acetylcholinrezeptoren** auch den Parasympathikus, was zentral die Antiemese fördert und peripher zu anticholinergen Symptomen führt (➤ Abb. 2.61). Der Wirkstoff ist in den unterschiedlichsten Zubereitungen erhältlich. Es gibt ihn als Tablette, Kaugummi, Suppositorium und für die i. v. Applikation. In der **Schwangerschaft** gilt Dimenhydrinat als sicher, da zahlreiche Studien kein erhöhtes Risiko für Fehlbildungen oder andere Komplikationen belegen. Trotz seiner langen Markterfahrung und der fehlenden teratogenen Effekte sollte in den letzten Wochen der Schwangerschaft und bei vorzeitigen Wehen von einer Anwendung abgesehen werden.

Medikamentenname Vomacur®, Vomex A®.

Indikation Übelkeit, Erbrechen, zerebraler Schwindel, Morbus Menière.

Kontraindikation Bekannte Unverträglichkeit, ICP-Anstieg (erschwert Diagnose), akute Vergiftungen, akuter Asthmaanfall, akuter Glaukomanfall, Phäochromozytom, Krampfanfälle, letzte Wochen der Schwangerschaft (frühzeitige Wehen möglich), Früh- und Neugeborene, gleichzeitige Behandlung mit MAO-Hemmern, gleichzeitige Therapie mit Aminoglykosiden. Kinder < 3 Jahre.

Dosierung 1–2 mg/kg KG, 1–4 × pro Tag; Maximaldosis Kinder ab 6 Jahren 150 mg, Erwachsene 400 mg. Einzelgabe Erwachsener 62 mg langsam über 2 Minuten.

Nebenwirkung *Sehr häufig:* Müdigkeit. *Gelegentlich:* Schwindel, Mundtrockenheit, Sehstörung, Tachykardie. *Selten:* Erhöhung des Augeninnendrucks, paradoxe Reaktion (besonders bei Kindern).

Wechselwirkung Verstärkung der Wirkung von sedierenden Medikamenten; Verstärkung der anticholinergen Wirkung von Atropin, Biperiden, Antidepressiva; Verstärkung der sedierenden Wirkung von Alkohol.

Wirkeintritt 3–5 Minuten.

Besonderheiten Die i. v. Ampulle enthält 62 mg/10 ml; die Flüssigkeit ist klar und farblos. Dimenhydrinat macht ausgesprochen **müde.** Es sollte daher bei Patienten, die durch die Notfallsituation bedingt eine verminderte Wachheit zeigen, zurückhaltend eingesetzt werden – besonders, wenn die Abnahme der Vigilanz einer Dynamik unterliegt. Da das Pharmakon die Krampfschwelle senkt, ist die Gabe bei Patienten mit einem Anfallsleiden kontraindiziert. Die Arzneimittelkommission rät wegen der Gefahr von **tödlich verlaufenden epileptischen Anfällen** davon ab, Dimenhydrinat bei Kleinkindern mit fieberhaften Infekten anzuwenden. Es gibt eine Zubereitung für die i. m. Gabe, die 100 mg Wirkstoff enthält und sich nicht zur i. v. Gabe eignet!

FUN FACT

Wofür steht das „A" bei Vomex A?

Das „A" in Vomex A steht wahrscheinlich für „Approved" oder „Approval" und kennzeichnet die zugelassenen Präparate, die nach dem Arzneimittelgesetz (AMG) von 1976 auf den Markt kamen. Ursprünglich wurden Vomex-Präparate in den 1950er- und 1960er-Jahren lediglich registriert. Das bedeutete, dass sie keine umfassende Sicherheits- und Wirksamkeitsprüfung durchlaufen hatten. Mit der Einführung der neuen Zulassungsanforderungen wurden diese älteren Produkte schrittweise in die neue Kategorie der „Vomex A"-Präparate eingegliedert, um sie von den älteren, nicht zugelassenen Versionen zu unterscheiden. Dies gewährte Patienten und Ärzten mehr Sicherheit und Klarheit über die Arzneimittel.

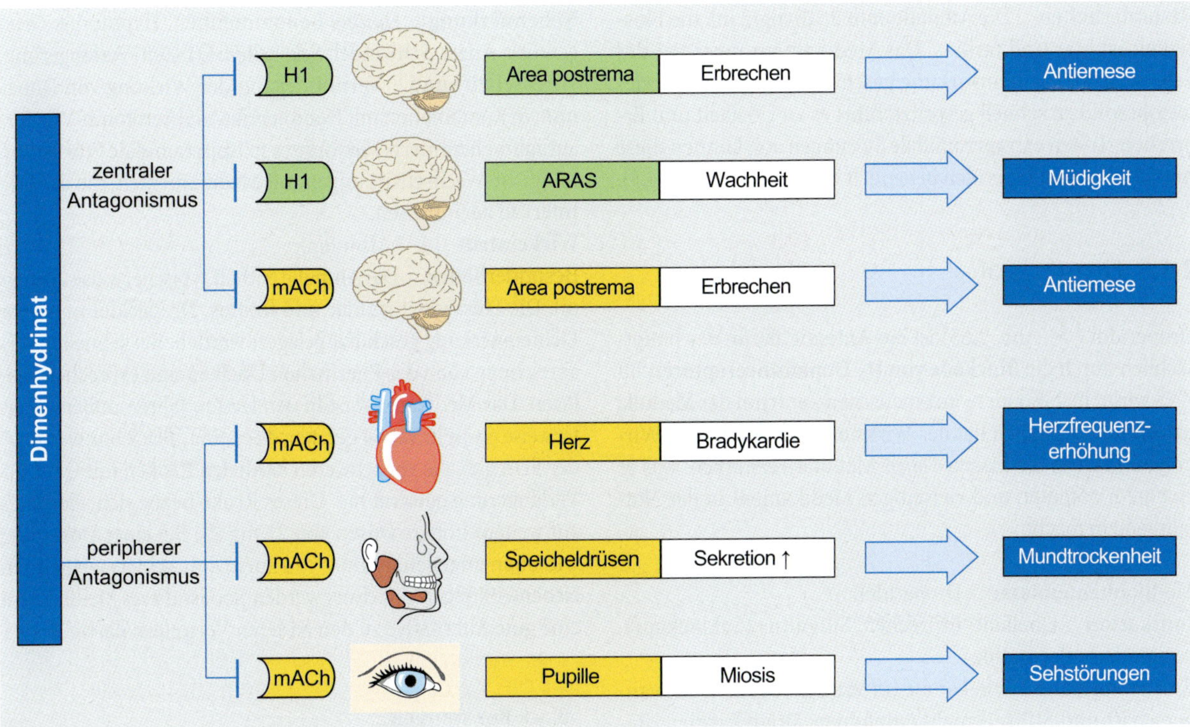

Abb. 2.61 Wirkungsweise von Dimenhydrinat (H_1 = Histamin-1-Rezeptoren; mACh = muscarinerge Acetylcholin-Rezeptoren) [P1015, L143]

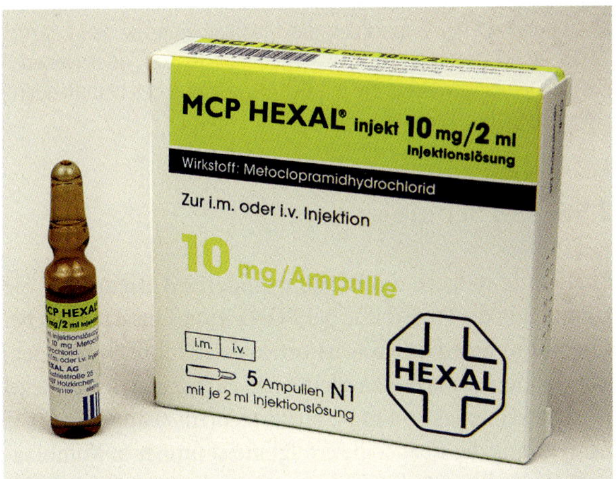

Abb. 2.62 Metoclopramid [K378]

2.5.4 Metoclopramid

Metoclopramid (➤ Abb. 2.62) ist als Antiemetikum im Rettungsdienst nur noch selten anzutreffen. In der Regel wird es mit den Buchstaben MCP (**M**eto**C**lo**P**ramid) abgekürzt. Es blockiert hauptsächlich zentrale **D_2-Rezeptoren** im emetischen Zentrum der **Medulla oblongata** (in der Area postrema). Im Magen-Darm-Trakt steigert es die Freisetzung von Acetylcholin und sensibilisiert die muscarinergen Acetylcholin-Rezeptoren. Dies führt zu einem antiemetischen Effekt und zu einer Steigerung der Magen-Darm-Motilität. Besonders geeignet ist Metoclopramid zur Darmstimulation bei Intensivpatienten mit einem paralytischen Ileus.

Medikamentenname MCP, Paspertin®.

Indikation Übelkeit, Erbrechen, Singultus (Schluckauf), verminderte Peristaltik.

Kontraindikation Bekannte Unverträglichkeit, mechanischer Ileus, Perforation im Magen-Darm-Trakt, Blutungen im Magen-Darm-Trakt, Epilepsie, extrapyramidale Störungen, prolaktinabhängiger Tumor, Phäochromozytom, 1. Trimenon der Schwangerschaft, Stillzeit, Kinder < 2 Jahre.

Dosierung 0,1–0,2 mg/kg KG langsam i. v.

Nebenwirkung *Gelegentlich:* Durchfall, Müdigkeit, Kopfschmerzen, Hautausschlag, RR-Abfall. *Sehr selten:* Parkinsonismus, extrapyramidales Syndrom, neuroleptisches malignes Syndrom, Methämoglobinämie (meist Überdosierung mit MCP), Herzrhythmusstörungen.

Wechselwirkung Verminderung der Wirkung von Dopamin; Verlängerung der Wirkung von Succinylcholin; in Kombination mit Neuroleptika und Serotonin-Wiederaufnahmehemmern verstärkt es extrapyramidale Störungen; marginale Veränderung der Aufnahme von Medikamenten aus dem Magen-Darm-Trakt (Verminderung bei Digoxin und Cimetidin; Beschleunigung von Alkohol, Levodopa, Tetracyclinen, Rifampicin und Paracetamol).

Wirkeintritt 1–3 Minuten.

Besonderheiten Die Ampulle enthält 10 mg/2 ml; die Flüssigkeit ist klar und farblos. Das Medikament muss bei der Lagerung vor Lichteinwirkung geschützt werden. Wird Metoclopramid zu schnell gespritzt, führt es zu Übelkeit und Erbrechen. Treten extrapyramidale Störungen auf, können diese mit dem Antidot Biperiden behandelt werden (➤ Kap. 2.4.3).

2.5.5 Droperidol

Droperidol (➤ Abb. 2.63) ist ein Antiemetikum, das hauptsächlich durch die **Blockade von D_2-Dopaminrezeptoren** im ZNS wirkt, insbesondere im emetischen Zentrum der Medulla oblongata. Zusätzlich hat der Wirkstoff eine sedierende Wirkung und kann die Magen-Darm-Motilität verstärken, was es zu einem potenten und vielseitigen Medikament in der Notfallmedizin macht.

Medikamentenname Droperidol.
Indikation Übelkeit, Erbrechen, Singultus (Schluckauf), verminderte Peristaltik.
Kontraindikation Bekannte Unverträglichkeit, in Schwangerschaft und Stillzeit nicht empfohlen, Bradykardien, Bewusstseinsstörungen, Parkinson, EPMS, Depression.
Dosierung 0,625–1,25 mg (0,25–0,5 ml) langsam i. v.

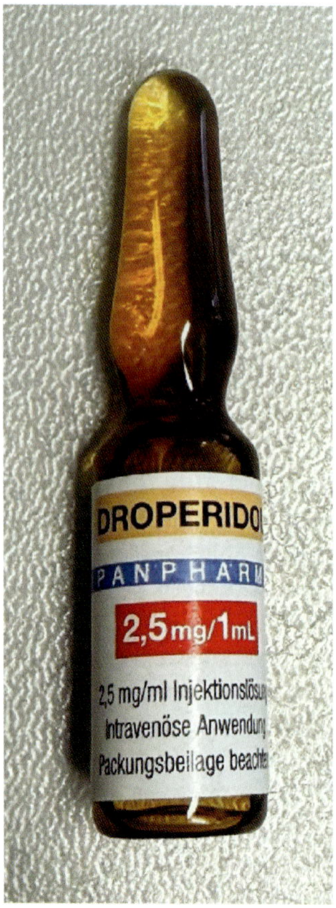

Abb. 2.63 Droperidol [O760]

Nebenwirkung *Häufig:* Benommenheit, Hypotonie. *Gelegentlich:* Angst, Schwindel. *Sehr selten:* QT-Zeit-Verlängerung.
Wechselwirkung Verminderung der Wirkung von Dopamin; in Kombination mit Neuroleptika und Serotonin-Wiederaufnahmehemmern verstärkt es extrapyramidale Störungen. Mögliche Wechselwirkungen mit Medikamenten, die das QT-Intervall beeinflussen.
Wirkeintritt 1–3 Minuten.
Besonderheiten Die Ampulle enthält typischerweise 2,5 mg/ml. Die Flüssigkeit ist klar und farblos. Droperidol muss vor Lichteinwirkung geschützt gelagert werden. Bei schneller Verabreichung kann das Pharmakon Übelkeit und Erbrechen auslösen. Das Medikament ist in den letzten Jahren unberechtigterweise etwas in Verruf geraten, da es eine „Black box warning" der FDA gab, die vor schweren kardialen Risiken mit QT-Zeit-Verlängerung gewarnt hat. Dieses Risiko bezog sich allerdings auf weitaus höhere Dosen von 25 mg (!). Bei einer Dosierung wie oben angegeben muss mit nicht mit schwerwiegenden Nebenwirkungen gerechnet werden, sodass dieses Medikament eine gute Alternative zu den anderen Vertretern darstellt.

WICHTIG

Black Box Warning

Ein „Black Box Warning" ist ein Warnhinweis, der von der US-amerikanischen Food and Drug Administration (FDA) für bestimmte Medikamente und Arzneimittel herausgegeben wird. Diese Warnung befindet sich in einem auffälligen, schwarzen Rahmen im Beipackzettel und auf der Verpackung des Medikaments. Sie dient dazu, Ärzte und Patienten auf schwerwiegende Risiken oder Nebenwirkungen hinzuweisen, die mit der Anwendung des betreffenden Medikaments verbunden sind.

2.5.6 Corticoide

Corticoide steigern die Wirkung anderer Antiemetika. Sie kommen in der Anästhesie bei **PONV** zum Einsatz. Auch bei **Chemotherapien** haben sich Corticoide als hilfreich erwiesen, wenn andere Antiemetika allein nicht ausreichen. In der Regel wird Dexamethason 4 mg i. v. (Fortecortin®) appliziert. Die Anwendung der Corticoide erfolgt meist immer in Kombination mit anderen Antiemetika und wird hauptsächlich in der Prophylaxe eingesetzt.

2.6 Antihistaminika Δ

Der wesentliche Einsatz von Antihistaminika im Rettungsdienst erfolgt im Rahmen von **anaphylaktischen Reaktionen.** Histamin wird aus den Mastzellen freigesetzt (Abb. 1.29) und ist für die typischen Symptome dieses Krankheitsbildes verantwortlich. Für die Übermittlung der Signale befinden sich auf den Zelloberflächen und im synaptischen Spalt Histaminrezeptoren (➤ Tab. 2.6). Pharmakologisch relevant sind die **Histaminrezeptoren 1 und 2.** Deren Wirkung (➤ Abb. 2.64) kann durch die frühe Gabe von Antihistaminika mittels Rezeptorblockade verhindert werden. Ab einer anaphylaktischen Reaktion Grad 2 steht allerdings die **i. m. Adrenalin-Injektion** als erste medikamentöse Maßnahme im Vordergrund. Antihistaminika zeigen einen fehlenden Wirknachweis bei akuten anaphylaktischen Reaktionen. Sie sind jedoch wirksam zur Reduktion von Juckreiz und Urtikaria in milderen Verlaufstypen. Ihre Indikation ist lediglich bei stabilen Zuständen der Gradierungen 0 und 1 gegeben.

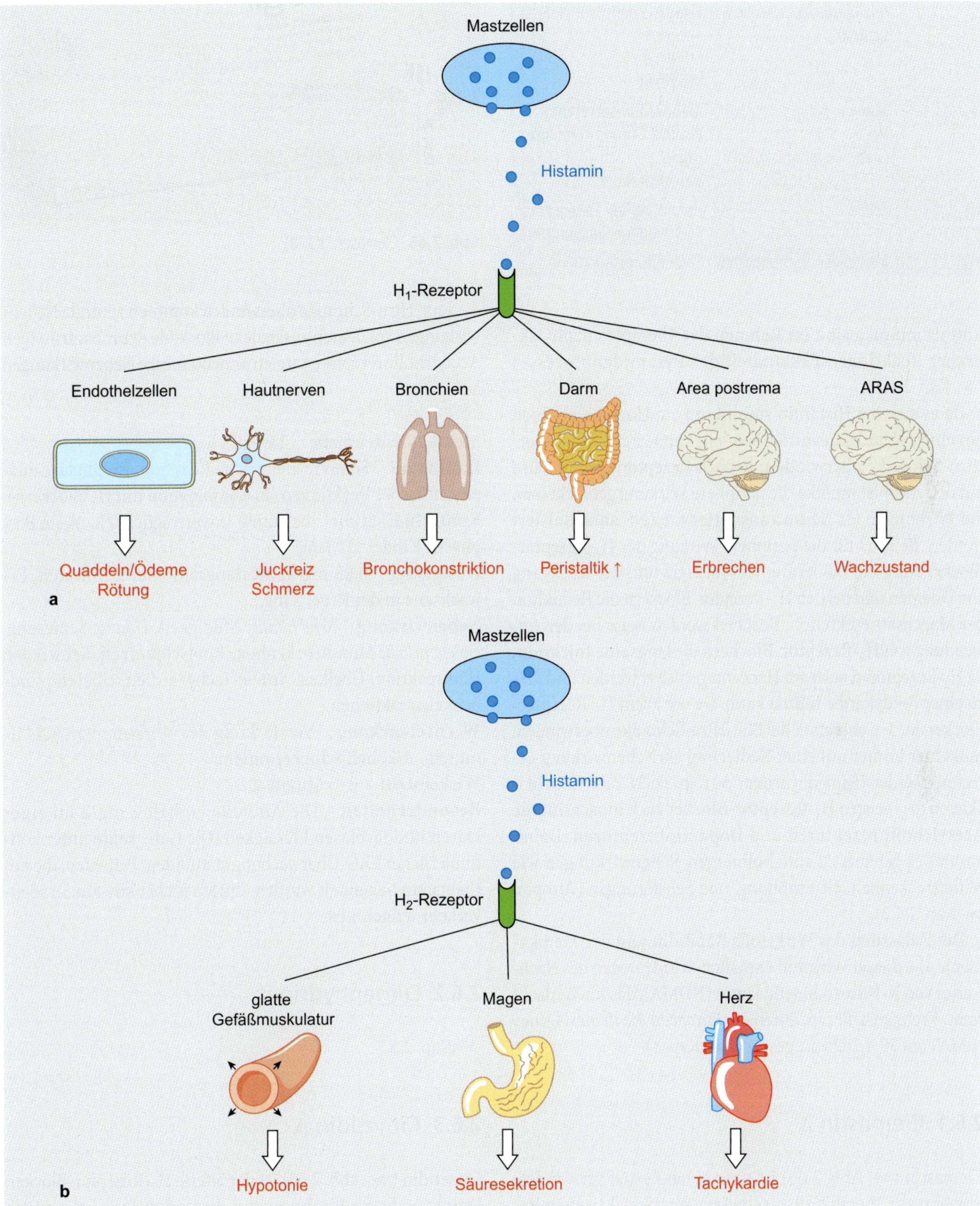

Abb. 2.64 Histaminwirkung: **a** am H_1-Rezeptor; **b** am H_2-Rezeptor [P1015, L143]

Tab. 2.6 Histaminrezeptoren, Vorkommen, Wirkung

Rezeptor	Zellen	Wirkung
H_1	Glatte Muskulatur Gefäßendothel Hautnerven Area postrema ARAS (aufsteigendes retikuläres Aktivierungssystem)	Konstriktion (Bronchien, Darm) NO-Freisetzung (Vasodilatation, Gefäßpermeabilität erhöht → Ödeme) Erregung sensibler Nerven → Juckreiz Erbrechen Wachheit
H_2	Magen Herz Glatte Gefäßmuskulatur	Magensäuresekretion Positive Chrono- und Inotropie Vasodilatation
H_3	ZNS	Hemmung der Freisetzung verschiedener Transmitter
H_4	Mastzellen, Lymphozyten	Entzündungsreaktion

Antihistaminika sind im Rahmen der Therapie anaphylaktischer Reaktionen Bestandteil des Pyramidenprozesses (➤ Kap. 2.1.1).

Da es sich bei Histamin sowohl um ein Hormon als auch um einen Neurotransmitter handelt, kann es nicht die Blut-Hirn-Schranke überwinden. Je nach Rezeptoraffinität kann mit den Antihistaminika die periphere Wirkung geblockt bzw. die Wirkungen als Neurotransmitter im ZNS antagonisiert werden. Beispiel für die periphere Wirkung der H_1-Rezeptor-Blocker wäre die Besserung von Juckreiz und der Rückgang von Ödemen und bei den H_2-Rezeptor-Blockern die Reduktion der Magensäuresekretion. Beachtet werden muss bei der Anwendung von **H_2-Rezeptor-Blockern** die **langsame Injektion,** da H_2-Rezeptoren auch am Herz antagonisiert werden und dies zu einer Bradykardie führen kann. Da vor allem H_1-Rezeptor-Blocker der 1. Generation die Blut-Hirn-Schranke überwinden, muss hier immer mit einer **Sedierung** als Nebenwirkung gerechnet werden (Dimenhydrinat, ➤ Kap. 2.6.2). Zusätzlich blockieren die meisten **H_1-Rezeptor-Blocker** auch **muscarinerge Acetylcholinrezeptoren** und **Dopaminrezeptoren.** Daher kommt es gehäuft zu anticholinergen Nebenwirkungen wie Mundtrockenheit, Hf-Erhöhung, und Sehstörungen (Atropin, ➤ Kap. 2.4.2).

Der Zulassung des Wirkstoffs Ranitidin und der Medikamente, die diesen Wirkstoff enthalten, wurde wegen des Nachweises von N-Nitrosodimethylamin (NDMA), das im Verdacht steht, Krebs auszulösen, durch die *European Medicines Agency* (EMA) am 30.4.2020 ausgesetzt (➤ Kap. 3).

2.6.1 Clemastin Δ

Clemastin (➤ Abb. 2.65) ist das am häufigsten verwendete Präparat zur Therapie einer **schweren anaphylaktischen Reaktion.** Es blockiert vorwiegend die **H_1-Rezeptoren.** Da es

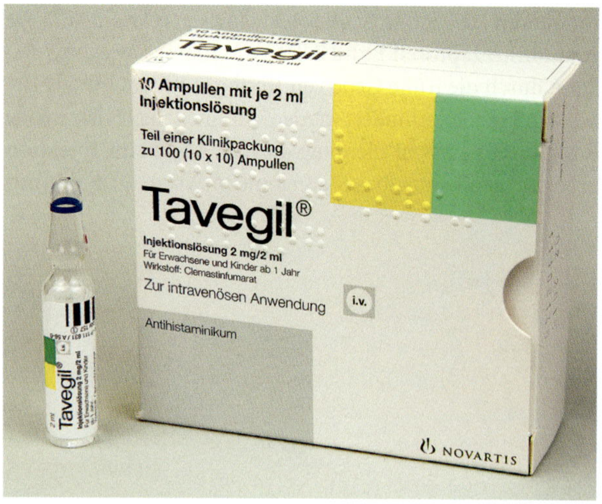

Abb. 2.65 Clemastin [K378]

die Blut-Hirn-Schranke überwindet, kommen zentrale Nebenwirkungen vor. Durch zusätzliche Blockade der muscarinergen Acetylcholinrezeptoren treten anticholinerge Nebenwirkungen auf.

Medikamentenname Tavegil®.
Indikation Schwere allergische Reaktion, Prophylaxe anaphylaktischer Reaktionen (in Kombination mit H_2-Blockern).
Kontraindikation Bekannte Unverträglichkeit, akute Porphyrie, Kinder < 1 Jahr.
Dosierung 0,03 mg/kg KG langsam über 2 Minuten, Erwachsene in der Regel 2 mg.
Nebenwirkung *Sehr häufig:* Müdigkeit. *Häufig:* Sedierung. *Gelegentlich:* Mundtrockenheit, Kopfschmerzen, Schwindel, Hautreaktion, Übelkeit. *Selten:* Tachykardien, Überempfindlichkeitsreaktionen.
Wechselwirkung Verstärkung der Wirkung von Schlafmitteln, Alkohol, Schmerzmitteln.
Wirkeintritt 2–5 Minuten.
Besonderheiten Die Ampulle enthält 2 mg/2 ml einer klaren und farblosen Flüssigkeit. Die Gabe sollte unter kontinuierlicher EKG-Überwachung stattfinden. Patienten, die mit Clemastin behandelt wurden, dürfen nicht aktiv am Straßenverkehr teilnehmen.

2.6.2 Dimenhydrinat

➤ Kap. 2.5.3.

2.6.3 Cimetidin Δ

Cimetidin (➤ Abb. 2.66) ist der älteste H_2-Rezeptor-Blocker. Durch die breite Erfahrung mit dieser Substanz ist der **Einsatz auch bei Kindern** und Neugeborenen gefahrlos möglich.

Medikamentenname H_2-Blocker-ratiopharm®.
Indikation Reduktion der Magensäurebildung bei Ulkusleiden, vor Narkoseeinleitung, Stress, ergänzend zur H_1-Blockade bei anaphylaktischen Reaktionen.
Kontraindikation Bekannte Unverträglichkeit, akute Porphyrie, Stillzeit.
Dosierung 1–2 mg/kg KG, bei Erwachsenen in der Regel 200 mg über mindestens 2 Minuten.
Nebenwirkung *Gelegentlich:* Juckreiz, Hautausschlag, Übelkeit, Durchfall, Kopfschmerzen, Bradykardie. *Sehr selten:* Blutbildveränderungen, Herzrhythmusstörungen.
Wechselwirkung Verminderung des Abbaus von Benzodiazepinen, Phenytoin, Glibenclamid, Diltiazem, Nifidepin, Metoprolol und Theophyllin mit einer Wirkungsverlängerung dieser Substanzen; höhere Alkoholspiegel durch Hemmung der Alkoholdehydrogenase im Magen; Verringerung der Aufnahme von bestimmten Antimykotika.
Wirkeintritt 15 Minuten; bis die Magensäure relevant zurückgegangen ist: 1 Stunde.
Besonderheiten Die Ampulle enthält 200 mg/2 ml einer klaren, farblosen Flüssigkeit. Durch das Ruhen der Zulassung von Ranitidin ist es Präparat der Wahl im Rahmen der Anaphylaxie zur Blockade der H_2-Rezeptoren. Keine sedierenden Eigenschaften.

2.6.4 Dimetinden Δ

Dimetinden (➤ Abb. 2.67) ist wie Clemastin ein **H_1-Rezeptor-Blocker.** Wirkung und Nebenwirkungsprofil ähneln stark dem Clemastin.

Medikamentenname Histakut®, Fenistil®.
Indikation Schwere allergische Reaktion, Prophylaxe anaphylaktischer Reaktionen (in Kombination mit H_2-Blockern).
Kontraindikation Bekannte Unverträglichkeit, akute Porphyrie, Kinder < 1 Jahr.

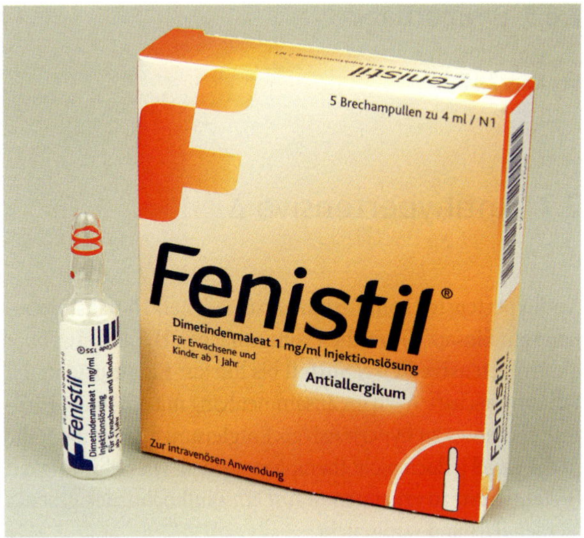

Abb. 2.67 Dimetinden [K378]

Dosierung 0,05–0,1 mg/kg KG. Erwachsene 4–8 mg langsam i. v.
Nebenwirkung *Sehr häufig:* Müdigkeit. *Häufig:* Sedierung. *Gelegentlich:* Mundtrockenheit, Kopfschmerzen, Schwindel, Hautreaktion, Übelkeit. *Selten:* Tachykardien, Überempfindlichkeitsreaktion.
Wechselwirkung Verstärkung der Wirkung von Schlafmitteln, Alkohol, Schmerzmitteln; bei gleichzeitiger Einnahme mit trizyklischen Antidepressiva (z. B. Amitriptylin) kann ein Glaukomanfall ausgelöst werden, falls der Patient einen grünen Star hat.
Wirkeintritt 2–5 Minuten.
Besonderheiten Eine Ampulle enthält 4 mg/4 ml einer farblosen und klaren Flüssigkeit. Patienten, die mit Dimetinden behandelt wurden, dürfen nicht aktiv am Straßenverkehr teilnehmen.

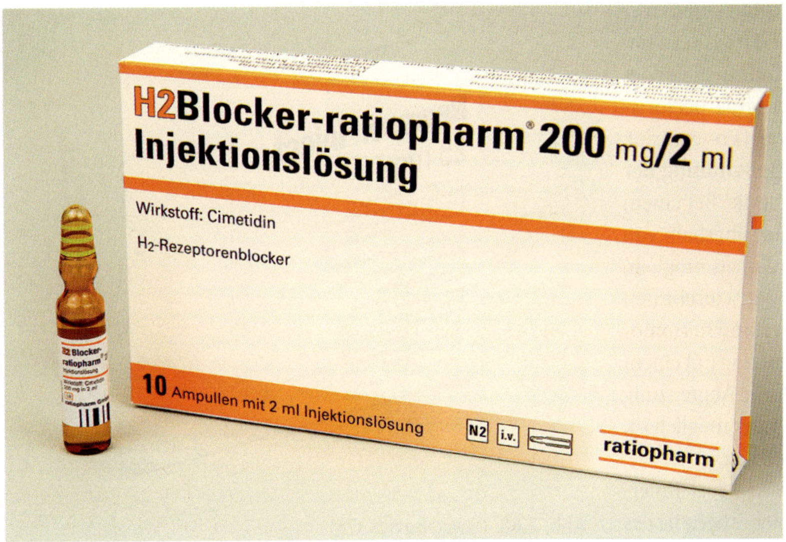

Abb. 2.66 Cimetidin [K378]

2.6.5 Promethazin

➤ Kap. 2.17.2.

2.7 Antihypertensiva Δ

Antihypertensiva kommen in verschiedenen Notfallsituationen zum Einsatz. Sie reichen vom einfachen **Hypertonus** über die **hypertensive Krise/Notfall** bis hin zur **Eklampsie** in der Schwangerschaft. Auch im Zusammenhang mit erhöhtem Hirndruck kann es zu hypertensiven Entgleisungen kommen, die in der Regel jedoch nicht therapiert werden. Die Schwierigkeit besteht darin zu erkennen, wann ein Bluthochdruck gesenkt werden darf und wann nicht.

Für die Blutdrucksenkung stehen unterschiedliche Wirkstoffe mit ihren Wirkmechanismen zur Verfügung. Über die Blockade von **α_1-Rezeptoren** (Urapidil) in den Arterien und Arteriolen können diese weit gestellt werden. Durch die Blockade von **Calciumkanälen** (Nifedipin, Nitrendipin) können Gefäße erweitert werden. Mittels Freisetzung von **Stickstoffmonoxid** (NO) durch Nitrate lässt sich ebenfalls eine Gefäßrelaxierung erreichen. **Betablocker** (Metoprolol) führen über die Verminderung der Herzkraft und einer Reduzierung der Reninausschüttung an der Niere zu einer Blutdrucksenkung. Zuletzt besteht noch die Möglichkeit, die Hypertonie über eine **zentrale Sympathikolyse** zu beseitigen (z. B. durch Clonidin, ➤ Kap. 2.7.2). Nicht alle Mechanismen eignen sich in der präklinischen Notfallmedizin gleichermaßen. Das am häufigsten eingesetzte Medikament zur akuten Blutdrucksenkung ist Urapidil.

Präklinisch gilt eine reine Erhöhung des Blutdrucks ohne weitere Symptome nicht als therapiebedürftig. Ein Transport in die Klinik oder ein Verweis an den Hausarzt kann ausreichend sein. Kommt es zu einem Blutdruckanstieg über 180 mmHg systolisch und 110 mmHg diastolisch ohne Symptomatik, wird von der **hypertensiven Krise** gesprochen. Als **hypertensiver Notfall** wird die Erhöhung des Blutdrucks mit daraus resultierenden Organschäden bezeichnet. Betroffen sind vor allem das ZNS (neurologische Symptome), das Herz (Angina-pectoris-Beschwerden und Lungenödem) und die Nieren (Proteinurie). Im Vordergrund steht allerdings immer die **Behandlung der Grunderkrankung** vor einer Blutdruckkosmetik! Bei einem Schlaganfall soll der systolische Blutdruck erst oberhalb von 220 mmHg gesenkt werden. Präklinisch ist es nicht möglich, einen ischämischen Schlaganfall von einer intrazerebralen Blutung (ICB) zu unterscheiden. Bestätigt sich computertomografisch eine ICB, ist eine schnelle Blutdrucksenkung mit einem Ziel von < 140 mmHg systolisch empfohlen. Da die Abgrenzung dieser beiden Notfallsituationen vor Ort nicht sicher möglich ist, sollte auf eine Blutdrucksenkung verzichtet werden.

Bedingt durch den immer weiter ansteigenden Druck innerhalb des Schädels kommt es reflektorisch zu einer Erhöhung des Blutdrucks, um einer zerebralen Minderperfusion entgegenzuwirken. Kompensatorisch führt dies durch Aktivierung des N. vagus zu einer Reflexbradykardie. Die Kombination aus hypertonen Blutdruckwerten und Bradykardie bei einem komatösen Patienten bezeichnet man als **Cushing-Reflex.** Dieser ist Zeichen eines fortgeschrittenen Hirndrucks mit beginnender Einklemmung des Hirnstamms. Durch Druck auf das Atemzentrum in der Medulla oblongata sind auch oft pathologische Atemmuster zu erkennen. Hier muss ein mittlerer arterieller Druck (MAD) von mindestens 95 mmHg aufrechterhalten werden, und es kann eine milde Hyperventilation erwogen werden.

KLINIK

Symptome des hypertensiven Notfalls

Stark erhöhter Blutdruck > 180 mmHg systolisch (der absolute Wert ist wenig aussagekräftig), durch die Hypertension verursachte Symptome wie Übelkeit, Kopfschmerzen, Schwindel, Ohrensausen, AP-Beschwerden, Lungenödem.

2.7.1 Betablocker

➤ Kap. 2.3 und ➤ Kap. 3.2.

2.7.2 Clonidin

➤ Kap. 2.21.1.

2.7.3 Dihydralazin

Dihydralazin (➤ Abb. 2.68) ist ein sehr potentes **Antihypertensivum.** Seine Wirkung entfaltet es im Wesentlichen an den Arteriolen. Der genaue Wirkmechanismus ist nicht bekannt. Es lässt sich nicht gut steuern, da die Wirkung länger anhält,

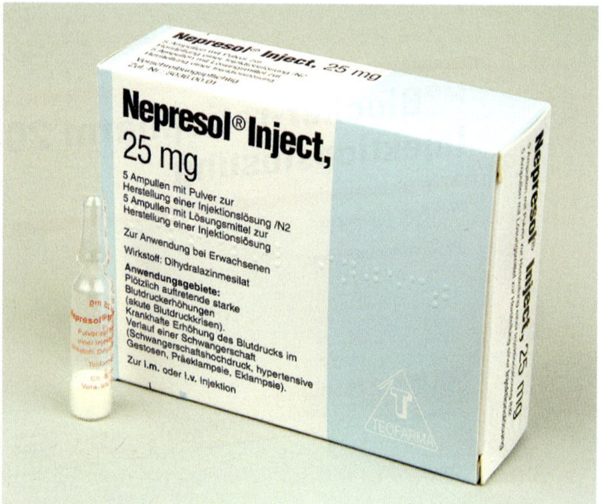

Abb. 2.68 Dihydralazin [K378]

als das Medikament braucht, um eliminiert zu werden. Die Therapie eines Hypertonus im 2. und 3. Trimenon der **Schwangerschaft** ist möglich. Im Rettungsdienst ist Dihydralazin nur in Einzelfällen vorhanden. Auch im Rahmen eines Intensivtransports kann es als Medikament auftauchen. Es wird dort in der Regel mithilfe eines Perfusors appliziert.

Medikamentenname Nepresol®.
Indikation Akute Hypertension, hypertensive Krisen, Gestose, Eklampsie.
Kontraindikation Bekannte Unverträglichkeit, Verdacht auf ICB, Herzklappenstenose, hypertrophe Kardiomyopathie, 1. Schwangerschaftsdrittel, Stillzeit.
Dosierung 0,1–0,25 mg/kg KG langsam über 2 Minuten, max. 100 mg/24 h.
Nebenwirkung *Häufig:* Übelkeit, Erbrechen, Tachykardie, AP-Beschwerden. *Gelegentlich:* Schwindel, Flush. *Selten:* Kopfschmerzen, Migräneanfall, Muskelkrämpfe. *Sehr selten:* allergische Reaktionen, Depressionen.
Wechselwirkung Verstärkt die Blutdrucksenkung anderer Antihypertensiva; keine Mischung mit Glucose.
Wirkeintritt 10–20 Minuten.
Besonderheiten Medikament fraktioniert unter laufender Blutdruckkontrolle applizieren!

2.7.4 Glyceroltrinitrat Δ

Glyceroltrinitrat (➤ Abb. 2.69) führt durch eine enzymatische Abspaltung und Freisetzung von Stickstoffmonoxid (NO) zu einer Relaxierung der glatten Muskulatur in den Blutgefäßwänden. Der genaue Mechanismus auf molekularer Ebene ist in ➤ Abb. 2.70 dargestellt. Dadurch werden im Wesentlichen große venöse Gefäße dilatiert, aber auch auf gesunde, nicht verkalkte Herzkranzgefäße hat der Wirkstoff erweiternde Effekte, und es kommt zu einer Verbesserung der **Koronardurchblutung.** Zusätzlich sinkt die **Vorlast** des Herzens, wodurch einerseits in der Diastole wieder eine suffiziente Füllung der Koronararterie möglich ist und andererseits weniger Sauerstoff für die Herzarbeit verbraucht wird (➤ Abb. 2.71). Dies ist der Grund dafür, warum beim Linksherzinfarkt und/oder Linksherzinsuffizienz der Einsatz von Glyceroltrinitrat sinnvoll ist. Bei einem **okklusiven Myokardinfarkt** (OMI) ist allerdings laut aktuellen kardiologischen Leitlinien die routinemäßige Anwendung nicht mehr empfohlen. Da die Verabreichung von Nitraten meist zu einem Abfall des Blutdrucks führt, entsteht eine **Reflextachykardie.** In Einzelfällen kann diese Reflextachykardie **Angina-pectoris-Beschwerden** hervorrufen, da eine Hf-Steigerung zu einem höheren Sauerstoffverbrauch führt. Vorsicht in der Anwendung von Nitraten ist geboten, wenn Patienten **Phosphodiesterase-5-Hemmer** (PDE-5-Hemmer) wie Sildenafil einnehmen. Dies kann nicht kontrollierbare Hypotonien auslösen. PDE-5-Hemmer sind an der Endung **-afil** zu erkennen und werden nicht nur als Potenzmittel, sondern häufig auch zur Behandlung der pulmonalen Hypertonie eingenommen. Ferner sollten vor der Anwendung von Nitraten Zeichen einer akuten **Rechtsherzbelastung** (z. B. ein Jugularvenenstau) ausgeschlossen und nach **Rechtsherzinfarktzeichen** gefahndet werden. Der häufig auftretende **„Nitratkopfschmerz"** ist nichts anderes als leicht erhöhter Hirndruck infolge einer Vasodilatation der hirnversorgenden Arterien. Deshalb dürfen Nitrate nie bei Hirndruckzeichen oder auch Nasenbluten angewendet werden, da sie die Symptomatik verschlimmern würden. In der Liste der Indikationen für Nitrate findet sich in der Regel nicht das Senken des Blutdrucks. Im Zusammenhang eines **hypertensiven Notfalls** mit **drohender Linksherzinsuffizienz** ist der Einsatz dieses Wirkstoffs gerechtfertigt. Bevorzugt für die Einstellung des Blutdrucks ist die kontinuierliche intravenöse Applikation unter kontinuierlicher RR-Überwachung (invasive RR-Messung intraarteriell). Nitrate werden als Pflaster (nicht im Rettungsdienst), als Zerbeißkapseln, als Spray und als Medikament für die i. v. Gabe mit einem Perfusor hergestellt. Sowohl

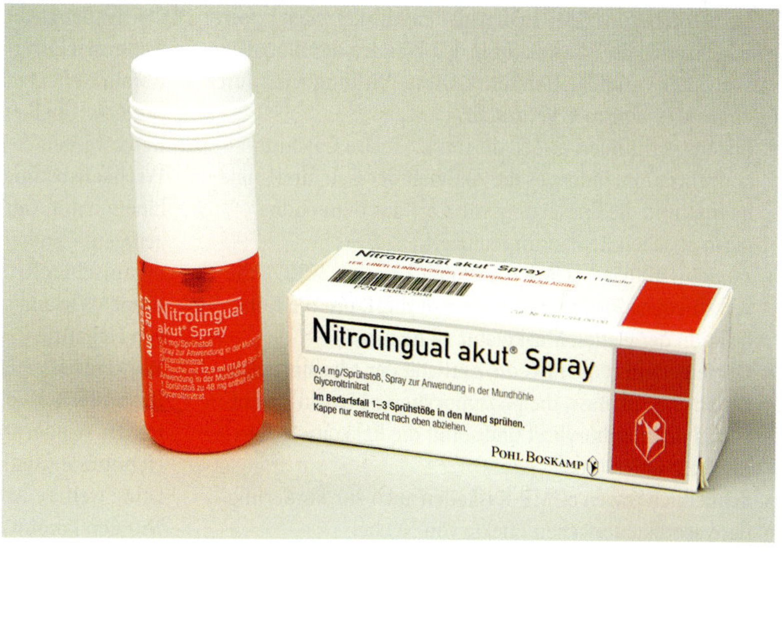

Abb. 2.69 Glyceroltrinitrat [K378]

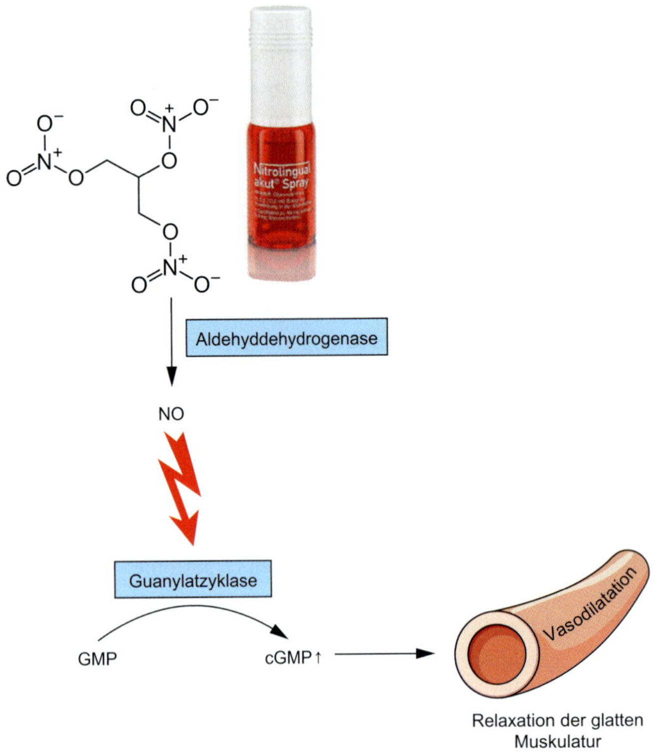

Abb. 2.70 Detaillierter Signalweg von Glyceroltrinitrat [P1015, L253]

für die Indikation ACS als auch beim kardialen Lungenödem sind Nitrate Bestandteil des Pyramidenprozesses entsprechend den Therapieleitlinien der Fachgesellschaften.

Glyceroltrinitrat (GTN) ist ein Prodrug, das im Körper durch die Aktivität des Enzyms Aldehyddehydrogenase in Stickstoffmonoxid (NO) umgewandelt wird. Das freigesetzte NO diffundiert in die glatten Muskelzellen der Blutgefäße und aktiviert das Enzym Guanylatcyclase. Diese Aktivierung führt zur Umwandlung von Guanosintriphosphat (GTP) in cyclisches Guanosinmonophosphat (cGMP), einen wichtigen sekundären Botenstoff (➤ Abb. 2.69).

Der Anstieg von cGMP in den glatten Muskelzellen bewirkt eine Relaxation der Muskulatur in den Wänden der Blutgefäße, was zu einer Vasodilatation führt. Diese Wirkung wird durch mehrere Mechanismen vermittelt:

- Erstens vermindert cGMP die intrazelluläre Calciumkonzentration, indem es die Aktivität der Calciumkanäle hemmt und die Freisetzung von Ca^{2+} aus dem endoplasmatischen Retikulum reduziert.
- Zweitens aktiviert cGMP die Proteinkinase G (PKG), die verschiedene Zielproteine phosphoryliert, um die Kontraktion der glatten Muskulatur zu hemmen.
- Drittens fördert die PKG die Aktivität der Myosin-Leichtketten-Phosphatase, die phosphorylierte Myosin-Leichtketten dephosphoryliert und somit die Relaxation der Muskeln unterstützt.
- Schließlich tragen cGMP-Kaskaden auch zur Förderung der vasodilatatorischen Effekte von NO bei.

Medikamentenname Nitrolingual®, Perlinganit®.

Indikation Stabile Angina pectoris, nichtokklusiver Myokardinfarkt (NOMI), Linksherzinsuffizienz mit kardialem Lungenödem, hypertensive Krise mit drohender Herzinsuffizienz, selten Nieren- und Gallenkolik (Off-Label-Use), kontrollierte Blutdrucksenkung.

Kontraindikation Bekannte Unverträglichkeit, Schock, RR < 100 mmHg, gleichzeitige Therapie mit potenzsteigernden Mitteln (z. B. Sildenafil/Viagra®), HOCM, Rechtsherzinsuffizienz/-infarkt, Hirndruck.

Dosierung 0,4–1,2 mg (1–3 Sprühstöße); Perfusor (➤ Anhang A2).

Nebenwirkung *Sehr häufig:* Kopfschmerzen. *Häufig:* RR-Abfall, Reflextachykardie, Benommenheit, Schwindel. *Gelegentlich:* Übelkeit, Erbrechen, allergische Hautreaktion, AP-Beschwerden, Synkopen.

Wechselwirkung Verstärkung des Blutdruckabfalls in Kombination mit Antihypertonika; verstärkter RR-Abfall bei gleichzeitigem Genuss von Alkohol; bei gleichzeitiger Therapie mit organischen Nitraten (Isosorbiddinitrat, Isosorbit-5-Mononitrat) Wirkungsabschwächung; Verminderung der Wirkung von Heparin.

Wirkeintritt 30–45 Sekunden.

Besonderheiten Zur Vermeidung überschießender Hypotonien Wiederholung erst nach 5 Minuten, bei Zeichen der Hypotonie (Synkope, Schwindel, reduziertes Bewusstsein) keine weitere Applikation. Bei dauerhafter Anwendung von Nitraten kommt es zu einer Gewöhnung (➤ Kap. 1.6.3).

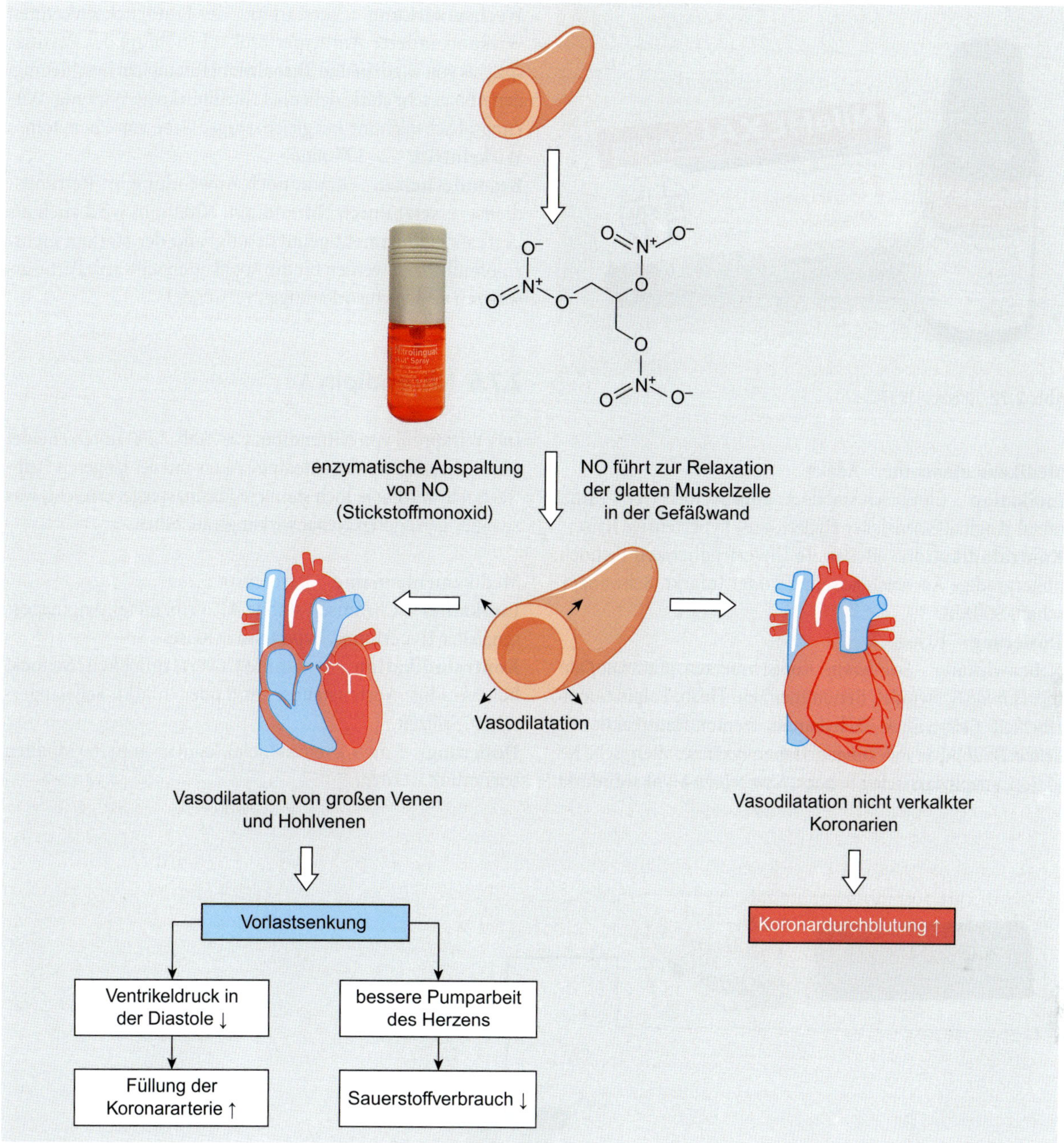

Abb. 2.71 Wirkmechanismus von Glyceroltrinitrat: Vasodilatation durch Abspaltung von Stickstoffmonoxid mit nachfolgender Vorlastsenkung, Ökonomisierung der Herzarbeit und Verbesserung der Koronarperfusion [P1015, L143]

2.7.5 Nifedipin

Nifedipin (➤ Abb. 2.72) gehört zu den **Calciumkanalblockern vom Dihydropyridin-Typ** (➤ Abb. 2.73). Es hat im Gegensatz zu Verapamil (➤ Kap. 2.3.9) keine Wirkung an den Calciumkanälen des Myokards. An der glatten Muskulatur der Gefäße, bevorzugt am arteriellen Schenkel, hingegen wirkt es gut. Die Wirkung setzt schnell ein, und der Wirkstoff hat eine relativ geringe Halbwertszeit (rund 2 Stunden). Im Rettungsdienst wird die Kapsel angestochen und der Wirkstoff unter die Zunge gegeben. Die Anwendung von Nifedipin im Rettungsdienst ist aufgrund der ungünstigen Wirkkinetik mit Reflextachykardien so gut wie nicht mehr zu finden. Untersuchungen haben gezeigt, dass stark schwankende Plasmaspiegel von Nifedipin zu vermehrtem Herztod führen. Daher werden zur Therapie des Hypertonus in der Regel Retardtabletten verordnet. Neuere Substanzen wie Lercanidipin, Felodipin und Amlodipin haben wegen der deutlich höheren Halbwertszeit geringere Nebenwirkungen.

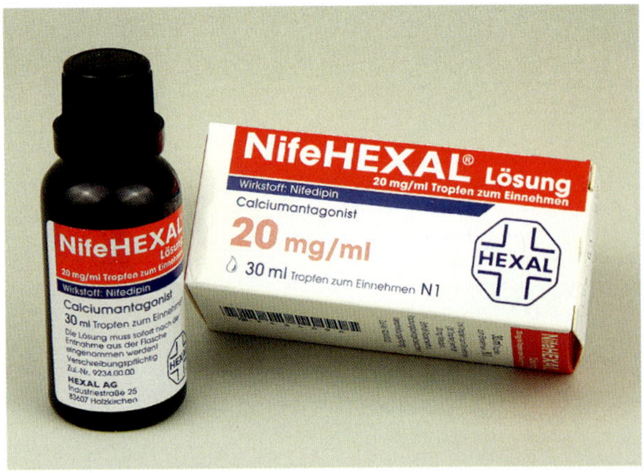

Abb. 2.72 Nifedipin [K378]

Medikamentenname Adalat®.
Indikation Chronisch stabile Angina pectoris (AP), Prinzmetal-Angina, essenzieller Hypertonus, hypertensive Krise.
Kontraindikation Bekannte Unverträglichkeit, Schock, höhergradige Aortenstenose, ACS oder Infarkt, Schwangerschaft, Stillzeit.
Dosierung 10 mg s.l.
Nebenwirkung *Sehr häufig:* Kopfschmerzen, prätibiale Ödeme. *Häufig:* Schwindel, Benommenheit, Flush, Palpitationen, Übelkeit. *Gelegentlich:* Tachykardie, Tremor, Hautreaktionen. *Selten:* Blutbildveränderungen, Hyperglykämie, allergische Reaktion, anaphylaktischer Schock. *Sehr selten:* Myokardinfarkt.
Wechselwirkung Verstärkung der blutdrucksenkenden Wirkung anderer Antihypertonika; Erhöhung des Plasmaspiegels von Digoxin und Theophyllin; Rifampicin beschleunigt den Abbau sehr stark, daher hat Nifedipin keine Wirkung; Wirkungsabschwächung bei gleichzeitiger Gabe von Phenytoin.
Wirkeintritt 2–3 Minuten.
Besonderheiten Kaum noch Anwendung im Rettungsdienst; ersetzt durch Nitrendipin. Nifedipin wird auch als Perfusormedikament genutzt; aufgrund der starken Lichtempfindlichkeit werden für die Applikation schwarze Perfusorspritzen und Perfusorleitungen verwendet.

2.7.6 Nitrendipin Δ

Das Wirkprofil von Nitrendipin (➤ Abb. 2.74) unterscheidet sich nicht von dem des Nifedipin. Aufgrund der längeren Halbwertszeit werden jedoch stabilere Plasmaspiegel erreicht, was zu einer geringeren Nebenwirkungsrate führt.

Medikamentenname Bayotensin®.
Indikation Chronisch stabile AP, Prinzmetal-Angina, essenzieller Hypertonus, hypertensive Krise.
Kontraindikation Bekannte Unverträglichkeit, Schock, höhergradige Aortenstenose, ACS oder Infarkt, Schwangerschaft, Stillzeit.
Dosierung 5 mg s.l. (eine Phiole), kann nach 30–60 Minuten wiederholt werden.

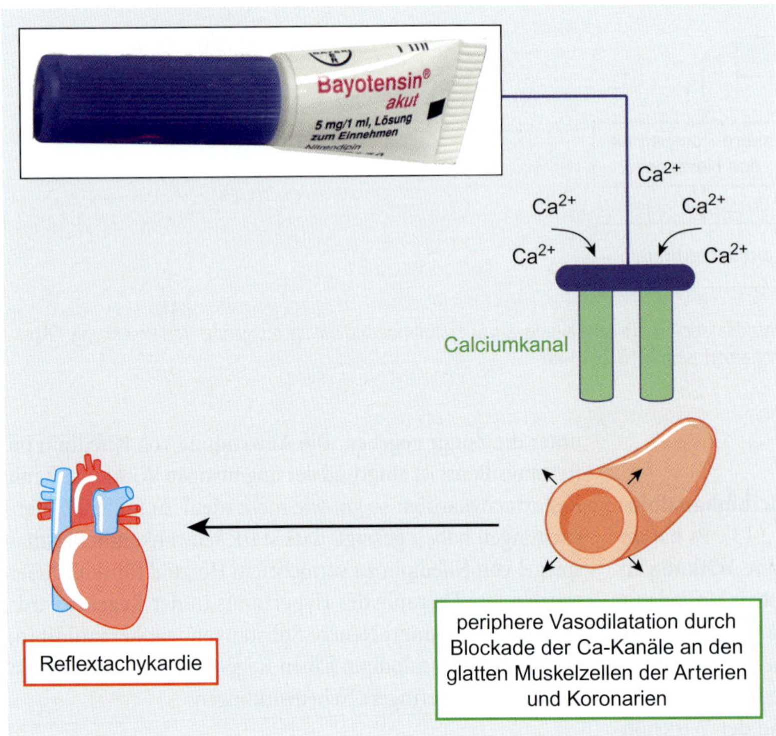

Abb. 2.73 Wirkmechanismus der Calciumantagonisten [P1015, L143]

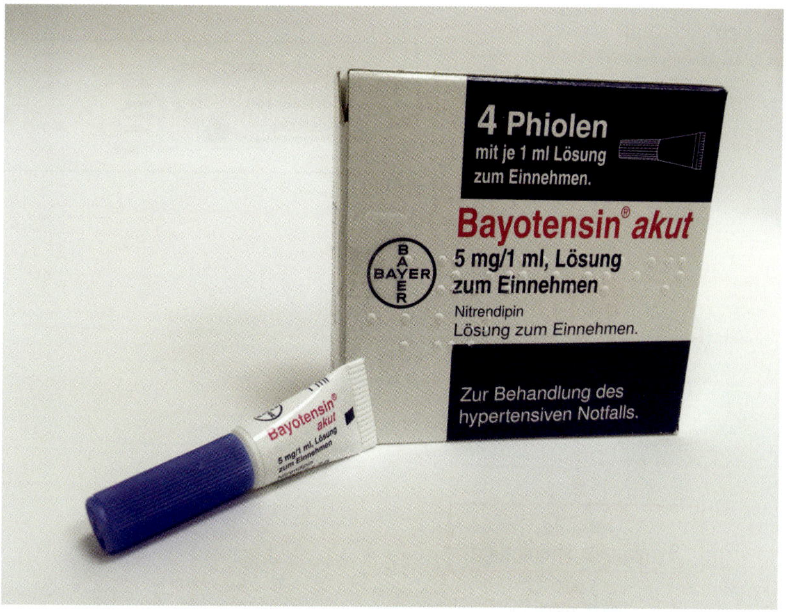

Abb. 2.74 Nitrendipin [P1015]

Nebenwirkung *Sehr häufig:* Kopfschmerzen, prätibiale Ödeme. *Häufig:* Schwindel, Benommenheit, Flush, Palpitationen, Übelkeit. *Gelegentlich:* Tachykardie, Tremor, Hautreaktionen. *Selten:* Blutbildveränderungen, Hyperglykämie, allergische Reaktion, anaphylaktischer Schock. *Sehr selten:* Myokardinfarkt.
Wechselwirkung Verstärkung der blutdrucksenkenden Wirkung anderer Antihypertonika; Erhöhung des Plasmaspiegels von Digoxin und Theophyllin; Rifampicin beschleunigt den Abbau sehr stark, daher hat Nitrendipin keine Wirkung; Wirkungsabschwächung bei gleichzeitiger Gabe von Phenytoin.
Wirkeintritt 2–3 Minuten.
Besonderheiten Im Rettungsdienst ist das Präparat Bayotensin® akut verbreitet. Es liegt als Phiole vor und wird s. l. verabreicht. Reflextachykardien sind deutlich seltener als bei der Anwendung von Nifedipin. Trotzdem ist Vorsicht geboten, da eine Reflextachykardie bei Patienten mit einer KHK zu einer Verschlechterung der koronaren Durchblutung führen kann (➤ Abb. 2.73). Aus produktionstechnischen Gründen wurde 2021 der Vertrieb von Bayotensin® akut in Deutschland eingestellt. Der Wirkstoff steht nur noch in Tablettenform zur Verfügung.

2.7.7 Urapidil Δ

Urapidil
5 mg/ml

Urapidil (➤ Abb. 2.75) ist ein α_1-**Antagonist** und wirkt hauptsächlich an den peripheren Arterien, aber auch an Venen. Zusätzlich senkt es über Aktivierung zentraler

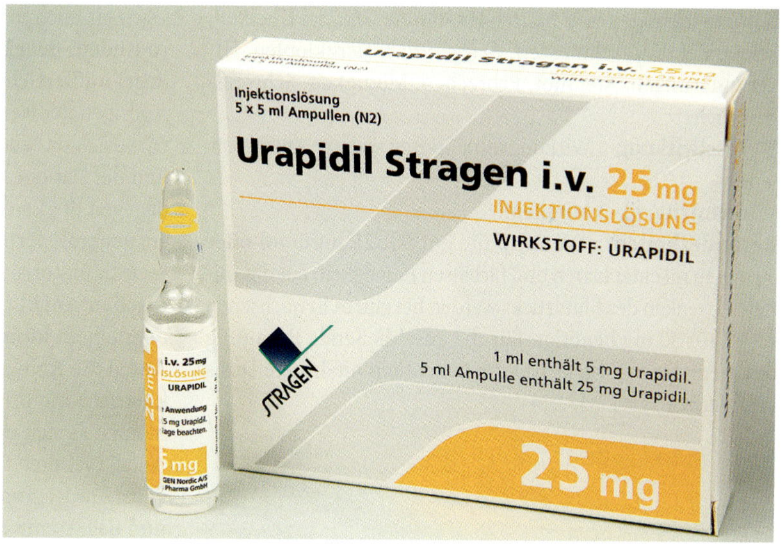

Abb. 2.75 Urapidil [K378]

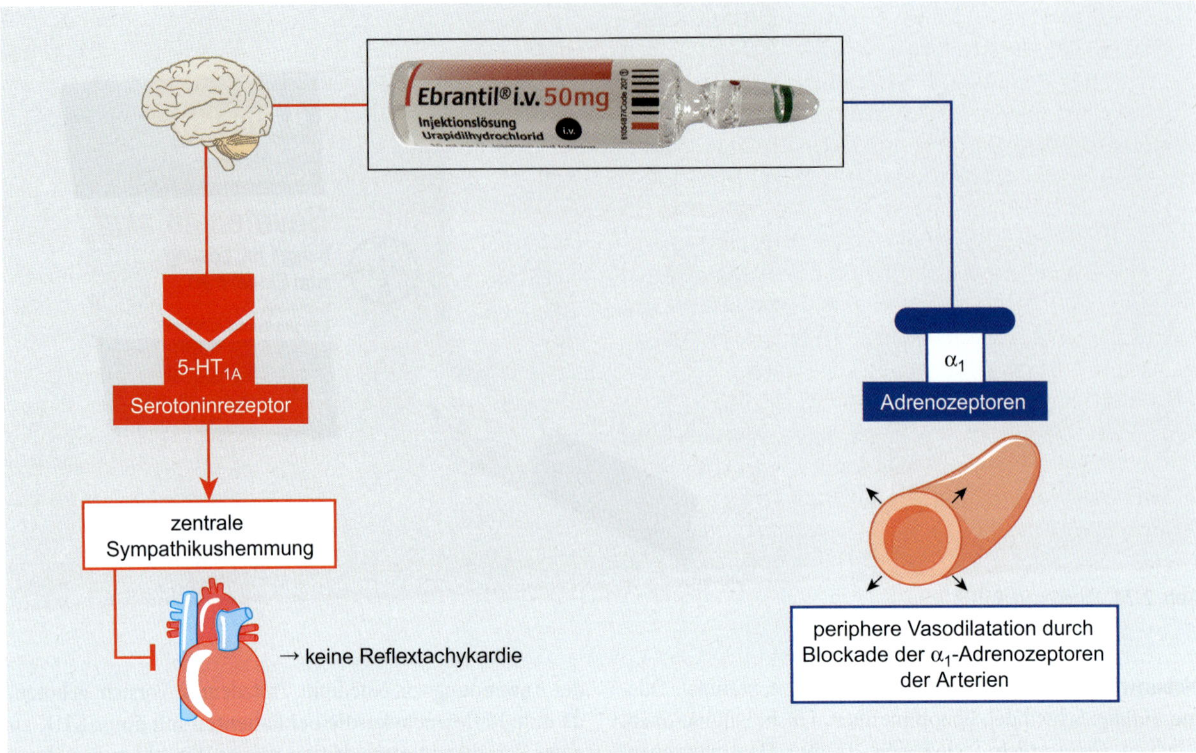

Abb. 2.76 Wirkmechanismus von Urapidil [P1015, L143]

Serotoninrezeptoren (5-HT_{1A}-Rezeptor) den **Sympathikotonus.** So wirkt es **blutdrucksenkend,** ohne eine relevante Reflextachykardie zu verursachen (➤ Abb. 2.76). Dies macht es zu einem weitverbreiteten Medikament, das gut steuerbar ist und ein breites Einsatzspektrum beim hypertensiven Notfall aufweist.

Medikamentenname Ebrantil®.
Indikation Hypertonus.
Kontraindikation Bekannte Unverträglichkeit.
Dosierung Einzeldosis Erwachsene 5–10 mg.
Nebenwirkung *Sehr häufig:* Hypotonie. *Häufig:* Übelkeit, Schwindel, Kopfschmerzen. *Gelegentlich:* Herzklopfen, Hf-Veränderungen, Atemnot, Erbrechen, Müdigkeit, Schweißausbruch.
Wechselwirkung Wirkungsverstärkung anderer Antihypertensiva.
Wirkeintritt 1–3 Minuten.
Besonderheiten Die Ampulle enthält 25 mg/5 ml oder 50 mg/10 ml einer klaren und farblosen Flüssigkeit. Für das initiale Absenken des Blutdrucks werden bei einem Erwachsenen meist 10–30 mg benötigt. Für die anschließende Erhaltung des niedrigeren Drucks ist eine wesentlich niedrigere Dosis erforderlich.

2.8 Antikonvulsiva Δ

Epileptische Anfälle spielen im Rettungsdienst unter den neurologischen Krankheitsbildern eine große Rolle. Kenntnisse über verschiedene Anfallsarten und die unterschiedlichen krampfhemmenden Medikamente (Antikonvulsiva) erleichtern dem Personal den Umgang mit Patienten, die sich in einem Anfall befinden oder an einem Krampfleiden erkrankt sind.

Der Begriff „Krampfanfall" ist im Rettungsdienst immer noch weitverbreitet. Sowohl im Sprachgebrauch des Neurologen als auch in der Fachliteratur ist er allerdings nur selten zu finden. Bei einem epileptischen Anfall kommt es in der Regel im Bereich der Großhirnrinde zu unkontrollierten Erregungen der Nervenzellen. Sind nur kleine Areale betroffen, wirkt sich das auch nur auf eine bestimmte Körperregion aus und der Patient ist dabei wach (**fokaler** Anfall). Breitet sich dagegen die Erregung über das gesamte Großhirn aus, liegt ein **generalisierter** Anfall vor und das Bewusstsein ist gestört. Je nach motorischer Auswirkung spricht man von einem **tonischen** Anfall (Muskulatur angespannt, keine Bewegung) oder einem **klonischen** Anfall (Muskeln zucken). Zeigt der Anfall die Abfolge: Aura → Initialschrei → Sturz → tonisch-klonische motorische Entäußerungen → Nachschlafphase, so handelt es sich um einen generalisierten tonisch-klonischen Anfall (veraltet: **Grand-Mal-Anfall** = frz. großes Übel).

Im Vordergrund stehen der Schutz vor Begleitverletzungen und das Atemwegsmanagement, nicht die medikamentöse

Therapie. Erst wenn es sich bei dem Anfall um einen **Status epilepticus** (ab einer Anfallsdauer von 5 Minuten oder ≥ 2 aufeinanderfolgende Anfälle über einen Zeitraum von mehr als 5 Minuten ohne Wiedererlangen des präiktalen neurologischen Ausgangsstatus) handelt oder eine Sicherung der ausreichenden Oxygenierung ohne Medikamente nicht möglich ist, muss der Anfall durchbrochen werden. In der Regel sistiert ein Anfall innerhalb von 2 Minuten, weshalb der Rettungsdienst den Patienten in der Nachschlafphase (postiktal) antrifft. Als Medikamente der ersten Wahl werden im Rettungsdienst dafür **Benzodiazepine** eingesetzt. Bei dieser Medikamentengruppe handelt es sich um Substanzen, die im Gehirn die Wirkung des Botenstoffs **GABA** (engl. **G**amma-**A**mino-**B**utyric **A**cid; Gamma-Aminobuttersäure) verstärken (➤ Abb. 2.77). GABA bindet an GABA-Rezeptoren und bewirkt den Einstrom von Chloridionen in die Nervenzelle, wodurch diese weniger erregbar wird. Benzodiazepine binden an einen separaten benachbarten Rezeptor (allosterische Bindung) und werden somit als **$GABA_A$-Rezeptor-Agonisten** bezeichnet. Dies führt dazu, dass der Ionenkanal sich weiter öffnet und es zu einem vermehrten Einstrom von Chloridionen kommt. Die negative Ladung der Zelle nimmt zu (Hyperpolarisation), was ihre Erregbarkeit weiter herabsetzt. Ein hemmendes System wird also verstärkt.

Das sog. aufsteigende retikuläre Aktivierungssystem **ARAS** ist ein neuronales Netzwerk im Hirnstamm, das für die Wachheit verantwortlich ist. Durch Hemmung dieses Systems entstehen physiologisch Müdigkeit und Schlaf. Die Aktivität des ARAS wird nun noch weiter reduziert, sodass dadurch eine pharmakologisch induzierte Sedierung entstanden ist.

Die verschiedenen Benzodiazepin-Präparate unterscheiden sich chemisch nur minimal. sodass ihre pharmakologischen Eigenschaften wie **Anxiolyse, Sedierung, Hypnose, Antikonvulsivität, Muskelentspannung und Amnesie** weitestgehend gleich sind.

Die höchste Evidenz zur Durchbrechung eines Status epilepticus besteht aktuell für intravenöses Lorazepam (➤ Kap. 2.8.3) und für intramuskuläres Midazolam (per Applikator; ➤ Kap. 2.8.4). Da die Lorazepam-Ampulle kühl gelagert werden muss, ist das Präparat im Rettungsdienst sehr selten anzutreffen.

Gemäß Leitlinie soll bei einem Patienten ohne liegenden i. v. Zugang primär eine alternative Applikationsmethode, wie i. m., i. n. oder bukkal gewählt werden, um den Therapieerfolg nicht unnötig durch das Legen eines intravenösen Zugangs zu verzögern.

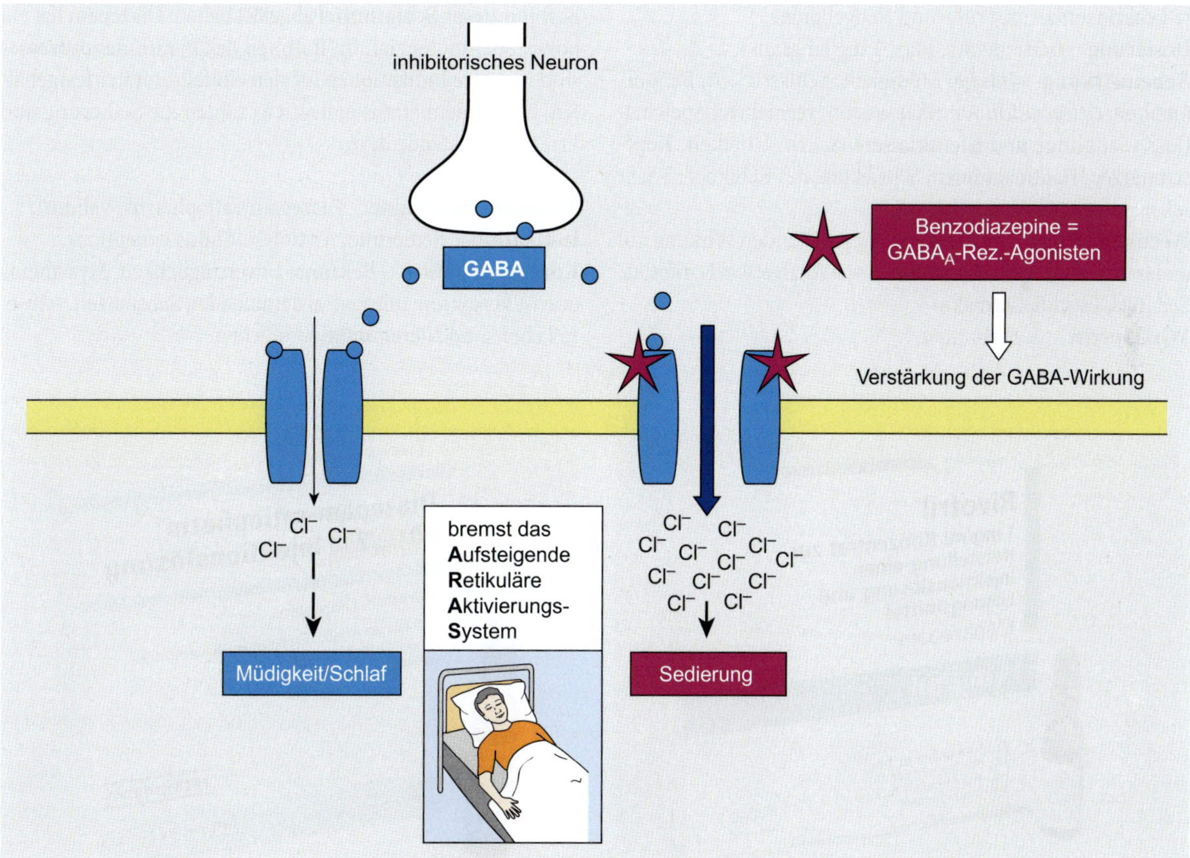

Abb. 2.77 Wirkmechanismus der Benzodiazepine: Benzodiazepine führen durch eine allosterische Bindung an den GABA-A-Rezeptor zu einem vermehrten Einstrom von Chloridionen. Die entstehende Hyperpolarisation führt zur Erregungshemmung der Zelle. [P1015, L143]

Bei der Applikation sollte immer das Risiko einer **Atemwegsverlegung** und **Atemdepression** bedacht werden. Mit Flumazenil sollte das Antidot bei einer Überdosierung (➤ Kap. 2.4.9) nur als Ultima Ratio eingesetzt werden, da der Krampfschutz mit dem Einsatz erlöschen würde. Atemwegsmanagement und die kontinuierliche Überwachung des Patienten sind essenziell. Patienten, die Antikonvulsiva in einer Notfallsituation erhalten haben, dürfen in den nächsten 24 Stunden nicht aktiv am Straßenverkehr teilnehmen oder große Maschinen bedienen.

2.8.1 Clonazepam

Clonazepam (➤ Abb. 2.78) gehört in die Gruppe der **Benzodiazepine** und ist ein **$GABA_A$-Rezeptor-Agonist.** In der **Krampfprophylaxe** und der **Krampfdurchbrechung** ist es anderen Benzodiazepinen überlegen. Clonazepam gehört neben Lorazepam und Midazolam zu den Mitteln der ersten Wahl zur Durchbrechung eines Status epilepticus.

Medikamentenname Rivotril®.
Indikation Status epilepticus, Anfallsprophylaxe.
Kontraindikation Bekannte Unverträglichkeit, Myasthenia gravis, Vergiftung mit zentral dämpfenden Substanzen, schwere Leberinsuffizienz, Früh- und Neugeborene.
Dosierung 0,015 mg/kg, max. 1 mg langsam i. v.
Nebenwirkung *Häufig:* Müdigkeit, Schläfrigkeit, Benommenheit. *Gelegentlich:* Atemdepression, vermehrter Speichelfluss (Säuglinge und Kleinkinder). *Selten:* Übelkeit, Kopfschmerzen, Hautreaktionen, Schwellung des Kehlkopfes. *Sehr selten:* anaphylaktischer Schock.
Wechselwirkung Verstärkung der sedierenden Wirkung mit anderen zentral wirksamen Stoffen wie Analgetika, Narkotika, Sedativa, Psychopharmaka.
Wirkeintritt 2–5 Minuten.

Besonderheiten Häufig wird durch das Medikament eine Thrombophlebitis ausgelöst. Für die Applikation sollte eine größere Vene ausgewählt oder das Medikament langsam appliziert werden.

2.8.2 Diazepam Δ

Diazepam (➤ Abb. 2.79) ist eines der ältesten **Benzodiazepine** und gilt als Leitsubstanz dieser Medikamentengruppe. Seine Wirkung entfaltet es, wie alle anderen Vertreter dieser Gruppe auch, durch eine Bindung an den **$GABA_A$-Rezeptor.** Diazepam hat eine Halbwertszeit (HWZ) von ca. 30 Stunden. Es wird zu Nordiazepam abgebaut, das ebenfalls die Wirkung eines Benzodiazepins hat. Die HWZ von Nordiazepam beträgt 50–90 Stunden. Das Abbauprodukt ist Oxazepam, das in der Klinik gerne als Schlafmittel verwendet wird (HWZ: 8 Stunden). Bedingt durch die **lange Halbwertszeit** und die selbst aktiven Abbauprodukte kommt es bei wiederholter Applikation im Körper zu einer starken Kumulation von Diazepam. Deshalb gehört Diazepam in der Behandlung eines epileptischen Anfalls nicht zu den Mitteln der ersten Wahl, denn die lange Sedierungsphase macht eine neurologische Reevaluation schwierig. Trotzdem ist die therapeutische Breite groß, weshalb Diazepam (bzw. die Benzodiazepine im Allgemeinen) die Barbiturate als **Schlafmittel** abgelöst haben. Diazepam hat ein hohes Suchtpotenzial. Im Rahmen des Pyramidenprozesses sind mehrere Indikationen für den Notfallsanitäter festgehalten. Neben dem Status epilepticus zählen die Sedierung und Erregungszustände dazu.

Medikamentenname Diazepam-ratiopharm®, Valium®.
Indikation Sedierung, Anxiolyse, Status epilepticus.
Kontraindikation Bekannte Unverträglichkeit, Myasthenia gravis, Vergiftung mit zentral dämpfenden Substanzen, schwere Leber- und Nierenfunktionsstörung.

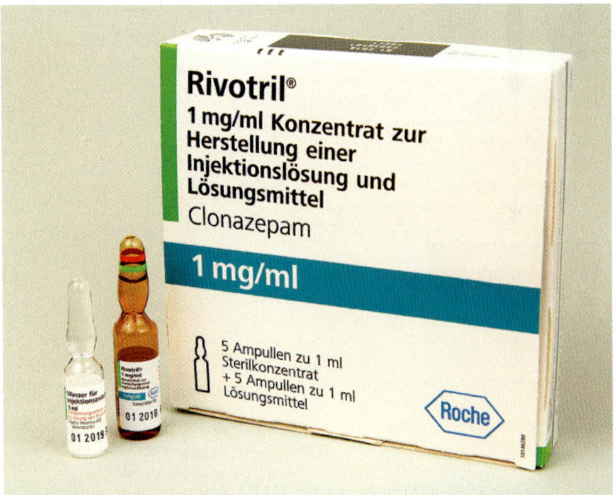

Abb. 2.78 Clonazepam [K378]

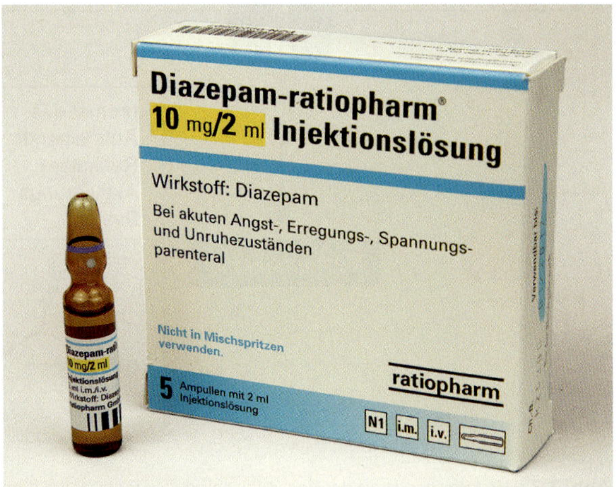

Abb. 2.79 Diazepam [K378]

Dosierung *Agitiertheit Erwachsene:* 0,1 mg/kg KG i. v., meist 2,5–5 mg. *Status epilepticus:* Kinder bis 15 kg 5 mg rektal, ab 15 kg 10 mg rektal; Erwachsene 10 mg i. v. ggf. wiederholen.
Nebenwirkung *Häufig:* Atemdepression. *Gelegentlich:* Übelkeit, Erbrechen, paradoxe Reaktion. *Selten:* Herz-Kreislauf-Stillstand.
Wechselwirkung Verstärkung der sedierenden Wirkung von Analgetika, Sedativa und Alkohol.
Wirkeintritt 2–3 Minuten.
Besonderheiten Diazepam liegt sowohl als klare Flüssigkeit als auch als Lipuro-Variante (weiße Flüssigkeit) vor. Eine Ampulle enthält meist 10 mg. Diazepam wird auch als Rektiole (5 mg oder 10 mg) hergestellt, wodurch die Möglichkeit besteht, Patienten auch ohne Zugang erfolgreich zu therapieren. Da die Resorption von rektal verabreichtem Diazepam durch verschiedene Faktoren oft beeinträchtigt ist, sind andere Applikationsformen der rektalen Applikation überlegen. Grundsätzlich sollte aber bei Anfällen sekundär immer der i. v. Zugang gelegt werden. Diazepam eignet sich auch für die Kombination mit Ketamin zur Prophylaxe von Albträumen.

2.8.3 Lorazepam Δ

➤ Kap 2.19.2

2.8.4 Midazolam Δ

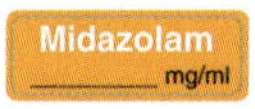

Midazolam (➤ Abb. 2.80) gehört zur Gruppe der Benzodiazepine und entfaltet seine Wirkung nach demselben Prinzip wie Diazepam. Es hat nur eine Halbwertszeit von 2 Stunden und ist damit das **kurzwirksamste Benzodiazepin.** Beim Abbau entstehen – anders als bei Diazepam – keine aktiven Metaboliten. Es lässt sich wesentlich besser steuern als andere Vertreter dieser Gruppe. Aufgrund der kurzen Wirkdauer, der problemlosen Lagerung und diverser

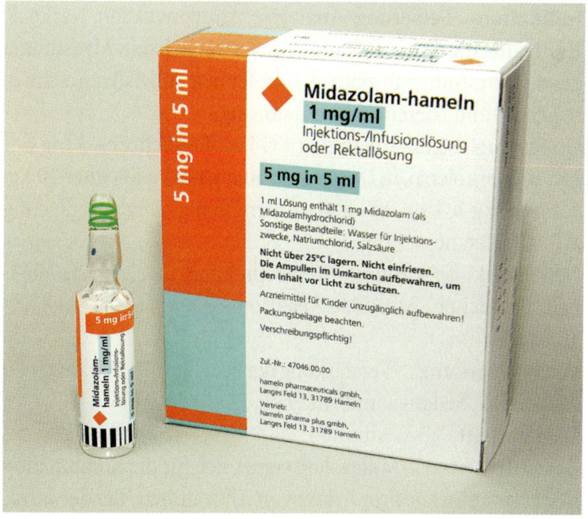

Abb. 2.80 Midazolam [K378]

Applikationsmöglichkeiten ist Midazolam im Rettungsdienst weitverbreitet. Unter den nicht intravenösen Applikationen ist die intranasale Gabe nach der intramuskulären Gabe die wirksamste. Alternativ kann Midazolam auch bukkal verabreicht werden und stellt mit BUCCOLAM® für Kinder und Erwachsene keinen Off-Label-Use mehr dar (➤ Abb. 2.81). Ob im Falle eines **Status epilepticus** Midazolam oder Diazepam zum Einsatz kommt, hängt auch von den Wünschen der aufnehmenden Neurologie ab. Einige Neurologen bevorzugen Diazepam, da es einem erneuten Anfall länger vorbeugt. Die meisten hingegen präferieren Midazolam, denn der Patient ist nach Applikation von Midazolam schneller wieder voll orientiert und kann daher früher neurologisch untersucht werden. Im Rahmen des Pyramidenprozesses sind mehrere Indikationen für den Notfallsanitäter festgehalten. Neben dem Status des generalisierten tonisch-klonischen Anfalls (SGTKA) zählen die Sedierung und Erregungszustände dazu.

Medikamentenname BUCCOLAM®, Dormicum®.

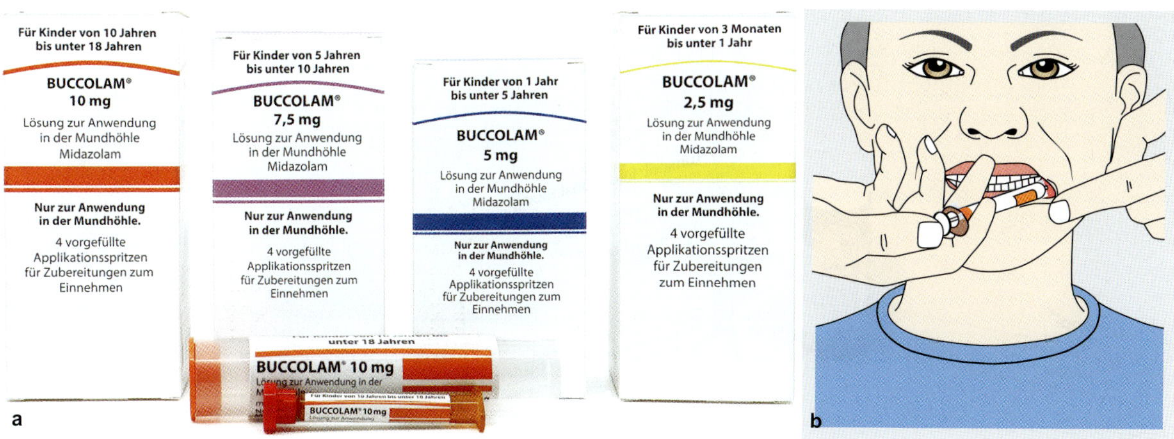

Abb. 2.81 BUCCOLAM® [U384, L143]

Indikation Sedierung, Anxiolyse, Antikonvulsion, Narkose.
Kontraindikation Bekannte Unverträglichkeit, Myasthenia gravis, Vergiftung mit zentral dämpfenden Substanzen, schwere Leber- und Nierenfunktionsstörung.
Dosierung 0,05–0,1 mg/kg KG i. v.; Erwachsene 5 mg i. v. ggf. wiederholen; i. n. Dosierung: 10 mg bei kg KG über 20 kg, 5 mg bei kg KG 10–20 kg, darunter 2,5 mg. Analgosedierung z. B. mit Ketanest: 1 mg.
Nebenwirkung *Häufig:* Atemdepression. *Gelegentlich:* Übelkeit, Erbrechen, paradoxe Reaktion. *Selten:* Herz-Kreislauf-Stillstand.
Wechselwirkung Verstärkung der sedierenden Wirkung von Analgetika, Sedativa und Alkohol.
Wirkeintritt 2–3 Minuten.
Besonderheiten Midazolam eignet sich für die Kombination mit Esketamin zur Prophylaxe von Albträumen. Bei der intranasalen Anwendung kann es zu einem brennenden Schmerz der Nasenschleimhaut kommen, da zu den Bestandteilen der Flüssigkeit Salzsäure gehört. Im Handel befinden sich verschiedene Ampullen mit unterschiedlichen Wirkstoffmengen und Volumina. Es existieren die Varianten: 5 mg in 1 ml, 5 mg in 5 ml, 15 mg in 3 ml und für die Intensivstation 50 mg in 50 ml und 100 mg in 50 ml. Die Flüssigkeit ist klar und farblos. BUCCOLAM® zur oralen Applikation gibt es in den Dosierungen 2,5 mg, 5 mg, 7,5 mg und 10 mg. Patienten mit bekanntem Krampfleiden haben es gelegentlich als Rescue-Medikation zu Hause. Bei der Vorbereitung und Applikation ist unbedingt auf die Dosisangabe zu achten, da es sonst schnell zu versehentlichen Überdosierungen kommen kann. Gegebenenfalls ist Flumazenil als Antidot einzusetzen.

2.8.5 Phenobarbital

Phenobarbital (➤ Abb. 2.82) gehört in die Gruppe der **Barbiturate** (➤ Kap. 2.12). Es bindet an **GABA-Rezeptoren** und hat einen ähnlichen Wirkmechanismus wie Benzodiazepine. Barbiturate können auch zur Narkoseeinleitung genutzt werden. Durch die Entwicklung neuerer Medikamente ist der Einsatz von Phenobarbital stark zurückgegangen; im Rettungsdienst ist es allenfalls Mittel der zweiten Wahl beim Status epilepticus.

Medikamentenname Luminal®.
Indikation Status epilepticus, Anfallsprophylaxe.
Kontraindikation Bekannte Unverträglichkeit, KHK, Myasthenia gravis, akute Porphyrie, schwere Leber- und Nierenfunktionseinschränkung, Schock, Schwangerschaft, Stillzeit.
Dosierung Erwachsene: 1–3 mg/kg KG langsam i. v., Einzeldosis max. 400 mg, Tagesdosis max. 800 mg; Kinder: 3–4 mg/kg KG langsam i. v., Tagesdosis max. 400 mg; eine i. m. Gabe ist möglich.
Nebenwirkung *Sehr häufig:* Müdigkeit, verlangsamte Reaktion. *Häufig:* Schwindel, Kopfschmerzen. *Gelegentlich:* paradoxe Reaktion. *Selten:* Übelkeit, Erbrechen, schwere Hautreaktion, Nieren- und Leberschäden.
Wechselwirkung Wirkungsverstärkung anderer sedierender Medikamente, zentraler Analgetika und von Alkohol. Verstärkte Elimination von Antikoagulanzien und Kontrazeptiva; Wirkungsverminderung von Glucocorticoiden; Verstärkung der Toxizität von Methotrexat.
Wirkeintritt 2–3 Minuten.
Besonderheiten In hohen Dosen vermindert es stark die Herzleistung. Es kommt zu ausgeprägten Blutdruckabfällen und Bradykardien.

2.8.6 Phenytoin

Phenytoin (➤ Abb. 2.83) entfaltet seine Wirkung im ZNS über die **Hyperpolarisation** der **Zellmembranen.** Damit wirkt es einer Entladung entgegen; das Anfallspotenzial kann sich nicht weiter ausbreiten. Zusätzlich verstärkt Phenytoin hemmende Einflüsse des Kleinhirns, was zu einem verbesserten Schutz vor

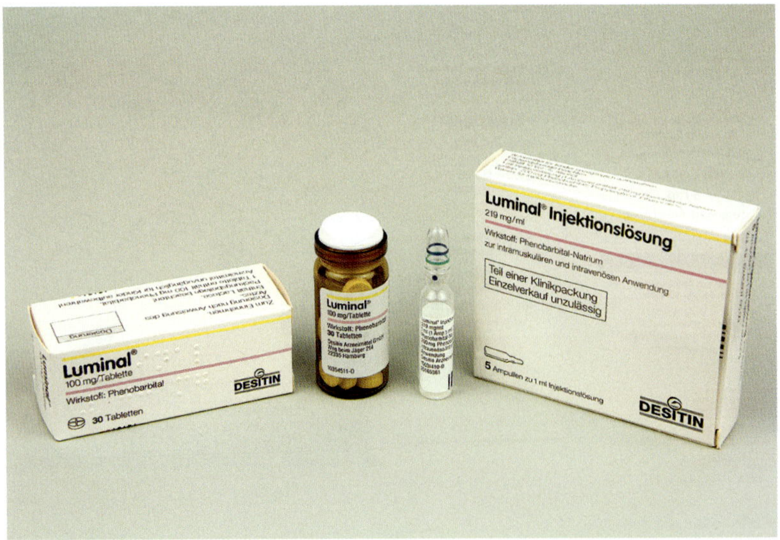

Abb. 2.82 Phenobarbital [K378]

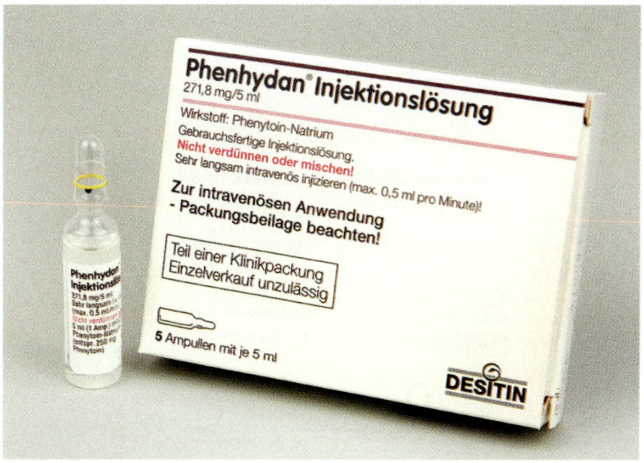

Abb. 2.83 Phenytoin [K378]

weiteren Anfällen führt. In der Akuttherapie von epileptischen Anfällen gilt Phenytoin gilt als Medikament zweiter Wahl.

Medikamentenname Phenhydan®.
Indikation Status epilepticus, Anfallsprophylaxe, bestimmte Schmerzzustände (z. B. Trigeminusneuralgie), Rhythmusstörungen durch Digitalisüberdosierung.
Kontraindikation Bekannte Unverträglichkeit, schwere Schäden des Knochenmarks, AV-Block 2. und 3. Grades, Myokardinfarkt in den letzten 3 Monaten, schwere Herzinsuffizienz, Bradykardien.
Dosierung 2–5 mg/kg KG, maximale Geschwindigkeit 25 mg/min!
Nebenwirkung *Sehr häufig:* bei hoher Dosierung Kopfschmerzen, verwaschene Sprache, Müdigkeit. *Häufig:* Schwindel, Erbrechen, RR-Abfall. *gelegentlich:* Gingivahyperplasie. *Selten:* Asystolien, AV-Blöcke, schwere Hautreaktionen, Knochenmarkschädigung. *Sehr selten:* Kammerflimmern.
Wechselwirkung Erhöhte Blutspiegel durch Antikoagulanzien, Amiodaron, Benzodiazepine, Antihistaminika, NSAR, Omeprazol, trizyklische Antidepressiva, Valproinsäure, einige Antibiotika (Sulfonamide, Isoniazid).
Wirkeintritt 10–20 Minuten. Bei ausbleibender Wirkung Dosierung ggf. wiederholen.
Besonderheiten Bei zu schneller Gabe kommt es zu ausgeprägten RR-Abfällen. Die Wechselwirkung ist bei der Initialtherapie unbedeutend. Die Wirkung der Pille wird aufgehoben; daher Frauen explizit auf den Verlust der Kontrazeption hinweisen.

CAVE
Wird Phenytoin als **Dauerinfusion** gegeben, nur allein laufen lassen und keinen Dreiwegehahn anschließen. Phenytoin kann den Kunststoff der Dreiwegehähne auflösen. Mit anderen Medikamenten und Lösungsmitteln verträgt sich Phenytoin nicht.

2.9 Blutprodukte

Blutprodukte sind zunächst Medikamente wie alle anderen Wirkstoffe auch. Der Einsatz von Blutprodukten spielt in der primären Notfallrettung eine sehr untergeordnete Rolle. Dies hängt mit der Komplexität der Lagerung und des Einsatzes zusammen. Das **Transfusionsgesetz** enthält genaue Vorschriften, wie mit Blutprodukten umzugehen ist. Der Einsatz ist nur gestattet, wenn ein in der Transfusionsmedizin ausgebildeter Facharzt diesen überwacht. Gleichzeitig werden hohe Ansprüche an die Lagerung und Dokumentation von Blutprodukten gestellt. Zudem ist bei der Verabreichung von Blutprodukten eine höhere Überwachung als bei der Applikation von anderen Medikamenten notwendig. Alle diese Voraussetzungen machen den routinemäßigen Einsatz dieser Medikamente im Rettungsdienst unmöglich.

Es gibt jedoch Einzelfälle, bei denen eine Transfusion am Einsatzort notwendig ist, um Leben zu retten, z. B. Patienten, die im Rahmen eines Traumas Blut verlieren, deren Blutung vom Rettungsdienst nicht gestoppt werden kann oder deren Transport nicht möglich ist, sie erst (z. B. aus einem Fahrzeug) befreit werden müssen. Sollte die voraussichtliche Befreiungszeit länger dauern, als der Patient ohne Transfusion überleben würde, wäre der Einsatz von ungekreuzten Konserven der **Blutgruppe 0 Rhesusfaktor negativ** zu erwägen, was jedoch keine gängige Praxis ist.

KLINIK
Einsatz von Blutkonserven in der Klinik

Zunächst wird dem Patienten eine Blutprobe entnommen, um seine Blutgruppe zu bestimmen. Ist die Blutgruppe bekannt, wird eine **Kreuzprobe** vorgenommen. Dabei wird etwas Blutserum des Patienten mit etwas Blut der Konserve vermengt und untersucht, ob der Patient, der die Transfusion erhalten soll, Antikörper gegen das Spenderblut hat (➤ Kap. 1.8). Von der Entnahme der Blutprobe zur Gruppenbestimmung bis zum Ende der Kreuzprobe vergehen zwischen 60 und 90 Minuten. Sollte ein Patient vorher Konserven benötigen, verwendet man immer solche mit der Blutgruppe 0 Rhesusfaktor negativ.

Auf Intensivtransporten wird der Rettungsdienst regelmäßig mit Blutprodukten konfrontiert. Der Umgang mit diesen Produkten inkl. der einzusetzenden Materialien (**Transfusionsbestecke**) sollte daher beherrscht werden. Auch trägt die Kenntnis über die zu erwartenden Symptome bei einer Unverträglichkeitsreaktion zur Sicherheit des Patienten bei.

KLINIK
Symptome der Transfusionsreaktion

Tachykardie, Urtikaria, Fieber, Atemnot, Übelkeit, Erbrechen.

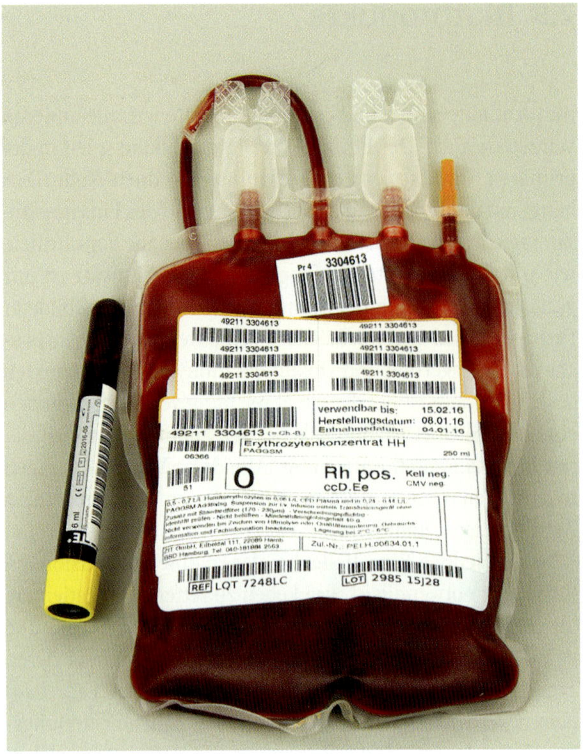

Abb. 2.84 Erythrozytenkonzentrat [K378]

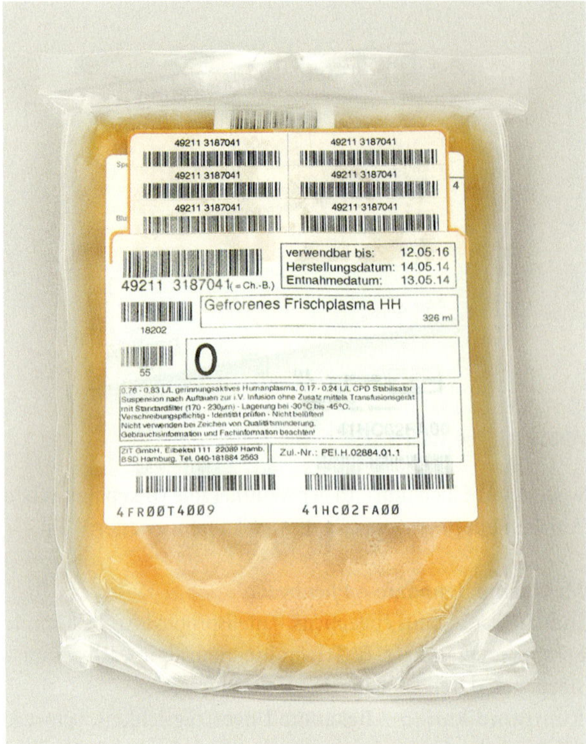

Abb. 2.85 FFP [K378]

2.9.1 Erythrozytenkonzentrat

Am häufigsten werden Erythrozytenkonzentrate (EK) (➤ Abb. 2.84) transfundiert. Sie enthalten in der Regel nur rote Blutkörperchen und Flüssigkeit. Plasma, Leukozyten und Thrombozyten wurden im Rahmen der Aufbereitung entfernt. Sie sind 3–6 Wochen haltbar, müssen aber permanent gekühlt werden. Ist die Kühlkette einmal unterbrochen, muss die Konserve verworfen werden, falls sie nicht transfundiert wird. Der Hb-Wert in einer Konserve liegt um die 20 g/dl (Normwert 12–16 g/dl). Die Übertragung eines EK erhöht den Hb-Wert des Patienten in der Regel um 1 g/dl.

2.9.2 FFP (Fresh Frozen Plasma)

In FFP (Fresh Frozen Plasma, ➤ Abb. 2.85) sind alle nichtzellulären Bestandteile des Blutes enthalten. Sie kommen zum Einsatz, wenn massiv EKs transfundiert werden oder wenn Patienten sehr schlechte Gerinnungswerte haben. Auch ein unzureichender Eiweißgehalt im Blut kann Grund für eine Transfusion von FFP sein. Da FFP tiefgefroren aufbewahrt wird, ist es für den Einsatz im Rettungsdienst ungeeignet. Bevor das Präparat aufgetaut ist, befindet sich der Patient in der Regel im Krankenhaus.

2.9.3 Thrombozytenkonzentrat

Thrombozytenkonzentrate (➤ Abb. 2.86) enthalten nur Blutplättchen. Sie werden in der Klinik transfundiert. Die Indikation liegt vor, wenn der Patient blutet und die Ursache in einer stark erniedrigten Thrombozytenzahl liegt oder wenn der Verdacht besteht, dass diese nicht funktionieren.

2.9.4 Sonstige Blutprodukte

Außer den beschriebenen Produkten werden in der Klinik viele Einzelbestandteile des Blutes eingesetzt (➤ Abb. 2.87). So gibt es Leukozytenkonzentrate und deren Unterfraktionen, in denen nur Granulozyten oder Lymphozyten enthalten sind. Im Rahmen einer Knochenkrebserkrankung werden Stammzellen übertragen, die mittels einer besonderen Blutspende von einem vorher als passend getesteten Spender gewonnen werden. Aus ihnen können sämtliche Blutzellen entstehen.

Zusätzlich werden Gerinnungsfaktoren verabreicht. Bluter (Patienten mit Hämophilie) erhalten je nach Mangel häufig die Faktoren VIII oder IX. Patienten, die aufgrund einer Therapie mit Marcumar® eine eingeschränkte Gerinnung haben, bekommen vor einer Notoperation ein Präparat namens PPSB. In ihm sind die Vitamin-K-abhängigen Gerinnungsfaktoren enthalten, die unter Marcumar®-Therapie nicht ausreichend produziert werden (➤ Kap. 2.12).

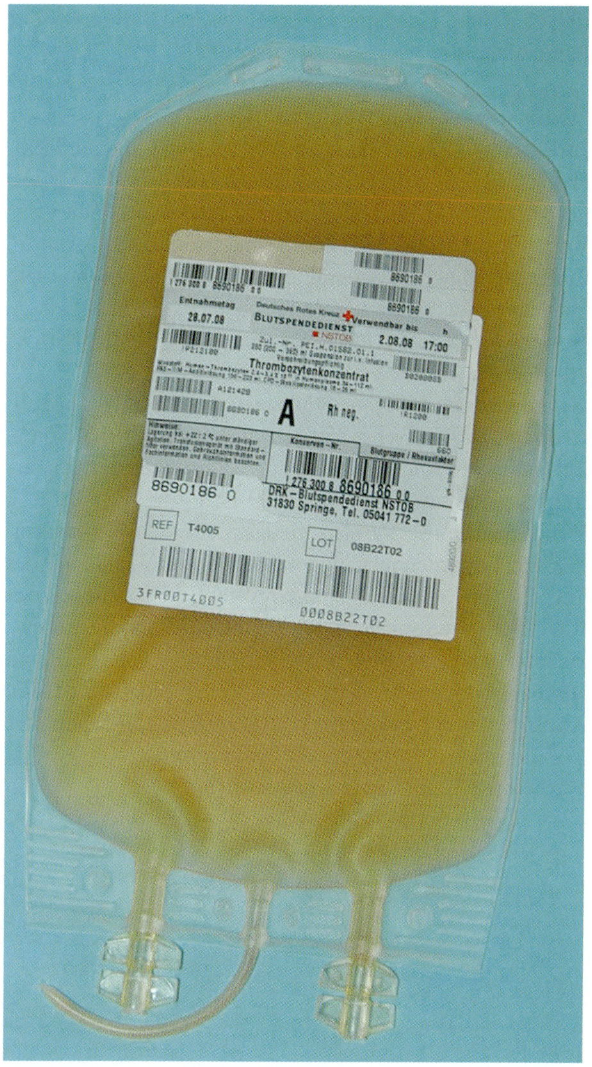

Abb. 2.86 Thrombozytenkonzentrat [M328]

2.10 Diuretika Δ

Täglich werden in den Glomerula unserer Nieren ca. 180 Liter Primärharn gebildet. Durch zahlreiche Transportprozesse wird Wasser in die Körperzellen rückresorbiert. Die treibende Kraft stellt hier das **Natrium** dar. Es baut einen osmotischen Gradienten zwischen Gewebe (höherer osmotischer Druck) und harnleitendem Lumen auf. Dieser osmotische Gradient sorgt für einen Übertritt von Wasser in das Gewebe. Somit wird nur 1 %, also ca. 1,8 Liter, als Sekundärharn ausgeschieden. Diese Rückresorptionsprozesse finden an verschiedenen Stellen im Tubulussystem der Niere statt. Dieses Tubulussystem ist Bestandteil des Nephrons, der kleinsten funktionellen Einheit der Niere.

Diuretika sind Medikamente, welche die Rückresorptionsprozesse im Tubulussystem verhindern und somit eine vermehrte Wasserausscheidung aus dem Körper bewirken. Hauptverantwortlich für Flüssigkeitsverschiebungen ist Natrium, da Natriumionen immer von Wasser (H_2O) begleitet werden. Wird also die Rückresorption von Na^+ blockiert, bleibt auch Wasser im harnleitenden System zurück und wird ausgeschieden.

Die Hauptindikation in der Notfallrettung ist die **Linksherzinsuffizienz mit kardialem Lungenödem** bei Patienten, die zu viel Flüssigkeit im System haben. In der Dauertherapie werden Diuretika als Antihypertensiva und zur Unterstützung der Nierenfunktion bei Niereninsuffizienz verabreicht. Auch bei der Therapie der Herzinsuffizienz finden sie häufig Anwendung.

Die wichtigste Gruppe der Diuretika in der Notfallmedizin sind die **Schleifendiuretika.** Ihr Name leitet sich von ihrem Wirkort, der Henle-Schleife, ab, die nach ihrem Entdecker Jakob Henle, einem Anatomen des 19. Jahrhunderts, benannt wurde. Im aufsteigenden Ast der Henle-Schleife hemmen Schleifendiuretika den **Na^+-K^+-$2Cl^-$-Cotransporter** (➤ Abb. 2.88). Die Blockade dieses aktiven Ionentransports führt nicht nur zu einer verstärkten NaCl- und Wasserausscheidung, sondern auch zu einer **Hypokaliämie.** Bekanntester Vertreter der Schleifendiuretika ist das Furosemid. Es hat sich im Rettungsdienst als sehr wirkungsvoll erwiesen, da es die Urinausscheidung am effektivsten steigert und einen schnellen Wirkeintritt hat.

2.10.1 Furosemid Δ

Furosemid (➤ Abb. 2.88) ist eines der ältesten Diuretika. Das **Schleifendiuretikum** hemmt im aufsteigenden Teil der Henle-Schleife den Na^+-K^+-$2Cl^-$-Cotransporter. Durch die Steigerung der Harnausscheidung werden neben Kochsalz

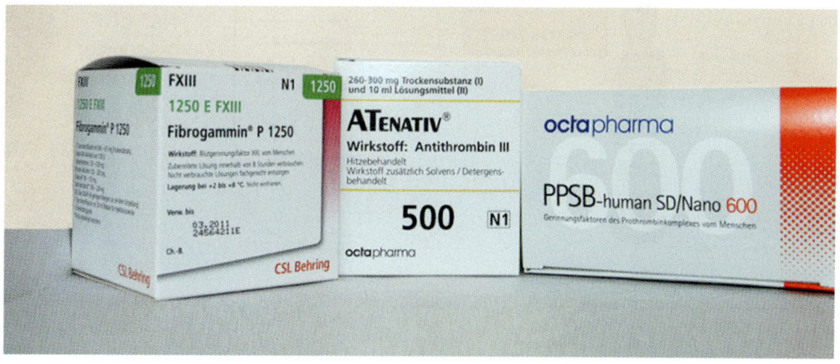

Abb. 2.87 Sonstige Blutprodukte [M328]

2

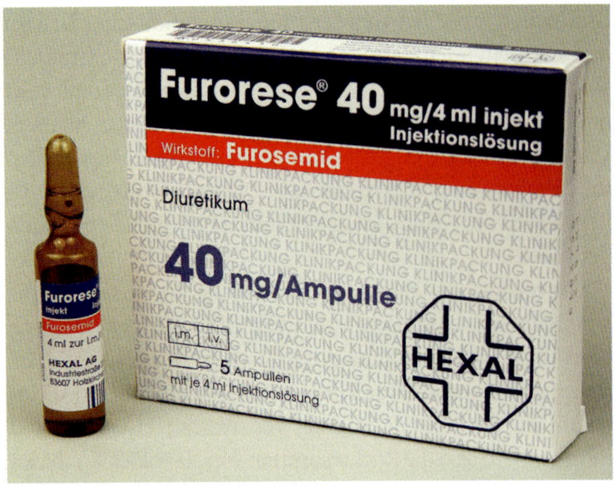

Abb. 2.88 Furosemid [K378]

(NaCl) auch andere Elektrolyte ausgeschwemmt. Besonders **Kalium** kann dabei in relevanten Mengen verloren gehen und zu lebensbedrohlichen tachykarden Herzrhythmusstörungen führen (➤ Abb. 2.89).

Zusätzlich bewirkt Furosemid eine periphere Vasodilatation, die noch vor der diuretischen Wirkung einsetzt. Der blutdrucksenkende Effekt kann durch Senkung von Vor- und Nachlast besonders gut im Rahmen von hypertensiven Entgleisungen mit **kardialem Lungenödem** genutzt werden. Für die Indikation „kardiales Lungenödem“ ist Furosemid Bestandteil des Pyramidenprozesses.

Medikamentenname Furorese®, Lasix®.
Indikation Akutes Linksherzversagen mit Lungenödem, Hypertonus, Herzinsuffizienz, Niereninsuffizienz, Aszites, generalisierte Ödeme im Rahmen der Intensivbehandlung.
Kontraindikation Bekannte Unverträglichkeit, Anurie, Coma hepaticum, ausgeprägte Hypokaliämie, ausgeprägte Hyponatriämie, Hypovolämie, Stillen.
Dosierung 0,25–0,5 mg/kg KG i. v., in der Regel Erwachsene 20–40 mg.
Nebenwirkung *Häufig:* Störungen im Elektrolythaushalt. *Gelegentlich:* Kopfschmerz, Schwindel, Durst, Hypotonie, Thrombozytopenie, Juckreiz. *Selten:* Störungen des Hörvermögens, Tinnitus.
Wechselwirkung Bei gleichzeitiger Gabe mit Glucocorticoiden oder Laxanzien verstärkter Kaliumverlust; Verstärkung der Toxizität von Digitalispräparaten mit gehäuftem Auftreten von Rhythmusstörungen; bei durch Diuretika verursachter Hypovolämie steigt das Risiko der Nephrotoxizität von NSAR und Aminoglykosiden; Verstärkung der Wirkung von Theophyllin, Antihypertensiva und Muskelrelaxanzien; Abschwächung der Wirkung von Antidiabetika und Vasopressoren.
Wirkeintritt 10–15 Minuten.

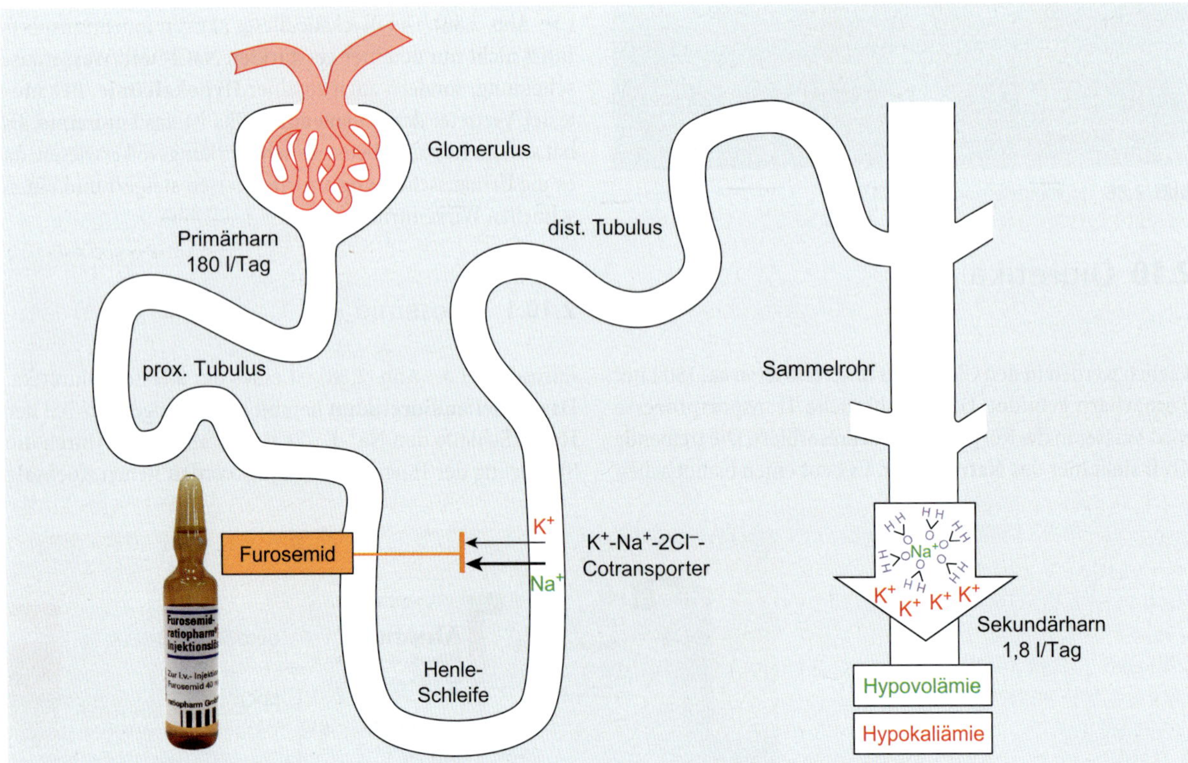

Abb. 2.89 Wirkmechanismus von Schleifendiuretika: Hemmung der Natrium- und Kaliumrückresorption im aufsteigenden Teil der Henle-Schleife [P1015, L143]

Besonderheiten Es gibt Ampullen mit 20 mg/2 ml, 40 mg/4 ml und 250 mg/25 ml Wirkstoff. Die Flüssigkeit ist klar und farblos. Viele Patienten, die in eine akute Linksherzinsuffizienz geraten, sind intravaskulär bereits volumendepletiert (hypovoläm). Bei ihnen ist der Einsatz von Diuretika wenig sinnvoll und führt im Verlauf zu Problemen, die eine vermehrte Intensivtherapie nach sich ziehen. Der Einsatz von Furosemid sollte daher genauestens abgewogen werden und wird in Fachartikeln immer kritischer gesehen.

WICHTIG

Kritische Betrachtung von Furosemid beim kardialen Lungenödem

Oft ist die zugrunde liegende Problematik nicht einfach eine Überwässerung, sondern eine Fehlverteilung des Blutvolumens. In solchen Fällen kann die Anwendung von Furosemid kontraproduktiv sein. Dies liegt daran, dass Furosemid das Renin-Angiotensin-Aldosteron-System (RAAS) aktiviert, was zu einer Vasokonstriktion der Kapazitätsgefäße und damit zu einer Volumenzunahme und einer Erhöhung der Vorlast führt. Insbesondere bei Patienten mit chronischer Herzinsuffizienz, die akut in ein kardiales Lungenödem dekompensieren, zeigt sich, dass sie zu diesem Zeitpunkt nicht stärker überwässert sind, als in der kompensierten Phase ihrer Erkrankung.
Evidenzbasierte Studien legen nahe, dass die Verabreichung von Furosemid in vielen Fällen nicht gerechtfertigt ist. Schleifendiuretika sind zwar wirksam zur Reduktion des Volumens, doch unterliegen sie einer eigenen Reihe von Nebenwirkungen (inkl. der Reninausschüttung und nephrotoxischen Effekten), welche die Nierenfunktion beeinträchtigen können. Zudem führt die Aktivierung des Sympathikus zu einer Umverteilung der venösen Reserve und damit zu einer weiteren Erhöhung der Vorlast. Vor diesem Hintergrund sollte die Nutzung von Furosemid wohlüberlegt, niedrig dosiert (bis 40 mg) und vornehmlich in klar definierten Hypervolämie-Szenarien erfolgen. Bereits 1998 wurde im Lancet publiziert, dass mehr Nitrat und wenig Furosemid sicherer und effektiver ist als wenig Nitrat und viel Furosemid.

2.11 Elektrolyte

WICHTIG

Symptome der Elektrolytentgleisung

Die Symptome der Elektrolytstörungen sind sehr umfangreich. Besonders betroffen sind das Nervensystem mit Parästhesien, Lähmungen, Krämpfen und Apathie oder Verwirrtheitszuständen, das Herz mit Rhythmusstörungen und der Magen-Darm-Trakt mit Verdauungsstörungen.

Eine Therapie des Elektrolythaushalts wird im Rettungsdienst nur in gut begründeten Einzelfällen durchgeführt. Akute Verschiebungen im Elektrolythaushalt toleriert der Körper nur sehr schlecht. Derzeit sind keine geeigneten Messgeräte für eine routinemäßige Untersuchung der Elektrolyte im Blut in der präklinischen Notfallmedizin vorhanden. Jede Therapie würde daher auf der Grundlage einer vermuteten Verschiebung anhand von klinischen Symptomen erfolgen. Es existieren jedoch einige Indikationen für den Einsatz von Elektrolyten, die primär keinerlei Verbindung zum Elektrolythaushalt haben. So wird z. B. im Rahmen einer **Eklampsie** hoch dosiert **Magnesium** verabreicht (➤ Kap. 2.11.3). Es muss im Einzelfall genau abgewogen werden, ob der Nutzen der Elektrolytgabe größer ist als das Risiko.

WICHTIG

Eine Elektrolytsubstitution im Rettungsdienst sollte nur unter kontinuierlicher Überwachung von EKG und Blutdruck erfolgen!

2.11.1 Calcium

Der größte Teil des körpereigenen Calciums befindet sich im Knochen. Das im Blut befindliche Calcium ist zum größten Teil an Transportproteine gebunden. Der Normalwert beträgt 2,1–2,6 mmol/l. Für die elektrische Leitung der Zellen ist nur das freie Calcium von Bedeutung; es wird auch als ionisiertes Calcium bezeichnet. Von notfallmedizinischer Relevanz ist die Funktion an den Nervenzellen und am Herzen (➤ Kap. 2.3). Des Weiteren ist Calcium an den Vorgängen der Gerinnungskaskade beteiligt. Innerklinisch wird deshalb bei einer Massentransfusion immer Calcium substituiert, damit die verabreichten Blut- und Gerinnungsprodukte auch wirken können.

Reguliert wird der Calciumhaushalt durch die Hormone **Parathormon** und **Calcitonin.** Parathormon wird in den Nebenschilddrüsen gebildet und erhöht den Calciumspiegel; es stellt Calcium „parat". Der Gegenspieler Calcitonin wird von den C-Zellen der Schilddrüse gebildet. Die Wirkung des Calcitonins besteht in einer Senkung des Calciumspiegels im Blut. Dies erreicht es durch verstärkten Einbau in den Knochen und Erhöhung der Ausscheidung über die Niere.

Medikamentenname Calciumgluconat, Calciumchlorid, Calciretard®.
Indikation Akute Hypokalzämie, Fluorsäurevergiftung, Oxalsäurevergiftung, Bleivergiftung, akute Hämorrhagie.
Kontraindikation Schwere Niereninsuffizienz, gleichzeitige Therapie mit Digitalis, Schock.
Dosierung Bis 10 kg KG 2–5 ml, ab 10 kg–40 kg KG 5–10 ml, > 40 kg KG 10 ml langsam i. v. (1 ml/min), ggf. wiederholen.
Nebenwirkung *Sehr häufig:* RR-Abfall, Hitzewallungen, Schwitzen. *Häufig:* Bradykardie. *Gelegentlich:* Übelkeit, Erbrechen.
Wechselwirkung Verstärkung der Wirkung von Digitalispräparaten; Verminderung der Wirkung von Calciumkanalblockern (Ca^{2+} ist Antidot bei Vergiftungen mit Calciumkanalblockern).
Wirkeintritt 2–5 Minuten.
Besonderheiten Die meisten Nebenwirkungen entstehen bei zu schneller Verabreichung von Calcium; insbesondere besteht hier die Gefahr einer Bradykardie bis Asystolie. Es empfiehlt sich, Calcium immer langsam, z. B. als Kurzinfusion, zu verabreichen. Bei wachen Patienten kann eine zu schnelle Gabe zu Übelkeit führen. Die versehentliche Injektion neben das Gefäß kann Nekrosen verursachen.

KLINIK

Symptome einer Hypocalcämie

Parästhesien an den Fingern und im Gesicht, Tetanien besonders der Finger- und Handmuskeln (Pfötchenstellung). Dies sind auch die klassischen Symptome einer Hyperventilationstetanie. Durch das vermehrte Abatmen von CO_2 kommt es zu einer respiratorischen Alkalose, was dazu führt, dass Ca^{2+}-Ionen an Albumin binden und das freie Calcium sinkt.

2.11.2 Kalium

Der größte Teil des körpereigenen Kaliums (➤ Abb. 2.90) liegt intrazellulär vor; nur etwa 3 % des Gesamtkaliums befinden sich außerhalb der Zellen. Der Normalwert beträgt 3,5–5,0 mmol/l.

Die größte Bedeutung hat Kalium bei der Reizbildung und -weiterleitung am Herzen. So führen Hypokaliämien zu tachykarden, Hyperkaliämien zu bradykarden Herzrhythmusstörungen.

Kalium wird zusammen mit Glucose in die Zelle eingeschleust (**Symport**). Im Rahmen der Regulation des pH-Werts wird es gegen H^+-Ionen ausgetauscht. Bei einer Azidose (pH $< 7{,}35$) wird H^+ aus der Zelle aus- und stattdessen K^+ in die Zelle eingeschleust. Bei einer Alkalose (pH $> 7{,}45$) erfolgt der Austausch in umgekehrter Richtung. In der Regel nimmt der Mensch mehr Kalium auf, als er benötigt. Der Körper muss also nur für eine ausreichende Ausscheidung sorgen. Dies geschieht im Wesentlichen über die Niere, gesteuert durch **Aldosteron.** Medikamente, welche die Ausscheidung von Flüssigkeit verbessern (Diuretika, ➤ Kap. 2.10), beeinflussen auch die Elektrolyte, insbesondere das Kalium; das heißt, bei Diuretikatherapie können Patienten eine Hypokaliämie bekommen. Bedeutsamer ist in der Notfallmedizin die **Hyperkaliämie,** da sie regelmäßig bei dialysepflichtigen Patienten vorkommt. Trotz Hyperkaliämie können Vollelektrolytlösungen verabreicht werden. Kaliumfreie 0,9-prozentige NaCl-Infusionslösungen sollen wegen der Gefahr einer hyperchlorämischen Azidose nicht mehr zur Infusionstherapie benutzt werden.

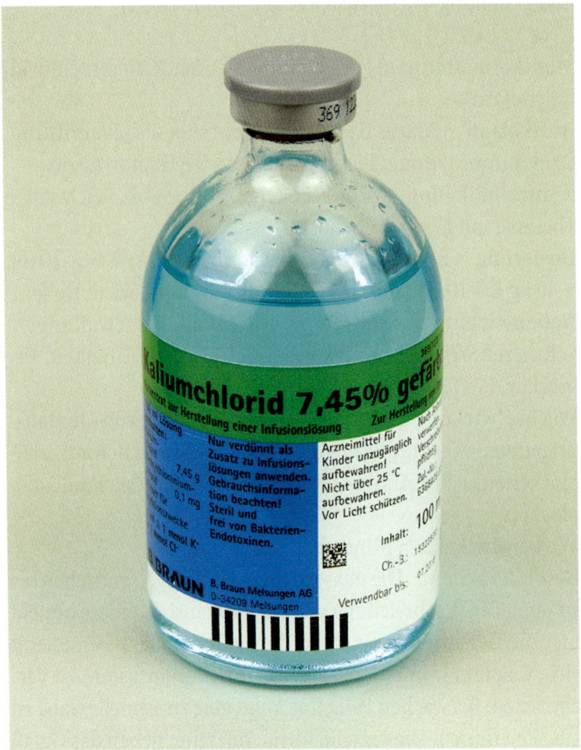

Abb. 2.90 Kalium [K378]

Medikamentenname Kaliumchlorid, diverse Infusionslösungen.

Indikation Hypokaliämie, Coma diabeticum (parallel zur Insulintherapie).

Kontraindikation Hyperchlorämie.

Dosierung Maximale Substitution 20–40 mmol/h; Tagesdosis sollte 4 mmol/kg KG nicht übersteigen.

Nebenwirkung *Sehr häufig:* Brennen und Thrombosen in der Vene bei peripherer Applikation von hochprozentigen Kaliumlösungen. *Häufig:* Übelkeit, Erbrechen. *Gelegentlich:* Arrhythmien.

Wechselwirkung Vermindert die Wirkung von Digitalis; Verringerung der Peristaltik bei gleichzeitiger Gabe von Anticholinergika.

Wirkeintritt Sofort.

Besonderheiten Hochprozentige Kaliumlösungen sollten stets langsam und nur über einen zentralen Venenkatheter verabreicht werden. Eine hoch dosierte Therapie sollte nur unter EKG-Überwachung und regelmäßiger Kontrolle von Blutgasen und Elektrolyten erfolgen. Aufgrund der Verwechslungsgefahr mit NaCl 0,9 % färben einige Hersteller die Kaliumlösung bläulich ein (➤ Abb. 2.90), da es in diesem Zusammenhang schon zu akzidentell tödlichen Zwischenfällen gekommen ist.

2.11.3 Magnesium

Magnesium (➤ Abb. 2.91) spielt im menschlichen Körper bei allen Reaktionen, an denen ATP beteiligt ist, eine große Rolle (➤ Abb. 2.92). In der Regel wird über die Nahrung so viel Magnesium aufgenommen, dass eine Hypomagnesiämie nicht vorkommt (Normwert: 0,74–1,08 mmol/l). Gesteuert wird die Magnesiumaufnahme u. a. durch **Thyroxin** (Schilddrüsenhormon). In der präklinischen Notfallmedizin kommt Magnesium große Bedeutung zu; es wird bei verschiedenen Notfällen substituiert.

Medikamentenname Mg 10 % Inresa®, Magnesiocard®, Magnesiumchlorid, Magnerot®, Magnesiumsulfat.

Indikation Torsade-de-Pointes-Tachykardie, ventrikuläre Tachykardien, Prä- und Eklampsie, Tokolyse, Bronchoobstruktion.

Kontraindikation Myasthenia gravis, AV-Blöcke.

Dosierung *Präeklampsie und Eklampsie:* 2–4 g über 30 Minuten, dann ggf. Dauerinfusion 1 g/h unter Intensivüberwa-

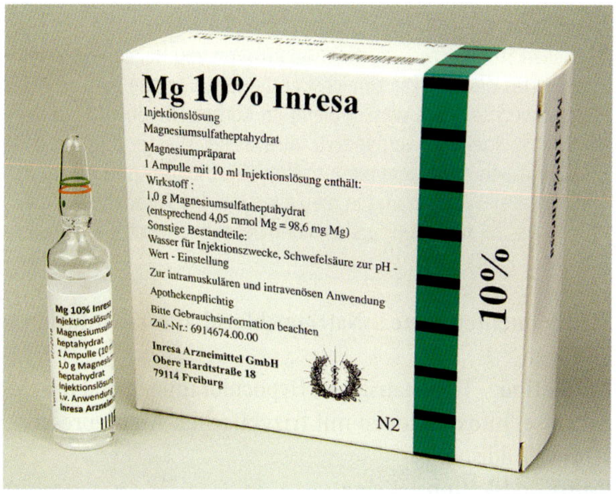

Abb. 2.91 Magnesium [K378]

chung. *Torsade-de-Pointes-Tachykardie:* 2 g über 10 Minuten. *Bronchoobstruktion:* 1 g über 5 Minuten.

Nebenwirkung *Sehr häufig:* Wärmegefühl, Flush. *Häufig:* RR-Abfall, Erbrechen, Kopfschmerzen, Kribbelparästhesien, Schwitzen. *Gelegentlich:* Schwindel, Mundtrockenheit, Übelkeit, Tremor, Erregung. *Selten:* Bradykardien.

Wechselwirkung Verstärkung der Atemdepression bei gleichzeitiger Gabe von Narkotika; Verstärkung der relaxierenden Wirkung von Muskelrelaxanzien vom Curare-Typ; nicht mischbar mit Calcium, Phosphat oder alkoholischen Lösungen.

Wirkeintritt Sofort, Ausmaß der Wirkung ist abhängig vom Plasmaspiegel.

Besonderheiten Magnesium wirkt antagonistisch an Calciumkanälen und stabilisiert so das Membranpotenzial verschiedener Zellen. Es nimmt Einfluss auf die Erregungsbildung und -leitung und reduziert die Erregbarkeit der Herzmuskelzellen. Daher kann es bei ventrikulären Tachykardien und der Torsade-de-Pointes-Tachykardie eingesetzt werden. Die Verminderung der Signalübertragung sowohl an der motorischen Endplatte, als auch an der glatten Muskulatur führt zur Relaxierung der entsprechenden Muskulatur. Daraus erklärt sich die blutdrucksenkende Wirkung durch Vasodilatation der Gefäßmuskulatur, die Bronchodilatation sowie die Relaxierung des Uterus (Tokolyse). Die antikonvulsive Wirkung im Rahmen einer Eklampsie kommt durch die Wirkung auf die Skelettmuskulatur zustande.

2.11.4 Natrium

Natrium (➤ Abb. 2.93) ist das wichtigste Kation des Körpers. Es ist maßgeblich verantwortlich für das **Ruhemembranpotenzial** (➤ Kap. 2.3) und den **osmotischen Druck** (Normalwert: 135–144 mmol/l). Durch die tägliche Nahrungsaufnahme gelangen wir zu mehr Natrium, als der Körper braucht. Reguliert wird der Natriumhaushalt im Wesentlichen durch das Hormon **Aldosteron.** Wasser- und Natriumhaushalt sind eng miteinander verknüpft. Veränderungen des Natriumgehalts führen meist zu Änderungen des Hydratationszustands. Daher muss der Natriumgehalt im Blut immer im Zusammenhang mit dem Wasserhaushalt des Patienten beurteilt werden. Nach Einschätzung der Situation wird entschieden, ob der Natriumwert korrigiert oder Wasser zugeführt/entzogen werden muss.

Während eine Hypernatriämie kaum notfallmedizinische Erkrankungen verursacht, führt eine **Hyponatriämie** zu massiven Beeinträchtigungen der elektrischen Leitfähigkeit der

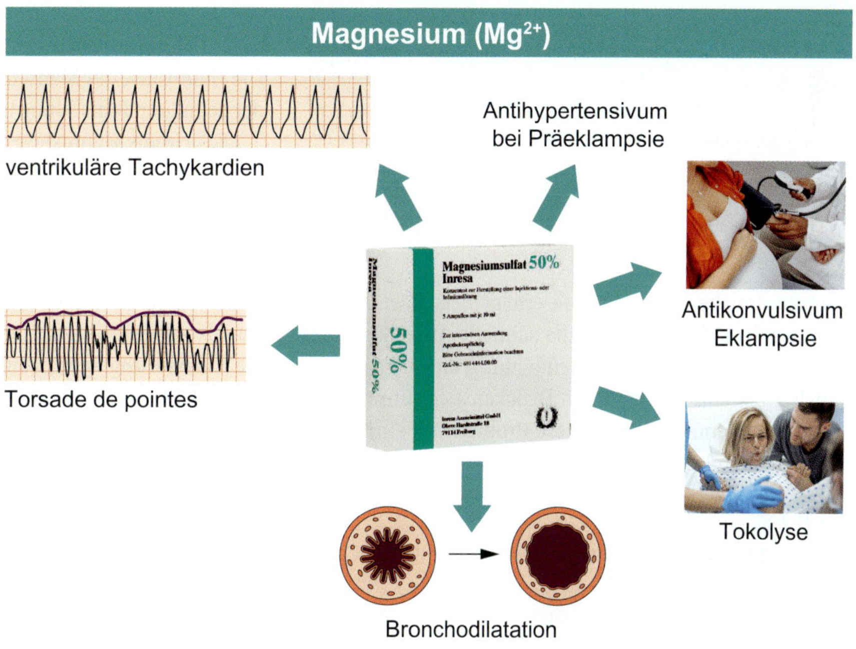

Abb. 2.92 Einsatzspektrum für Magnesium [P1015, L253]

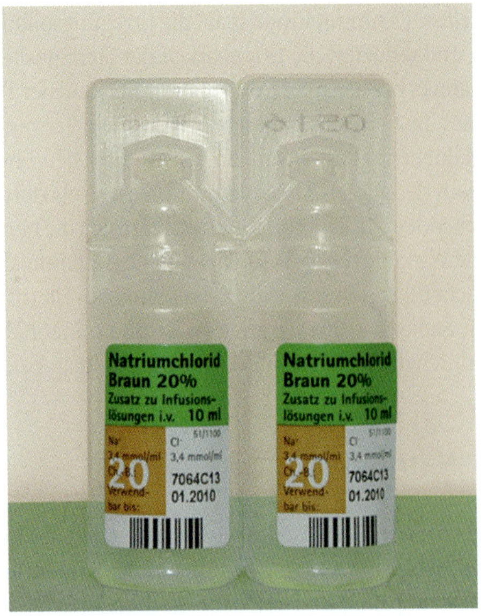

Abb. 2.93 Natrium [M328]

Nerven. Bei ausgeprägten akuten Hyponatriämien kommt es zu **zerebralen Anfällen.** Klinisch kommt dieses Krankheitsbild immer wieder bei einer endoskopischen Operation an der Prostata vor (TUR-Syndrom).

KLINIK

TUR-Syndrom

TUR steht für transurethrale Resektion. Hierbei wird Prostatagewebe mit elektrochirurgischen Instrumenten durch die Harnröhre entfernt. Die Übersicht im operativen Gebiet wird für den Operateur durch Flüssigkeit erhalten. Da die Instrumente mit Strom arbeiten, muss die Flüssigkeit frei von Elektrolyten sein. So kann der Strom seine Wirkung nur an der Gewebekontaktstelle der Instrumente entfalten. Im Rahmen der Operation werden Gefäße eröffnet, wobei es zu einer Einschwemmung der elektrolytfreien Spüllösung kommt. Durch den Verdünnungseffekt wird der Natriumgehalt im Blut abgesenkt. Dadurch wird die elektrische Leitfähigkeit des Nervensystems beeinflusst. Haben die Patienten eine Spinalanästhesie, fällt die Veränderung des Natriumgehalts im Blut frühzeitig durch neurologische Symptome wie Unruhe, Verwirrtheit, Sprachstörungen und Eintrübung auf. Diese Symptome wären bei einer Vollnarkose nicht sichtbar. Im weiteren Verlauf kann es zu epileptischen Anfällen kommen.

Die Substitution bei Hyponatriämie erfolgt meist über 0,9-prozentige Kochsalzinfusionen. Eine schnelle Absenkung des Natriumgehalts führt zur Hirnödembildung, die innerhalb des Schädels zu einem ausgeprägten Druckanstieg führen kann (Prinzip der Osmose). Durch diese Problematik sind schon mehrfach Patienten zu Tode gekommen.

KLINIK

Kind stirbt nach versehentlicher Überdosierung mit Glucose 40 %

In Hamburg ist im August 2006 ein Kind nach versehentlicher Überdosierung einer Infusion mit Glucose 40 % an einem Hirnödem verstorben. Die Glucoseinfusion führt bei Kindern aufgrund des schnellen Stoffwechsels zu einer Applikation von freiem Wasser (= destilliertes Wasser). Die zunächst enthaltene Glucose wird schnell verstoffwechselt, das Wasser bleibt im Körper. Hierdurch wird der Natriumspiegel akut vermindert. Intravasales Wasser folgt an der Blut-Hirn-Schranke dem osmotischen Gradienten und dringt in den Extrazellularraum und in die Zellen ein. Im Schädel steigt der Druck, was zur tödlichen Einklemmung des Hirnstamms führen kann (➤ Kap. 2.14).

Medikamentenname Natriumchlorid, diverse Infusionslösungen.

Indikation Hyponatriämie, Hypochlorämie, metabolische Alkalose, Intoxikationen mit trizyklischen Antidepressiva, Morbus Addison.

Kontraindikation Keine.

Dosierung Nach Berechnung, Formel: Natriumdefizit = (140 – Laborwert Na) × kg KG × 0,2. Steigerung nicht mehr als 1 mmol/l pro Stunde, max. 10 mmol/l pro Tag.

Nebenwirkung *Sehr häufig:* Venenreizung bei peripheren Gefäßen und hyperosmolarer Lösung. Myelinolyse bei Erhöhung des Na-Spiegels um > 12 mmol/l pro Tag.

Wechselwirkung Keine relevanten.

Wirkeintritt Sofort.

Besonderheiten Akute Hyponatriämien können im Rettungsdienst im Rahmen von Drogenmissbrauch (Ecstasy, Amphetaminen, LSD, Alkaloide) vorkommen. Durch starkes Schwitzen bei gleichzeitiger Aufnahme von natriumfreien Getränken kann der Natriumionenspiegel innerhalb kürzester Zeit in lebensbedrohliche Bereiche gesenkt werden.

2.12 Plasmatische Gerinnung

Die Hämostase des Menschen basiert auf zwei Komponenten: der zellulären Blutstillung und der plasmatischen Gerinnung.

Die **primäre Hämostase (zelluläre Blutstillung)** ist der erste Schritt zur Blutstillung bei Gefäßverletzungen und besteht aus einer Reihe koordinierter Ereignisse. Zunächst kommt es zu einer **Vasokonstriktion,** die den Blutfluss reduziert und den Blutverlust minimiert. Anschließend haften Thrombozyten durch den von-Willebrand-Faktor (vWF) an der verletzten Gefäßwand, was als **Adhäsion** bezeichnet wird. Durch die Adhäsion erfolgt die **Aktivierung der Thrombozyten,** was zur Freisetzung von Substanzen wie ADP und Thromboxan A2 führt. Diese Faktoren locken weitere Thrombozyten an und fördern deren **Aggregation** (Thrombozytenaggregation). Schließlich verbinden sich die Thrombozyten über Fibrinogen, was zur Bildung eines vorläufigen Thrombus führt, der die Verletzung verschließt.

Die **sekundäre Hämostase (plasmatische Gerinnung)** wird durch ein komplexes System von 13 Gerinnungsfaktoren aufrechterhalten. Zum Verständnis der notfallmedizinisch relevanten Medikamente sind die in ➤ Abb. 2.94 dargestellten verein-

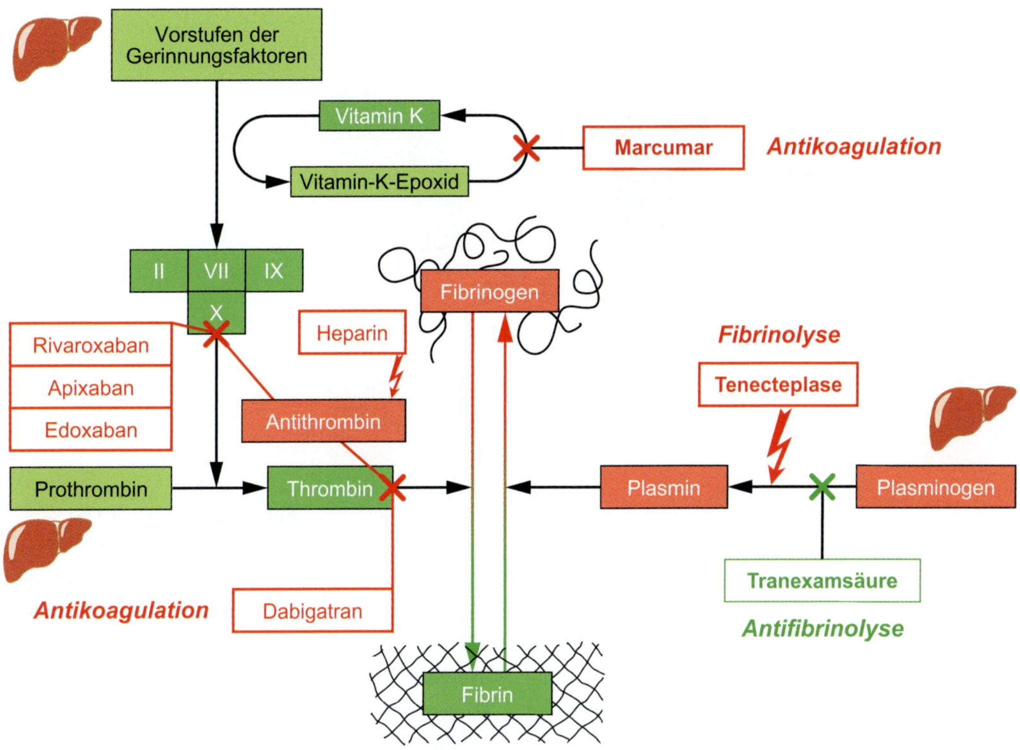

Abb. 2.94 Überblick über die plasmatische Gerinnung. Grün: gerinnungsfördernde Prozesse bzw. pharmakologische Eingriffe mit dem Ziel der Fibrinbildung bzw. des Fibrinerhalts. Rot: gerinnungshemmende Prozesse bzw. pharmakologische Eingriffe mit dem Ziel der Hemmung der Fibrinbildung bzw. Auflösung von Fibrin [P1015, L143]

fachten Abläufe ausreichend. Ziel der plasmatischen Gerinnung ist die Bildung von **Fibrinfäden,** die sich wie ein Netz über den entstandenen Blutpfropf legen und diesen stabilisieren. Kommt es zu einer Verletzung, werden aus den zerstörten Zellen Stoffe freigesetzt, die die Gerinnungskaskade aktivieren. Die Gerinnungsfaktoren sind mit römischen Zahlen nummeriert. Vier der 13 Gerinnungsfaktoren können nur mithilfe von Vitamin K hergestellt werden. Diese Faktoren **II, VII, IX und X** werden daher auch als **Vitamin-K-abhängige Gerinnungsfaktoren** bezeichnet. Eine zentrale Rolle spielt hierbei der aktivierte Faktor X, der aus Prothrombin Thrombin herstellt. Thrombin ist der Stoff, der die einzelnen Fibrinogenfäden zu einem stabilen Fibrinnetz zusammenspinnt. Der Gegenspieler des Thrombins, das Antithrombin, verhindert eine überschießende Fibrinbildung. Gerinnungsfördernde Faktoren stehen in einem physiologischen Gleichgewicht mit gerinnungshemmenden Faktoren. Nach erfolgreicher **Blutstillung** beginnt der Körper mit dem Abbau der Thromben, um die Gefäße wieder durchgängig zu machen. Dafür setzt er ein körpereigenes **Fibrinolytikum** ein, den t-PA (Tissue-Type Plasminogen Activator). Dieser Faktor wandelt Plasminogen in Plasmin um, das Fibrin aufspaltet und dadurch den Thrombus auflöst. Sowohl auf die zelluläre als auch auf die plasmatische Gerinnung kann mit Medikamenten eingewirkt werden (➤ Abb. 2.94).

Im Rettungsdienst muss zwischen dem Verhindern einer weiteren Thrombenbildung – z. B. durch Acetylsalicylsäure (➤ Kap. 2.2.2) und Heparin – und einer Beseitigung bereits existierender Thromben durch Fibrinolytika (z. B. Tenecteplase) unterschieden werden. Außer der Fibrinolyse hat im Rahmen der Traumatologie auch das **Verhindern einer Fibrinolyse** durch Tranexamsäure (➤ Kap. 2.12.5) im Rettungsdienst an Bedeutung gewonnen.

2.12.1 Acetylsalicylsäure Δ

➤ Kap. 2.2.2.

2.12.2 Alteplase (rt-PA)

Alteplase (➤ Abb. 2.95) gehört zu den **Fibrinolytika.** Es handelt sich um einen körpereigenen Stoff, der mittels Gentechnik (rekombinant), also synthetisch, hergestellt wird. Die Abkürzung **rt-PA** steht für **recombinant tissue-type Plasminogen Activator.** Seine Wirkung ist identisch mit dem körpereigenen t-PA. Alteplase hat eine sehr kurze Halbwertszeit (4–6 Minuten). Deshalb wird die Therapie meist mittels Perfusor durchgeführt und beschränkt sich auf den innerklinischen Bereich. Bei Komplikationen durch Blutungen reicht es in der Regel, die Therapie zu beenden. Die Substitution von Gerinnungsfaktoren ist meist nicht notwendig.

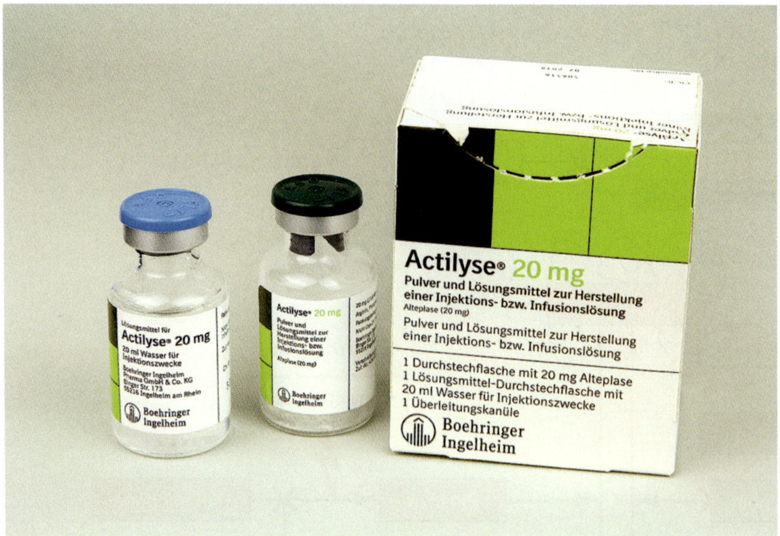

Abb. 2.95 Alteplase [K378]

Derzeit finden in Deutschland Pilotstudien statt, in denen die Möglichkeit einer Lyse von ischämischen Schlaganfällen im Rettungsdienst untersucht werden soll. In Berlin wurden hierfür spezielle Fahrzeuge mit der Möglichkeit zur Computertomografie (CT) in den Dienst gestellt (STEMO = Stroke Emergency Mobile). Ärztlicherseits wird dieses Fahrzeug mit einem Neurologen besetzt. Eine flächendeckende Einführung solcher Fahrzeuge erscheint wegen des hohen Material- und Personalbedarfs unwahrscheinlich. Eine prähospitale Lyse von ischämischen Schlaganfällen wird also Einzelfällen bzw. Einzelregionen vorbehalten bleiben.

Medikamentenname Actilyse®.
Indikation Akuter Herzinfarkt (innerhalb der ersten 6 Stunden), akute Lungenembolie mit Schock, ischämischer Schlaganfall innerhalb der ersten 4,5 Stunden.
Kontraindikation Bekannte Unverträglichkeit, bekannte Blutungsneigung (z. B. Hämophilie), Therapie mit Vitamin-K-Antagonisten (z. B. Marcumar®), Blutung (aktiv oder kürzlich), große Operationen oder Verletzungen in den letzten 3 Monaten, Punktion großer Gefäße in den letzten 10 Tagen, Geschwüre im Magen-Darm-Trakt, schwere Lebererkrankungen.
Dosierung Gesamtdosis 1,5 mg/kg KG, max. 100 mg. *Herzinfarkt* bei Erwachsenen in der Regel: 10 mg als Bolus, gefolgt von 50 mg über 30 Minuten, gefolgt von 40 mg über 2 Stunden. *Lungenembolie* bei Erwachsenen in der Regel: 10 mg als Bolus, gefolgt von 90 mg über 2 Stunden. *Schlaganfall:* Gesamtdosis 0,9 mg/kg KG, max. 90 mg; 10 % als Bolus, 90 % über 60 Minuten als Infusion.
Nebenwirkung *Sehr häufig:* Blutungen aus der Injektionsstelle, Blutergüsse, RR-Abfall. *Häufig:* Rhythmusstörungen (bei Indikation Herzinsuffizienz), Hirnblutungen (bei Indikation Schlaganfall), Zahnfleischblutungen, transfusionspflichtige Anämien, Fieber. *Gelegentlich:* Hirnblutungen (Indikation Herzinsuffizienz oder Lungenembolie), Blutungen im Magen-Darm-Trakt, Nasenbluten, andere Gewebeblutungen, milde allergische Reaktionen. *Selten:* Blutungen innerhalb von Organen, Übelkeit, Erbrechen. *Sehr selten:* Netzhautblutungen, schwerer anaphylaktischer Schock.
Wechselwirkung Verstärkt die gerinnungshemmende Wirkung anderer Wirkstoffe dieser Gruppe.
Wirkeintritt Sofort bei Kontakt mit Thromben.
Besonderheiten Komplexes Dosierungsschema abhängig von der Erkrankung. Begleitend sollte außer beim Schlaganfall eine therapeutische Heparinisierung erfolgen (Ziel-PTT [Thromboplastinzeit] 1,5–2,5 × Normwert).

2.12.3 Heparin Δ

Heparin (➤ Abb. 2.96) ist ein körpereigener Stoff. Er wird vornehmlich von Lunge, Leber, Milz und den basophilen Granulozyten gebildet. Heparin führt zu einer 1.000-fach schnelleren Aktivierung des körpereigenen Antithrombins, des Gegenspielers von Thrombin und Faktor X (➤ Abb. 2.94). Durch die Hemmung von Faktor X wird die Umwandlung von **Prothrombin** zu **Thrombin** und durch Hemmung von Thrombin die Umwandlung von Fibrinogen zu Fibrin verhindert. Für eine effektive Wirkung benötigt Heparin ausreichend **Antithrombin.** Laut Fachinformation hat Heparin zudem einen Einfluss auf die Thrombozytenaggregationshemmung. Dadurch verhindert Heparin die **Thrombenbildung** an mehreren Stellen.

Medikamentenname Calciparin®, Liquemin®.
Indikation OMI, akute Lungenarterienembolie (LAE), ergänzende Therapie bei diversen Fibrinolytika, Antikoagulation bei neu aufgetretenem Vorhofflimmern.
Kontraindikation Bekannte Unverträglichkeit, HIT-Syndrom (heparininduzierte Thrombozytopenie), akute Blutungen.
Dosierung *OMI:* 5.000 IE i. v. *Akute LAE:* 100 IE/kg KG, max. 10.000 IE.

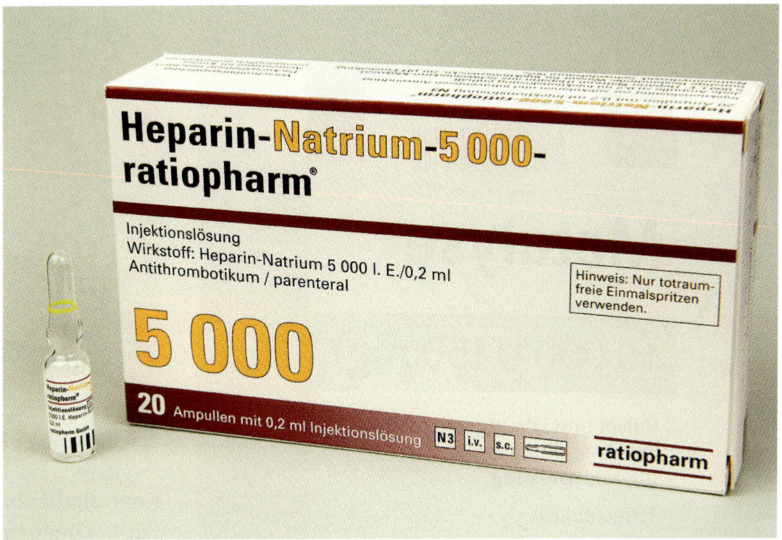

Abb. 2.96 Heparin [K378]

Nebenwirkung *Sehr häufig:* Hämatombildung an der Einstichstelle (bei s. c. Gabe). *Gelegentlich:* Anstieg der Leberwerte. *Selten:* Entwicklung einer HIT, Haarausfall, Hautnekrosen, Hautreaktionen, Bronchospasmus, Gliederschmerzen, Hyperkaliämie.
Wechselwirkung Verstärkung der Wirkung anderer Gerinnungshemmer.
Wirkeintritt Sofort.
Besonderheiten Heparin ist eine klare, farblose Flüssigkeit. Beim Einsatz von Ampullen mit 5.000 IE/0,2 ml sollte eine Totraumspritze verwendet werden, um sicherzugehen, dass der gesamte Spritzeninhalt verabreicht wird. Während bei allen ACS-Formen die Gabe von Acetylsalicylsäure indiziert ist, soll Heparin gemäß aktuellen kardiologischen Leitlinien nur noch beim OMI verabreicht werden. Sollte der Verdacht auf ein HIT-Syndrom bestehen, darf **kein** Heparin verabreicht werden!

KLINIK

HIT-Syndrom

Bei der **heparininduzierten Thrombozytopenie** werden zwei Formen unterschieden: HIT-I und HIT-II.

- **HIT-I** entwickeln bis zu 5 % der Patienten, die Heparin erhalten. Es kommt zu einer klinisch nicht relevanten Thrombozytenaggregation und einem milden Abfall der Thrombozytenzahl einige Stunden nach Therapiebeginn; klinisch von untergeordneter Bedeutung.
- **HIT-II** entsteht bei bis zu 3 % aller mit Heparin therapierten Patienten. Die Antikörperbildung gegen den Komplex aus Heparin und Thrombozyten bewirkt eine starke Reduktion der Thrombozytenzahl mit Thrombenbildung (Synonym: **White-Clot-Syndrom**). Klinisch kommt es zu Embolien (arteriell und venös), in schweren Fällen auch zu Organversagen und Tod. Das Syndrom entsteht klassischerweise 5–10 Tage nach Therapiebeginn. Wird einem Patienten, der bekanntermaßen ein HIT-II-Syndrom hat, erneut Heparin verabreicht, können sich innerhalb weniger Stunden Komplikationen entwickeln.

2.12.4 Tenecteplase

Tenecteplase (➤ Abb. 2.97) gehört zu den **Fibrinolytika.** Es fördert die Umwandlung von Plasminogen zu Plasmin und führt so zu einer Auflösung des Fibrinnetzes und damit des Thrombus (vgl. ➤ Abb. 2.94). Es hat gegenüber Alteplase eine relativ lange Halbwertszeit (20 Minuten). Es wirkt spezifischer auf Fibrin als andere Thrombolytika.

Medikamentenname Metalyse®.
Indikation STEMI (wenn Herzkatheterlabor nicht binnen 2 Stunden erreichbar), Ultima Ratio bei reanimationspflichtiger LAE.
Kontraindikation Bekannte Unverträglichkeit, schwere Blutung (akut oder innerhalb der letzten 6 Monate), Therapie mit Vitamin-K-Antagonisten (z. B. Marcumar®), bekannte Blutungsneigung, hypertensive Krise, schwere Operation oder schwerer Unfall in den letzten 2 Monaten, Punktion großer Gefäße in den letzten 10 Tagen, Erkrankungen des ZNS wie Neoplasien oder Aneurysmen, Biopsie von großen Organen in den letzten 2 Monaten, schwere Leberschäden, Magen-Darm-Ulzera, Schlaganfall, TIA.
Dosierung 100 IE/kg KG.
Nebenwirkung *Sehr häufig:* Blutungen aus der Injektionsstelle, Blutergüsse, RR-Abfall, Rhythmusstörungen, Angina pectoris. *Häufig:* Herzinsuffizienz, kardiogener Schock, Zahnfleischblutungen, transfusionspflichtige Anämien, Fieber, Nasenbluten, Blutungen im Magen-Darm-Trakt, Übelkeit, Erbrechen. *Gelegentlich:* Hirnblutungen, andere Gewebeblutungen, milde allergische Reaktionen. *Selten:* Blutungen innerhalb von Organen. *Sehr selten:* Netzhautblutungen, schwerer anaphylaktischer Schock.
Wechselwirkung Verstärkt die gerinnungshemmende Wirkung anderer Wirkstoffe dieser Gruppe.
Wirkeintritt Sofort bei Kontakt mit Thromben.

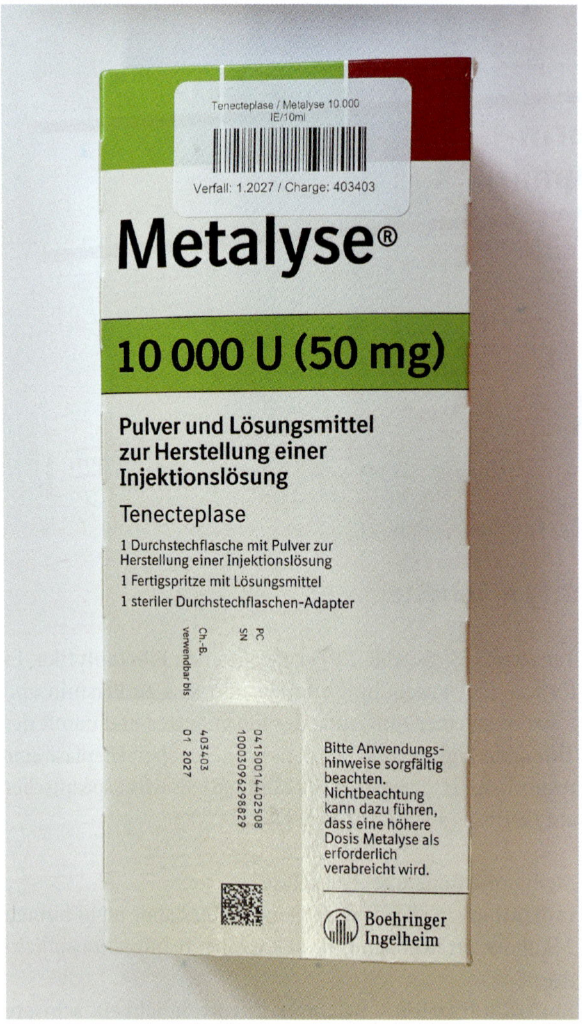

Abb. 2.97 Tenecteplase [P1015]

Besonderheiten Tenecteplase kommt mit einer einmaligen Injektion aus. Die Zulassung beschränkt sich auf den akuten Herzinfarkt. Trotzdem kann die Gabe im Rahmen einer Reanimation bei akuter LAE erwogen werden. Es ist inkompatibel mit G5-Lösung. Eine medikamentöse Fibrinolyse ist nur sinnvoll, wenn gleichzeitig der Aufbau eines neuen Fibrinnetzes durch eine therapeutische Heparinisierung verhindert wird.

2.12.5 Tranexamsäure Δ

Tranexamsäure (➤ Abb. 2.98) ist ein **Antifibrinolytikum.** Die Wirkung beruht auf einer Komplexbildung mit dem im Blut vorhandenen Plasminogen; dadurch wird die Umwandlung zu Plasmin gehemmt (➤ Abb. 2.94) und die Auflösung der Thromben vermindert.

Medikamentenname Cyklokapron®, Tranexamsäure Carinopharm®, Tranexamsäure Accord®.
Indikation Starke, unkontrollierbare (lebensbedrohliche) Blutungen.

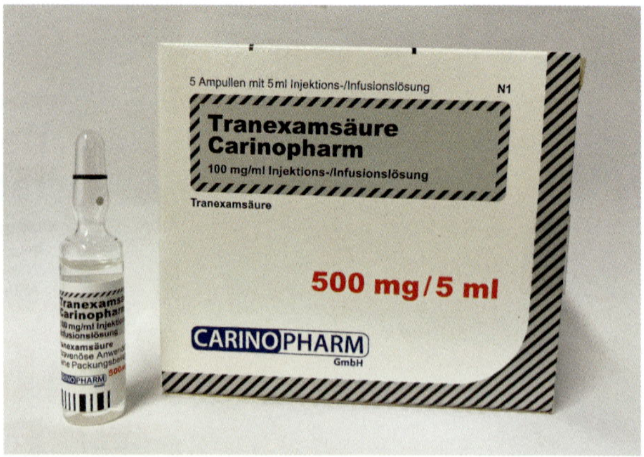

Abb. 2.98 Tranexamsäure [P1015]

Kontraindikation Akute arterielle oder venöse Thrombosen, bekannte Unverträglichkeit.
Dosierung Erwachsene: 1 g über 10 Minuten; Kinder: 20 mg/kg KG über 10 Minuten.
Nebenwirkung *Häufig:* Diarrhö, Übelkeit, Erbrechen.
Wechselwirkung Bedingt durch den Wirkmechanismus kommt es zu Wechselwirkungen mit anderen Medikamenten, die in das Gerinnungssystem eingreifen. Bei korrekter Indikationsstellung sind diese jedoch entweder erwünscht (Aufhebung der Wirkung von Antikoagulanzien) oder nicht relevant. Orale Kontrazeptiva (erhöhtes Thromboserisiko).
Wirkeintritt Sofort bei Kontakt mit Thromben.
Besonderheiten Tranexamsäure liegt in der Konzentration 500 mg/5 ml und 1 g/10 ml als klare, farblose Flüssigkeit vor. Die frühzeitige Anwendung von Tranexamsäure im Rahmen von starken, lebensbedrohlichen Blutungen verbessert das Überleben der Patienten. Bedingt durch das geringe Nebenwirkungsprofil sollte die Indikation zur Gabe bei unkontrollierten und lebensbedrohlichen Blutungen großzügig gestellt werden.

2.12.6 Urokinase

Urokinase gehört zu den **Fibrinolytika.** Es wird aus Zellkulturen menschlicher Nierenzellen gewonnen. Diverse Organe (z. B. Uterus, Prostata, Niere) verfügen über Plasminogenaktivatoren, um Thromben in den eigenen Gefäßen aufzulösen. Diese Aktivatoren werden Urokinasen genannt, da ihr Nachweis als Erstes im Urin gelang. Ursprünglich wurden sie auch nur aus Urin gewonnen, wobei 900 l Urin etwa die Menge Wirkstoff für eine Injektion Urokinase enthielten.

Medikamentenname Urokinase.
Indikation Akuter Herzinfarkt (innerhalb der ersten 6 Stunden), TVT, Lungenembolie, AVK, Zentralvenenverschluss im Auge.
Kontraindikation Bekannte Unverträglichkeit, schwere Blutung (akut oder innerhalb der letzten 6 Monate), Therapie mit Vitamin-K-Antagonisten (z. B. Marcumar®), bekannte Blutungsneigung, hypertensive Krise, schwere Operation oder

schwerer Unfall in den letzten 2 Monaten, Punktion großer Gefäße in den letzten 10 Tagen, Erkrankungen des ZNS wie Neoplasien oder Aneurysmen, Biopsie von großen Organen in den letzten 2 Monaten, schwere Leberschäden, Magen-Darm-Ulzera, Schlaganfall, TIA.

Dosierung *Herzinfarkt:* 1,5 Mio. Einheiten als Bolus, gefolgt von 1,5 Mio. Einheiten über 60 Minuten. *Lungenembolie:* 250.000–500.000 IE als Bolus, gefolgt von 50.000–150.000 IE/h.

Nebenwirkung *Sehr häufig:* Blutungen aus der Injektionsstelle, Blutergüsse, RR-Abfall, Rhythmusstörungen, Angina pectoris. *Häufig:* Herzinsuffizienz, kardiogener Schock, Zahnfleischbluten, transfusionspflichtige Anämien, Fieber, Nasenbluten, Blutungen im Magen-Darm-Trakt, Übelkeit, Erbrechen. *Gelegentlich:* Hirnblutungen, andere Gewebeblutungen, milde allergische Reaktionen. *Selten:* Blutungen innerhalb von Organen. *Sehr selten:* Netzhautblutungen, schwerer anaphylaktischer Schock.

Wechselwirkung Verstärkt die gerinnungshemmende Wirkung anderer Wirkstoffe dieser Gruppe.

Wirkeintritt Sofort bei Kontakt mit Thromben.

Besonderheiten Vor Beginn der Therapie 5.000 IE Heparin geben. Während der Therapie die Patienten therapeutisch heparinisieren (Ziel-PTT 1,5–2,5 × Normwert).

2.13 Hypnotika/Narkotika

Der Begriff Hypnotika leitet sich von griech. „**hypnos**" für **Schlaf** ab. In einigen Quellen werden diese Medikamente auch als Injektionsnarkotika bezeichnet. Beide Begriffe können zu Missverständnissen führen. Die in diesem Kapitel aufgeführten Medikamente dienen im Rettungsdienst der Narkoseführung. Sie sind somit von den Schlafmitteln, die Patienten mit Einschlafstörungen nehmen, abzugrenzen. Es handelt sich aber teilweise um dieselben Substanzgruppen.

Eine Narkose umfasst vier oder mehr Komponenten. Der Patient soll:

1. **schlafen (Hypnose),**
2. **schmerzfrei sein (Analgesie),**
3. **verminderte oder ausgeschaltete Schutzreflexe haben (Hypnose und Analgesie),**
4. **ggf. eine Ausschaltung der Muskelspannung (Muskelrelaxierung) aufweisen,**
5. **je nach Eingriff eine gezielte Hypotension (durch Antihypertonika) oder Hypothermie (durch Kühlung) haben.**

Alle diese Komponenten sind in der Regel nicht durch die Applikation eines einzelnen Medikaments zu erreichen.

Im Rahmen der Narkoseeinleitung durchläuft der Patient normalerweise vier Stadien:

KLINIK

Narkosestadien nach Guedel

I. Stadium der Amnesie und Analgesie
II. Stadium der Erregung (Exzitation)
III. Stadium der Toleranz
IV. Stadium der Vergiftung

Da Guedel diese Stadien durch seine Beobachtungen bei Narkosen mit Äther definierte, lassen sie sich nicht eins zu eins auf die heutigen Medikamente übertragen.

CAVE

Patienten, denen Hypnotika verabreicht wurden, dürfen mindestens 24 Stunden nicht aktiv am **Straßenverkehr** teilnehmen oder große Maschinen bedienen.

Obwohl zentral dämpfende Medikamente in die Muttermilch übergehen, ist die Menge der Medikamente, die üblicherweise für eine Narkose verwendet werden, so gering, dass eine Schwangere nach der Narkose ihr Kind ohne Bedenken stillen kann. Alternativ kann man vor der Narkose abstillen.

2.13.1 Etomidat

Etomidat
2 mg/ml

Etomidat (➤ Abb. 2.99) ist eine eigenständige chemische Substanz. Die Hauptwirkung besteht in einer Dämpfung der **Formatio reticularis.** Der eigentliche Wirkmechanismus ist nach wie vor nicht ausreichend geklärt. Am ehesten wird eine **GABA-mimetische** Wirkung vermutet. Etomidat steigert die Koronardurchblutung um rund 20 %. Aufgrund der geringen depressiven Wirkung auf das Herz-Kreislauf-System und der verbesserten Herzperfusion wird Etomidat gerne zur Einleitung bei Patienten mit **kardiovaskulären Erkrankungen** genutzt. Es sind zwei Varianten auf dem Markt. Eine davon ist

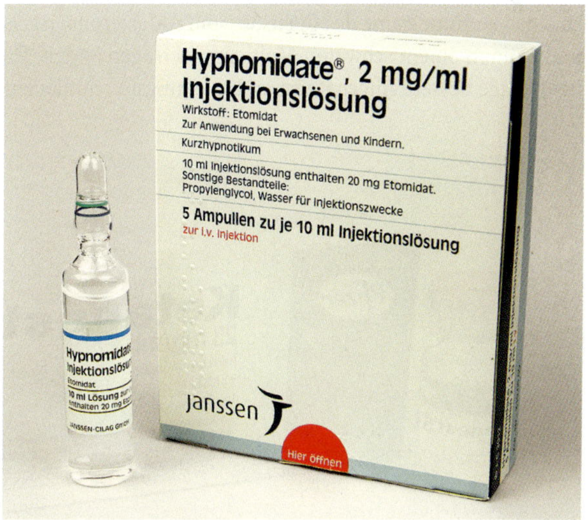

Abb. 2.99 Etomidat [K378]

in einer Fettemulsion gelöst, was zu einer besseren Verträglichkeit am Injektionsort führt.

DEFINITION

Formatio reticularis

Die Formatio reticularis ist ein System von Nervenfasern, das zwischen Medulla oblongata und Zwischenhirn liegt. Durch sie laufen alle wesentlichen vegetativen, motorischen und reflektorischen Impulse zwischen Großhirn und Rückenmark. Ein wichtiger Bestandteil dieses Netzwerks ist das **aufsteigende retikuläre Aktivierungssystem (ARAS).** Die Erregung dieses „Weckzentrums" steigert die Aufmerksamkeit und versetzt den Organismus in einen hellwachen Zustand. Im Schlaf ist die Aktivität dieses Systems stark herabgesetzt.

Medikamentenname Etomidat-Lipuro®, Hypnomidate®.
Indikation Narkoseeinleitung.
Kontraindikation Bekannte Unverträglichkeit, Allergie gegen Soja (nur Lipuro), Stillzeit, Neugeborene, Säuglinge bis zum 6. Lebensmonat.
Dosierung 0,15–0,3 mg/kg KG.
Nebenwirkung *Sehr häufig:* Muskelrigidität, Muskelzuckungen. *Häufig:* leichter RR-Abfall. *Gelegentlich:* Histaminfreisetzung, Schüttelfrost, Schmerz an der Injektionsstelle. *Selten:* Herzrhythmusstörungen, Husten, Laryngospasmus, Schluckauf. *Sehr selten:* Bronchospasmus, schwere allergische Reaktionen.
Wechselwirkung Verstärkung des blutdrucksenkenden Effekts mit Antihypertensiva.
Wirkeintritt 15–20 Sekunden.
Besonderheiten Etomidat liegt als Lipuro und auch als wässrige Substanz vor. In einer Ampulle sind 20 mg/10 ml enthalten. Im Vergleich zu anderen Hypnotika dämpft Etomidat schlechter die pharyngealen und laryngealen Reflexe und führt häufig zu Muskelzuckungen, weshalb eine Begleitmedikation mit einem Benzodiazepin erforderlich ist. Etomidat hemmt selbst in niedriger Dosierung die Nebennierenrinde. Dies führt zu einer Verminderung des Cortison- und Aldosteronspiegels und kann in einem schweren Multiorganversagen enden. Da heutzutage bessere Alternativen an Einleitungshypnotika zur Verfügung stehen, muss die Anwendung dieses Medikamentes gut begründet sein.

2.13.2 Esketamin Δ

Esketamin (➤ Abb. 2.100) bewirkt eine **dissoziative Anästhesie.** Hierbei wird die Großhirnrinde vom Körper pharmakologisch abgeschirmt. Der Patient ist bewusstseinsverändert und schmerzfrei; Skelettmuskeltonus und Reflexe bleiben aber erhalten bzw. sind etwas gesteigert. Auch die Spontanatmung bleibt erhalten, und die Kreislauffunktion ist stabil bis erhöht. Die Augen sind häufig geöffnet, die Pupillen geweitet, jedoch ist meist keine verbale Kommunikation möglich.

Der Hauptwirkmechanismus spielt sich im ZNS vor allem im Thalamus, in der Formatio reticularis und im limbischen System ab. Ionenkanäle erregender Nervenzellen werden durch den Neurotransmitter Glutamat geöffnet. Das Pharmakon führt durch einen allosterischen **Antagonismus am NMDA-Rezeptor** zu einer Schließung des Ionenkanals und zum Ausbleiben eines Aktionspotenzials (➤ Abb. 2.101). Zusätzlich hemmt Esketamin die Acetylcholinfreisetzung und steigert durch eine präsynaptische Wiederaufnahmehemmung von Katecholaminen den **Sympathikotonus** (➤ Abb. 2.102).

Beim ursprünglichen Ketamin handelt es sich um ein **Racemat** (Substanzgemisch): Im Medikament liegen zwei Moleküle vor (R-Ketamin und S-Ketamin), die sich wie Bild und Spiegelbild zueinander verhalten. Beide Moleküle befinden sich im Verhältnis 1:1 in Ketamin. Pharmakodynamisch wirksam ist nur eine der beiden Formen, die **S-Form.** Entfernt man aus Ketamin die unwirksame R-Form, erhält man S-Ketamin. Da genau 50 % der Medikamentenmenge nach Aufbereitung übrigbleiben, halbieren sich die Dosisangaben bei der Verwendung von Esketamin anstelle von Ketamin. Ketamin/Esketamin gehört zu den im Pyramidenprozess (➤ Kap. 2.1.1) genannten Wirkstoffen.

Medikamentenname Ketanest®, Ketanest-S®.
Indikation Starke Schmerzen, Narkose insbesondere bei Trauma und Status asthmaticus.

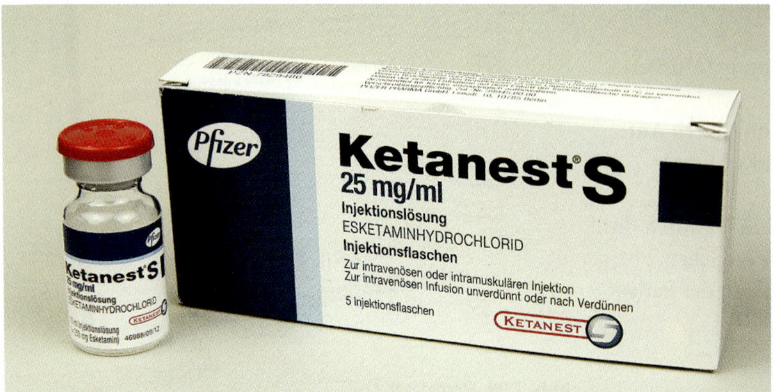

Abb. 2.100 Esketamin [K378]

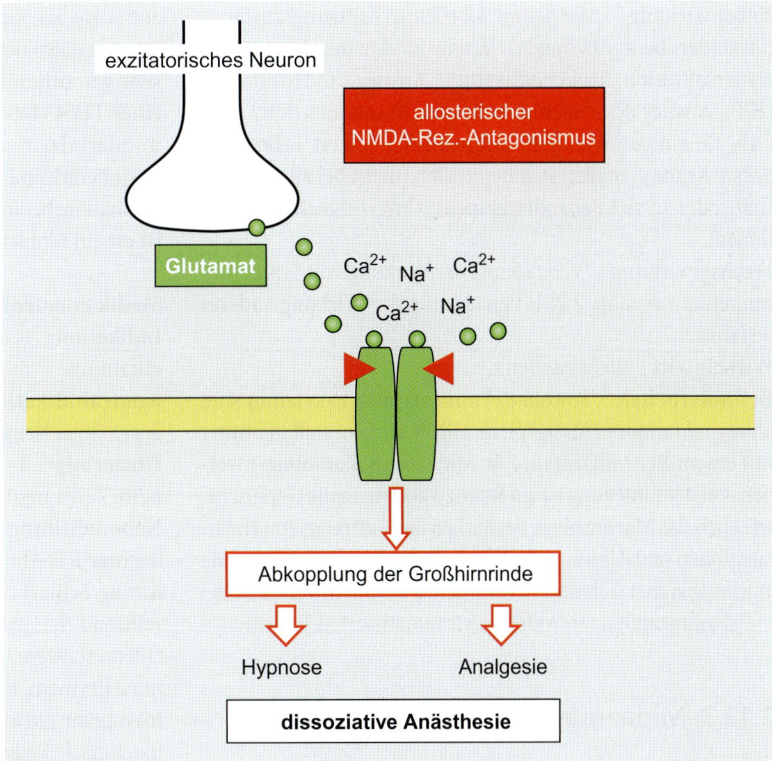

Abb. 2.101 Hauptwirkmechanismus von Esketamin [P1015, L143]

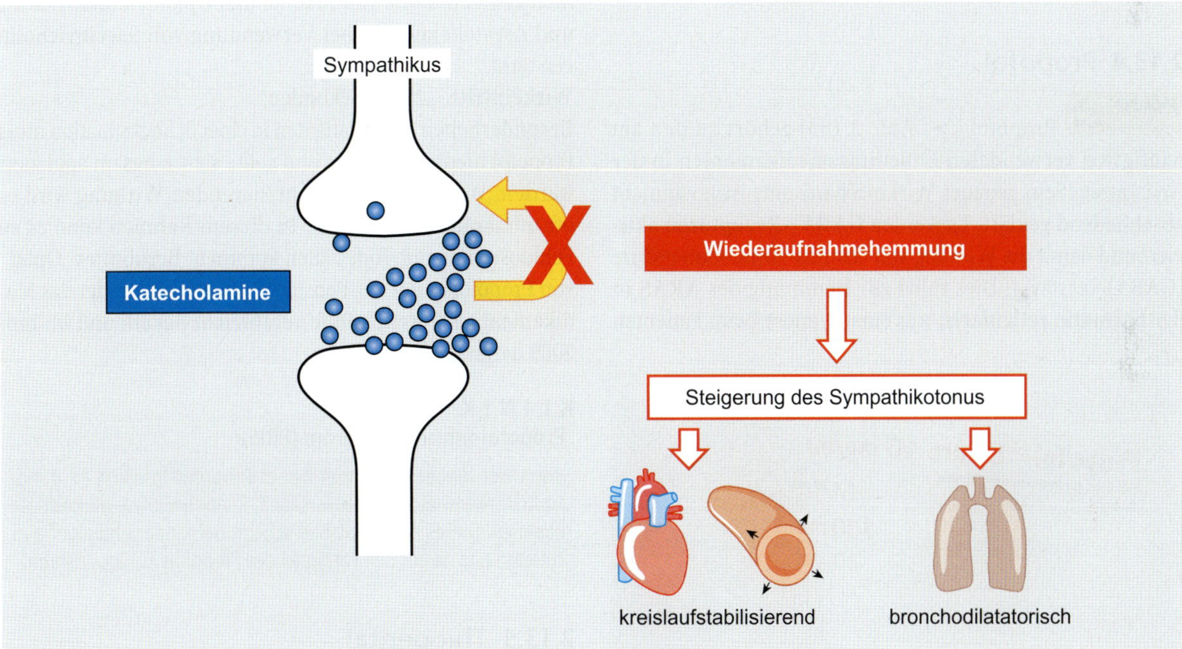

Abb. 2.102 Steigerung des Sympathikotonus durch Esketamin. Ausgeschüttetes Noradrenalin wird nicht wieder in die Präsynapse aufgenommen. Dadurch steigt die Konzentration des Noradrenalins im synaptischen Spalt an. [P1015, L143]

Kontraindikation Bekannte Unverträglichkeit, SHT mit Hypertension, KHK, ACS/Herzinfarkt, Hyperthyreose, Eklampsie, Psychosen, bekanntes Krampfleiden, perforierende Augenverletzungen, Glaukom.

Dosierung *Analgesie:* 0,125–0,25 mg/kg KG i. v., intranasal: 1–2 mg/kg KG. *Narkose:* 0,5–1 mg/kg KG.

CAVE

Beim ursprünglichen Ketamin Dosis verdoppeln! Es gibt sehr **unterschiedliche Medikamentenkonzentrationen** auf dem Markt (5 mg/ml, 10 mg/ml, 25 mg/ml, 50 mg/ml).

Nebenwirkung *Sehr häufig:* Albträume, Erregungszustände (besonders beim Abklingen). *Häufig:* RR-Anstieg, Hf-Anstieg, Hypersalivation, Bronchodilatation, Anstieg des Hirndrucks (ICP), Anstieg des Augeninnendrucks, Nystagmus (kurz nach Gabe für einige Sekunden). *Gelegentlich:* Übelkeit, Erbrechen. *Selten:* Krampfanfälle, Atemdepression (meist bei zu schneller Gabe oder zu viel Benzodiazepinen), Unverträglichkeitsreaktionen.
Wechselwirkung Verstärkung der Wirkung von Sympathomimetika (➤ Kap. 2.20); Verstärkung der Wirkung anderer Sedativa.
Wirkeintritt 45 Sekunden i. v.
Besonderheiten Sowohl Ketamin als auch Esketamin sind klare und farblose Flüssigkeiten. Die Pharmaka sollten immer mit einem Benzodiazepin, z. B. Midazolam, kombiniert werden. Bei der Einleitung ist auf Ruhe zu achten. Laute Geräusche, wie auch das Martinshorn, verstärken das Auftreten von Halluzinationen und Albträumen. Durch die kreislaufstabilisierende Wirkung eignet sich das Medikament gut zur Anwendung bei kreislaufinstabilen und/oder polytraumatisierten Patienten.

2.13.3 Midazolam

➤ Kap. 2.8.4.

2.13.4 Propofol

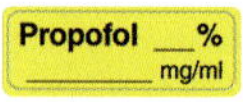

Propofol (➤ Abb. 2.103) gehört zu den am häufigsten verwendeten Einleitungsmedikamenten in der Anästhesie. Sein genauer Wirkmechanismus ist noch nicht abschließend geklärt. Es werden **$GABA_A$-Rezeptoren** aktiviert und damit die Wirkung von Gamma-Aminobuttersäure (GABA) verstärkt. Dies führt zur Hemmung des **ARAS** in der **Formatio reticularis,** was eine Hypnose beim Patienten zur Folge hat. Zusätzlich findet vermutlich eine Blockade von Ionenkanälen der Nervenzellmembranen statt. Propofol wirkt sehr gut **antiemetisch.** Es wird als Hypnotikum im Rahmen einer **TIVA** (**t**otale **i**ntra**v**enöse **A**nästhesie) genutzt und vermindert das Auftreten von Übelkeit und Erbrechen in der postoperativen Phase (**PONV**). Propofol bietet hervorragende Intubationsbedingungen. Durch die negativ inotrope Wirkung ist oft ein Blutdruckabfall zu verzeichnen.

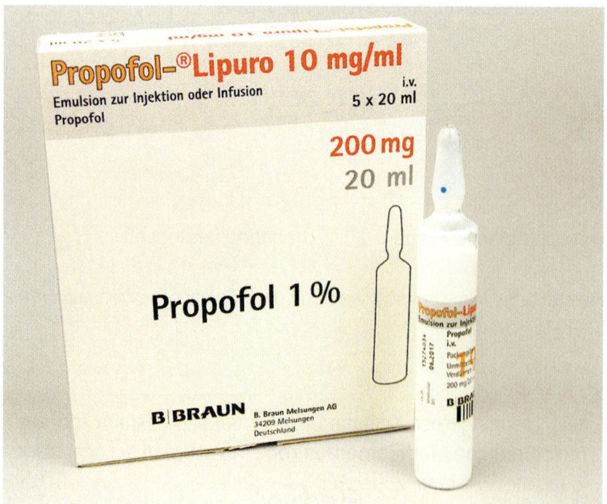

Abb. 2.103 Propofol [K378]

Medikamentenname Disoprivan®, Propofol.
Indikation Sedierung, Narkoseeinleitung, Narkoseaufrechterhaltung.
Kontraindikation Bekannte Unverträglichkeit, Allergien gegen Soja, Neugeborene und Kinder im 1. Lebensmonat.
Dosierung 1–2,5 mg/kg KG zur Einleitung; Kinder bis 3 Jahre 2,5–4 mg/kg KG.
Nebenwirkung *Sehr häufig:* Injektionsschmerz. *Häufig:* leichter RR-Abfall, Spontanbewegungen während der Einleitung, Schluckauf. *Gelegentlich:* erheblicher RR-Abfall, Husten während Narkose. *Selten:* Bradykardie bis Asystolie, Quincke-Ödem, schwere Überempfindlichkeitsreaktion, Bronchospasmus, Erythem, RR-Abfall, Kopfschmerz, Schwindel, Schüttelfrost beim Aufwachen. *Sehr selten:* epilepsieähnliche Anfälle (auch nach Tagen), Lungenödem.
Wechselwirkung Wirkungsverstärkung anderer sedierender Medikamente sowie von Alkohol und Opioiden. Bradykardie und Asystolieneigung bei Verwendung von Succinylcholin verstärkt.
Wirkeintritt 20–40 Sekunden.
Besonderheiten Bei Patienten in einer Schocksituation muss Propofol niedriger dosiert und sollte sehr langsam appliziert werden. Wegen seiner euphorisierenden Wirkung wird es oft missbräuchlich genutzt. In diesem Rahmen kann es zu Fehldosierung mit Todesfällen kommen. Berühmtes „Opfer" von Propofol ist der US-Popstar Michael Jackson, der das Medikament als Einschlafhilfe verabreicht bekam und im Juni 2009 daran verstarb.

KLINIK

Propofol-Infusionssyndrom (PRIS)

Bei meist länger dauernder hoher Propofol-Infusion (> 4 mg/kg KG/h) kann es zu Nierenversagen, Rhabdomyolyse und Azidose kommen. Dieses Krankheitsbild scheint bei Kindern häufiger aufzutreten und ist auf den Fettanteil des Propofols zurückzuführen.

2.13.5 Thiopental

Thiopental (➤ Abb. 2.104) gehört zu den **Barbituraten** und damit zu den älteren Einleitungshypnotika. Die Hauptwirkung besteht in einer Dämpfung der **Formatio reticularis.** Vermutlich wird durch Bindung an den **GABA-A-Rezeptor** die Wirkung von GABA verstärkt (Benzodiazepine, ➤ Kap. 2.8). Der Wirkmechanismus der Barbiturate ist nach wie vor nicht ausreichend geklärt. Zusätzlich zur narkotischen Wirkung wird

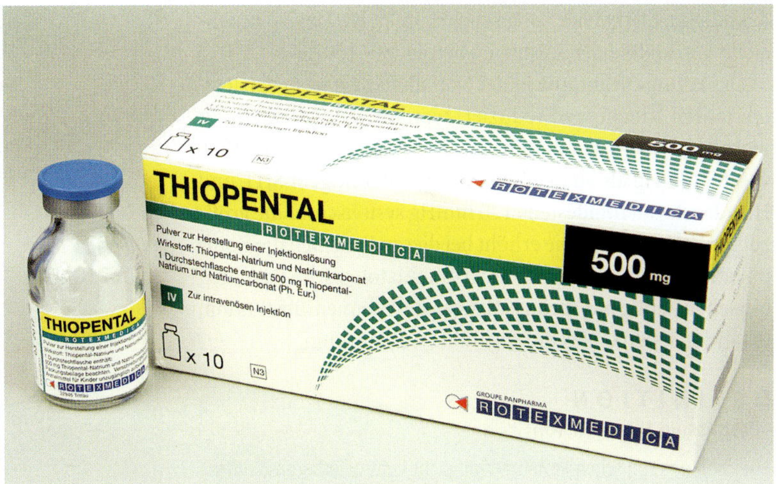

Abb. 2.104 Thiopental [K378]

durch Thiopental Histamin freigesetzt, was zu ausgeprägten Blutdruckabfällen führen kann.

Medikamentenname Thiopental, Trapanal®.
Indikation Narkoseeinleitung, Narkoseaufrechterhaltung (selten).
Kontraindikation Bekannte Unverträglichkeit, Porphyrie, dekompensierte Herzinsuffizienz, akuter Myokardinfarkt, schwere Leberinsuffizienz, Schock, Status asthmaticus.
Dosierung 3–7 mg/kg KG.
Nebenwirkung *Sehr häufig:* RR-Abfall, Histaminfreisetzung. *Häufig:* Bronchospasmus, Laryngospasmus, allergische Hautreaktionen, Übelkeit, Erbrechen. *Gelegentlich:* Schmerz an der Injektionsstelle. *Selten:* Husten, Niesen, Schluckauf.
Wechselwirkung Wirkungsverstärkung anderer sedierender Medikamente sowie von Alkohol und Opioiden; verringerte Wirkung von Cumarin und Kontrazeptiva; erhöhte Toxizität von Methotrexat; Wirkungsverstärkung von Antikonvulsiva.
Wirkeintritt 30–60 Sekunden.
Besonderheiten Thiopental liegt als Trockenpulver vor. Keine zu schnelle Injektion, da das Medikament sonst ausgeprägt kardiodepressiv wirkt. Durch seine hirndrucksenkenden und antikonvulsiven Eigenschaften eignet es sich zur Narkoseeinleitung bei Hirndruck und Status epilepticus.

CAVE
Barbiturate verursachen schwere **Gewebenekrosen** bei versehentlicher Injektion ins Gewebe (Zugang liegt para[vasal]) oder intraarteriell!

2.14 Infusionslösungen Δ

Infusionslösungen haben in der Notfallmedizin verschiedene Funktionen. Sie dienen u. a. als Volumenersatzmittel in Schockzuständen, zur Flüssigkeitstherapie bei Exsikkose, als Trägerstoff für Medikamente oder einfach nur zum Offenhalten eines venösen Zugangs. Sie können entsprechend ihrem osmotischen Druck in **isotone** oder **hypertone** Lösungen eingeteilt werden. Man orientiert sich bei dem Begriff isoton (gleicher Druck) am **osmotischen Druck** des Blutes. Dieser ist abhängig von der Ionenkonzentration und stellt die treibende Kraft für den Flüssigkeitstransfer an den zerebralen Kapillaren der Blut-Hirn-Schranke dar. Der **Normwert** für die Osmolarität im Blut beträgt 290–300 mosm/kg. Hypertone Lösungen führen zu einem Anstieg der osmotisch aktiven Teilchen im Blut und ziehen Flüssigkeit aus der Zelle ins Gefäß. Diese Lösungen können therapeutisch bei einem Hirnödem eingesetzt werden. **Hypotone Lösungen** wie z. B. Glucose 5 % (kristalloide Lösungen, ➤ Kap. 2.14.1) sowie früher häufig verwendete pädiatrische Teilelektrolytlösungen (Päd-I und Päd-II) führen im Gehirn zu einer gefährlichen Flüssigkeitsverschiebung nach intrazellulär. Hier besteht aufgrund einer viel zu niedrigen Natriumkonzentration die Gefahr eines Hirnödems, das zum Tod des Kindes führen kann. Heutzutage sollen sowohl bei Erwachsenen als auch bei Kindern nur noch balancierte, also plasmagleiche, Vollelektrolytlösungen verwendet werden.

Eine weitere Unterscheidungsmöglichkeit besteht anhand der Einteilung der Inhaltsstoffe in **kristalloide** oder **kolloidale** Flüssigkeiten. Alle Infusionslösungen verteilen sich zunächst im intravasalen Raum. Bei kristalloiden Lösungen kommt es jedoch schnell zu einem Ausgleich zwischen dem Extra- und dem Intravasalraum. Ein Großteil der Flüssigkeit verlässt also die Gefäßbahn. Nach ca. 20–30 Minuten sind nur noch rund 25 % des verabreichten Volumens intravasal. Der Rest ist in den Extravasalraum diffundiert und kann bei einer Dehydratation dort das Flüssigkeitsdefizit ausgleichen bzw. bei Überinfusion Ödeme hervorrufen.

Kolloidale Volumenersatzmittel verfügen über große Moleküle, die nicht so einfach die Gefäßwand durchdringen können und somit für mehrere Stunden intravasal verbleiben. Kolloidale Lösungen führen zu einem Anstieg des onkotischen Drucks, der für Flüssigkeitsverschiebungen an den systemischen Kapillaren verantwortlich ist. Mittlerweile weiß man, dass dieser Effekt eher zu vernachlässigen ist. Der Volumeneffekt von kolloidalen Lösungen beträgt 80–100 %.

Die **Volumentherapie** in der Notfallmedizin ist in den letzten Jahren zunehmend reduziert worden. Bei Patienten mit nicht kontrollierbaren Blutungen gilt ein systolischer Blutdruck von 80 mmHg als ausreichend (bei gleichzeitigem SHT und Hirndruck von mindestens 120 mmHg systolisch). Eine großzügige Volumentherapie erhöht bei diesen Patienten die Komplikations- und Sterberate. Nicht-traumatologische Patienten brauchen häufig nur geringe Mengen an Volumensubstitution, die meist bedenkenlos durchgeführt werden kann.

DEFINITION

Permissive Hypotension

Bei traumatologischen Patienten mit nicht kontrollierbaren Blutungen wird in der Frühphase ein systolischer Blutdruck von 80 mmHg toleriert, bis die Blutung gestoppt werden kann, bei gleichzeitig vorliegendem SHT mit Hirndruck wird ein systolischer Druck von 120 mmHg angestrebt.

Da die Verabreichung von Infusionslösungen zum täglichen Einsatzspektrum gehört, ist eine genaue Kenntnis dieses Kapitels unabdingbar. Selbstverständlich gehören diese auch zu den im Pyramidenprozess beschriebenen Medikamenten (➤ Kap. 2.1.1).

2.14.1 Kristalloide Lösungen Δ

Bei kristalloiden Lösungen wird der osmotische Druck hauptsächlich durch gelöste Ionen und Moleküle, insbesondere Elektrolyte, beeinflusst. Verdunstet die Flüssigkeit einer solchen Lösung, dann bleiben die gelösten Teilchen auskristallisiert übrig (daher „kristalloide" Lösungen). Im Rettungsdienst verbreitet sind verschiedene Formen von Ringer-Lösungen.

Glucose 5 % Δ

Glucose 5 % (G5, ➤ Abb. 2.105) gehört zu den kristalloiden Lösungen. In der 5 %-Zubereitung entspricht der osmotische Druck der Lösung dem des Blutes. Nach Injektion wird der Zucker aber rasch vom Organismus verstoffwechselt, sodass **reines Wasser** (freies Wasser) zurückbleibt (➤ Kap. 2.11.4); im Rettungsdienst sollte diese Lösung deshalb nicht mehr angewendet werden, weil es durch die Verringerung der Natriumkonzentration im Blut zu einem **Hirnödem** kommen kann. In der Klinik wird sie bei Patienten verwendet, die einen erhöhten Natriumgehalt im Blut haben. Bei einigen Medikamenten dient G5 als Trägerlösung. So sollte nach Herstellerangaben z. B. Amiodaron nur in G5 gelöst werden.

Medikamentenname Glucose 5 %, Glucose-Lösung 5 %, Glucosteril® 5 %, Glucose-Infusionslösung 5 %.

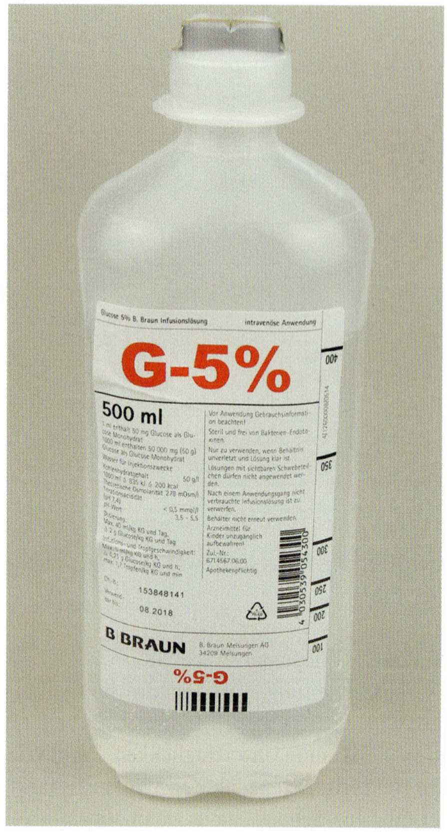

Abb. 2.105 Glucose 5 % [K378]

Indikation Trägerlösung für andere Medikamente, Zufuhr von freiem Wasser.
Kontraindikation Hypokaliämie, metabolische Azidose, insulinrefraktäre Hyperglykämie.
Dosierung Maximal 5 ml/kg KG/h.
Nebenwirkung Bei vorsichtiger Dosierung keine relevanten Nebenwirkungen.
Wechselwirkung Darf nicht parallel in demselben System mit Erythrozytenkonzentraten verabreicht werden; inkompatibel mit Furosemid, Urokinase, Ampicillin.
Wirkeintritt Sofort.
Besonderheiten Gefahr der Absenkung der Osmolarität im Blut (Hypoosmolarität) mit nachfolgendem Einstrom von Wasser in die Zellen. Kann zu lebensbedrohlichem Hirndruck führen (➤ Kap. 2.11.4).

NaCl 0,9 % Δ

NaCl 0,9 % (➤ Abb. 2.106) sollte weder im Rettungsdienst noch in der Klinik standardmäßig als Infusionslösung verwendet werden. Die als **„physiologisch" angepriesene Kochsalzlösung** ist mit einem viel zu hohen Natrium- und Chloridgehalt von jeweils 154 mmol **unphysiologisch** hoch (im Blut: Natriumgehalt ca. 140 mmol, Chloridgehalt ca. 100 mmol). Die Hypernatriämie führt zu einer Volumenüberladung und der hohe Chloridgehalt zu einer metabolischen Azidose mit

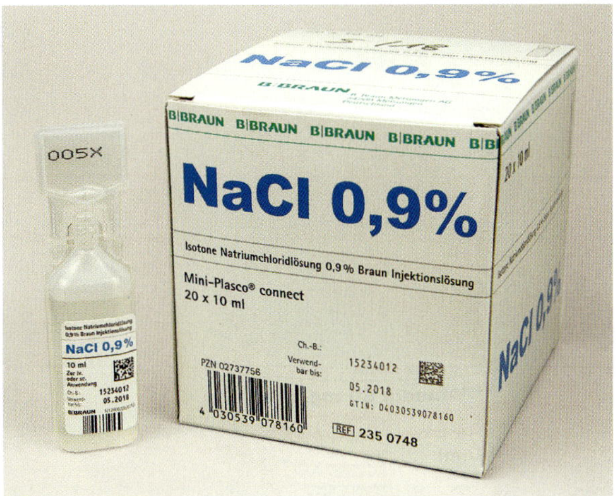

Abb. 2.106 NaCl 0,9 % [K378]

Nierenschädigung. Selbst beim akuten Nierenversagen sollte besser eine balancierte Infusionslösung verwendet werden. NaCl 0,9 % ist trotzdem die am häufigsten verwendete Lösung, um Medikamente aufzulösen, zu verdünnen oder für Perfusoren und Infusomaten vorzubereiten.

Medikamentenname Isotone Kochsalzlösung, Isotonische Kochsalzlösung, NaCl isotonische Natriumchloridlösung, Natriumchlorid-Infusionslösung 154®.
Indikation Trägerlösung für Medikamente, Substitution von Natrium bei Hyponatriämie.
Kontraindikation Hypernatriämie.
Dosierung In Abhängigkeit vom Natriumgehalt des Blutes und vom Volumenbedarf.
Nebenwirkung Hyperchlorämische Azidose mit Nierenschädigung bei Infusion.
Wechselwirkung Einige Trockensubstanzen lösen sich nicht in NaCl; inkompatibel mit Lidocain, Nitroprussid.
Wirkeintritt Sofort.
Besonderheiten Keine.

Ringer-Lösungen Δ

Ringer-Lösungen (➤ Abb. 2.107) sind die am häufigsten verwendeten Infusionslösungen in der Notfallmedizin. Die ursprüngliche Ringer-Lösung sollte aufgrund ihres zu hohen Chloridgehalts nicht mehr verwendet werden. Eine moderne Infusionslösung ist in der Zusammensetzung der Elektrolyte in etwa dem Blut gleichzusetzen. Deshalb werden sie auch als **balancierte Vollelektrolytlösungen (VEL)** bezeichnet. Sie enthalten Natrium, Kalium, Calcium und Magnesium. In einigen Lösungen ist das Anion Chlorid teilweise durch Acetat oder Lactat ersetzt. Da Lactat einerseits ein messbarer Schockparameter und andererseits im Körper unter hohem Energieaufwand verstoffwechselt werden muss, sollten Ringer-Lactat-Lösungen nicht zur Anwendung kommen. Sichere VEL sind z. B. Sterofundin® ISO, Ringer-Acetat oder Jonosteril.

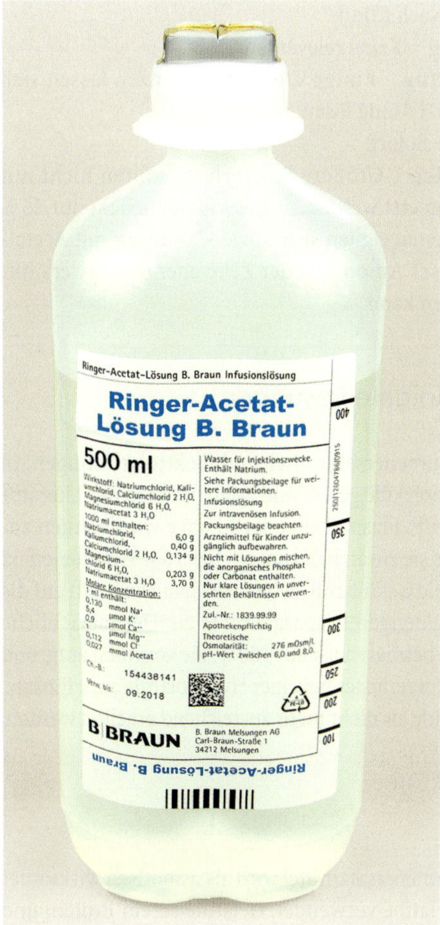

Abb. 2.107 Ringer-Lösung [K378]

FUN FACT

Woher hat die Ringer-Lösung ihren Namen?

Sidney Ringer war ein britischer Physiologe, der im 19. Jahrhundert lebte und vor allem für die Entwicklung der Ringer-Infusionslösung bekannt ist. Ringer entschied, dass eine geeignete Lösung notwendig sei, um die physiologischen Bedingungen für Experimente an isolierten Organen und Geweben zu verbessern. 1882 stellte er eine Infusionslösung zusammen, die wichtige Elektrolyte wie Natrium, Kalium und Calcium enthielt. Diese Lösung ermöglichte bessere Experimentierbedingungen und wurde in der Medizin bald für Infusionen verwendet, um den Elektrolyt- und Flüssigkeitshaushalt der Patienten zu stabilisieren. Ringers Arbeit hat einen nachhaltigen Einfluss auf die Medizin und Physiologie gehabt. Seine Infusionslösung steht heutzutage in Form von zahlreichen Infusionslösungen in abgewandelter Zusammensetzung zur Verfügung.

Medikamentenname Deltajonin®, Elektrolyt-Infusionslösung 153®, Jonosteril®, Ringer-Acetat, Ringer, Ringer-Infusionslösung, Ringer-Lactat, Ringer-Lösung, Sterofundin®, Tutofusin®.
Indikation Flüssigkeitstherapie bei Dehydratation, Volumenersatz bei begrenztem Blutverlust, Trägerlösung für Medikamente, Substitution von Elektrolyten.

Kontraindikation Hypervolämie.

Dosierung Nach Klinik.
Nebenwirkung Keine relevanten.
Wechselwirkung Einige Trockensubstanzen lassen sich nicht in Ringer-Lösung lösen.
Wirkeintritt Sofort.
Besonderheiten Größere Blutverluste sollten nicht mit Kristalloiden ersetzt werden, da der Volumeneffekt nur 25 % beträgt. Am besten eignen sich Ringer-Lösungen mit Acetat-Zusatz, da dieses Anion in jeder Zelle energiearm verstoffwechselt werden kann.

2.14.2 Kolloidale Lösungen

Kolloidale Volumenersatzmittel sind Elektrolytlösungen, in denen Makromoleküle gelöst sind. Man findet in der Literatur auch den Begriff „Plasmaexpander". Lange wurde ihnen zugerechnet, dass sie zusätzlich zum applizierten Volumeneffekt Flüssigkeit in die Gefäßbahn ziehen würden. Dies trifft auf die beiden heute gängigen Präparate nicht zu. Der tatsächliche Volumeneffekt beträgt meist 80–100 %. Sie kommen aufgrund eines akuten Blutverlustes bei einer Hypovolämie zum Einsatz, wenn Kristalloide als nicht mehr ausreichend erachtet werden.

Gelatine

In diesem Volumenersatzmittel wird als osmotisch wirksamer Bestandteil Gelatine verwendet. Gelatine ist ein Protein und wird aus Rinderknochen gewonnen. Gelöst ist die Gelatine in NaCl-Lösung oder Ringer-Lösung (s. o.).

Medikamentenname Gelafundin®, Gelafusal®.
Indikation Volumenersatz.
Kontraindikation Bekannte Unverträglichkeit, schwere Herzinsuffizienz, schwere Blutgerinnungsstörungen, Hypernatriämie, Hyperchlorämie.
Dosierung Nach Bedarf und Blutdruckwerten.
Nebenwirkung *Gelegentlich:* Übelkeit, Erbrechen. *Selten:* anaphylaktische Reaktionen.
Wechselwirkung Keine wesentlichen bekannt.
Wirkeintritt Sofort.
Besonderheiten Nicht zum Mischen mit anderen Medikamenten benutzen.

Hydroxyethylstärke (HES)

In dieser Lösung ist HES (➤ Abb. 2.108) im Wesentlichen für den onkotischen Druck verantwortlich. Die Stärke wird meist aus Mais, Reis oder Getreide gewonnen. Sie ist deshalb hydroxyliert, damit sie nicht sofort durch das Enzym α-Amylase abgebaut wird. Es existieren drei Generationen von HES. Das Präparat der **ersten Generation** verursachte aufgrund seiner

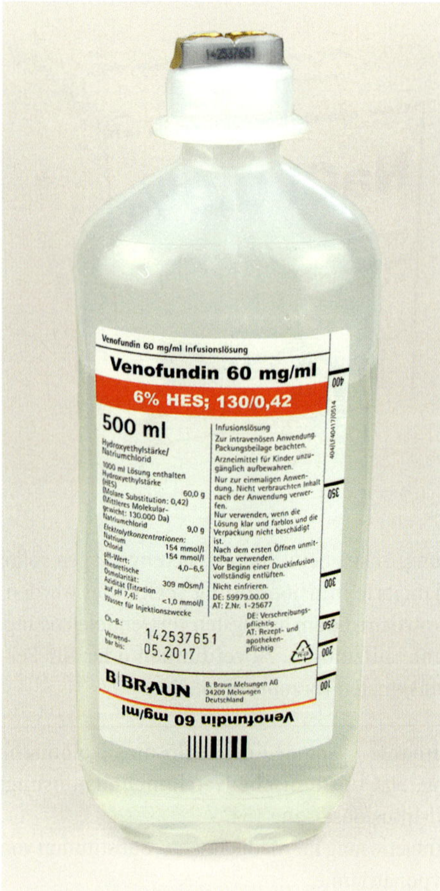

Abb. 2.108 Hydroxyethylstärke (HES) [K378]

Molekülbeschaffenheit erhebliche allergische Reaktionen, beeinflusste das Gerinnungssystem negativ und verstopfte durch seine großen Moleküle die Nierentubuli, was zum akuten Nierenversagen führen konnte. Es ist in Deutschland nicht mehr im Einsatz.

Die Weiterentwicklung von HES führte zur **zweiten Generation.** Aber auch hier konnte im Labor eine allergene Wirkung nachgewiesen werden; ebenso wirkte es sich im Reagenzglas negativ auf die Blutgerinnung aus. Im täglichen Einsatz traten diese negativen Effekte äußerst selten auf. Seit einiger Zeit existiert die erste HES der **dritten Generation** (Voluven®). Hier wurde selbst im Labor kaum eine allergene Wirkung festgestellt. Auch die Auswirkung auf das Gerinnungssystem ist eher theoretischer Natur. Durch diese verbesserten Eigenschaften und eine kleinere Molekülgroße darf dieses Medikament in einer höheren Dosis verabreicht werden und wird seitens der Niere gut vertragen. Die Tageshöchstdosis ist abhängig von der Generation und der Konzentration der verwendeten Infusionslösung. In einigen Ländern außerhalb der Europäischen Union gibt es für HES der dritten Generation keine Volumenbeschränkung. Alle Stärkepräparate sind in NaCl, Ringer oder G5 gelöst. Der Volumeneffekt beträgt 80–100 % in den ersten Stunden.

CAVE

Entsprechend **aktuellen Empfehlungen** der Aufsichtsbehörden für Medikamente in Europa (BfArM und EMA) sollen HES-haltige Infusionslösungen bei Hypovolämie nur verabreicht werden, wenn kristalloide Lösungen allein nicht ausreichend sind.

Medikamentenname *Dritte Generation:* Tetraspan®, Vitafusal®, Volulyte®, Voluven®. Es existieren Zubereitungen mit einem Anteil von 6 % und 10 % Hydroxyethylstärke.
Indikation Volumenersatz.
Kontraindikation Bekannte Unverträglichkeit, Sepsis, Verbrennungen, intrakranielle Blutungen, Lungenödem, Nierenversagen, Dialysepatienten, schwere Leberfunktionsstörungen, schwere Gerinnungsstörungen, Hypernatriämie (wenn in NaCl gelöst), Hyperchlorämie (wenn in NaCl gelöst).
Dosierung Abhängig vom verwendeten Präparat und der Konzentration; die ersten 20 ml sollten langsam unter Beobachtung infundiert werden.
Nebenwirkung *Selten:* Juckreiz; Beeinflussung der Blutgerinnung. *Sehr selten:* anaphylaktische Reaktionen.
Wechselwirkung Keine relevanten bekannt.
Wirkeintritt Sofort.
Besonderheiten Die Anwendung von HES ist unter Beachtung der strengen Indikationsstellung und korrekter Einhaltung der Kontraindikationen sicher anwendbar. Mittlerweile darf der Hersteller nur noch akkreditierte Einrichtungen beliefern. Aus diesem Grund findet man das Produkt im Rettungsdienst nur noch selten.

2.15 Corticoide Δ

Bei den Corticoiden handelt es sich um Abkömmlinge von körpereigenen Substanzen, die in der Nebennierenrinde produziert werden (**Cortisol und Aldosteron**). Die Aufgabe dieser **Nebennierenrindenhormone** besteht im Wesentlichen in der Regulation des Wasser- und Elektrolythaushalts. Corticoide binden an intrazelluläre Corticoidrezeptoren und beeinflussen im Zellkern die Bildung verschiedener Proteine. Sie werden vermehrt in Stresssituationen ausgeschüttet (Cortison ist das **Stresshormon**) und haben im Körper eine Vielzahl an Wirkungen (➤ Abb. 2.109). Im Fokus stehen hier die antiallergischen (Hemmung der Histaminfreisetzung), antiinflammatorischen (Hemmung der COX-2) und immunsuppressiven Wirkungen (Abschwächung der Immunantwort durch Hemmung von Interleukin-1). Gleichzeitig sensibilisieren sie die Zellen für Katecholamine, wodurch es zu einer verstärkten Reizantwort auf diese Stoffe kommt. In der Niere sorgen sie für eine vermehrte Rückresorption von Salzen und Wasser, was zu einer Erhöhung des Blutdrucks führt. Da Cortisol ebenfalls den Blutzucker-

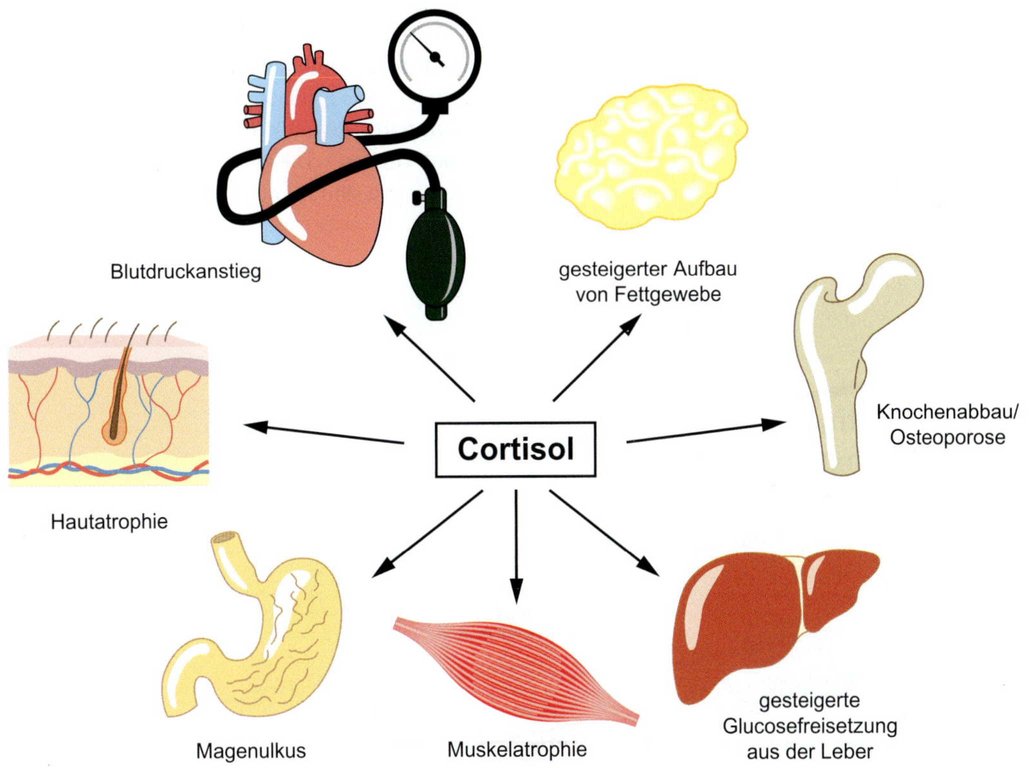

Abb. 2.109 Wirkung von Glucocorticoiden [P1015, L253]

spiegel erhöht, wird es auch als **Glucocorticoid** bezeichnet. Aldosteron, ein **Mineralocorticoid,** wirkt stärker auf den Elektrolythaushalt.
Corticoide werden im Rettungsdienst meist bei **Erkrankungen der Atemwege** (Asthma, COPD, Krupp-Syndrom) und bei **anaphylaktischen Reaktionen** eingesetzt. Für diese beiden Indikationen sind Corticoide auch im Pyramidenprozess beschrieben (➤ Kap. 2.1.1). Gute Wirksamkeit zeigen sie auch bei tumorbedingten Hirnödemen mit Hirndrucksymptomatik. Der Einsatz bei Traumapatienten und Patienten mit Verbrennungen wird nach aktuellen Leitlinien und Konsensuspapieren nicht mehr empfohlen. Auch die Applikation bei Rauchgasvergiftungen hat sich bisher nicht als vorteilhaft herausgestellt.

Im Rettungsdienst findet man meist Prednisolon zur intravenösen und Prednison zur rektalen Anwendung. Beide Präparate sind Glucocorticoide und haben eine 4-mal höhere antiphlogistische Wirkung als das körpereigene Cortisol sowie eine geringe mineralocorticoide Wirkung. Das Präparat Methylprednisolon ist in seiner antiphlogistischen Wirkung 5-mal höher als Cortisol und hat keine mineralocorticoide Wirkung.

Um eine schnelle Wirkung zu erreichen, sollten Corticoide intravenös verabreicht werden. Trotzdem erreichen die meisten Präparate erst nach 30 Minuten eine adäquate Wirkung. Ist der Patient akut lebensbedrohlich erkrankt, muss die Stabilisierung bis zum Wirkungsbeginn der Corticoide durch andere Wirkstoffe erfolgen (z. B. Adrenalin bei der anaphylaktischen Reaktion ab Grad II). Gesicherte Daten über einen wirksamen Einsatz inhalativer Corticoide gibt es nicht. Auch der Einsatz von Corticoiden beim toxischen Lungenödem ist umstritten.

CAVE

Eine ambulante intravenöse Therapie mit einem Corticoid bei gleichzeitig bestehendem **Infekt** ist kontraindiziert. Es ist begleitend immer eine antibiotische Therapie einzuleiten!

2.15.1 Dexamethason

Dexamethason (➤ Abb. 2.110) ist in seiner glucocorticoiden Wirkung stärker als Prednison oder Prednisolon. Es ist ca. 30-mal stärker als Hydrocortison. Eine mineralocorticoide Wirkung hat es nicht.

Medikamentenname DEXA®, Dexabene®, Fortecortin®, Lipotalon®.
Indikation Anaphylaktischer Schock, Hirnödem bei Tumor, akuter Asthmaanfall, bakterielle Meningitis, Prophylaxe von postoperativer Übelkeit und Erbrechen.
Kontraindikation Bekannte Unverträglichkeit.
Dosierung *Hirnödem:* 8–10 mg (bis 80 mg). *Bakterielle Meningitis:* 0,15–0,4 mg/kg KG vor Antibiotikatherapie. *Anaphylaktischer Schock:* 40–100 mg. *Asthmaanfall:* 0,1–0,2 mg/kg KG. *PONV-Prophylaxe:* 0,15–0,5 mg/kg KG vor Einleitung.
Nebenwirkung *Häufig:* Hypertonie, verzögerte Wundheilung, Pergamenthaut, Osteoporose, aseptische Knochennekrosen, Appetit und Antriebssteigerung, Euphorie, Verstärkung der Infektneigung bzw. Begünstigung von Infektionen. *Gelegentlich:* Ödembildung, Steroiddiabetes. *Selten:* Erhöhung der Krampfbereitschaft mit Krampfanfällen. *Sehr selten:* anaphylaktische Reaktionen mit Schock.
Wechselwirkung Verstärkung der Wirkung von Sympathomimetika; Abschwächung der Wirkung von Antidiabetika; Abschwächung der Wirkung von Cumarinen; verminderte Wirkung bei gleichzeitiger Einnahme von Phenytoin, Carbamazepin und Barbituraten; gehäuftes Auftreten von Ulzera bei gleichzeitiger Therapie mit NSAR; Verstärkung der Kaliumausscheidung bei Kombination mit kaliumsparenden Diuretika und in der Folge Erhöhung der Digitalistoxizität.
Wirkeintritt 20–30 Minuten.
Besonderheiten Die meisten Nebenwirkungen und Wechselwirkungen sind für den Einsatz im Rettungsdienst irrele-

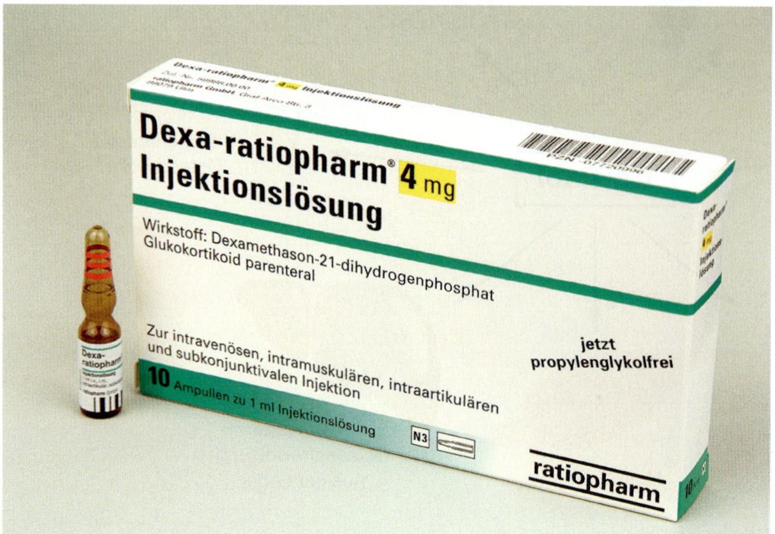

Abb. 2.110 Dexamethason [K378]

vant, da sie erst im Rahmen einer Langzeittherapie auftreten (z. B. Pergamenthaut, Steroiddiabetes, Osteoporose, erhöhte Infektneigung).

2.15.2 Prednisolon Δ

Prednisolon (➤ Abb. 2.111) ist das in der Notfallmedizin am häufigsten angewandte Corticoid.

Medikamentenname Predni H®, Prednisolut®, Solu-Decortin® H.
Indikation Anaphylaktischer Schock, toxisches Lungenödem, akuter Asthmaanfall, Hirnödem durch Tumor, Addison-Krise (akute schwere Nebenniereninsuffizienz), Krupp-Syndrom.
Kontraindikation Bekannte Unverträglichkeit.
Dosierung *Addison-Krise:* 0,5–1 mg/kg KG. *Asthmaanfall und Krupp-Syndrom:* 2–5 mg/kg KG. *Anaphylaxie, toxisches Lungenödem, Hirnödem:* 10–15 mg/kg KG. *Anaphylaxie:* 250 mg bei KG > 30 kg, 100 mg bei KG 15–30 kg, 50 mg bei KG < 15 kg. *Bronchoobstruktion:* Erwachsene 50–100 mg, Kind 2 mg/kg KG.
Nebenwirkung *Häufig:* Hypertonie, verzögerte Wundheilung, Pergamenthaut, Osteoporose, aseptische Knochennekrosen, Appetit- und Antriebssteigerung, Euphorie, Verstärkung der Infektneigung bzw. Begünstigung von Infektionen. *Gelegentlich:* Ödembildung, Steroiddiabetes. *Selten:* Erhöhung der Krampfbereitschaft mit Krampfanfällen. *Sehr selten:* anaphylaktische Reaktionen mit Schock.
Wechselwirkung Verstärkung der Wirkung von Sympathomimetika; Abschwächung der Wirkung von Antidiabetika, Abschwächung der Wirkung von Cumarinen; verminderte Wirkung bei gleichzeitiger Einnahme von Phenytoin, Carbamazepin und Barbituraten; gehäuftes Auftreten von Ulzera bei gleichzeitiger Therapie mit NSAR; Verstärkung der Kaliumausscheidung bei Kombination mit kaliumsparenden Diuretika und in der Folge Erhöhung der Digitalistoxizität.
Wirkeintritt 20–30 Minuten.
Besonderheiten Das Medikament liegt in der Regel als weiße Trockensubstanz vor. Nach Auflösung ist die Flüssigkeit klar und farblos. Die meisten Nebenwirkungen und Wechselwirkungen sind für den Einsatz im Rettungsdienst irrelevant, da sie erst im Rahmen einer Langzeittherapie auftreten (z. B. Pergamenthaut, Steroiddiabetes, Osteoporose, erhöhte Infektneigung).

2.15.3 Prednison Δ

Prednison (➤ Abb. 2.112) wird im Rettungsdienst als Suppositorium bereits bei einem milden Krupp-Anfall (mit leichtem Ruhestridor) appliziert.

Medikamentenname Rectodelt®, Prednison (Tabletten).
Indikation Krupp-Syndrom.
Kontraindikation Bekannte Unverträglichkeit.
Dosierung 100 mg supp.
Nebenwirkung Wie Prednisolon (➤ Kap. 2.15.2); bei dieser Indikation und einer einmaligen Gabe irrelevant.
Wechselwirkung Bei dieser Indikation und einer einmaligen Gabe irrelevant.
Wirkeintritt 20–30 Minuten.
Besonderheiten Die Anwendung des Suppositoriums ist in der Regel problemlos möglich. Neuere Untersuchungen haben gezeigt, dass die orale Gabe von potenteren Corticoiden der Therapie mit Prednison rektal überlegen ist. Derzeit wird jedoch in der Notfallmedizin die Gabe des Zäpfchens gewichtsunabhängig empfohlen und stellt die einzige Maßnahme mit positivem Einfluss auf den mittelfristigen Verlauf dar.

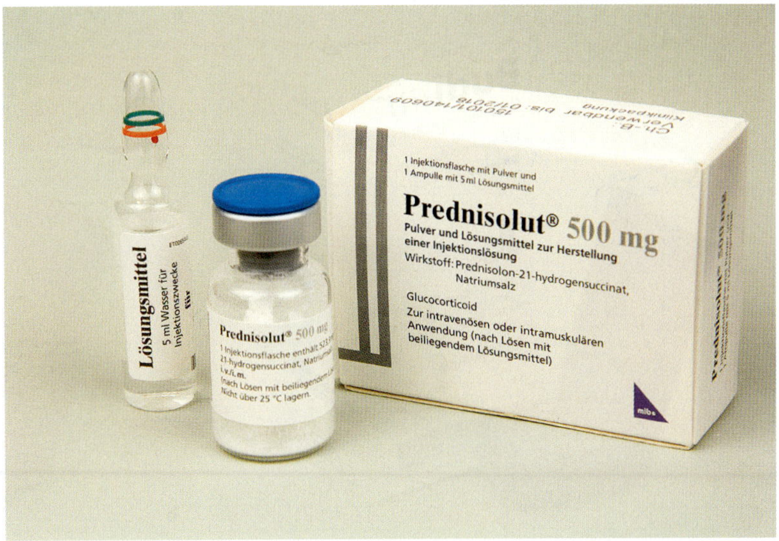

Abb. 2.111 Prednisolon [K378]

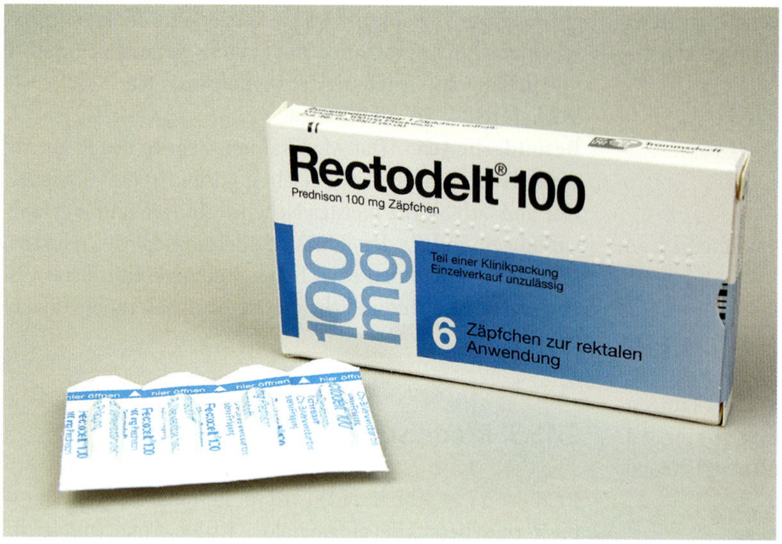

Abb. 2.112 Prednison [K378]

2.15.4 Inhalative Corticoide

Inhalative Corticoide (➤ Abb. 2.113) spielten in der Notfallmedizin und bei der Feuerwehr jahrzehntelang eine große Rolle. Besonders das Präparat Auxiloson® (heute nicht mehr im Handel) war früher auf jedem Rettungsmittel vorhanden und gehörte zur Grundausstattung eines jeden Feuerwehrmannes. Heute spielen inhalative Corticoide keine relevante Rolle mehr im Rettungsdienst. Ein Wirksamkeitsnachweis ist weder bei der Rauchgasintoxikation noch bei anderen Indikationen erfolgt. Einige Autoren empfehlen aber nach wie vor die Applikation inhalativer Corticoide in bestimmten Situationen, z. B. bei Intoxikationen mit Reizgasen vom Latenztyp (Nitrosegase, Phosgen, Isocyanate).

Deutlich zugenommen hat die Bedeutung dieser Medikamente jedoch in der Dauertherapie des **Asthmas.** Dort stellen sie heute die Grundlage der Behandlung dar. Für eine gute Wirksamkeit müssen die meisten Präparate über mehrere Wochen regelmäßig eingenommen werden. Dies könnte auch die fehlende Wirksamkeit in der Notfallmedizin erklären. Folgende Wirkstoffe kommen in der Asthmatherapie zum Einsatz (➤ Kap. 3.1): Beclometason (z. B. Junik®), Budenosid (z. B. Pulmicort®), Ciclesonid (z. B. Alvesco®), Mometasonfuroat (z. B. Asmanex®) und Fluticason-17-propionat (z. B. Flutide®).

2.16 Muskelrelaxanzien

Muskelrelaxanzien (➤ Tab. 2.7) wirken an der **motorischen Endplatte** und beeinflussen die **nikotinergen Acetylcholinrezeptoren.** Zwei Substanzgruppen können unterschieden

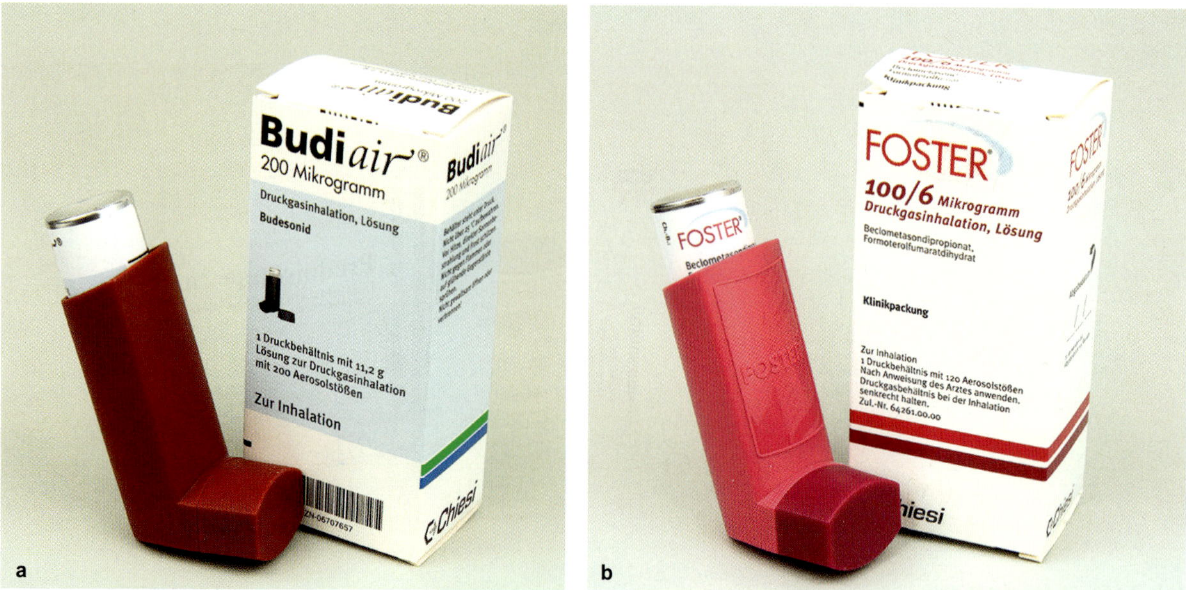

Abb. 2.113 Inhalative Corticoide [K378]

Tab. 2.7 Wirkprofil von Muskelrelaxanzien

Relaxans	Wirkeintritt	Suffiziente Spontanatmung nach
Alcuronium	3–4 Minuten	20–30 Minuten
Atracurium/Cis-Atracurium	3/3–5 Minuten	30 Minuten
Mivacurium	2–2,5 Minuten	15–20 Minuten
Pancuronium	3–4 Minuten	60 Minuten
Rocuronium	1–2 Minuten	30–40 Minuten
Suxamethonium	20–60 Sekunden	variabel, bis 10 Minuten
Vecuronium	3–4 Minuten	30–40 Minuten

werden: **depolarisierende** und **nichtdepolarisierende** Muskelrelaxanzien.

Depolarisierende Muskelrelaxanzien binden an den Rezeptor und lösen eine Reaktion aus (Agonist). Die Membran der Muskelzelle depolarisiert und es findet eine Kontraktion statt. Diese Kontraktionen sind am Patienten als kurze Faszikulationen der Muskeln zu sehen. Die Bindung zwischen Relaxans und Rezeptor ist sehr stark, so dass das Medikament bis zu 10 Minuten am Rezeptor binden kann. Nach Beendigung des Aktionspotenzials geht die Muskelzelle wieder in den Ruhezustand zurück, um für die nächste Aktivierung bereit zu sein. Da der Rezeptor aber nach wie vor besetzt ist, kann keine erneute Reizübermittlung stattfinden, und die Muskelzelle bleibt im erschlafften Zustand.

Nichtdepolarisierende Muskelrelaxanzien besetzen den Rezeptor, lösen aber keine Depolarisation aus (Antagonist). Ihre Bindung ist weniger stark, sodass ihre Wirkung durch Erhöhung der Acetylcholin-Konzentration im synaptischen Spalt wieder aufgehoben (kompetitiv antagonisiert) werden kann. Hierzu verwendet man in der Klinik Acetylcholinesterasehemmer. Es gibt mehrere nichtdepolarisierende Muskelrelaxanzien, die alle auf einer Curare-ähnlichen Wirkung basieren. Curare ist das tödliche Pfeilgift, das von den indigenen Völkern Südamerikas verwendet wurde.

Die einzelnen Muskelrelaxanzien unterscheiden sich z. T. erheblich in ihrer Wirkdauer. Auch die Zeit bis zum Wirkeintritt ist unterschiedlich lang (➤ Tab. 2.7). Im Rettungsdienst wird für die Narkoseeinleitung ein Relaxans benötigt, das schnell und kurz wirkt. Diese Eigenschaften hat nur das Suxamethonium (auch Succinylcholin genannt); leider hat dieser Wirkstoff auch die stärksten Nebenwirkungen.

DEFINITION

Rapid Sequence Induction (RSI)

Synonym: **Crush-Einleitung, Ileuseinleitung, Notfalleinleitung, Blitzeinleitung** (➤ Abb. 2.114). Es handelt sich um eine besondere Art der Narkoseeinleitung bei Patienten, die nicht nüchtern sind (Gefahr der Regurgitation von Mageninhalt mit Gefahr der Aspiration). Diese Annahme gilt für alle Notfallpatienten im Rettungsdienst. Nach guter Präoxygenierung wird der Patient in Narkose versetzt (➤ Abb. 2.115). Vor der Intubation erfolgt bei Patienten mit Normoxämie keine Masken-Beutel-Beatmung. Ziel ist es, eine Luftinsufflation in den Magen bei einer Beatmung zu vermeiden. Dadurch wird das Risiko der Regurgitation vermindert.

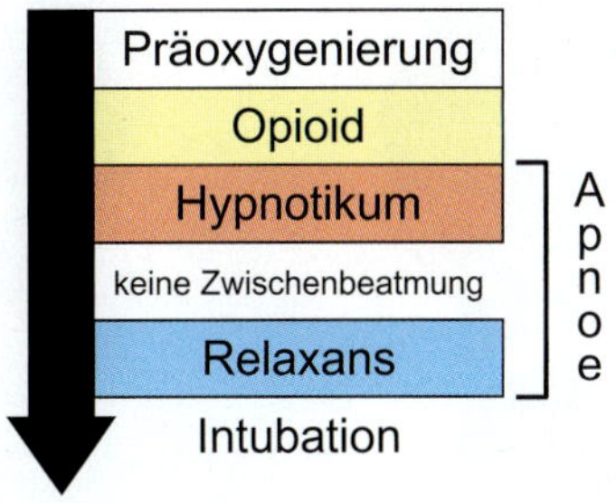

Abb. 2.114 Rapid Sequence Induction (RSI) [P1015, L253]

2.16.1 Atracurium

Atracurium ist ein **Racemat** und gehört zu den nichtdepolarisierenden Muskelrelaxanzien. Dieser Wirkstoff besteht aus zehn Stereoisomeren, die sich nur in ihrer räumlichen Anordnung unterscheiden. Die verschiedenen Varianten wirken unterschiedlich. Im Gegensatz zu anderen Relaxanzien zerfällt Atracurium spontan (**Hoffmann-Eliminierung**). Es bleibt in seiner Wirkung konstant und ist nicht von der Leber- oder Nierenfunktion des Patienten abhängig.

Medikamentenname Atracurium, Tracrium®.
Indikation Einleitung einer Intubationsnarkose.
Kontraindikation Bekannte Unverträglichkeit, Myasthenia gravis, Asthmaanfall.
Dosierung 0,2–0,3 mg/kg KG.
Nebenwirkung *Häufig:* Histaminfreisetzung. *Gelegentlich:* Tachykardie, Blutdruckabfall, Bronchospasmus, Hauterythem. *Sehr selten:* Anaphylaxie, Laryngospasmus.
Wechselwirkung Verstärkung des Blocks durch Aminoglykoside, Benzodiazepine, Thiaziddiuretika, Furosemid, Chinidin, Propranolol, Ketanest, Magnesium und Lithium; Antiepileptika verringern und verkürzen die Blockade; in alkalischen Lösungen wird es deaktiviert, daher nicht mit Thiopental oder Natriumhydrogencarbonat mischen.
Wirkeintritt 3 Minuten.
Besonderheiten Die Wirkung kann durch einen Cholinesterasehemmer (z. B. Physostigmin) antagonisiert werden. Das Medikament muss zwischen 2 und 8 °C gelagert werden und ist vor Licht zu schützen.

2.16.2 Cis-Atracurium

Cis-Atracurium enthält nur eines der zehn Stereoisomere des Racemats Atracurium und ist dadurch erheblich potenter (Faktor 4–5).

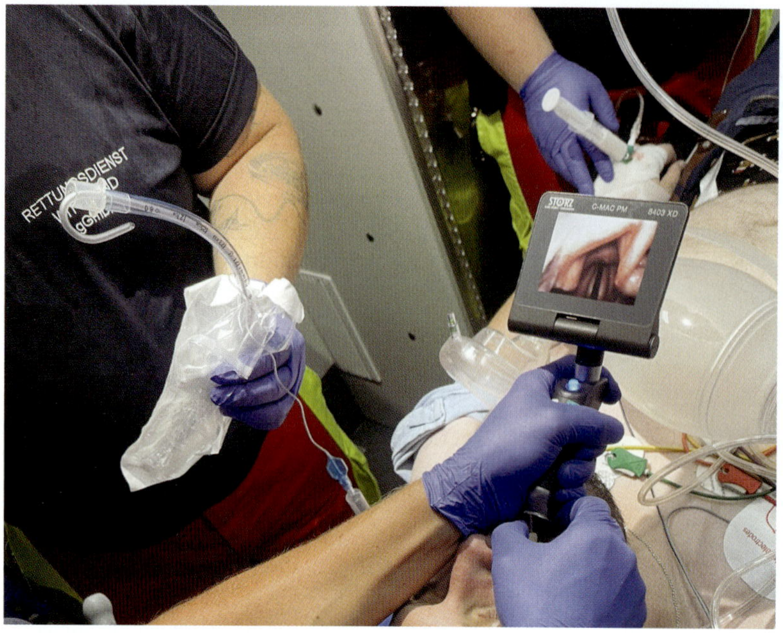

Abb. 2.115 Praktische Durchführung der RSI [O761]

Medikamentenname Cisatracurium, Nimbex®.
Indikation Einleitung einer Intubationsnarkose.
Kontraindikation Bekannte Unverträglichkeit, Myasthenia gravis, Schwangerschaft, Stillzeit, Kinder < 2 Jahre.
Dosierung 0,1–0,15 mg/kg KG.
Nebenwirkung *Häufig:* Histaminfreisetzung. *Gelegentlich:* Bronchospasmus, Hauterythem. *Sehr selten:* Tachykardie, schwere anaphylaktische Reaktionen.
Wechselwirkung Verstärkung des Blocks durch Aminoglykoside, Benzodiazepine, Thiaziddiuretika, Furosemid, Chinidin, Magnesium und Lithium.
Wirkeintritt 3–5 Minuten.
Besonderheiten Die Wirkung kann durch einen Cholinesterasehemmer (z. B. Physostigmin) antagonisiert werden. In alkalischen Lösungen wird es deaktiviert, daher nicht mit Thiopental oder Natriumhydrogencarbonat mischen; auch mit Propofol ist es inkompatibel. Das Medikament muss zwischen 2 und 8 °C gelagert werden und ist vor Licht zu schützen.

2.16.3 Mivacurium

Mivacurium gehört zu den nichtdepolarisierenden Muskelrelaxanzien. Es ist der Wirkstoff mit der **kürzesten Wirkdauer** in dieser Gruppe. In der Klinik wird er gerne bei Narkosen eingesetzt, bei denen eine Relaxierung unumgänglich ist, der Eingriff aber nicht sehr lange dauert.

Medikamentenname Mivacron®.
Indikation Einleitung einer Intubationsnarkose.
Kontraindikation Bekannte Unverträglichkeit, Plasma-Cholinesterasemangel, Myasthenia gravis, Asthma bronchiale, Schwangerschaft, Stillzeit, Kinder < 2 Monate.
Dosierung 0,2 mg/kg KG.
Nebenwirkung *Häufig:* Histaminfreisetzung. *Gelegentlich:* Blutdruckabfall, Bronchospasmus, Hauterythem. *Sehr selten:* Tachykardie, schwere anaphylaktische Reaktionen.
Wechselwirkung Verstärkung des Blocks durch Aminoglykoside, Benzodiazepine, Thiaziddiuretika, Furosemid, Chinidin, Magnesium und Lithium; Verlängerung der Wirkung durch verminderte Plasma-Cholinesterase (z. B. bei gleichzeitiger Therapie mit MAO-Hemmern oder Organophosphatvergiftungen); in alkalischen Lösungen wird es deaktiviert, daher nicht mit Thiopental oder Natriumhydrogencarbonat mischen.
Wirkeintritt 2–2,5 Minuten.
Besonderheiten Die Wirkung kann durch einen Cholinesterasehemmer (z. B. Physostigmin) antagonisiert werden; die Nebenwirkungen korrelieren mit der Dosis und der Injektionsgeschwindigkeit. Eine versehentliche intraarterielle Injektion verursacht eine Vasokonstriktion mit Gewebeuntergang. Bei Leber- und Niereninsuffizienz muss die Dosis reduziert werden. Das Medikament muss zwischen 2 und 8 °C gelagert werden und ist vor Licht zu schützen.

2.16.4 Pancuronium

Pancuronium ist eines der ältesten nichtdepolarisierenden Muskelrelaxanzien und hat unter den derzeit eingesetzten die **längste Wirkdauer.** Durch verbesserte OP-Verfahren und daraus resultierende kürzere OP-Zeiten wird Pancuronium in Deutschland kaum noch eingesetzt. Es bindet auch an die Acetylcholinrezeptoren des Parasympathikus und blockiert diese.

Medikamentenname Pancuronium.
Indikation Einleitung einer Intubationsnarkose.

Kontraindikation Bekannte Unverträglichkeit, Myasthenia gravis, Lambert-Eaton-Syndrom, akute intermittierende Porphyrie, Allergien gegen Brom.
Dosierung 0,1 mg/kg KG.
Nebenwirkung *Häufig:* Hf-Anstieg. *Gelegentlich:* Bronchospasmus. *Selten:* RR-Anstieg. *Sehr selten:* Tachykardie, schwere anaphylaktische Reaktionen.
Wechselwirkung Verstärkung der Wirkung durch andere Narkotika, Aminoglykoside, Tetracyclin, Magnesium und Lithium; gehäuft tachykarde Herzrhythmusstörungen bei gleichzeitiger Gabe von Aminophyllin.
Wirkeintritt 3–4 Minuten.
Besonderheiten Die Wirkung kann durch einen Cholinesterasehemmer (z. B. Physostigmin) antagonisiert werden. Bei Patienten mit ausgeprägter Funktionseinschränkung von Leber und Nieren kann die Antagonisierung u. U. nicht möglich oder erheblich schwieriger sein. Das Medikament muss zwischen 2 und 8 °C gelagert werden und ist vor Licht zu schützen.

2.16.5 Rocuronium

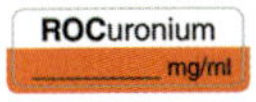

Rocuronium (➤ Abb. 2.116) ist das **am schnellsten wirkende** nichtdepolarisierende Muskelrelaxans. Rocuronium eignet sich als einzige **Alternative zu Succinylcholin** für eine RSI. In einer Dosierung von 1 mg/kg KG als schnellen Bolus appliziert, erreicht es annähernd die Geschwindigkeit von Succinylcholin. Heutzutage verfolgt man bei Beatmungs- und Intubationsproblemen die sog. **„Vorwärtsstrategie"**. Es soll eine tiefe Narkose und die bestmögliche Relaxierung erfolgen, um zum einen durch eine zu flache Narkose ein Würgen und Pressen des Patienten mit der Gefahr von Regurgitation, Aspiration und Laryngospasmus zu verhindern. Andererseits werden durch die Relaxierung die besten Beatmungs- und Intubationsbedingungen geschaffen.

Medikamentenname Esmeron®, Rocuronium.
Indikation Einleitung einer Intubationsnarkose, Alternative zu Succinylcholin bei einer RSI.

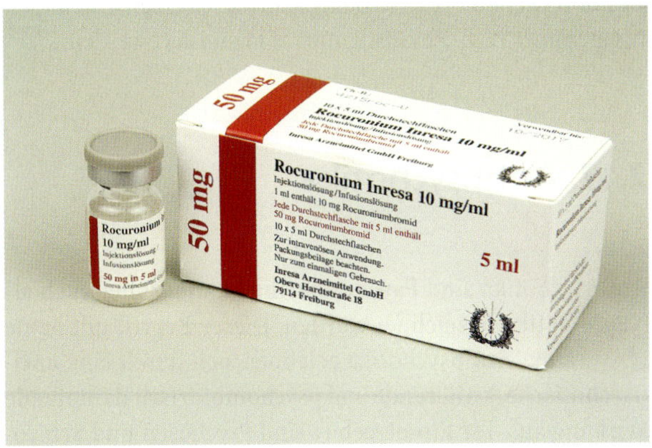

Abb. 2.116 Rocuronium [K378]

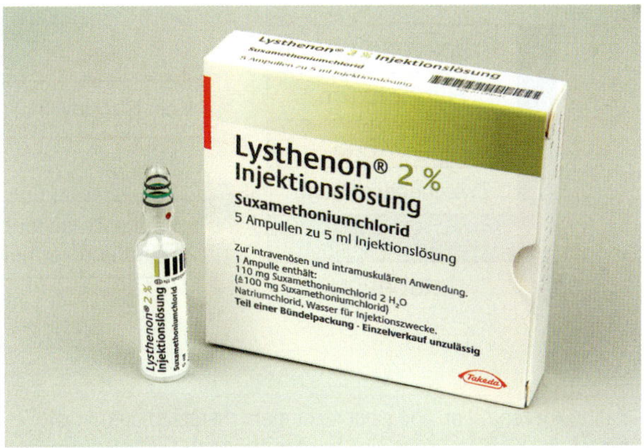

Abb. 2.117 Suxamethonium [K378]

Kontraindikation Bekannte Unverträglichkeit, Myasthenia gravis, Lambert-Eaton-Syndrom, vorausgegangene Kinderlähmung.
Dosierung 0,3–0,6 mg/kg KG. *Bei RSI:* 1 mg/kg KG.
Nebenwirkung *Häufig:* Injektionsschmerz, Flush. *Gelegentlich:* Bronchospasmus. *Sehr selten:* Tachykardie, schwere anaphylaktische Reaktionen.
Wechselwirkung Verstärkung durch andere Narkotika; Verstärkung des Blocks durch: Aminoglykoside, Thiaziddiuretika, Furosemid, Chinidin, Magnesium, Lithium und MAO-Hemmer; Verringerung der Wirkung durch: Noradrenalin, Azathioprin, Theophyllin, Calciumchlorid, Kaliumchlorid.
Wirkeintritt 1–2 Minuten, bei RSI: < 1 Minute.
Besonderheiten Die Wirkung kann durch einen Cholinesterasehemmer (z. B. Physostigmin) antagonisiert werden. Zusätzlich kann die Wirkung durch das Medikament Sugammadex (Bridion®) vollständig aufgehoben (reversiert) werden. Das Medikament muss zwischen 2 und 8 °C gelagert werden und ist vor Licht zu schützen.

2.16.6 Suxamethonium

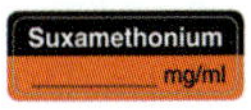

Suxamethonium (➤ Abb. 2.117) ist das einzige **depolarisierende Muskelrelaxans** auf dem deutschen Markt. Es darf nur zur Notfallintubation im Rahmen einer **RSI** verwendet werden. Ziel einer RSI ist es, die Zeit von der Relaxierung bis zur Intubation – aufgrund der Gefahr der Regurgitation und Aspiration von Mageninhalt – so kurz wie möglich zu halten. Wegen seiner kurzen Anschlagszeit von 20–60 Sekunden sorgt Suxamethonium für eine schnelle Relaxierung der Stimmbänder in der Notfallsituation.

CAVE

Die Anwendung von **Suxamethonium bei Kindern** soll laut der Deutschen Gesellschaft für Anästhesie und Intensivmedizin (DGAI) nur noch wenigen Sonder- und Notfällen vorbehalten bleiben. Das Medikament kann bei unbekannten Muskelerkrankungen zu einer Rhabdomyolyse (Muskelzerfall) mit einem massiven Anstieg der

2

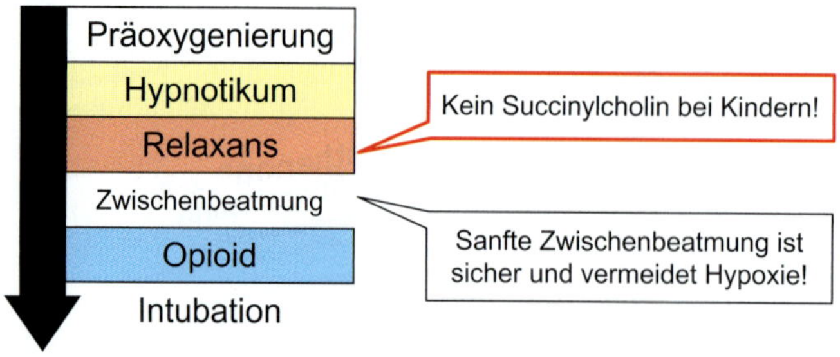

Abb. 2.118 Controlled Rapid Sequence Induction (cRSI) bei Kindern [P1015, L253]

Kaliumkonzentration und einer nicht mehr therapierbaren Asystolie führen. Bei Kindern erfolgt eine **kontrollierte RSI (cRSI)** unter Anwendung eines nichtdepolarisierenden Muskelrelaxans und sanfter Masken-Beutel-Beatmung (➤ Abb. 2.118).

Medikamentenname Lysthenon®, Succinylcholin, Pantolax®.
Indikation Notfallintubation, Narkoseeinleitung bei als nicht nüchtern geltenden Patienten.
Kontraindikation Bekannte Unverträglichkeit, maligne Hyperthermie oder Disposition dazu, Myasthenia gravis, Lambert-Eaton-Syndrom, Hyperkaliämie, 24 Stunden nach Polytrauma oder schweren Verbrennungen, schwere Niereninsuffizienz, Cholinesterasemangel, penetrierende Augenverletzungen, Glaukom.

Dosierung 1–1,5 mg/kg KG.
Nebenwirkung *Sehr häufig:* Muskelfaszikulationen. *Häufig:* Speichelbildung, postoperative Muskelschmerzen, Hf-Abfall. *Gelegentlich:* Herzrhythmusstörungen, Bronchospasmus. *Selten:* anaphylaktischer Schock. *Sehr selten:* maligne Hyperthermie, Rhabdomyolyse, Myoglobinurie mit Nierenversagen (besonders bei Jugendlichen).
Wechselwirkung Magnesium verlängert die Wirkung; Verstärkung der Blockade durch: Amphotericin B, Aminoglykoside, Chinidin und Thiopental.
Wirkeintritt ca. 20–60 Sekunden.
Besonderheiten Die Lagerung muss zwischen 2 und 8 °C erfolgen und das Medikament ist vor Licht zu schützen. Das Präparat Lysthenon® gibt es jedoch auch als Pulver (Lysthenon® siccum 500 mg), das nicht gekühlt werden muss. Die einzige Alternative zu Suxamethonium zur schnellen Relaxierung bei einer RSI bietet das nichtdepolarisierende Muskelrelaxans Rocuronium in einer weitaus höheren Dosierung als üblich mit 1 mg/kg KG.

KLINIK

Maligne Hyperthermie

Maligne Hyperthermie ist eine durch bestimmte Substanzen (z. B. Succinylcholin, Narkosegase) ausgelöste Stoffwechselentgleisung der Skelettmuskulatur mit Anstieg der Körperkerntemperatur bis über 43 °C (ca. 1 °C alle 5 Minuten). Ursache ist ein genetischer Defekt der Muskulatur. Symptome sind neben der Hyperthermie Tachykardie, Hypertonus und Verhärtung der Muskulatur. Im Rettungsdienst besteht die Therapie in einer Beatmung mit 100 % Sauerstoff und einer physikalischen Kühlung. Der Patient wird so schnell wie möglich in die nächstgelegene Anästhesie transportiert. In der Klinik wird das Medikament Dantrolen verabreicht.

2.16.7 Vecuronium

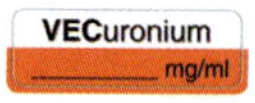

Vecuronium (➤ Abb. 2.119) gehört zu den nichtdepolarisierenden Muskelrelaxanzien. Es hat den Vorteil, dass es als Trockensubstanz vorliegt und nicht gekühlt aufbewahrt werden muss.

Medikamentenname Vecuronium.
Indikation Einleitung einer Intubationsnarkose.
Kontraindikation Bekannte Unverträglichkeit, Myasthenia gravis, Lambert-Eaton-Syndrom, akute intermittierende Porphyrie, Allergien gegen Brom.
Dosierung 0,1 mg/kg KG.
Nebenwirkung *Gelegentlich:* Tachykardie, Hypotonie. *Selten:* Bronchospasmus, Erythem. *Sehr selten:* anaphylaktische Reaktionen.
Wechselwirkung Verstärkung des Blocks durch: Narkotika, Aminoglykoside, Thiaziddiuretika, Furosemid, Chinidin, Magnesium, Lithium und MAO-Hemmer; Verringerung der Wirkung durch: Noradrenalin, Azathioprin, Theophyllin, Calciumchlorid, Kaliumchlorid.
Wirkeintritt 3–4 Minuten.
Besonderheiten Die Wirkung kann durch einen Cholinesterasehemmer (z. B. Physostigmin) antagonisiert werden.

2.17 Antipsychotika

Antipsychotika sind **Psychopharmaka,** die früher auch als Neuroleptika bezeichnet wurden. Dieser Begriff gilt heute als veraltet. Antipsychotika zeichnen sich durch eine **antipsychotische, sedierende** und **psychomotorisch dämpfende** Wirkung aus. Ihr Einsatzgebiet sind Psychosen und Schizophrenien. Sie werden gemäß ihrer Wirkstärke in vier Gruppen

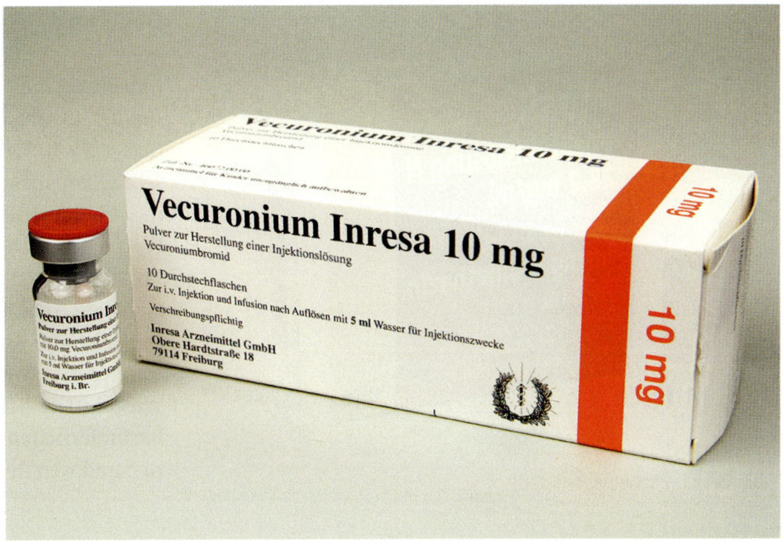

Abb. 2.119 Vecuronium [K378]

eingeteilt. Die Gruppen sind: schwache, mittelstarke, starke und sehr starke Antipsychotika. Ihre Hauptwirkung besteht in einer Blockade von Dopaminrezeptoren im ZNS. Patienten, denen Antipsychotika intravenös verabreicht wurden, dürfen für 24 Stunden nicht aktiv am Straßenverkehr teilnehmen.

2.17.1 Haloperidol

Haloperidol (➤ Abb. 2.120) ist ein stark wirksames Antipsychotikum. Es blockiert die **D_2-Rezeptoren** in den Basalganglien des ZNS. Als Nebenwirkung hat Haloperidol eine schwache antihistaminerge Wirkung. Es blockiert auch **H_1-Rezeptoren,** wodurch die geringe sedierende Wirkung zu erklären ist. Es kann sowohl in der Akutphase einer **Schizophrenie** als auch zur Dauertherapie eingesetzt werden. Bei **Psychosen** zeigt es ebenfalls eine gute Wirksamkeit. Zusätzlich ist eine positive Wirkung bei Erkrankungen wie dem **Tourette-Syndrom, Ballismus** und **Chorea** zu erwarten**.** Dieses breite und effektive Wirkspektrum macht Haloperidol zu dem bevorzugten Antipsychotikum in der Notfallmedizin. Die Daueranwendung wird jedoch kritisch diskutiert. Es gibt Hinweise auf eine höhere Sterblichkeit unter Haloperidol-Therapie als unter anderen Präparaten. Der Wirkstoff verlängert die **QT-Zeit** und kann schwere **kardiovaskuläre Nebenwirkungen** hervorrufen, die gerade im Zusammenhang mit der i. v. Applikation aufgetreten sind. Aus diesem Grund sollte das Medikament nur dann intravenös verabreicht werden, wenn andere Applikationsformen nicht möglich sind. Ein Monitoring ist dann obligat.

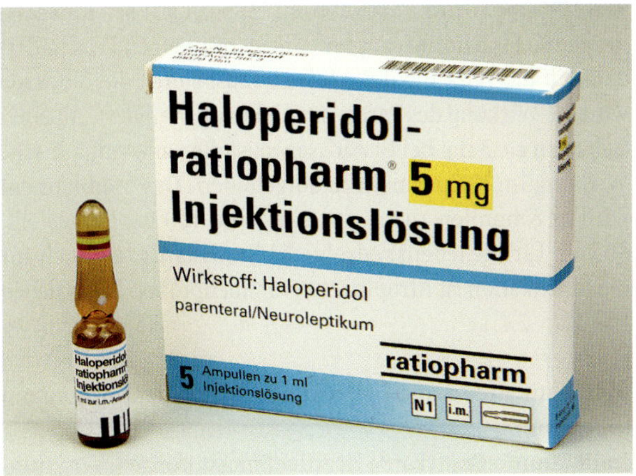

Abb. 2.120 Haloperidol [K378]

Medikamentenname Haldol®.

Indikation Akute Psychosen.

Kontraindikation Bekannte Unverträglichkeit, Morbus Parkinson, bekanntes malignes neuroleptisches Syndrom, Schwangerschaft, Stillzeit, Kinder < 3 Jahre.

Dosierung 0,05–0,1 mg/kg KG langsam i. v.

Nebenwirkung *Häufig:* RR-Abfall, orthostatische Synkopen, Hf-Anstieg, Frühdyskinesien, Müdigkeit. *Gelegentlich:* Übelkeit, Erbrechen, Durchfall, Hautreaktionen, Juckreiz. *Selten:* Verlängerung des QT-Intervalls, Torsade-de-Pointes-Tachykardien, Blutbildveränderungen. *Sehr selten:* malignes neuroleptisches Syndrom, Rhabdomyolyse.

Wechselwirkung Verstärkung der Wirkung zentral dämpfender Medikamente; Verstärkung der Wirkung von Anticholinergika; Verlängerung des QT-Intervalls mit Klasse-I- und Klasse-III-Antiarrhythmika; Verstärkung der Wirkung von Antihypertensiva; paradoxer RR-Abfall bei gleichzeitiger Gabe von Adrenalin; Wirkungsabschwächung von Dopamin und Dobutamin; gehäuftes Auftreten von Müdigkeit und Depressionen bei gleichzeitiger Therapie mit Methyldopa; gehäuft neurotoxische Symptome bei gleichzeitiger Einnahme von Lithium.

Wirkeintritt 2–5 Minuten.

Besonderheiten Gelegentlich treten bei älteren Menschen paradoxe Reaktionen auf. Bei Kindern sind die zentralnervösen Nebenwirkungen schon bei geringeren Dosen häufiger vertreten. In psychiatrischen Kliniken werden z. T. erheblich

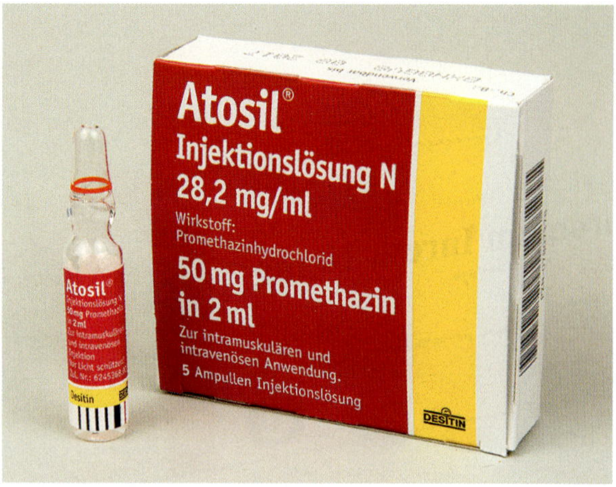

Abb. 2.121 Promethazin [K378]

höhere Dosen verabreicht. Da Haloperidol die Krampfschwelle senkt, ist besonders im Delir bei Alkoholentzug auf eine gute Krampfprophylaxe zu achten.

KLINIK

Malignes neuroleptisches Syndrom

Bei einem malignen neuroleptischen Syndrom kommt es zu einer schweren Stoffwechselentgleisung mit Hyperthermie, Tachykardie, Hypertension, Koma und Muskelrigidität. Im Labor zeigt sich ein Anstieg der Kreatinkinase (CK, ein Muskelenzym). Unbehandelt führt dieses Syndrom oft zum Tod. Therapie der Wahl ist das sofortige Absetzen des Antipsychotikums, Kühlung und Ausgleich des Säure-Basen-Haushalts. Die Gabe von Dantrolen kann erwogen werden.

2.17.2 Promethazin

Im Gegensatz zu Haloperidol handelt es sich bei Promethazin (➤ Abb. 2.121) um ein **Antihistaminikum** (➤ Kap. 2.6). Neben der antiallergischen Therapie findet es wegen seiner guten ZNS-Gängigkeit als **Antipsychotikum** Anwendung. Es wirkt weniger antipsychotisch, dafür ist die **sedierende Wirkung** ausgeprägter als bei Haloperidol. Wegen seiner guten **antiemetischen Wirkung** wird Promethazin gelegentlich auch für die Bekämpfung von Übelkeit eingesetzt. Auch für die Sedierung von Patienten mit Atemwegserkrankungen wie z. B. Asthma bronchiale ist Promethazin geeignet, da es nahezu keine atemdepressive Wirkung hat.

Medikamentenname Atosil®, Promethazin-neuraxpharm®.
Indikation Akute allergische Reaktionen mit starker Aufregung, Unruhe; Erregungszustände bei psychiatrischen Grunderkrankungen; Sedierung von Patienten mit Atemwegserkrankungen, Antiemese.
Kontraindikation Bekannte Unverträglichkeit, Knochenmarkschäden, Schock, malignes neuroleptisches Syndrom, Kinder < 2 Jahre.
Dosierung Erwachsene: 25–50 mg langsam über 2–5 Minuten.
Nebenwirkung *Sehr häufig:* Müdigkeit, Mundtrockenheit. *Häufig:* RR-Abfall, Hf-Anstieg, orthostatische Dysregulation. *Gelegentlich:* Frühdyskinesien. *Selten:* Parkinson-Syndrom; sehr selten: malignes neuroleptisches Syndrom, Rhabdomyolyse, Phototoxizität.
Wechselwirkung Verstärkung der Wirkung von Sedativa; Verstärkung der Wirkung von Alkohol; Verstärkung der Wirkung von Anticholinergika; paradoxer RR-Abfall bei gleichzeitiger Gabe von Adrenalin; Verstärkung der Wirkung von Antihypertensiva.
Wirkeintritt 2–5 Minuten.
Besonderheiten Bei älteren Patienten und Kindern kann es zu paradoxen Reaktionen kommen.

2.18 Parasympatholytika Δ

Da der Parasympathikus im vegetativen Nervensystem als Gegenspieler des Sympathikus den ganzen Körper beeinflusst, besteht in der Notfallmedizin regelmäßig die Notwendigkeit, auf dieses System einzuwirken. In der Regel ist ein zu großer Einfluss des Parasympathikus eher ein Problem als ein zu geringer Einfluss. Eine Ausnahme stellt sicherlich die Vergiftung mit z. B. **E 605** dar (➤ Kap. 2.4). Im Wesentlichen erfolgt eine Blockade des Parasympathikus bei bradykarden Herzrhythmusstörungen, spastischen Atemwegserkrankungen und kolikartigen Schmerzen im Magen-Darm- bzw. Urogenitaltrakt. Diese Pharmaka werden als Parasympatholytika bzw. als Anticholinergika bezeichnet, da der Neurotransmitter Acetylcholin am Rezeptor nicht mehr wirken kann (➤ Abb. 2.122).

2.18.1 Atropin Δ

Atropin 0,5 mg/ml

Atropin (➤ Abb. 2.123) blockiert den **muscarinergen Acetylcholinrezeptor** (Antagonismus) und verhindert dadurch die Wirkung des Acetylcholins. Durch die Blockade wird die Wirkung des Parasympathikus abgemildert. Ab einer Gabe von ca. 3 mg bei Erwachsenen ist die parasympathische Wirkung im Körper nahezu aufgehoben. Das Medikament wird in Ampullen zu 0,5 mg, 2 mg und 100 mg hergestellt. Sowohl für die lebensbedrohliche Bradykardie als auch für die Intoxikation ist Atropin im Pyramidenprozess beschrieben (➤ Kap. 2.1.1).

Medikamentenname Atropin, Atropinsulfat, Atropinium sulfuricum.
Indikation Bradykarde Herzrhythmusstörungen, Vergiftungen mit Alkylphosphaten (➤ Kap. 2.4).

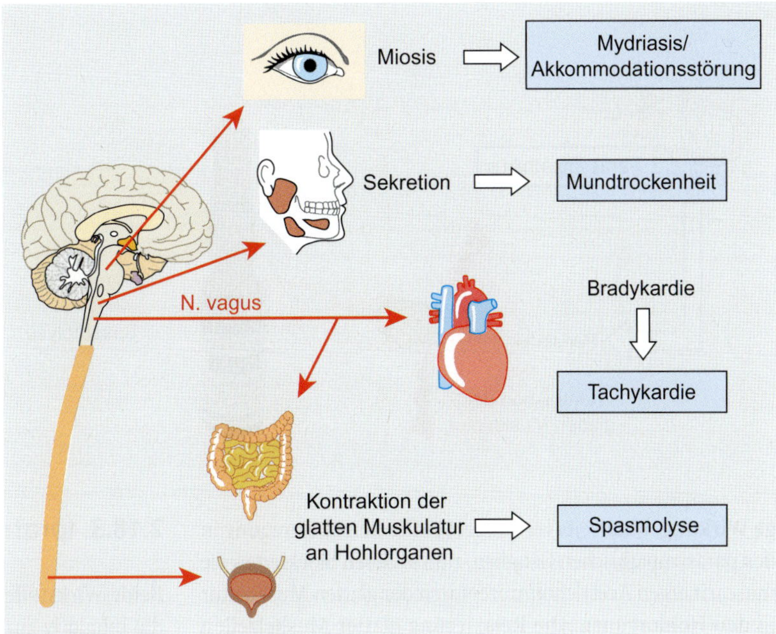

Abb. 2.122 Wirkmechanismus der Anticholinergika. Dargestellt sind die wichtigsten Wirkungen auf die parasympathisch innervierten Organsysteme mit der entsprechenden Reaktion (blauer Kasten) nach Gabe eines Anticholinergikums. [P1015, L143]

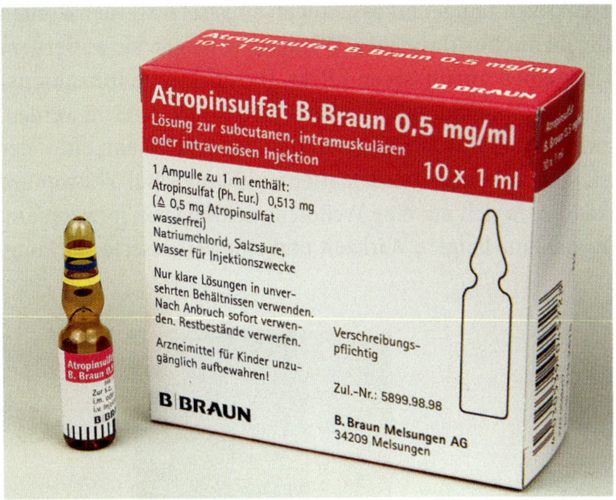

Abb. 2.123 Atropin [K378]

Kontraindikation Bekannte Unverträglichkeit, akutes Glaukom, paralytischer Ileus, Megakolon, Myasthenia gravis, Schwangerschaft, Stillzeit.

Dosierung *Bradykardie:* 0,5–3 mg. *Vergiftungen:* in 5-mg-Schritten bis 100 mg.

Nebenwirkung *Sehr häufig:* trockener Mund, Hf-Anstieg, Mydriasis. *Häufig:* Ruhelosigkeit, warme Haut, Akkommodationsstörungen. *Gelegentlich:* Anstieg des Augeninnendrucks. *Selten:* Halluzinationen und Delir (Zeichen der Intoxikation mit Atropin).

Wechselwirkung Verstärkt die Wirkung von Sympathomimetika und Anticholinergika.

Wirkeintritt 1–2 Minuten.

Besonderheiten Atropin sollte nicht niedriger als 0,5 mg pro Bolus appliziert werden, da es zu einer paradoxen Reaktion kommen kann. Bei fälschlicher Anwendung oder Symptomen der Atropinvergiftung kann Atropin mit einem Acetylcholinesterasehemmer antagonisiert werden (Physostigmin, ➤ Kap. 2.4.15). Atropin tritt durch die Plazentaschranke. Es kann daher fetale Bradykardien maskieren. Die Anwendung in der Schwangerschaft ist streng abzuwägen und intensiv zu überwachen.

CAVE

Atropin nur unter **Monitorüberwachung** applizieren! Bei therapierefraktärer Bradykardie oder höhergradigen AV-Blöcken kann bis zur Schrittmachertherapie überbrückend mit Adrenalinboli von 2–10 μg/min gearbeitet werden.

2.18.2 Butylscopolamin Δ

Butylscopolamin (➤ Abb. 2.124) ist verwandt mit dem Pflanzenstoff Scopolamin. Es hat eine rein **periphere anticholiner-**

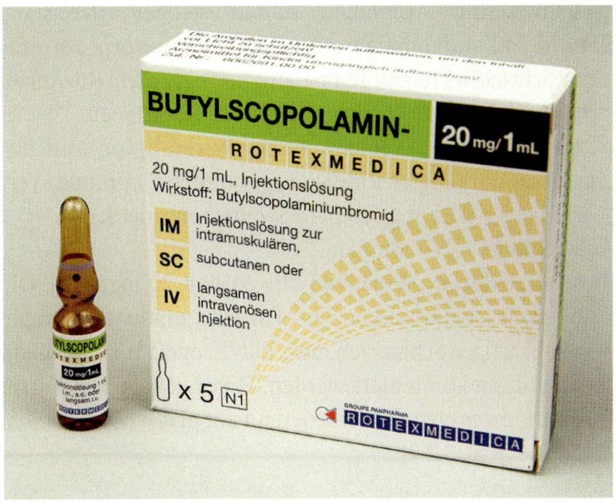

Abb. 2.124 Butylscopolamin [K378]

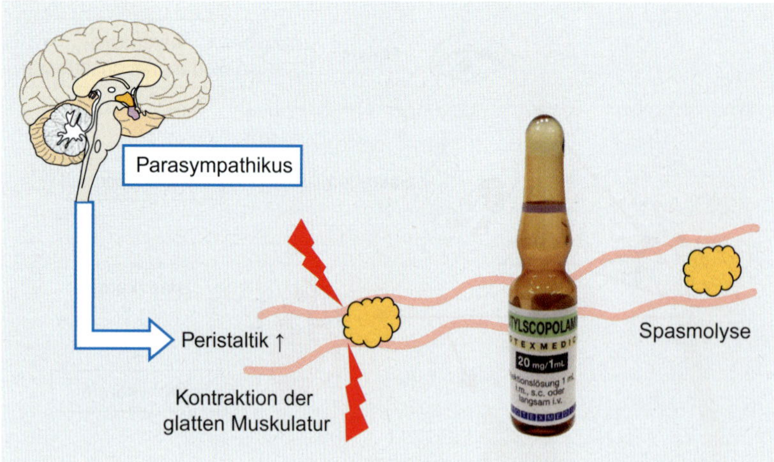

Abb. 2.125 Wirkung von Butylscopolamin [P1015, L143]

ge Wirkung. Einerseits vermindert es die Reizübertragung in den parasympathischen Ganglien, zum anderen blockiert es die muscarinergen Acetylcholinrezeptoren der glatten Muskulatur in den Hohlorganen. Die Relaxierung glatter Muskelzellen wird als Spasmolyse bezeichnet (➤ Abb. 2.125). Besonders in der Therapie von **Menstruationsbeschwerden** ist es weitverbreitet. In der Notfallmedizin wird es bei **kolikartigen Schmerzen** (Spasmolyse) eingesetzt und ist in dieser Indikation im Pyramidenprozess beschrieben (➤ Kap. 2.1.1). Ziel ist eine Verminderung der Peristaltik. Es handelt sich also nicht um einen analgetischen Effekt. Bei der Harnleiterkolik wird es laut urologischer Leitlinie aufgrund unzureichender Wirksamkeit allerdings nicht mehr empfohlen.

Medikamentenname BS®, Buscopan®.
Indikation Koliken im Bereich Magen, Darm, Gallengänge, Urogenitaltrakt, weibliche Geschlechtsorgane.

Kontraindikation Bekannte Unverträglichkeit, Megakolon, Ileus, Glaukom, tachykarde Herzrhythmusstörungen, Myasthenia gravis, Stillzeit.
Dosierung 0,3–0,6 mg/kg KG. Erwachsene 20–40 mg.
Nebenwirkung *Sehr häufig:* Mundtrockenheit, Hf-Anstieg. *Häufig:* Akkommodationsstörungen. *Gelegentlich:* verminderte Schweißsekretion, Temperaturanstieg. *Selten:* RR-Abfall, Schwindel, Flush. *Sehr selten:* allergische Reaktionen.
Wechselwirkung Verstärkung der Wirkung von Anticholinergika; Wirkungsabschwächung von Metoclopramid; Verstärkung der Wirkung von Beta-Sympathomimetika.
Wirkeintritt 2–5 Minuten.
Besonderheiten Eine Ampulle enthält 20 mg/1 ml. Die Flüssigkeit ist klar und farblos. Für eine adäquate Therapie von kolikartigen Schmerzen muss Butylscopolamin mit einem Analgetikum kombiniert werden. Hier hat sich Metamizol bewährt, da es ebenfalls relaxierend auf glatte Muskelzellen wirkt (➤ Kap. 2.2.2).

2.18.3 Ipratropium/Tiotropium △

Beide Wirkstoffe (➤ Abb. 2.126) sind **Parasympatholytika,** die inhalativ zur Blockade der muscarinergen Acetylcholinrezeptoren der **Bronchialmuskulatur** im Rahmen von obstruktiven Lungenerkrankungen eingesetzt werden. Neben der **bronchodilatativen** Wirkung verfügen sie außerdem über einen **antitussiven** Effekt. Die effektivste Inhalationstherapie kann mithilfe von Verneblermasken erreicht werden. Inhalatoren mit Aerosolen und Pulvern sieht man oft in der Hausmedikation dieser Patientenklientel. Bei Tiotropium handelt es sich um eine Weiterentwicklung von Ipratropium. Es hat eine längere Wirkzeit und eine verbesserte Wirkung.

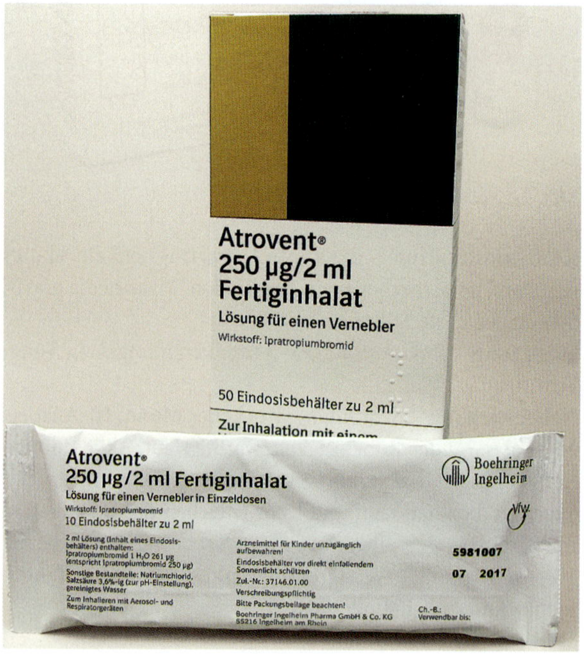

Abb. 2.126 Ipratropium/Tiotropium [K378]

Zur Steigerung des Therapieerfolgs kann eine primäre Kombination mit einem β_2-Sympathomimetikum (➤ Kap. 2.20) empfohlen werden. Im Rahmen des Pyramidenprozesses ist der Einsatz für bronchoobstruktive Zustände beschrieben (➤ Kap. 2.1.1).

Medikamentenname Atrovent®, Berodual®, Itrop®, Spiriva® Tiotropium).
Indikation Asthma, Bronchitis, COPD, allergische Reaktionen.
Kontraindikation Bekannte Unverträglichkeit, Glaukom.
Dosierung Je nach Applikationsart: 1–2 Stöße (Inhalator), 1 Kapsel (Turbohaler®/Handihaler®), Erwachsene 0,5 mg (Kind 0,25 mg) Lösung zum Zerstäuben (Verneblermaske).
Nebenwirkung *Häufig:* Kopfschmerz, Schwindel, trockener Mund. *Gelegentlich:* Hf-Anstieg, Nesselsucht, Akkommodationsstörungen, Juckreiz. *Selten:* supraventrikuläre Rhythmusstörungen, allergische Reaktionen, Schwellungen der Zunge und des Gesichts, Glaukomanfall, Übelkeit, Erbrechen, Harnverhalt.
Wechselwirkung Verstärkung der Wirkung anderer Anticholinergika und Sympathomimetika.
Wirkeintritt 2–3 Minuten.
Besonderheiten Da diese Substanzen nur inhalativ verabreicht werden, spielen Wechselwirkungen kaum eine Rolle. Auch die systemischen Nebenwirkungen sind sehr schwach ausgeprägt, da die systemische Aufnahme nur gering ist. Bei der Verwendung von Verneblermasken sollte streng darauf geachtet werden, dass das Medikament nicht in die Augen gerät.

2.19 Sedativa Δ

Sedativa werden in der Notfallmedizin gelegentlich dazu verwendet, Patienten von **Stresssituationen** abzuschirmen. Häufig spielen übermäßige **Ängste** eine Rolle bei der Indikation. In hohen Dosen werden einige Sedativa auch für die Narkoseeinleitung und Narkoseaufrechterhaltung verwendet. Wegen der breit gefächerten Wirkung insbesondere der Benzodiazepine ist der Indikationskatalog dieser Wirkstoffe sehr lang. Sie haben in der Regel folgende Wirkungen:

- **Anterograd amnestische** Wirkung: Patient kann sich nicht an das Geschehen nach Medikation erinnern
- **Anxiolytische** Wirkung: verringert Ängste
- **Antikonvulsive** Wirkung: vermindert/durchbricht epileptische Anfälle
- **Hypnotische** Wirkung: bewirkt den Schlaf zur Narkose
- **Myotonolytische** Wirkung: führt zu einer zentralen Muskelentspannung
- **Sedierende** Wirkung: beruhigt

Insbesondere die Benzodiazepine haben ein hohes Abhängigkeitspotenzial. Sie werden gehäuft von drogenabhängigen Patienten zur Unterdrückung der Entzugserscheinungen eingenommen. In der Notfallrettung werden zunehmend auch Tabletten zur sublingualen bzw. bukkalen Gabe verwendet. Am verbreitetsten ist der Einsatz von Tavor® expidet.

WICHTIG

Benzodiazepine bei Angehörigen von Verstorbenen

Nur selten sollten sedierende Medikamente Angehörigen von Verstorbenen verabreicht werden. In der Regel werden sie von dritten Personen, z. B. den Kindern für die hinterbliebene Mutter oder den hinterbliebenen Vater, gefordert, um diese nicht leiden sehen zu müssen. Diese Wirkstoffe verhindern eine angemessene Beschäftigung mit der Situation und erschweren die Verarbeitung. In den wenigsten Fällen sind Menschen so mit der Sterbesituation überfordert, dass sie in der Akutsituation einer medikamentösen Sedierung bedürfen. Sollte dies dennoch notwendig sein, ist immer eine Krankenhauseinweisung zu erwägen. Großzügig sollten Notfallseelsorger alarmiert werden, wenn dies von den Angehörigen gewünscht ist.

2.19.1 Diazepam Δ

➤ Kap. 2.8.2.

2.19.2 Lorazepam Δ

Lorazepam (➤ Abb. 2.127) wird zur Sedierung und bei Erregungszuständen angewendet. Insbesondere die Zubereitung in Form von Tabletten/Plättchen ermöglicht die Anwendung ohne Gefäßzugang. Auch als Schlafmittel findet Lorazepam Anwendung. Es kann daher im Rahmen von Vergiftungen in der Notfallmedizin eine Rolle spielen. Die Auswirkungen auf das ZNS sind dosisabhängig.

Medikamentenname Lorazepam-neuraxpharm®, Lorazepam-ratiopharm®, Tavor®, Tolid®.
Indikation Akute Erregungszustände, epileptische Anfälle (nur intravenös).
Kontraindikation Bekannte Unverträglichkeit, Myasthenia gravis, Vergiftung mit zentral dämpfenden Substanzen, schwere Leber- und Nierenfunktionsstörung, Schwangerschaft.

Dosierung *Status epilepticus:* 4–8 mg i. v. *Erregungszustand:* 1–2,5 mg p. o. Schmelztablette.
Nebenwirkung *Gelegentlich:* Übelkeit, Erbrechen, paradoxe Reaktion. *Nicht bekannte Häufigkeit:* Atemdepression, Herz-Kreislauf-Stillstand, anaphylaktische Reaktion.
Wechselwirkung Verstärkung der sedierenden Wirkung von Analgetika, Sedativa und Alkohol.
Wirkeintritt 2–3 Minuten.
Besonderheiten Lorazepam sollte bei Personen unter 18 Jahren nur nach strenger Indikationsstellung angewendet werden. Unter 6 Jahren ist die Anwendung nicht empfohlen. Besondere Vorsicht gilt beim Einsatz bei depressiven Patienten.

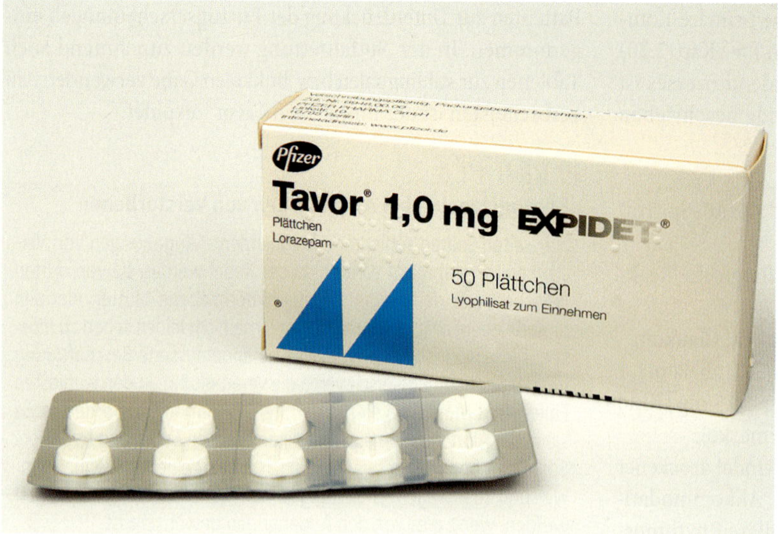

Abb. 2.127 Tavor® [K378]

CAVE
Die Plättchen von Tavor® expidet sind **nicht teilbar.**

2.19.3 Midazolam Δ

➤ Kap. 2.8.4.

2.19.4 Promethazin

➤ Kap. 2.17.2.

2.20 Sympathomimetika Δ

Der **Sympathikus** bildet zusammen mit dem Parasympathikus das vegetative Nervensystem. Dabei übernimmt er die Steuerung in Flucht- und Stresssituationen. Auf die zentralen Organsysteme Herz-Kreislauf, Lunge und ZNS hat er eine **aktivierende Wirkung.** Auch die Sinnesorgane und die Muskulatur werden durch sympathische Einflüsse in ihrer Funktion verstärkt. Der Magen-Darm-Trakt wird dagegen in Flucht- und Kampfsituationen durch den Sympathikus in seiner Funktion unterdrückt. Um diese vielseitige Aufgabe durchführen zu können, kann der Sympathikus über Nervenfasern jedes Zielorgan direkt aktivieren. Pharmakologisch besteht die Möglichkeit, mittels Katecholaminen über die Blutbahn direkt die Rezeptoren der einzelnen Organe zu stimulieren (➤ Abb. 2.128).

Nicht in ➤ Abb. 2.128 aufgeführt sind viele Stoffwechselwirkungen des sympathischen Systems. So erhöht es neben den Blutfetten auch den Blutzuckerspiegel. Außerdem werden mehrere Hormone durch den Sympathikus verstärkt ausgeschüttet (Insulin, Glucagon, Cortison, ➤ Abb. 2.129).

Sympathomimetika sind all die Stoffe, die direkt eine sympathomimetische Wirkung entfalten oder indirekt für eine Verstärkung des Sympathikus sorgen (➤ Tab. 2.8).

DEFINITION
Katecholamine

Katecholamine sind biologisch aktive Substanzen, die von der Muttersubstanz Brenzkatechin abgeleitet sind. Der Name „Katecholamine" leitet sich von der Gerber-Akazie *(Mimosa catechu)* ab, in der die Substanz ursprünglich gefunden wurde (➤ Abb. 2.130). Alle Katecholamine enthalten in ihrer chemischen Struktur einen Katecholring und eine Aminogruppe. Dies erklärt die Bezeichnung „Katecholamin".
Die einzelnen Katecholamine wie Adrenalin, Noradrenalin, Dopamin und Dobutamin entstehen durch enzymatische Umwandlungen aus der Aminosäure Tyrosin, die vermehrt in Käse vorkommt (altgriech. „tyros" = Käse). Diese Umwandlungsprozesse sind entscheidend für die Synthese und Regulation der Katecholamine im Körper (➤ Abb. 2.131). Der neuere Wirkstoff Dopexamin (Dopacard®) hat in Deutschland bisher noch keine große Verbreitung gefunden.
Katecholamine werden im Körper über enzymatische Abbauwege zu Vanillinmandelsäure abgebaut, die dann im Urin nachgewiesen werden kann. Der Nachweis dieser Substanz spielt eine bedeutende Rolle bei der Diagnose des Phäochromozytoms (meist gutartiger Tumor des Nebennierenmarks, der übermäßig Katecholamine produziert).

Da eine nicht ausreichende Organfunktion eine häufige Ursache für Notfallsituationen ist, stellen die Sympathomimetika die größte Einzelgruppe an Medikamenten in der Notfallmedizin dar.

2.20.1 Adrenalin Δ

Adrenalin
___mg / ___ml

Adrenalin (➤ Abb. 2.132) ist ein körpereigenes Hormon, das im **Nebennierenmark** und in den **Ganglien** des **Sympathikus** hergestellt wird. Es ist das erste künstlich

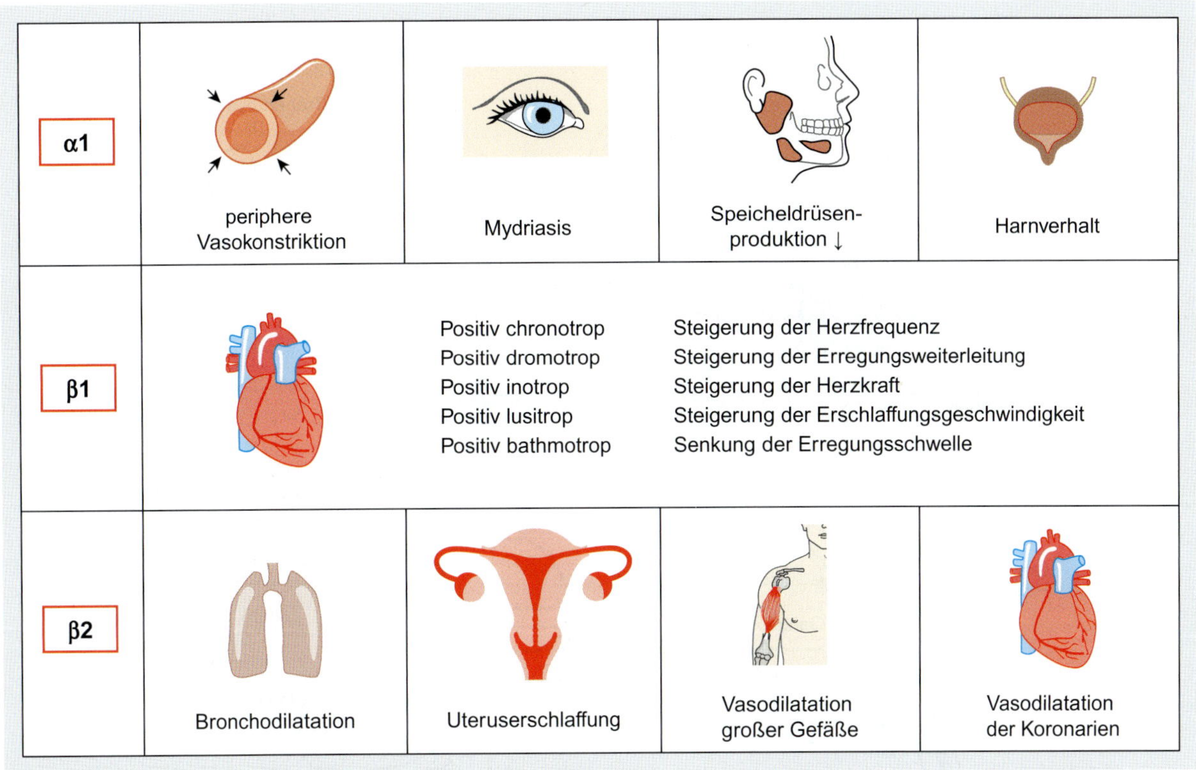

Abb. 2.128 Adrenozeptoren mit entsprechender Wirkung an den einzelnen Organsystemen bei Aktivierung. [P1015, L143]

hergestellte Hormon und vermittelt bei Applikation die volle Wirkung des Sympathikus. Im Rettungsdienst wird es bei einer **Reanimation** sowie bei einer **Anaphylaxie** verwendet. Da sich das Medikament schlechter bis in die Tiefe der Bronchien inhalieren lässt und seine Wirkung überwiegend am α_1-Rezeptor entfaltet, ist die Inhalation von Adrenalin über eine Verneblermaske nur dann sinnvoll, wenn eine Schwellung der oberen Atemwege (Krupp-Syndrom, Anaphylaxie) besteht. Eine effektive und leitliniengerechte Bronchodilatation der unteren Atemwege erreicht man besser durch **β_2-Sympathomimetika.**

Eine Sonderdarreichungsform sind der Anapen® oder Fastjekt® (150 µg oder 300 µg Adrenalin) zur Behandlung eines anaphylaktischen Schocks. Sie werden von Patienten mitgeführt, die z. B. auf **Insektenstiche** mit Schock reagieren. Es handelt sich um gebrauchsfertige Spritzen.

Im Pyramidenprozess sind die Indikationen Reanimation, Anaphylaxie, Bradykardie und Krupp-Syndrom beschrieben. Je nach Indikation ist der Applikationsweg i. v. (Reanimation, Bradykardie), i. m. (Anaphylaxie) oder inhalativ (Anaphylaxie, Krupp-Syndrom).

Medikamentenname Adrenalin, Suprarenin®. *Sonderform Fertigspritze:* Anapen®, Fastjekt®. *Sonderform zur Inhalation:* InfektoKrupp® (Lösung).

Indikation Reanimation, Anaphylaxie, Krupp-Syndrom, Zusatz zu Lokalanästhetika, Blutstillung (z. B. bei Ösophagusvarizenblutung im Rahmen einer Gastroskopie), Bradykardie.

Kontraindikation Bei Reanimation keine; bekannte Unverträglichkeit, schwere Hyperthyreose, pAVK, akuter Infarkt.

Dosierung *Reanimation Erwachsene:* 1 mg verdünnt alle 3–5 min als Bolus. *Reanimation Kind:* 0,01 mg/kg KG alle 3–5 Minuten. *Anaphylaxie Erwachsene:* 0,5 mg i. m. alle 5–10 Minuten. *Anaphylaxie Kind 6–12 Jahre:* 0,3 mg i. m. alle 5 Minuten. *Anaphylaxie Kind < 6 Jahre:* 0,15 mg i. m. alle 5 Minuten. *Vernebelung Anaphylaxie:* 4–5 mg unverdünnt. *Bradykardie:* 2–10 µg/min.

Nebenwirkung Die Nebenwirkungen von Adrenalin ergeben sich aus der Funktionsweise des Sympathikus; d. h., mit steigender Dosis nehmen sie zu. Sowohl bei der Reanimation als auch beim anaphylaktischen Schock sind die Nebenwirkungen aufgrund der Schwere der Erkrankung irrelevant.

Wechselwirkung Verstärkung der Wirkung anderer Sympathomimetika oder Parasympatholytika; Adrenalin wird in alkalischen Lösungen deaktiviert, daher nie zusammen mit Natriumhydrogencarbonat geben. Verstärktes Auftreten von Rhythmusstörungen bei Narkosen mit Inhalationsnarkotika (z. B. Isofluran, Sevofluran); gehäuftes Auftreten von Arrhythmien bei gleichzeitiger Therapie mit Herzglykosiden (Digitalis).

Wirkeintritt 30–60 Sekunden.

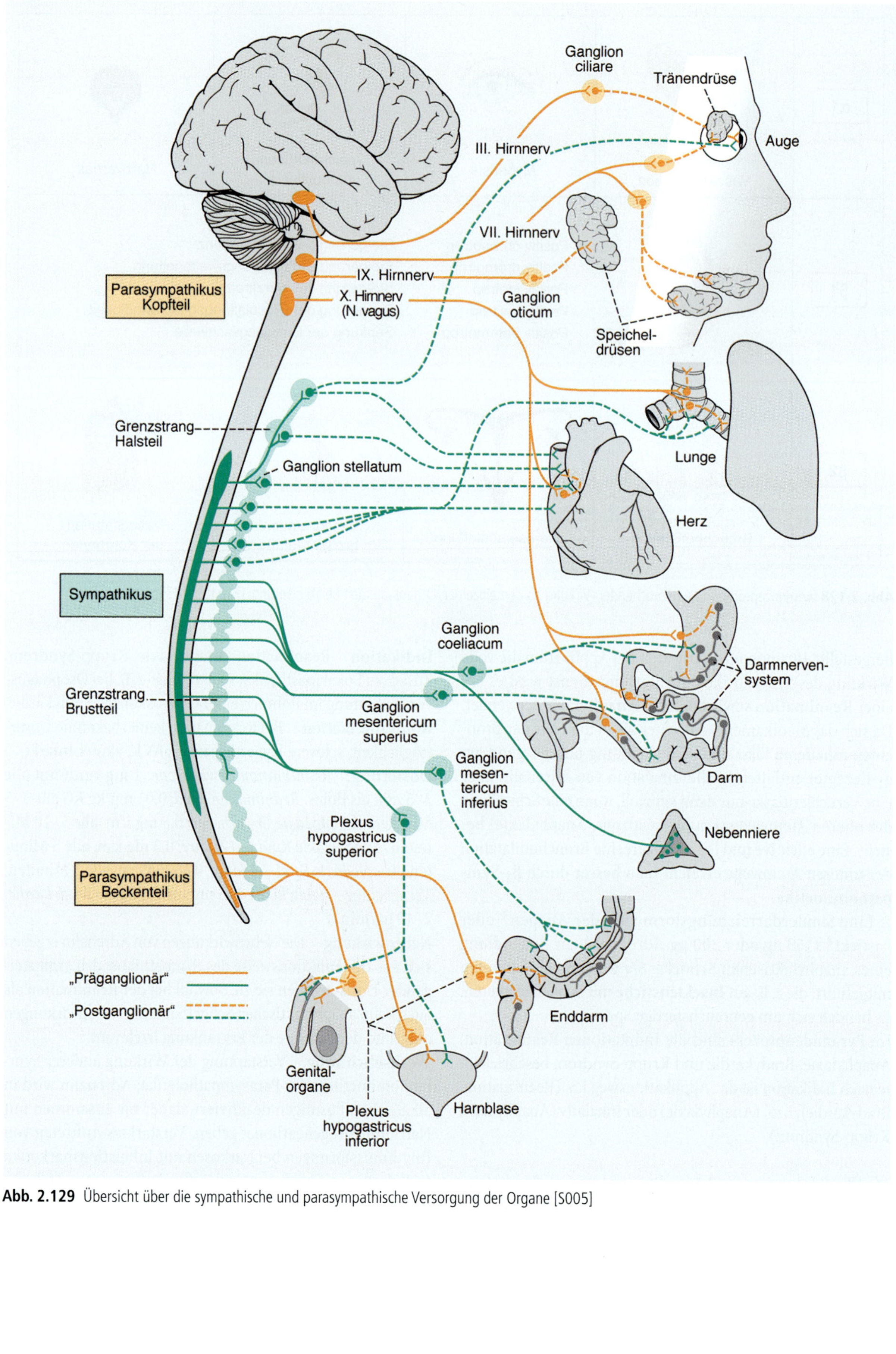

Abb. 2.129 Übersicht über die sympathische und parasympathische Versorgung der Organe [S005]

Tab. 2.8 Rezeptorenwirkung der Sympathomimetika

Wirkstoff	Rezeptoren
Adrenalin	$\alpha_1\ \alpha_2\ \beta_1\ \beta_2$
Dopamin	$\alpha_1\ \beta_1\ \beta_2$
Dobutamin	$\beta_1 > \alpha_1\ \beta_2$
Noradrenalin	$\alpha_1 > \alpha_2\ \beta_1$
Akrinor	$\beta_1 > \alpha_1\ \beta_2$
Etilefrin	α_1 (gering β_1)
Fenoterol	$\beta_2 > \beta_1$
Orciprenalin	$\beta_1\ \beta_2$
Reproterol	$\beta_2 > \beta_1$
Terbutalin	$\beta_2 > \beta_1$
Salbutamol	$\beta_2 > \beta_1$
Formoterol	$\beta_2 > \beta_1$

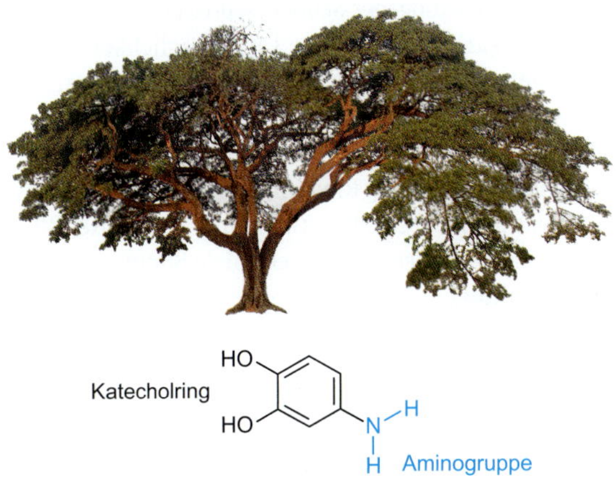

Abb. 2.130 *Mimosa catechu* (Gerber-Akazie) mit der chemischen Struktur des Katecholrings und der Aminogruppe, welche die namensgebenden Bestandteile der Grundstruktur der Katecholamine darstellen [J751–150, L253]

Besonderheiten Im Rahmen einer Reanimation sollte Adrenalin immer i. v. oder i. o. gegeben werden. Adrenalin gibt es sowohl als 1-mg-Ampulle als auch als 25-mg-Stechampulle. Beim Einsatz von InfektoKrupp® muss berücksichtigt werden, dass 7 Hübe des Präparats 4 mg entsprechen. Da die Verneblerkammer bei dieser Dosierung nur mit 1 ml gefüllt ist und somit keine effektive Vernebelung möglich wäre, müsste diese mit NaCl 0,9 % auf 3–5 ml aufgefüllt werden. Da dieses Vorgehen sehr umständlich ist, empfiehlt es sich, Ampullenadrenalin zu verwenden.

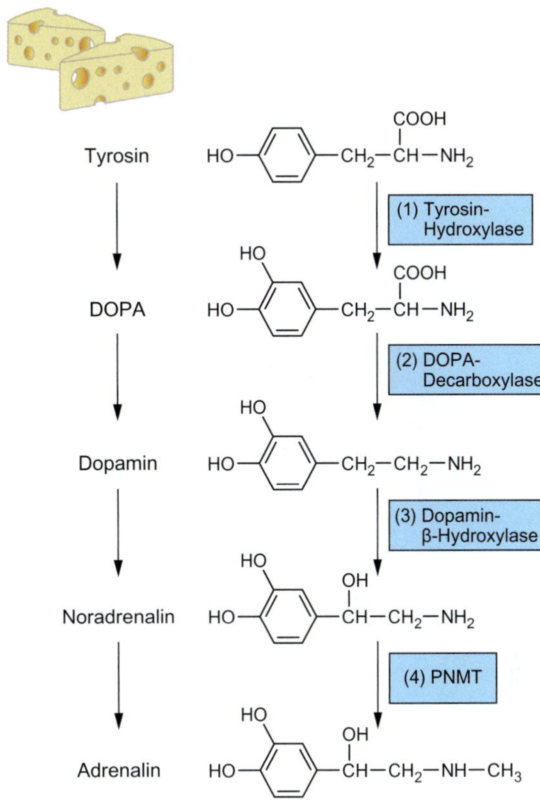

Abb. 2.131 Enzymatischer Syntheseweg der Katecholamine [P1015, L253]

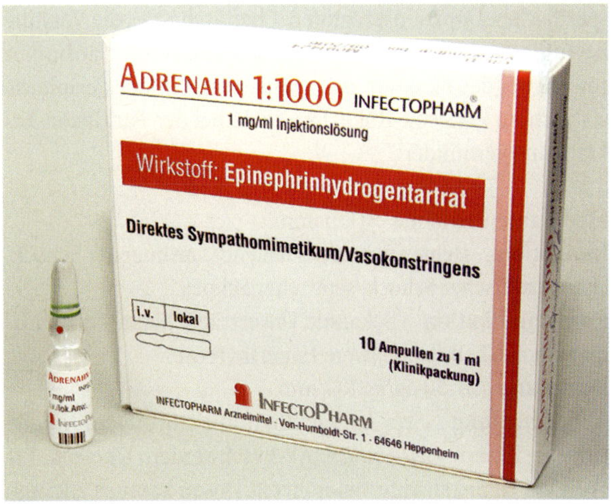

Abb. 2.132 Adrenalin [K378]

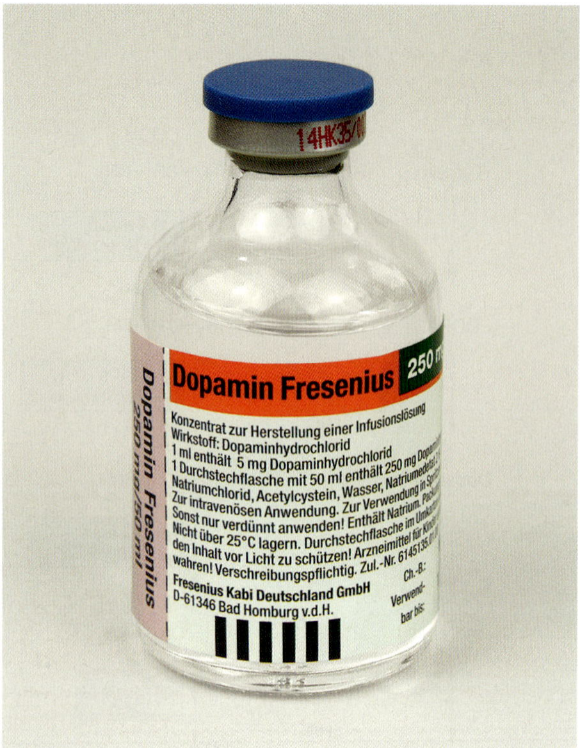

Abb. 2.133 Dopamin [K378]

2.20.2 Dopamin

Dopamin (➤ Abb. 2.133) kommt im Körper als **Katecholamin** vor und wirkt außer an den sympathischen Rezeptoren an spezifischen Dopaminrezeptoren. Chemisch ist es die Vorstufe zu Adrenalin und Noradrenalin. Es spielt als Neurotransmitter sowohl bei der Funktion des Sympathikus in der Peripherie als auch im ZNS eine Rolle. Es ist z. B. bei der Parkinson-Erkrankung vermindert.

Medikamentenname Dopamin.
Indikation Heute sehr zurückhaltend; kardiogener Schock, anaphylaktischer Schock, septischer Schock.
Kontraindikation Bekannte Unverträglichkeit, Phäochromozytom, Glaukom, schwere Hyperthyreose.
Dosierung 2–50 µg/kg KG/min.
Nebenwirkung *Sehr häufig:* Rhythmusstörungen. *Häufig:* Unruhe, Zittern. *Gelegentlich:* AP-Beschwerden, Übelkeit, Erbrechen, Hypokaliämie; bei höheren Dosen kann es zur ausgeprägten Vasokonstriktion mit Nekrosenbildung kommen.
Wechselwirkung Verstärkung der Wirkung anderer Sympathomimetika oder Parasympatholytika. Dopamin wird in alkalischen Lösungen deaktiviert, daher nie zusammen mit z. B. Natriumhydrogencarbonat geben. Bei gleichzeitiger Therapie mit MAO-Hemmern muss die Dosis bis auf 1/10 verringert werden. Verstärktes Auftreten von Rhythmusstörungen bei Narkosen mit Inhalationsnarkotika (z. B. Isofluran, Sevofluran). Gehäuftes Auftreten von Arrhythmien bei gleichzeitiger Therapie mit Herzglykosiden (Digitalis).
Wirkeintritt 30–60 Sekunden.
Besonderheiten Wegen der hohen Arrhythmieentwicklung unter der Gabe von Dopamin und der breit gefächerten Wirkung auf alle Rezeptoren des Sympathikus wird Dopamin seltener verwendet als Dobutamin und Noradrenalin.

2.20.3 Dobutamin

Dobutamin (➤ Abb. 2.134) ist ein **künstliches Katecholamin,** das eine starke **β_1-Rezeptoren-Wirkung** hat. Es ermöglicht dadurch eine gezielte Therapie der **Herzleistung,** ohne zu stark auf andere Bereiche des Sympathikus zu wirken.

Medikamentenname Dobutamin.
Indikation Kardiogener Schock, septischer Schock.
Kontraindikation Bekannte Unverträglichkeit, HOCM, Herzbeuteltamponade, Pericarditis constrictiva, schwere Aortenstenose.
Dosierung 2–10 µg/kg KG/min.
Nebenwirkung *Häufig:* Rhythmusstörungen, AP-Beschwerden, Kopfschmerzen, Übelkeit. *Gelegentlich:* paradoxer RR-Abfall, Hypokaliämie. *Sehr selten:* petechiale Blutungen.
Wechselwirkung Verstärkung anderer Sympathomimetika oder Parasympatholytika, Unverträglichkeit mit vielen Wirk-

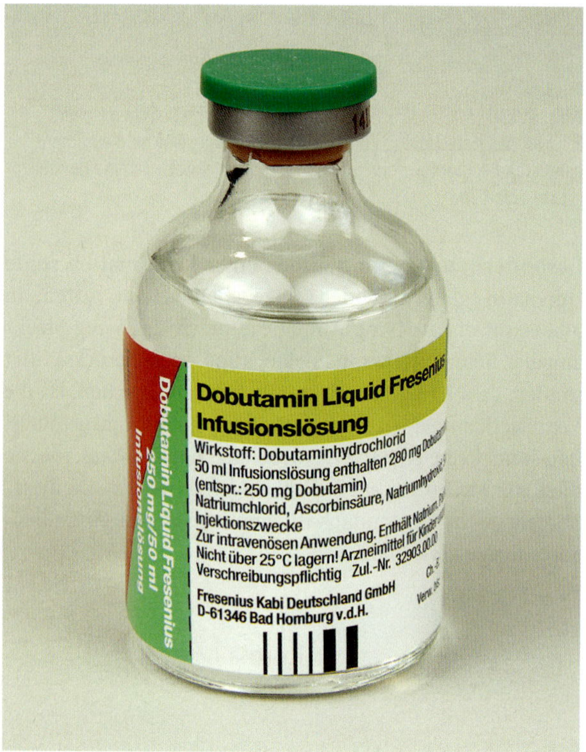

Abb. 2.134 Dobutamin [K378]

stoffen (z. B. Diazepam, Digoxin, Furosemid). Dobutamin wird in alkalischen Lösungen deaktiviert, daher nie zusammen mit z. B. Natriumhydrogencarbonat verabreichen. Verstärktes Auftreten von Rhythmusstörungen bei Narkosen mit Inhalationsnarkotika (z. B. Isofluran, Sevofluran). Gehäuftes Auftreten von Arrhythmien bei gleichzeitiger Therapie mit Herzglykosiden (Digitalis).

Wirkeintritt 30–60 Sekunden.

Besonderheiten Dobutamin liegt als 250 mg/50 ml Stechampulle vor und wird pur in eine Perfusorspritze aufgezogen. Da Dobutamin bei der Mischung mit vielen Medikamenten Wechselwirkungen zeigt, sollte es als Perfusor immer allein über einen separaten Zugang laufen.

2.20.4 Noradrenalin

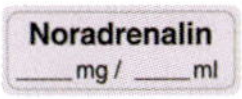

Noradrenalin (➤ Abb. 2.135) fungiert im Bereich des **Sympathikus** sowohl in der Peripherie als auch im **ZNS** als **Neurotransmitter.** Chemisch ist es die Vorstufe von Adrenalin. Wegen seiner guten α_1-mimetischen Wirkung und damit verbundenen Vasokonstriktion, kommt es insbesondere zur **Blutdruckstabilisierung** in Schocksituationen Anwendung.

Medikamentenname Arterenol®, Sinora®.

Indikation Alle Schockformen.

Kontraindikation Bekannte Unverträglichkeit, Phäochromozytom, Glaukom, schwere Hyperthyreose.

Dosierung 0,01–0,2 µg/kg KG/min.

Nebenwirkung *Häufig:* Kopfschmerzen, Zittern, Blässe, Schwitzen. *Gelegentlich:* AP-Beschwerden, Reflexbradykardie, Übelkeit, Erbrechen, Hypokaliämie. *Selten:* Verwirrtheitszustände, Psychosen.

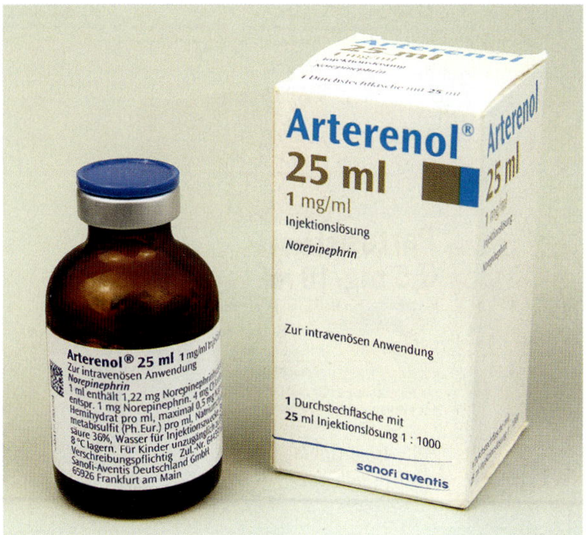

Abb. 2.135 Noradrenalin [K378]

Wechselwirkung Verstärkung der Wirkung anderer Sympathomimetika oder Parasympatholytika. Verstärktes Auftreten von Rhythmusstörungen bei Narkosen mit Inhalationsnarkotika (z. B. Isofluran, Sevofluran). Gehäuftes Auftreten von Arrhythmien bei gleichzeitiger Therapie mit Herzglykosiden (Digitalis).

Wirkeintritt 30–60 Sekunden.

Besonderheiten Noradrenalin kommt sowohl als 1-mg-Ampulle als auch als 25-mg-Stechampulle vor. Bei versehentlicher intraarterieller oder paravasaler Applikation kann es zu erheblichen Nekrosen kommen. Noradrenalin kann am besten als Perfusor verabreicht werden. Hierbei ist auf die richtige Verdünnung der Konzentration zu achten.

2.20.5 Cafedrin/Theodrenalin

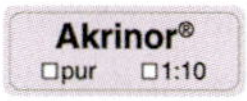

Die Kombination dieser beiden Wirkstoffe ist nur in Form von Akrinor® (➤ Abb. 2.136) auf dem Markt. Die Ampulle enthält 2 ml. Darin sind 200 mg Cafedrin und 10 mg Theodrenalin gelöst. Der Einfachheit halber erfolgt hier ausnahmsweise die Dosisangabe in ml. Im Wesentlichen führt die Stimulation der β_1-Rezeptoren zu einer Steigerung der Herzkraft ohne nennenswerte Hf-Erhöhung, aber mit verbesserter Koronardurchblutung durch Stimulation der β_2-Rezeptoren. Eine geringe α_1-mimetische vasokonstriktorische Wirkung wird diskutiert (➤ Abb. 2.137).

Medikamentenname Akrinor®.

Indikation Hypotonie.

Kontraindikation Bekannte Unverträglichkeit, Mitralstenose, Phäochromozytom, Glaukom, schwere Hyperthyreose, Asthmatiker mit Sulfitüberempfindlichkeit, gleichzeitige Therapie mit MAO-Hemmern.

Dosierung Üblicherweise 1 Ampulle auf 10 ml mit NaCl verdünnen und milliliterweise applizieren.

Nebenwirkung *Gelegentlich:* AP-Beschwerden, Hypokaliämie. *Selten:* Rhythmusstörungen, Muskelzittern.

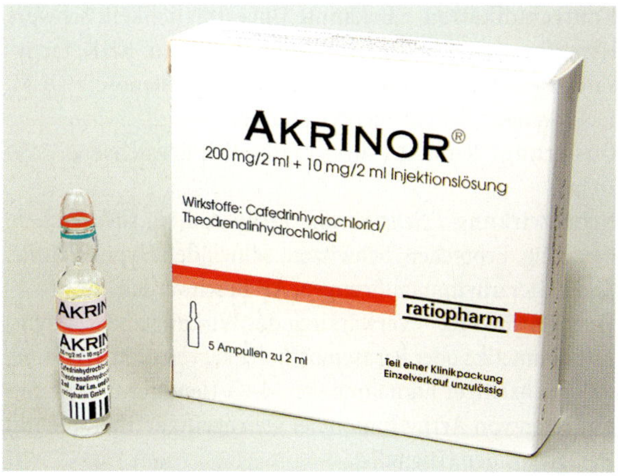

Abb. 2.136 Akrinor® [K378]

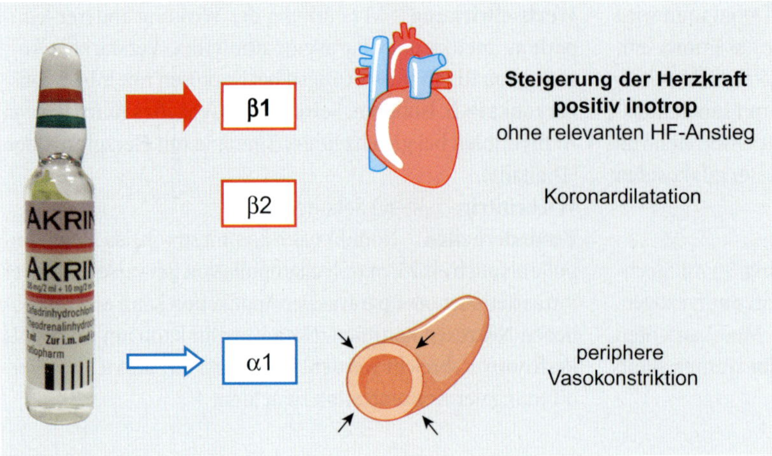

Abb. 2.137 Wirkmechanismus von Akrinor® [P1015, L143]

Wechselwirkung Verstärkung der Wirkung anderer Sympathomimetika oder Parasympatholytika; gehäuftes Auftreten von Arrhythmien bei gleichzeitiger Therapie mit Herzglykosiden (Digitalis).
Wirkeintritt 30–60 Sekunden.
Besonderheiten Akrinor® wird wegen der guten Verträglichkeit besonders gerne zur Hypotoniebekämpfung im Rahmen von Regionalanästhesien in der Geburtshilfe verwendet und ist offiziell zur Hypotoniebehandlung bei Erwachsenen in der Notfallmedizin zugelassen.

2.20.6 Etilefrin

Etilefrin ist im Wesentlichen ein **α-Rezeptoren-Aktivator.** Bedingt durch seine chemische Struktur ist es auch bei oraler Applikation systemisch wirksam. Dies führt zu einem gehäuften Einsatz als Tropfen oder Tabletten bei **rezidivierenden Hypotonien.** In der Roten Liste von 2021 ist keine Ampullenvariante mehr gelistet.

Medikamentenname Bioflutin®, Effortil®.
Indikation Hypotonie.
Kontraindikation Bekannte Unverträglichkeit, schwere Hyperthyreose, Phäochromozytom, Glaukom, KHK, tachykarde Herzrhythmusstörungen, Herzklappenstenose, HOCM, 1. Schwangerschaftstrimenon, Stillzeit.
Dosierung Oral: 0,1–0,15 mg/kg KG. Erwachsene: 7,5–10 mg.
Nebenwirkung *Sehr häufig:* Tachykardien. *Gelegentlich:* Erregung, Erbrechen, Schwitzen, Schwindel, Hypokaliämie. *Selten:* Herzrhythmusstörungen, AP-Beschwerden.
Wechselwirkung Verstärkung der Wirkung anderer Sympathomimetika oder Parasympatholytika; verstärkte Wirkung bei gleichzeitiger Einnahme von MAO-Hemmern; gehäuftes Auftreten von Arrhythmien bei gleichzeitiger Therapie mit Herzglykosiden (Digitalis).
Wirkeintritt Oral: 5–15 Minuten.
Besonderheiten Auf einigen Fahrzeugen befindet sich Etilefrin als Lösung zum Einnehmen bei orthostatischen Dysregulationen. Grundsätzlich sollte ein Patient mit einer Synkope jedoch zur Abklärung in die Klinik eingewiesen werden.

2.20.7 Fenoterol i. v.

Fenoterol (➤ Abb. 2.138) ist ein **β_2-selektives Sympathomimetikum.** Es wird meist im Inhalator im Rahmen von obstruktiven Erkrankungen wie **Asthma** verabreicht. Als intravenöses Medikament wird es in der Geburtshilfe zur **Wehenhemmung** (Tokolyse) verwendet. In beiden Varianten handelt es sich um denselben Wirkstoff. Die i. v. Variante hat keine Zulassung für den Einsatz bei obstruktiven Erkrankungen; das Aerosol ist nicht für die Wehenhemmung freigegeben.

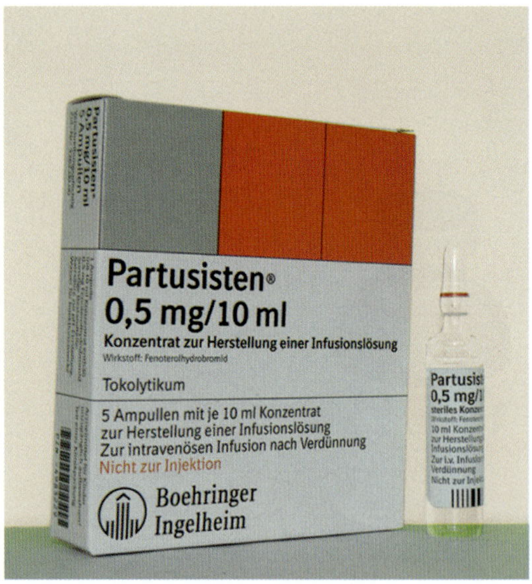

Abb. 2.138 Fenoterol [M328]

CAVE
Seit 2013 ist die Verwendung von **inhalativem Fenoterol** zur **Wehenhemmung** durch das BfArM und die EMA **untersagt!**

Medikamentenname Partusisten®.
Indikation Tokolyse (Wehenhemmung).
Kontraindikation Bekannte Unverträglichkeit, tachykarde Herzrhythmusstörungen, HOCM, WPW-Syndrom, frischer Herzinfarkt, schwere Hyperthyreose.
Dosierung Nach Wirkung bis zu 4 µg/min.
Nebenwirkung *Sehr häufig:* Tachykardie. *Häufig:* Palpitationen, Zittern. *Gelegentlich:* Übelkeit, Schwindel, Kopfschmerzen, Hypokaliämie. *Selten:* Rhythmusstörungen, AP-Beschwerden, Atemnot. *Sehr selten:* allergische Reaktionen, Rhabdomyolyse.
Wechselwirkung Verstärkung der Wirkung anderer Sympathomimetika oder Parasympatholytika; verstärkte Wirkung von Fenoterol bei gleichzeitiger Therapie mit MAO-Hemmern oder trizyklischen Antidepressiva.
Wirkeintritt 1–3 Minuten.
Besonderheiten Eine Tokolyse kann durchgeführt werden, wenn die Geburt vor Ort nicht möglich ist. Dies ist bei abnormen Kindslagen wie der Beckenendlage (BEL) und der Querlage (QL) der Fall. Bei einem vorzeitigen Blasensprung mit Nabelschnur- oder Armvorfall sowie einer drohenden Frühgeburt muss die Geburt ebenfalls aufgehalten werden. In der Regel werden alle komplikationsreichen Schwangerschaften durch die gute Vorsorgeuntersuchung herausgefiltert. Daher ist es unwahrscheinlich, dass man präklinisch auf eine solche Geburt trifft. Sollte es jedoch Zweifel an einem komplikationslosen Geburtsverlauf geben (Berichte/Mutterpass/Anamnese), ist eine Tokolyse gerechtfertigt, um die Geburt bis zum Erreichen einer Geburtsklinik zu verhindern. Dies sollte unter laufender EKG-Kontrolle erfolgen.

CAVE
Bei **Neugeborenen** von Müttern, die eine Tokolyse mit Fenoterol bekommen haben, kann es zu einer **Hypoglykämie** kommen. Sie bedürfen nach der Geburt einer besonderen Überwachung.

2.20.8 Orciprenalin

Orciprenalin (➤ Abb. 2.139) ist ein unselektives **β_1-Sympathomimetikum.** Es wurde bevorzugt bei bradykarden **Herzrhythmusstörungen** eingesetzt, hat dafür jedoch mittlerweile die Zulassung verloren. Wegen der **β_2-Wirkung** kann es bei obstruktiven Lungenerkrankungen zur Anwendung kommen.

Medikamentenname Alupent®.

Indikation Status asthmaticus.
Kontraindikation Bekannte Unverträglichkeit, HOCM, schwere Hyperthyreose, Phäochromozytom.
Dosierung 5–10 µg/kg KG langsam i. v.

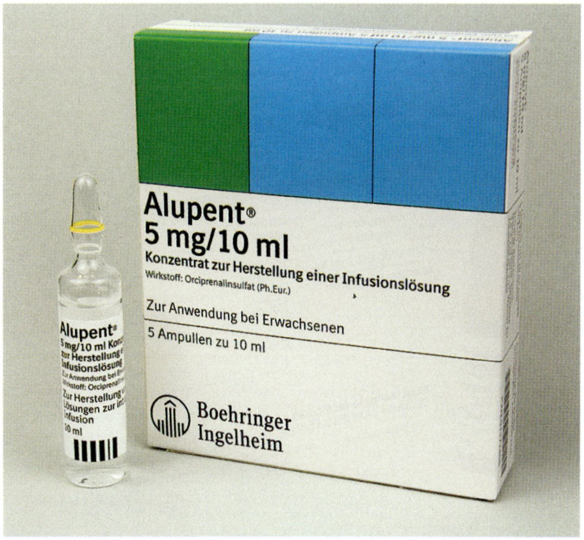

Abb. 2.139 Orciprenalin [K378]

Nebenwirkung *Häufig:* Tachykardien, Rhythmusstörungen, AP-Beschwerden, Husten, allergische Reaktionen, Zittern, Nervosität, Kopfschmerz, Schwindel, Benommenheit, Übelkeit, Erbrechen, Muskelkrämpfe. *Gelegentlich:* Hypokaliämie. *Selten:* anaphylaktischer Schock.
Wechselwirkung Verstärkung der Wirkung anderer Sympathomimetika oder Parasympatholytika; verstärkte Wirkung bei gleichzeitiger Therapie mit MAO-Hemmern oder trizyklischen Antidepressiva; verminderte Wirkung bei gleichzeitiger Therapie mit Betablockern.
Wirkeintritt 30–60 Sekunden.
Besonderheiten Eine Ampulle enthält 5 mg/10 ml als Konzentrat zur Herstellung einer Infusionslösung. Aufgrund der Vielzahl von häufig auftretenden Nebenwirkungen sollte die Applikation zurückhaltend erfolgen.

2.20.9 Reproterol i. v. Δ

Reproterol (➤ Abb. 2.140) ist ein **β_2-selektives intravenöses Sympathomimetikum.** Es hat einen ähnlichen Anwendungsbereich wie Fenoterol, jedoch keine Zulassung für eine Wehenhemmung. Die Gabe von **β_2-Sympathomimetika** ist Bestandteil des Pyramidenprozesses.

Medikamentenname Bronchospasmin®.
Indikation Obstruktive Atemwegserkrankungen.
Kontraindikation Bekannte Unverträglichkeit, HOCM, schwere Hyperthyreose, Phäochromozytom.
Dosierung Erwachsene: 90 µg über 1 Minute; Kinder: 1 µg/kg KG.
Nebenwirkung *Häufig:* Tachykardie, Palpitationen, Zittern. *Gelegentlich:* Übelkeit, Schwindel, Kopfschmerzen, Hypokaliämie. *Selten:* Rhythmusstörungen, Atemnot. *Sehr selten:* AP-Beschwerden, allergische Reaktionen.

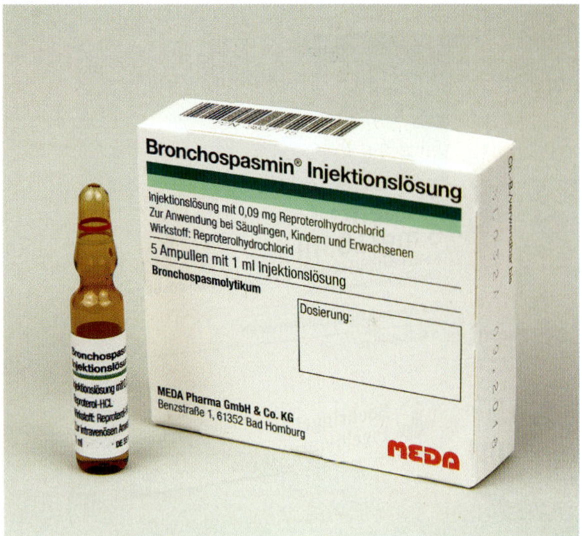

Abb. 2.140 Reproterol [K378]

Wechselwirkung Verstärkung der Wirkung anderer Sympathomimetika oder Parasympatholytika; verstärkte Wirkung von Reproterol bei gleichzeitiger Therapie mit MAO-Hemmern oder trizyklischen Antidepressiva; Wirkungsabschwächung bei gleichzeitiger Therapie mit Betablockern.
Wirkeintritt 1–3 Minuten.
Besonderheiten Eine Ampulle enthält 0,09 mg/1 ml. Die Flüssigkeit ist klar und farblos. Derzeit das am häufigsten verwendete i. v. Sympathomimetikum in der Therapie obstruktiver Atemwegserkrankungen. Für Kinder: 1 Ampulle + 9 ml NaCl 0,9 % ergibt 10 µg/ml ≙ 1 ml/10 kg KG. Ein Schulkind mit einem Gewicht von 30 kg erhält also 3 ml dieser Lösung.

2.20.10 Terbutalin s. c.

Terbutalin (➤ Abb. 2.141) ist seit vielen Jahren als überwiegend **β_2-wirksames Sympathomimetikum** im Einsatz. Neben der s. c. Gabe im Notfall spielt es sowohl in der Inhalationstherapie als auch in der Dauertherapie mittels Tabletten eine Rolle.

Medikamentenname Bricanyl®.
Indikation Obstruktive Atemwegserkrankungen.
Kontraindikation Bekannte Unverträglichkeit, HOCM, schwere Hyperthyreose, Phäochromozytom, Kinder unter 12 Jahren.
Dosierung 5–10 µg/kg KG s. c., Erwachsene: 0,25–0,5 mg s. c.
Nebenwirkung *Häufig:* Tachykardie, Palpitationen, Zittern, Muskelkrämpfe, Nesselsucht, Exanthem. *Gelegentlich:* Übelkeit, Schwindel, Kopfschmerzen, Hypokaliämie. *Selten:* Rhythmusstörungen, Atemnot. *Sehr selten:* AP-Beschwerden, allergische Reaktionen, atypische Psychosen bei Kindern.
Wechselwirkung Verstärkung der Wirkung anderer Sympathomimetika oder Parasympatholytika; verstärkte Wirkung

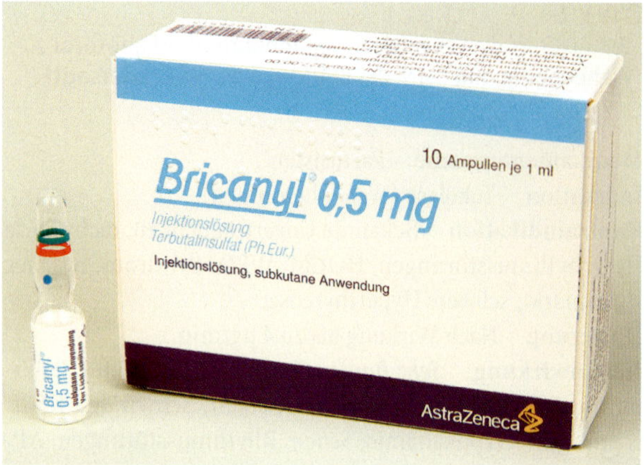

Abb. 2.141 Terbutalin [K378]

von Terbutalin bei gleichzeitiger Therapie mit MAO-Hemmern oder trizyklischen Antidepressiva; Wirkungsabschwächung bei gleichzeitiger Therapie mit Betablockern.

Wirkeintritt 1–3 Minuten.

Besonderheiten Eine i. v. Gabe ist nicht zugelassen. In Einzelfallberichten findet sich eine erhöhte Arrhythmieneigung bei i. v. Applikation.

2.20.11 Inhalative β_2-Sympathomimetika Δ

Bei einigen inhalativen Präparaten (➤ Abb. 2.142) handelt es sich um Wirkstoffkombinationen. Sie enthalten zusätzlich zum Sympathomimetikum entweder ein Parasympatholytikum (z. B. Berodual®) oder ein Corticoid (z. B. Symbicort®):

- **Fenoterol**: Berodual®, Berotec®
- **Formoterol**: Atimos®, Foradil®, Forair®, Formoterol®, Formotop®, Oxis®
- **Reproterol**: Arane®, Allergospasmin®
- **Salbutamol**: Apsomol®, Bronchospray®, Cyclocaps®, Salbubronch®, Salbulair®, Sultanol®, Ventilastin®
- **Terbutalin**: Aerodur®, Bricanyl®

Alle Substanzen gleichen sich in ihrem Wirkprofil und den Nebenwirkungen. Salbutamol sind Bestandteil des Pyramidenprozesses.

Medikamentenname Siehe oben.
Indikation Obstruktive Atemwegserkrankungen, anaphylaktische Reaktionen.
Kontraindikation Bekannte Unverträglichkeit, akuter Herzinfarkt, HOCM, hypertensive Krise, Hyperthyreose, Phäochromozytom.
Dosierung Je nach Applikation 1–2 Hübe oder einige Milliliter vernebelt.
Nebenwirkung *Sehr häufig:* Hf-Anstieg. *Häufig:* Zittern. *Gelegentlich:* Flush. *Selten:* supraventrikuläre Rhythmusstörungen. *Sehr selten:* allergische Reaktionen.

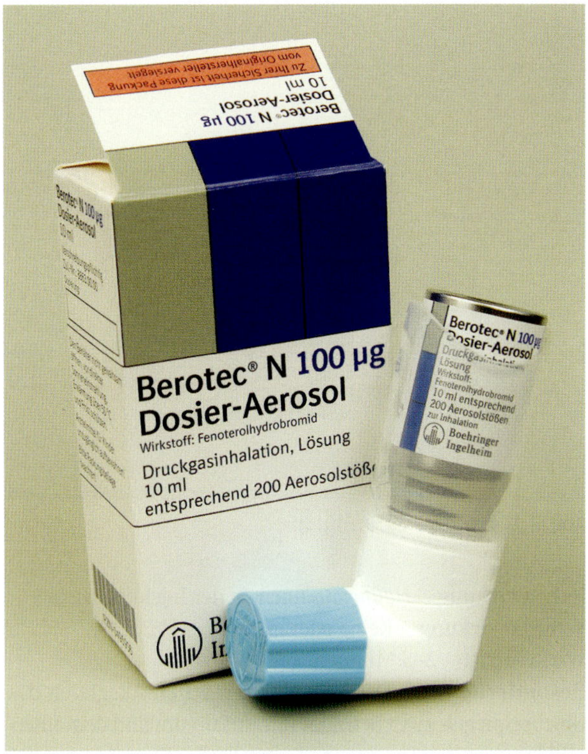

Abb. 2.142 Inhalator [K378]

Wechselwirkung Verstärkung der Wirkung von Sympathomimetika und Parasympatholytika; Verminderung der Wirkung von Betablockern.
Wirkeintritt 1–3 Minuten.
Besonderheiten Insbesondere der Nebenwirkung Tachykardie darf keine allzu große Bedeutung beigemessen werden. Auch ist der Verzicht auf eine Therapie mit β_2-Sympathomimetika wegen einer bestehenden Tachykardie nicht sinnvoll. Meist besteht die Tachykardie, weil der Patient eine ausgeprägte Atemnot verspürt. Wird diese Atemnot beseitigt, sorgt der Parasympathikus für eine Verlangsamung des Herzschlages.

2.21 Sympatholytika

Sympatholytika sind in der Regel Medikamente, die **Rezeptoren** des **Sympathikus** besetzen, ohne eine Aktivierung zu verursachen. Solange der Rezeptor durch den Wirkstoff blockiert ist, kann keine Aktivierung durch den Sympathikus stattfinden. Durch diese Blockade bekommt der Parasympathikus ein stärkeres Gewicht. Die klinisch feststellbaren Wirkungen sind daher eine **Dämpfung** der Systeme **Herz, Kreislauf** und **Atmung.** Auf rein parasympathisch gesteuerte Systeme haben Sympatholytika keine Auswirkung. Eine Sonderstellung nimmt das Clonidin ein. Hierbei handelt es sich um einen zentral wirksamen α-Agonisten. Durch Aktivierung zentraler α-Rezeptoren erfolgt eine generelle Abnahme des Sympathikotonus. In der Notfallmedizin werden Sympatholytika meist nur für die Therapie einer überschießenden Herz-Kreislauf-Situation eingesetzt.

Die Auswirkung der einzelnen Rezeptorblockaden kann man sich leicht anhand ➤ Kap. 2.19 ableiten. In ihrer Auswirkung verursachen sie in der Regel genau das Gegenteil der entsprechenden Sympathomimetika an dem jeweiligen Rezeptor.

2.21.1 Clonidin

Clonidin (➤ Abb. 2.143) tritt sehr gut in das ZNS über und aktiviert dort **α_2-Rezeptoren** im Bereich der **Medulla oblongata.** Durch diese Aktivierung kommt es zu einer **Herabsetzung** des **Sympathikotonus** mit einer Abnahme von Blutdruck und Herzfrequenz. Gleichzeitig wirkt Clonidin sedierend und hat einen positiven Effekt im Rahmen einer Schmerztherapie. In der Klinik wird es postoperativ gerne verabreicht, um das Zittern, das gehäuft nach Narkosen auftritt (Shivering), zu unterbinden. Da bei Patienten, die im Entzug von Alkohol oder anderen zentral dämpfenden Substanzen sind, ein überschießender Sympathikotonus herrscht, spielt Clonidin auch in dieser Situation eine große Rolle. Zusätzlich wird es in der Anästhesie bei Regionalanästhesien zur Verbesserung der Blockade zusammen mit Lokalanästhetika verabreicht.

Medikamentenname Catapresan®, Paracefan®.
Indikation Hypertension, Tachykardien, postoperatives Shivering, Entzugsdelir, Koanalgetikum bei Regionalanästhesien.
Kontraindikation Bekannte Unverträglichkeit, Phäochromozytom, AV-Block 2. und 3. Grades, Stillzeit, Depressionen, Herzinsuffizienz NYHA IV.
Dosierung 1–2 µg/kg KG langsam über 10 Minuten.
Nebenwirkung *Sehr häufig:* Müdigkeit, Mundtrockenheit. *Häufig:* Schlafstörungen, Depression, Bradykardie, Hypotonie.

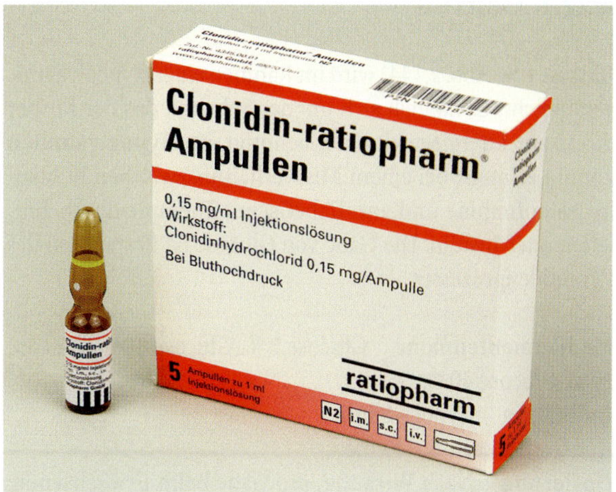

Abb. 2.143 Clonidin [K378]

Gelegentlich: Albträume. *Selten:* Bradykardie, Herzrhythmusstörungen und höhere AV-Blockierungen, Akkommodationsstörungen.
Wechselwirkung Verstärkung der dämpfenden Wirkung sedierender Medikamente und Alkohol; Verstärkung der Wirkung anderer Sympatholytika und Antihypertensiva.
Wirkeintritt 3–5 Minuten.
Besonderheiten Da Clonidin α-Rezeptoren aktiviert, kann es initial zu einem Anstieg des Blutdrucks kommen; dies tritt häufig bei zu schneller Injektion auf. Nach Übertritt in das ZNS sinkt der Blutdruck in der Regel jedoch unter den Ausgangswert.

2.21.2 Esmolol

➤ Kap. 2.3.5.

2.21.3 Metoprolol Δ

➤ Kap. 2.3.7.

2.21.4 Urapidil Δ

➤ Kap. 2.7.7.

2.22 Sonstige

In diesem Kapitel sind Medikamente untergebracht, die sich nicht in das gewählte Schema einordnen lassen. Sie verfügen über keine pharmakologische Gemeinsamkeit.

2.22.1 Glucose Δ

Glucose (➤ Abb. 2.144) wird im Rahmen einer Hypoglykämie verabreicht. Es handelt sich um das Substrat, das der Körper direkt zur Energiegewinnung benötigt. Zu **Hypoglykämien** kommt es meist bei einem Missverhältnis zwischen Kohlenhydrataufnahme und antidiabetischer Therapie durch Tabletten oder Insulin. Die Gabe von Glucose ist Bestandteil des Pyramidenprozesses.

Medikamentenname Glucose 5 %, Glucose 10 %, Glucose 20 %, Glucose 40 %.
Indikation Hypoglykämie.
Kontraindikation Keine.
Dosierung Nach Wirkung, pro Gabe beim Erwachsenen: 4–16 g. Zugang muss sicher intravasal liegen (➤ Kap. 1.4.1)

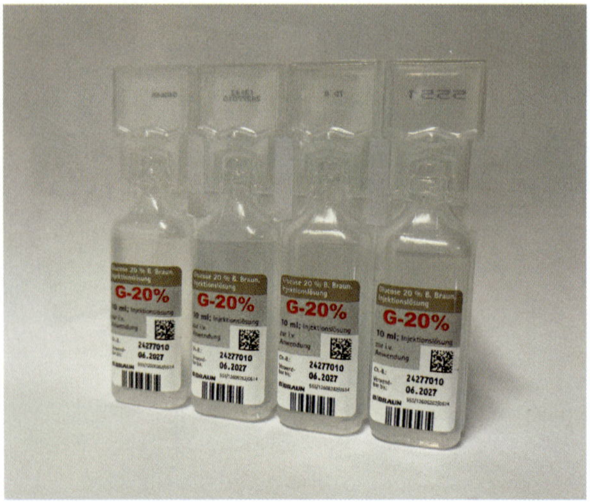

Abb. 2.144 Glucose 20 % [P1015]

Nebenwirkung *Häufig:* Brennen an der Injektionsstelle.
Wechselwirkung Keine relevanten.
Wirkeintritt 2–5 Minuten.
Besonderheiten Da es zu einem raschen Ausgleich des Glucosespiegels zwischen dem Intravasalraum und dem Interzellularraum kommt, ist eine Kontrolle des Blutzuckerwertes kurz nach der Applikation nicht sinnvoll. Zwischen Gabe und Kontrolle sollten 15 Minuten liegen. Wegen der Gefahr von Nekrosen bei einem Paravasat sowie der schmerzhaften Injektion der hochkonzentrierten G40 sollte diese heutzutage nicht mehr verwendet werden. Eine gängige Konzentration ist Glucose 20 %. In 10 ml G20 befinden sich 2 g Glucose. Vor der intravenösen Verabreichung sollte stets eine Rücklaufprobe (**cave**: Rückschlagventil) gemacht werden. Hochkonzentrierte Präparate sollten mit NaCl 0,9 % im Verhältnis 1 : 1 verdünnt oder alternativ unter einer schnell laufenden Infusion verabreicht werden.

CAVE
Die Glucose wird vom Organismus **schnell verstoffwechselt.** Der Patient sollte also nach Überwindung der Hypoglykämie immer lang wirkende Kohlenhydrate (z. B. Brot) zu sich nehmen, um einer erneuten Unterzuckerung entgegenzuwirken.

2.22.2 Oxytocin

Oxytocin (➤ Abb. 2.145) ist ein Hormon, das eine große Bedeutung in der Geburtshilfe hat. Es wird in der Neurohypophyse gebildet und von dort an die Hypophyse abgegeben, wo es gespeichert wird. Bei entsprechender Stimulation wird es in die Blutbahn abgegeben. Am Ende der Schwangerschaft sorgt es für eine Kontraktion der Gebärmutter und leitet so die Geburt ein. Nach der Geburt wird durch die andauernden Uteruskontraktionen die Nachgeburt (Plazenta) ausgestoßen und eine Verringerung der Blutung bewirkt. Dies ist auch die Indikation in der Notfallrettung. Zusätzlich sorgt Oxytocin für

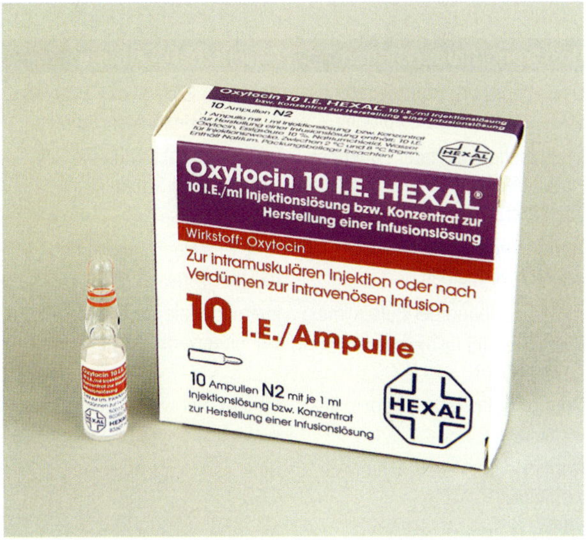

Abb. 2.145 Oxytocin [K378]

den Beginn des Milchflusses in der Brustdrüse. Neben den Vorgängen im Rahmen der Geburt ist Oxytocin an vielen weiteren Prozessen als Neurotransmitter beteiligt.

In der Notfallrettung wird dieses Medikament ausschließlich nach der Geburt des Kindes eingesetzt. Leitlinienkonform sollen zur besseren Kontraktion der Gebärmutter nach jeder präklinischen Geburt 3 IE Oxytocin verabreicht werden, um prophylaktisch einer atonen Uterusnachblutung vorzubeugen. Alle nachstehenden Angaben zu Oxytocin beziehen sich daher nur auf die Phase nach der Geburt des Kindes.

Medikamentenname Oxytocin 3 IE oder 10 IE.
Indikation Präklinische Geburt nach Abnabelung (postpartal), Uterusblutung (postpartal).
Kontraindikation EPH-Gestose.
Dosierung 3–6 IE langsam als Kurzinfusion
Nebenwirkung *Häufig:* Kopfschmerzen, Hf-Anstieg, Herzrhythmusstörungen, RR-Anstieg, Übelkeit, Erbrechen, Zittern. *Gelegentlich:* allergische Reaktion bis zum anaphylaktischen Schock. *Selten:* DIC.
Wechselwirkung Verstärkung der Wirkung von blutdrucksteigernden Medikamenten.
Wirkeintritt 5–10 Minuten, Wirkmaximum binnen 30 Minuten.
Besonderheiten Bei zu schneller Injektion kann es zu einem Blutdruckabfall kommen.

2.22.3 Sauerstoff (O_2) Δ

Sauerstoff ist neben den Infusionslösungen das im Rettungsdienst am häufigsten eingesetzte Medikament. Für die Gabe stehen unterschiedliche Systeme zur Verfügung (➤ Tab. 2.9). Die Auswahl des jeweiligen Systems richtet sich danach, welche Sauerstoffkonzentration dem Patienten verabreicht werden soll.

Tab. 2.9 Sauerstoffkonzentration bei verschiedenen Verabreichungssystemen

Beatmungssystem	Sauerstoffkonzentration in der Einatemluft (F_iO_2)
Nasensonde	≈ 30 % in der Einatemluft
Nasenbrille	≈ 40 % in der Einatemluft
Maske	≈ 60 % in der Einatemluft
Maske + Reservoir	≈ 80 % in der Einatemluft
Beatmungssysteme NIV/Tubus/Tracheostoma	100 % in der Einatemluft

Während früher Sauerstoff nahezu bedenkenlos in hohen Mengen verabreicht wurde, ist heute bekannt, dass es zahlreiche Notfallsituationen gibt, bei denen hohe Sauerstoffpartialdrücke (pO_2) im Blut eher schädlich sind. Ein hoher Sauerstoffgehalt im Blut führt zu einer Vasokonstriktion. Dies führt bei allen ischämischen Erkrankungen im Herz und im Gehirn zu einer ungünstigen Blutverteilung. Das Infarktareal kann so vergrößert werden. Zielparameter ist eine gute periphere Sauerstoffsättigung (S_pO_2). Diese soll mit **so wenig O_2 wie möglich, aber so viel wie nötig** erreicht werden. Auch bei der Neugeborenenversorgung wird auf zusätzlichen Sauerstoff in der Initialphase verzichtet. Die 5 prolongierten Beatmungen werden mit 21 % O_2 in der Atemluft, also Raumluft, durchgeführt. Leitlinien für die Sauerstoffgabe sind in ➤ Tab. 2.10 zusammengefasst.

Zeigt die Pulsoxymetrie einen Wert über 95 % an, ist eine Sauerstoffgabe nicht indiziert. Ausgenommen bleiben Erkrankungen, bei denen die S_pO_2-Messung nicht aussagekräftig ist. Zu diesen Erkrankungen gehören z. B. Vergiftungen mit Kohlenmonoxid (CO), Cyaniden und der Schock. Auch zur Vorbereitung einer Narkose wird weiterhin im Rahmen der Präoxygenierung 100 % Sauerstoff zur Spontanatmung verabreicht.

FUN FACT

Sauerstoff – Der Stoff, der sauer ist?

Der Name „Sauerstoff" geht auf die chemischen Entdeckungen von Antoine Lavoisier im späten 18. Jahrhundert zurück. Lavoisier war einer der ersten, die dem Element eine systematische Bedeutung beimaßen und seine Rolle im anaeroben und aeroben Stoffwechsel erkannten. Der Begriff „Sauerstoff" wurde geprägt, weil man glaubte, dass dieses Gas notwendig sei, um Säuren zu bilden (von griech. „oxus" = sauer und „genes" = produzieren). Lavoisier bezeichnete das Element daher als „Sauerstoff", was wörtlich „Säurebildner" bedeutet. Dieser Name blieb auch erhalten, obwohl wir heute wissen, dass nicht alle Verbindungen mit Sauerstoff Säuren sind. Lavoisiers Arbeiten legten die Grundlagen der modernen Chemie, und seine Erkenntnisse über den Sauerstoff führten zu einem besseren Verständnis von Verbrennung, Atmung und chemischen Reaktionen insgesamt.

Tab. 2.10 Sauerstoffleitlinien

Notfallbild	Indikation für O_2-Gabe	Ziel-SpO_2	Dosierung/Anmerkungen	Gesellschaft/Leitlinie
Akutes Koronarsyndrom	Nur bei SpO_2 < 90 % oder Hypoxie	≥ 90 %	O_2-Gabe titriert, Routinegabe bei SpO_2 ≥ 90 % nicht empfohlen	American College of Cardiology/ American Heart Association
Schlaganfall	Keine Routinegabe, nur bei SpO_2 < 95 %	Keine spezifische Vorgabe	Kein Überlebens- oder Funktionsvorteil durch O_2 bei normoxischen Patienten	Leitlinie zur Akuttherapie des ischämischen Schlaganfalls
COPD-Exazerbation	Bei Hypoxie (SpO_2 < 88–92 %)	88–92 %	Titration empfohlen, Hochdosis-O_2 vermeiden	American Heart Association/ ILCOR
Asthmaanfall	Hypoxämie (z. B. SpO_2 < 93–94 % oder klinische Zeichen einer Hypoxie)	93–95 %	Titration anhand der Pulsoxymetrie; Sättigung nicht > 96 % bei Erwachsenen	Internationale Leitlinie der Global Initiative for Asthma (GINA)
Trauma	Bei Hypoxie	94–98 % (allg. Empfehlung)	Normoxie anstreben, Hyperoxie vermeiden	Evidenz aus systematischen Reviews, keine spezifische Leitlinie
Herzkreislaufstillstand	Immer O_2-Gabe	100 % initial, dann titrieren	Normoxie anstreben, Hyperoxie vermeiden	American Heart Association/ ILCOR
Kohlenmonoxidvergiftung	Immer O_2-Gabe	So hoch wie möglich	100 % O_2, ggf. hyperbare O_2-Therapie	American Heart Association/ ILCOR

WICHTIG

O_2-Gabe über Nasensonde oder Nasenbrille

Sowohl Nasensonden als auch Nasenbrillen erreichen nur dann eine höhere Sauerstoffkonzentration in der Einatemluft, wenn der Patient auch durch die Nase atmet. Grundsätzlich sollte der Flow über diese Devices nicht höher als 4 l/min liegen, um ein Austrocknen der Schleimhäute zu verhindern.

Für die Lagerung und den Transport von Sauerstoff gelten besondere Regeln. Die Sauerstoffflaschen (➤ Abb. 2.146) sind weiß markiert (früher blau). Sie werden meist mit bis zu 200 bar Druck gefüllt. Die Menge an Sauerstoff, die sich in der Flasche befindet, lässt sich mit der folgenden Formel berechnen:

$$\text{Flaschengröße} \times \text{Druck}$$

So enthält eine 2-l-Flasche bei einem Druck von 200 bar 400 l Sauerstoff. Bei einem Fluss von 15 l/min reicht sie bis zur vollständigen Entleerung für etwa 26 Minuten. Die Flaschen sollten allerdings mit einem Restdruck von 2–3 bar abgegeben werden. Bei der Fahrzeugüberprüfung ist der Druck der Flaschen zu überprüfen. Bei zu geringem Druck sollten die Flaschen sicherheitshalber ausgetauscht werden. Dies gilt insbesondere für die mobilen Flaschen (Beatmungsgerät/Oxybag).

Sauerstoff ist zwar nicht explizit im Pyramidenprozess als Medikament beschrieben. Da es aber unstrittig zu den Medikamenten gehört, wurde es ebenfalls mit einem Δ versehen.

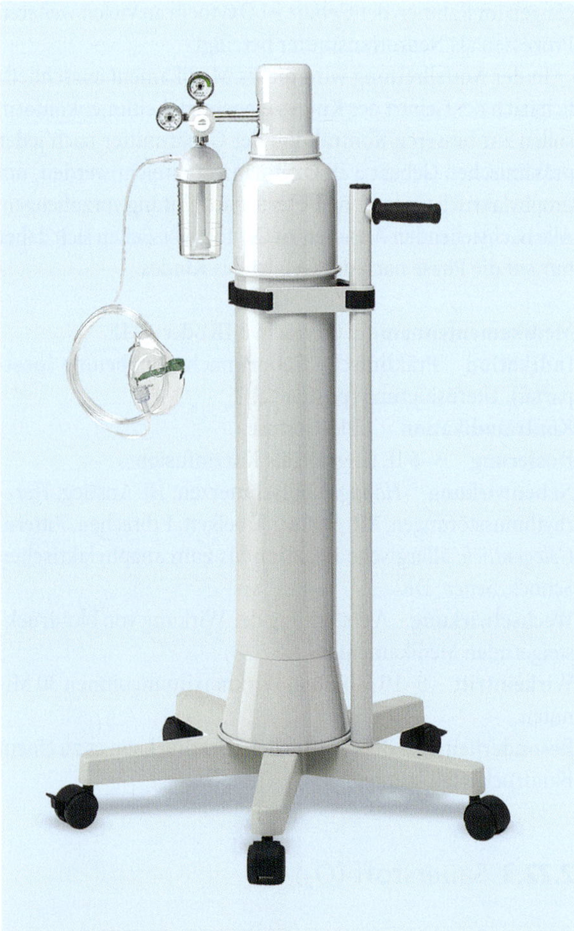

Abb. 2.146 Sauerstoffflasche [V083]

2.22.4 Theophyllin

Theophyllin (➤ Abb. 2.147) war lange Zeit Therapeutikum der Wahl bei akuten obstruktiven Atemwegserkrankungen. Es wirkt als **indirektes Sympathomimetikum** und sensibilisiert die Zellen für die körpereigenen Katecholamine. Dadurch führt es zu einer **Bronchodilatation,** einer verbesserten Clearance

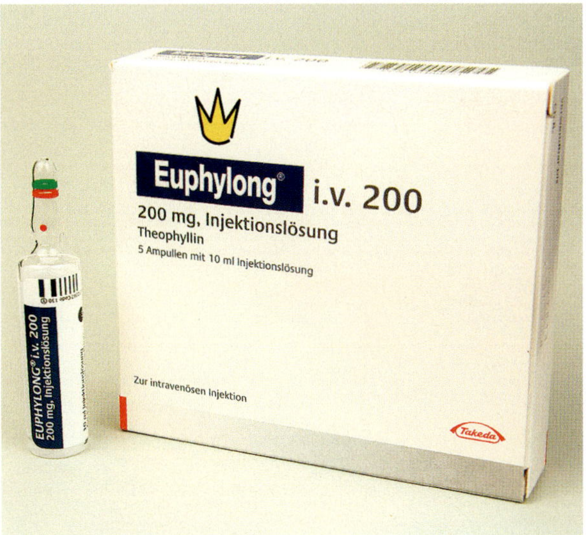

Abb. 2.147 Theophyllin [K378]

des Schleims und zu einem gesteigerten **Atemantrieb** mit verbesserter Zwerchfellkontraktilität. Am Herzen wirkt es selbst bei ventrikulären Eigenrhythmen, die sonst schwer zu beeinflussen sind, frequenzsteigernd. Da es eine sehr geringe therapeutische Breite hat, besteht bei Patienten, die diesen Wirkstoff als Dauertherapeutikum nutzen, die Gefahr einer Intoxikation. Zusätzlich schreiben die Hersteller eine langsame Infusionsgeschwindigkeit vor (10 mg/min). Theophyllin hat eine geringere Wirkung auf die Bronchien als β_2-Sympathomimetika.

Medikamentenname afpred®, Solusin®.
Indikation Obstruktive Atemwegserkrankungen, anders nicht therapierbare Bradykardien.
Kontraindikation Bekannte Unverträglichkeit, akuter Herzinfarkt, tachykarde Herzrhythmusstörungen, schwere Hyperthyreose, schwere Leber- und Niereninsuffizienz, Epilepsie.
Dosierung *Ohne vorherige Therapie:* 4–5 mg/kg KG über 30 Minuten. *Bei vorheriger Therapie:* 1–2 mg/kg KG über 20 Minuten.
Nebenwirkung *Sehr häufig:* Hf-Anstieg. *Häufig:* Zittern, Unruhe, Kopfschmerzen. *Gelegentlich:* Übelkeit, Erbrechen. *Selten:* Krampfanfälle, Kammerflimmern.
Wechselwirkung Verstärkung der Wirkung von Sympathomimetika; erhöhte Plasmaspiegel und erhöhte Toxizität bei gleichzeitiger Therapie mit bestimmten Antibiotika (Erythromycin, Clindamycin, Ciprofloxacin), Metoprolol, Furosemid, Verapamil, Diltiazem und Methotrexat.
Wirkeintritt 5–10 Minuten.
Besonderheiten Wegen seiner geringen therapeutischen Breite ist Theophyllin heute nicht mehr Medikament der Wahl bei obstruktiven Atemwegserkrankungen – weder in der Notfallmedizin noch in der Dauermedikation. Bei zu schneller Injektion sind Todesfälle beschrieben. Die Gabe sollte unter ständiger EKG-Überwachung erfolgen.

KAPITEL

3 Häufig verschriebene Medikamente

Um Informationen über **Medikamente** zu erhalten, existieren digital mehrere Möglichkeiten. Die **Rote Liste®** Service GmbH betreibt mehrere über das Internet erreichbare Dienste, wie z. B. Rote Liste® (www.rote-liste.de), ROTE LISTE® Online (online.rote-liste.de), **Fachinfo-Service®** (www.fachinfo.de), Patienteninfo-Service® (www.patienteninfo-service.de) und Gebrauchsinformation 4.0® (www.gebrauchsinformation4-0.de), sowie zukünftig auch Apps auf mobilen Endgeräten. Sie enthält eine umfassende Übersicht über alle in Deutschland zugelassenen Arzneimittel, einschließlich ihrer Handelsnamen, Wirkstoffe, Packungsgrößen und Preisangaben.

Die **Gelbe Liste** hingegen fokussiert sich speziell auf nach § 39 Absatz 1 SGB V verordnungsfähige Arzneimittel und bietet hierzu teils detailliertere Informationen.

Das *Institut für Arzneimittelanwendung und Pharmakoepidemiologie* (**IFAP**) bietet über die App **„Arznei aktuell"** einen schnellen, verlässlichen und aktuellen Zugriff auf Arzneimitteldaten.

Das **arznei-telegramm®** ist seit über 50 Jahren die **beste Quelle für unabhängige Informationen über Arzneimittel,** die Ärzte und Apotheker mit klaren und zuverlässigen Daten versorgt. Es verzichtet bewusst auf Werbeeinnahmen und finanziert sich ausschließlich durch Abonnements, was seine Unabhängigkeit gewährleistet. Dadurch kann das arznei-telegramm Therapeutika evidenzbasiert und ohne Einflussnahme von externen Interessen objektiv bewerten.

embryotox.de ist ein Internetportal, das wissenschaftlich fundierte und aktuelle Informationen zu **Arzneimitteln in Schwangerschaft und Stillzeit** bietet. Es adressiert die Lücken der traditionellen Informationsquellen wie der Roten Liste oder Beipackzetteln, die oft nicht den neuesten Stand der Forschung widerspiegeln und keine Vergleichsanalyse von Risiken und Nutzen verschiedener Medikamente ermöglichen. Das Portal ist unabhängig von der pharmazeutischen Industrie, finanziert sich durch öffentliche Mittel und integriert aktuelle Diskussionen aus teratologischen Fachgesellschaften in die Inhalte.

Orphan-Anaesthesia, ein Projekt der Deutschen Gesellschaft für Anästhesie und Intensivmedizin (DGAI), ist eine Plattform, auf der es anästhesierelevante **Handlungsempfehlungen zu über 250 seltenen Erkrankungen** gibt, für die oft keine etablierten Standards existieren. Anästhesisten müssen in solchen Fällen individuelle Ansätze wählen, um den spezifischen Bedürfnissen dieser Patienten gerecht zu werden. Im Rettungsdienst ist die Relevanz besonders hoch, da Patienten mit seltenen Erkrankungen oder unvorhergesehenen Komplikationen schnell und sicher behandelt werden müssen. Orphan-Anaesthesia stellt sicher, dass auch diese gefährdeten Patienten, die möglicherweise spezielle Anforderungen in der medikamentösen Notfallversorgung benötigen, eine adäquate Versorgung erhalten. Es ist wesentlich sinnvoller, über dieses Portal gezielt nach der entsprechenden Erkrankung zu suchen und zu klären, ob der Patient das benötigte Medikament erhalten kann, anstatt für jedes Notfallmedikament eine Liste an Kontraindikationen in Bezug auf seltene Erkrankungen aufzustellen.

Die Vielfalt der Kombinationen von Medikamenten und der zunehmende Anteil an Präparaten aus europäischen und außereuropäischen Ländern erschwert es, umfassende Informationen über alle verfügbaren Arzneimittel zu besitzen. Viele dieser Medikamente sind jedoch eng mit den im Rettungsdienst verwendeten Notfallmedikamenten verwandt, was die Risikoabschätzung von Nebenwirkungen im Notfalleinsatz erleichtert. Eine **gründliche Medikamentenanamnese** vor Ort ist essenziell, um nicht nur verschreibungspflichtige, sondern auch frei verkäufliche Medikamente zu berücksichtigen, die zunehmend Teil der Medikation von Patienten sind. Insbesondere rezeptfreie Schmerzmittel können bei Überdosierung erhebliche gesundheitliche Risiken mit sich bringen.

WICHTIG

5 wichtige Fragen in der Medikamentenanamnese

1. Welche Medikamente, auch frei verkäufliche, nehmen Sie ein (Tabletten, Sprays, Inhalatoren, Tropfen, Salben)?
2. Haben Sie einen Medikamenteneinnahmeplan? (Mitnehmen!)
3. Haben Sie Ihre Medikamente heute und in den letzten Tagen wie vorgesehen eingenommen? (Verpackungen zeigen lassen)
4. Nehmen Sie Nahrungsergänzungsmittel? (Verpackungen zeigen lassen)
5. Haben Sie eine Bedarfsmedikation und diese auch eingenommen? (Verpackungen zeigen lassen)

Ein **Medikamentenplan** kann wertvolle Informationen über Vorerkrankungen des Patienten liefern. Anhand bestimmter Medikamentenkonstellationen lassen sich sogar **Rückschlüsse** auf z. B. eine zurückliegende Koronarstent-Implantation, eine Herzinsuffizienz oder ein Vorhofflimmern ziehen, ohne dass dies der Patient explizit erwähnt hat.

Dieses Kapitel beschäftigt sich mit wichtigen Erkrankungen der verschiedenen Organsysteme. Es stellt die Erkrankung, die verschiedenen Therapieoptionen und die verwendeten Wirkstoffe mit ihren Hauptwirkmechanismen vor. Aufgrund der engen Beziehung von Notfallmedikamenten zu vielen allgemein gebräuchlichen Medikamenten können viele Nebenwirkungen und Wechselwirkungen abgeleitet werden. Eine vollständige Aufzählung aller möglichen Erkrankungen mit den dazugehörigen Medikamenten ist nicht Ziel dieses Kapitels; auch wird hier nicht auf jeden Aspekt der einzelnen Wirkstoffe betreffend Nebenwirkungen, Wechselwirkungen und Dosierung eingegangen. Ebenso erhebt auch die Aufzählung der Präparate keinen Anspruch auf Vollständigkeit, sondern nennt nur die wichtigsten Präparate.

Bedingt durch auslaufende Zulassungen kann es vorkommen, dass einzelne erwähnte Präparate bereits nicht mehr auf dem Markt erhältlich sind. Auch kommt es durch Studien immer wieder zu neuen Erkenntnissen, die sich auf die Medikation auswirken. Am 30.4.2020 hat die Europäische Arzneimittel-Agentur (EMA) das Ruhen aller Zulassungen Ranitidin-haltiger Medikamente verfügt. Auslöser war der Fund von N-Nitrosodimethylamin (NDMA), einem Stoff, der aufgrund von Tierversuchen als krebsauslösend eingestuft wird. Die Ursache des Vorkommens von NDMA in Ranitidin-haltigen Medikamenten oberhalb der erlaubten Menge ist derzeit unklar (Produktionsprozess? Freisetzung während des Abbaus?).

Wegen der engen Beziehung zum Rettungsdienst wurden im Kapitel „Atemwegserkrankungen“ (➤ Kap. 3.1) die Medikamente nach Indikation sortiert und aufgelistet. In den anderen Unterkapiteln sind die Wirkstoffe in der Regel nach ihrem Wirkmechanismus geordnet, und die Indikation steht in der letzten Spalte. Zum Teil kommen die Wirkstoffe mehrfach in den Listen vor. Die jeweilige Indikation bezieht sich aus Übersichtlichkeitsgründen nur auf das Unterkapitel, in dem die Liste steht. Glucocorticoide werden z. B. bei fast allen chronisch-entzündlichen Erkrankungen eingesetzt. Sie tauchen daher in den Kapiteln „Atemwegserkrankungen“ (➤ Kap. 3.1), „Magen-Darm-Erkrankungen“ (➤ Kap. 3.6) und „Erkrankungen des Bewegungsapparats“ (➤ Kap. 3.8) auf, aber jeweils nur mit der Indikation des betreffenden Kapitels. Grundsätzlich kann es sich jedoch um dieselben Präparate handeln.

3.1 Atemwegserkrankungen

Das **Atmungssystem** lässt sich in zwei Abschnitte untergliedern.

- Die oberen Atemwege umfassen den Hals-Nasen-Rachen-Raum mit **Nasopharynx** (Nasenrachen), **Oropharynx** (Mundrachen) und **Laryngopharynx** (Kehlkopfrachen); sie enden an der Stimmritze (➤ Abb. 3.1).
- Zu den unteren Atemwegen gehören die **Trachea** (Luftröhre), die **Bronchien,** die **Bronchiolen** und die **Alveolen.**

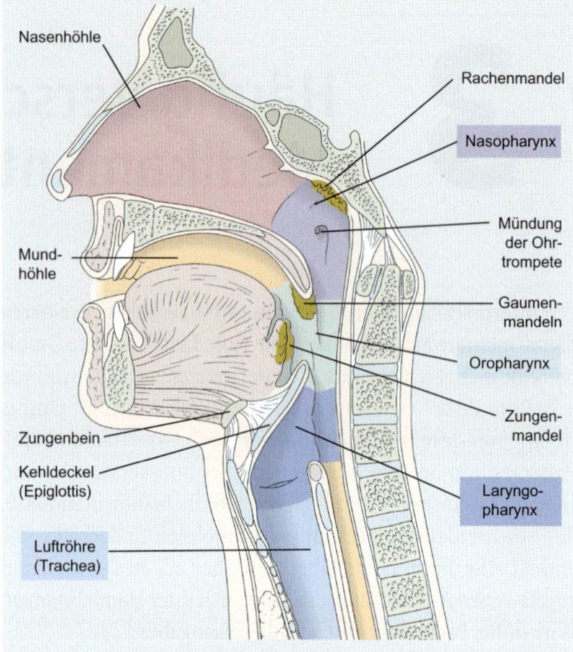

Abb. 3.1 Schnitt durch den Rachen [L190]

Mit Ausnahme der Alveolen gehören alle Abschnitte zum luftleitenden System. In den Alveolen findet der Gasaustausch zwischen Atemluft und Blut statt. Dabei wird Sauerstoff in das Blut aufgenommen und CO_2 in die Alveolen abgegeben. Der Austausch zwischen Alveolen und Bronchiolen erfolgt ebenfalls durch Diffusion.

Die Steuerung der Atemtätigkeit erfolgt durch das Atemzentrum in der Medulla oblongata im ZNS. Sie sendet Reize an die Atemmuskulatur, also an Zwerchfell und Zwischenrippenmuskulatur. Am stärksten reagiert das Atemzentrum auf Verschiebungen im Partialdruck des Kohlendioxids (pCO_2) im Blut, danach auf Verschiebungen des pH-Wertes und am schwächsten auf Änderungen des Sauerstoffpartialdrucks im Blut (pO_2-Wert), der primär durch die Chemosensoren im Karotissinus und im Aortenbogen gemessen wird.

DEFINITION

Partialdruck

Der Partialdruck ist ein Teildruck des herrschenden Gesamtdrucks. Befindet sich in einem Raum ein Gasgemisch, z. B. Raumluft (➤ Tab. 3.1), und steht dieser Raum unter dem Druck von 1 bar, entfallen auf die einzelnen Gase Teildrücke entsprechend ihrem prozentualen Anteil an der Zusammensetzung.

Bei den meisten Atemwegserkrankungen handelt es sich um **Infektionen.** Sie können von einem einfachen Schnupfen (Rhinitis) über eine Erkältung (Virusinfektion der oberen Atemwege) bis hin zu einer Kehlkopfentzündung (Laryngitis), Bronchitis oder Lungenentzündung (Pneumonie) reichen. Pneumonien gehören nach wie vor zu den häufigsten Todesursachen älterer Menschen.

Tab. 3.1 Zusammensetzung Raumluft mit Partialdrücken

Gas	Anteil in Prozent [%]	Partialdruck [mbar]
Stickstoff	78	780
Sauerstoff	21	210
Rest (Edelgase, CO_2)	1	1
Raumluft (Gasgemisch)	**100**	**1.000**

Neben den akuten Entzündungen, die meist durch Viren und Bakterien verursacht werden, spielen **chronisch-entzündliche Erkrankungen** wie das **Asthma** eine große Rolle. Zu diesen Erkrankungen wird auch die **chronische Bronchitis** gerechnet, die ihre Ursache meist in der fortdauernden toxischen Schädigung der Schleimhaut durch Rauchen hat.

Lungentumoren können in verschiedenen Abschnitten des Atmungssystems entstehen. Am häufigsten sind **Bronchialkarzinome.** Sie treten überwiegend bei Rauchern auf. Der Rettungsdienst wird mit diesen Patienten meist in der Endphase der Erkrankung konfrontiert, denn in diesem Abschnitt kommt es vermehrt zu Atemproblemen durch drohende **Erstickungsanfälle.**

Immer häufiger treten **Allergien** auf, die das Atmungssystem nachhaltig beeinflussen. Bei einigen Patienten finden sich die Symptome eher saisonal, wenn bestimmte Pflanzen blühen; andere haben nach Kontakt mit bestimmten Stoffen Beschwerden. Patienten, die gegen Hausstaub und Schimmelpilze allergisch sind, haben oft das ganze Jahr Beschwerden.

In der Therapie von Atemwegserkrankungen nehmen **Antibiotika** den größten Anteil ein. Überdies spielen Wirkstoffe zur Linderung der Symptome – wie Schleimhautschwellung – eine bedeutende Rolle. Patienten mit Asthma oder COPD erhalten **Sympathomimetika, Anticholinergika** und **Corticoide.** Bei weit fortgeschrittenen Erkrankungen kann eine **Heimsauerstofftherapie** nötig werden, die entweder nur stundenweise oder auch permanent erfolgt. Beatmungsgeräte für die Heimbeatmung finden sich regelmäßig bei Einsätzen in Privatwohnungen oder Heimen; ggf. ist hier daran zu denken, das Beatmungsgerät bei einem Transport des Patienten in die Klinik mitzunehmen. Viele Wirkstoffe in der Therapie von Atemwegserkrankungen werden topisch, d. h. örtlich über Inhalatoren, ein Spray oder einen Discus angewendet.

WICHTIG

Heimsauerstofftherapie

Patienten mit fortgeschrittenen Atemwegserkrankungen oder ausgeprägter Herzinsuffizienz erhalten eine Sauerstofftherapie für zu Hause. Diese erfolgt meist mittels Sauerstoffkonzentratoren. Diese Geräte entziehen der Umgebungsluft Sauerstoff und führen diesen dem Patienten über einen Schlauch und eine Nasenbrille zu. Alternativ erfolgt die Versorgung mittels Druckflaschen oder Flüssig-Sauerstoff. Im Rettungsdienst kann auf diese Systeme zurückgegriffen werden. Oft ist eine Erhöhung des O_2-Flusses möglich, um dem Patienten sofort mehr Sauerstoff zukommen zu lassen.

3.1.1 Asthma bronchiale

Etwa 5 % der Erwachsenen und 7–10 % der Kinder leiden an **Asthma** (➤ Abb. 3.2). Die Erkrankung beginnt immer häufiger bereits im Kindesalter. Der akute Anfall ist gekennzeichnet durch die Trias **Spasmus der Bronchialmuskulatur, Schleimhautödem** und die Produktion von sehr viel zähem Schleim (**Hyper- und Dyskrinie**). Es wird zwischen exogenem/allergischem und endogenem Asthma unterschieden.

Während des Einatmens weiten sich die Bronchien etwas durch den Unterdruck, den der Patient im Thorax aufbaut. Beim Ausatmen verringert sich der Querschnitt der Bronchien. Bedingt durch die Trias ist der Durchmesser der Bronchien in der akuten Anfallsphase erheblich verringert. Der Patient versucht mit aller Kraft auszuatmen. Diese Anstrengung führt zu einer weiteren Verengung der Bronchien bis hin zum Kollaps. In der Folge kann der Patient nicht mehr ausatmen. Das Atemminutenvolumen sinkt, der CO_2-Spiegel im Blut steigt (Hyperkapnie).

Die Asthmatherapie zielt in erster Linie auf das Vermeiden der Anfälle ab. Hierzu werden inhalative **Corticoide** verabreicht, welche die **Entzündungsreaktion** im Bronchialsystem verhindern sollen. Zusätzlich kommen inhalative **β_2-Agonisten** zum Einsatz. Diese unterscheiden sich bezüglich ihrer Wirkkinetik in **SABA** („**S**hort-**A**cting **B**eta **A**gonist") und **LABA** („**L**ong-**A**cting **B**eta **A**gonist"). Erstgenannte werden aufgrund ihres schnellen Wirkeintritts oft als Bedarfsmedikation bei einem akuten Anfall eingesetzt, Letztere sind wegen des langsameren Wirkeintritts eher in der Dauermedikation anzutreffen. Die Sondervariante **FABA** („**F**ormoterol **A**cting **B**eta **A**gonist") ist sehr beliebt, da sie durch ihren schnellen Wirkeintritt auch im Notfall angewendet werden kann, aber im Gegensatz zu den SABA eine längere Wirkdauer hat (➤ Tab. 3.2). Auf dem Markt gibt es hierzu viele Kombinationspräparate in den verschiedensten Konstellationen (➤ Tab. 3.3). Mit zunehmendem Schweregrad wird die Dosis des inhalativen Corticoids entsprechend erhöht. Ab Stufe 4 wird ein LAMA

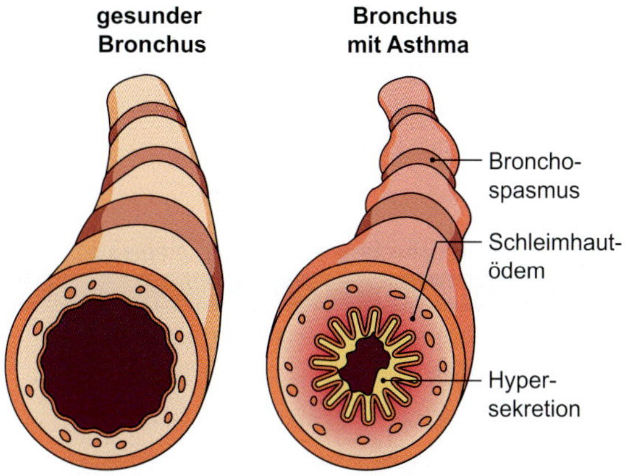

Abb. 3.2 Schematische Darstellung von Bronchialobstruktion (Asthma-Trias) [P1015, L253]

3

Tab. 3.2 Inhalative β_2-Sympathomimetika

Schneller Wirkeintritt	Langsamer Wirkeintritt
Kurze Wirkdauer: 3–4 Stunden	
Salbutamol (Sultanol®) Fenoterol (Berotec®) Terbutalin (Aerodur®)	
Lange Wirkdauer: 12 Stunden	Lange Wirkdauer: 12 Stunden
Formoterol (Formatis®)	Salmeterol (Serevent®)

(„**L**ong **A**cting **M**uscarinic **A**ntagonist") kombiniert und ab Stufe 5 werden Antikörper eingesetzt.

Bei akuten Anfällen haben die meisten Patienten β_2-Sympathomimetika zur Verfügung. Dabei handelt es sich um die gleiche Wirkstoffgruppe, die auch im Rettungsdienst eingesetzt wird (➤ Kap. 2.20.11). Aufgrund der Dyspnoe und der Erschöpfung schaffen es Patienten meist nicht mehr, ihre Sprays suffizient anzuwenden, sondern benötigen die durch den Rettungsdienst sichergestellte kontinuierliche Inhalation der Medikamente.

Die **fünfstufige Therapie** des Asthmas ist sehr komplex und wurde deswegen und wegen der eher niedrigen rettungsdienstlichen Relevanz hier bewusst nicht abgebildet.

- **Stufe 1** beginnt bei weniger als 2 Anfällen pro Woche mit der Einnahme eines SABA bei Bedarf.
- Bei mehr als 2 Anfällen pro Woche wird ab **Stufe 2** zum SABA ein niedrig dosiertes inhalatives Corticoid für die tägliche Anwendung kombiniert. Als Alternative steht in beiden Stufen das Kombipräparat Formoterol + niedrig dosiertes inhalatives Corticoid zur Verfügung.
- Wendet der Patient regelmäßig oder täglich seine Bedarfsmedikation an, so muss therapeutisch zu **Stufe 3** gewechselt werden. Auf dieser Stufe wird die Bedarfsmedikation durch ein LABA in Kombination mit einem niedrig dosierten inhalativen Corticoid ergänzt.
- Auf **Stufe 4** bleibt die Kombinationstherapie bestehen, außer dass die Dosis des Corticoids erhöht wird.
- Auf **Stufe 5** wird eine Kombination aus einem LABA, einem LAMA und einem hoch dosierten inhalativen Corticoid verordnet. Zudem empfiehlt die Leitlinie die Vorstellung bei einem in der Behandlung von schwerem Asthma erfahrenen Pulmologen.

Die Therapie kann bedarfsweise mit anderen Wirkstoffgruppen erweitert werden. Dazu gehören die **Leukotrien-Rezeptorantagonisten** mit dem Präparat Montelukast. Leukotriene sind wichtige Botenstoffe bei entzündlichen Reaktionen. Durch ihre Blockade kann das Ausmaß der Entzündung vermindert werden. Handelt es sich um ein rein allergisch ausgelöstes Asthma, ist auch die Verwendung von **Mastzellstabilisatoren** wie Nedocromil oder Cromoglicinsäure indiziert. Bei Patienten, die nicht ausreichend auf die Standardtherapie ansprechen und unter schwerem, vor allem allergisch bedingtem Asthma leiden, sollten vor einer oralen Corticoidtherapie sogenannte **Biologika** zum Einsatz kommen. Hierunter versteht man Antikörper, die gegen Immunglobuline (z. B. IgE) oder Interleukine (z. B. IL-5) gerichtet sind und damit aktiv in die Entzündungskaskade eingreifen. Diese Präparate haben teils zungenbrecherische Namen, sind aber immer an der Endung **-umab** zu entlarven. Da die Asthmaerkrankung oft allergisch verursacht ist, spielen die Expositionsprophylaxe gegenüber den Allergenen und eine Desensibilisierung ebenfalls eine große Rolle in der Therapie. **Theophyllin** findet weder im Rettungsdienst Anwendung, noch wird es für die Dauermedikation empfohlen.

3.1.2 COPD

Die **COPD** („chronic obstructive pulmonary disease") gehört zu den häufigsten chronischen Atemwegserkrankungen und nimmt besonders ab dem 5. Lebensjahrzehnt deutlich zu. Es handelt sich um eine **progressive, nicht vollständig reversible Atemwegsobstruktion,** die durch eine **chronische Bronchitis und/oder ein Lungenemphysem** gekennzeichnet ist. Eine **Exazerbation** bezeichnet eine akute Verschlechterung der respiratorischen Symptome über mindestens 2 Tage, die eine Intensivierung der Therapie erfordert und sich durch vermehrte Dyspnoe, Husten und vermehrte Schleimproduktion äußert. Die Ursache ist in der Regel eine Superinfektion der Bronchien. Der sich ständig im Bronchialbaum befindende Schleim stellt einen idealen Nährboden für Bakterien dar. Diese Ereignisse führen oft zur Alarmierung des Rettungsdienstes, der dann die Diagnose **aieCOPD** (akut infektexazerbierte COPD) stellt.

Die obstruktive Komponente dieser Erkrankung besteht im Wesentlichen aus dem entzündungsbedingten **Schleimhautödem** und der **Hyper- bzw. Dyskrinie.** Der Bronchospasmus

Tab. 3.3 Häufig verschriebene Kombinationspräparate

Präparat	Indikation	β_2-Agonist	Synergist
Berodual®	schnell und kurzwirksam (nur für Notfall)	Fenoterol	Ipratropium (SAMA)
Symbicort®	schnell und langwirksam (auch für Notfall)	Formoterol	Budesonid (ICS)
Foster®	schnell und langwirksam (auch für Notfall)	Formoterol	Beclometason (ICS)
Atmadisc® Viani®	langsam und langwirksam (für Dauermedikation)	Salmeterol	Fluticason (ICS)

ICS: inhalatives Corticosteroid; SAMA: short-acting muscarinic antagonist spielt eine eher untergeordnete Rolle. Das **Lungenemphysem** ist durch eine Zerstörung der Alveolen und einen Verlust der elastischen Rückstellkraft der Lunge gekennzeichnet, was zu einer verminderten Gasaustauschfläche und einer Überblähung der Lunge führt. Aufgrund des erhöhten Widerstands im Lungenkreislauf entsteht ein pulmonaler Hypertonus mit Cor pulmonale. Manchmal lässt sich beim Ersteindruck der Patienten erahnen, ob es sich um einen Blue Bloater („blauer Huster"; ➤ Abb. 3.3a) oder um einen Pink Puffer („rosa Schnaufer"; ➤ Abb. 3.3b) handelt:

- Der **Pink Puffer** hat aufgrund seines Emphysems das Problem, die Luft aus seiner Lunge wieder loszuwerden. Dies erkennt man oft an stark „pustenden" Patienten, die mit aufgestützten Armen oder im Kutschersitz anzutreffen sind. Die permanente Anstrengung erfordert einen so hohen Kalorienverbrauch, dass die Patienten kachektisch (abgemagert) werden.
- Der **Blue Bloater** ist eher adipös, hustet ständig seinen Schleim hervor und fällt durch eine Lippenzyanose und ein auskultatorisches Giemen und Brummen auf.

Der Begriff **Asthma-COPD-Overlap** (ACO) beschreibt eine Kombination von Merkmalen, die auf die Beteiligung von Asthma bei COPD-Patienten hinweisen.

Die früher verwendete GOLD-Klassifikation zur Klassifizierung der COPD hat sich weiterentwickelt und berücksichtigt nun neben der Atemwegsobstruktion auch Symptome und Exazerbationen, um eine umfassendere Beurteilung der Erkrankung zu ermöglichen. Dieser **multidimensionale Ansatz** fördert eine individuellere und effektivere Behandlung der Patienten. Demzufolge wurde das medikamentöse Stufensche-

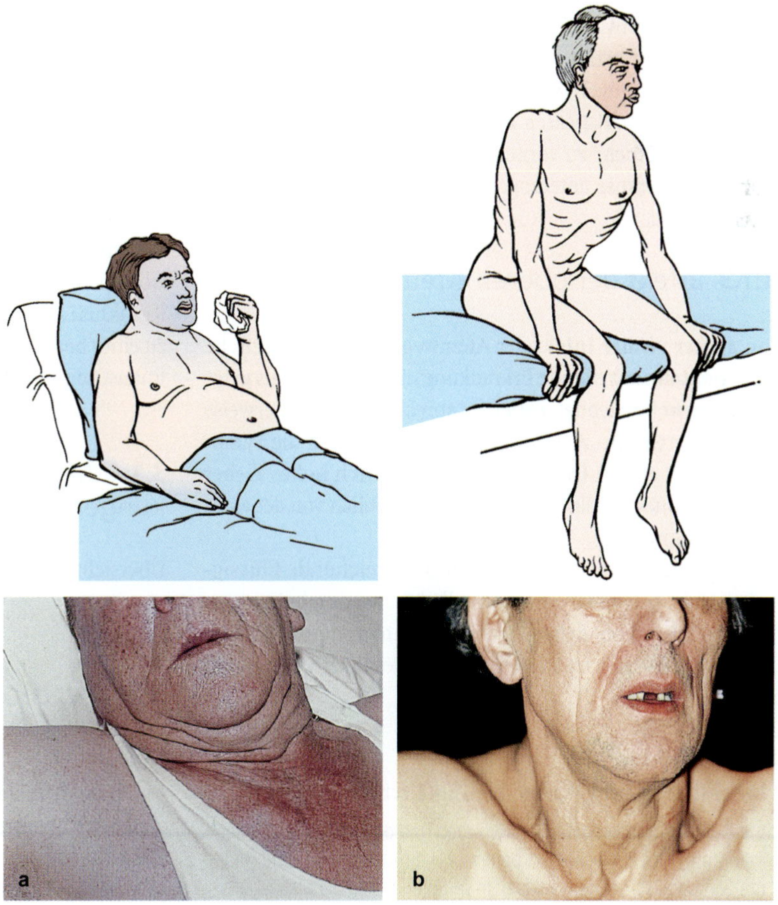

Abb. 3.3 COPD: **a** Blue Bloater [E437] und **b** Pink Puffer [M537]

ma durch einen **Algorithmus** abgelöst. Dieser wird in zwei Behandlungspfade unterteilt. Bei dem einen steht die Schwere der Symptome im Vordergrund, beim anderen die Häufigkeit der Exazerbationen.

Hauptziel der Therapie sind nichtmedikamentöse Maßnahmen und Tabakentwöhnung. Medikamentös werden primär **β_2-Sympathomimetika** oder **Anticholinergika** eingesetzt. Eskalierend werden diese Substanzen miteinander kombiniert bzw. mit einem inhalativen Corticosteroid ergänzt. Letztere haben allerdings nur in ca. 30 % der Fälle eine positive Wirkung. Als letztes Mittel kann Roflumilast eingesetzt werden. Dies ist ein oraler PDE-4-Hemmer, der durch seine antiphlogistischen Eigenschaften das Risiko von Exazerbationen bei COPD-Patienten zu verringern scheint.

Orale Corticosteroide werden aufgrund der Nebenwirkungen nur in Ausnahmefällen gegeben. Für den Einsatz von Theophyllin gibt es keine Empfehlung. Zusätzlich sollten die Patienten **viel Flüssigkeit** zu sich nehmen, und es kann **Acetylcystein** (ACC) zur Schleimverflüssigung eingenommen werden. Bei zunehmender Erschöpfung sind sie auf eine Sauerstofftherapie angewiesen. Die Betroffenen sollten sich regelmäßig gegen Grippe und Pneumokokken impfen lassen.

Bei einer akuten Exazerbation werden **β_2-Sympathomimetika** und **Anticholinergika** vernebelt, und es wird intravenöses Cortison verabreicht. **Eskalierend kann mit intravenösen β_2-Sympathomimetika** wie Reproterol (Bronchospasmin®) oder Magnesium als Kurzinfusion gearbeitet werden. Im Gegensatz zum Asthmaanfall sollte bei Patienten mit COPD frühzeitig auch eine NIV-Therapie (nichtinvasive Ventilation) erwogen werden. Patienten mit Asthmaanfällen, die medikamentös nicht mehr zu verbessern sind, müssen meist einer Intubationsnarkose unterzogen werden.

3.1.3 Infekt der oberen Atemwege

Ein **akuter viraler Infekt** der Atemwege ist eine **alltägliche** und **spontan ausheilende** Erkrankung und wird auch als **grippaler Infekt** bezeichnet. Patienten sprechen fälschlicherweise oft von der Grippe. Allerdings unterscheidet sich die Symptomatik der echten **Grippe (Influenza)** durch hohes Fieber und Abnahme des Allgemeinbefindens erheblich von der eines grippalen Infekts.

Körperliche Schonung, Ruhe und ausreichende Flüssigkeitszufuhr tragen zu einer schnellen Genesung bei. Symptomatisch kann mit fiebersenkenden Schmerzmitteln (NSAR ➤ Kap. 3.8.1), Nasentropfen und Hustenlösern behandelt werden.

WICHTIG

Lebensbedrohliche Risiken bei „Erkältungsmitteln"

Viele der in Apotheken frei verkäuflichen und durch namhafte Pharmaunternehmen stark beworbenen „Erkältungsmittel" sind nicht nur wirkungslos, sondern können in seltenen Fällen auch zu lebensbedrohlichen neurologischen Zuständen führen. Hierbei handelt es sich um die oral einzunehmenden Mittel wie Boxagrippal®Wick DayNait®, Doregrippin®, Aspirin Complex® und Geloprosed®. Diese Präparate enthalten **Pseudoephedrin** bzw. die wirkungslose Substanz **Phenylephrin** und sind zur kurzfristigen symptomatischen Linderung einer Schleimhautschwellung von Nase und Nebenhöhlen („verstopfte Nase") zugelassen. Seit 2024 haben die Europäische Arzneimittelagentur (EMA) und das Bundesinstitut für Arzneimittel und Medizinprodukte (BfArM) zu diesem Sachverhalt allerdings eine Warnung durch einen **Rote-Hand-Brief** herausgegeben.

Pseudoephedrin-haltige Arzneimittel können selten zu schweren Erkrankungen der zerebralen Blutgefäße führen. Diese werden als posteriores reversibles Enzephalopathiesyndrom (**PRES**) und reversibles zerebrales Vasokonstriktionssyndrom (**RCVS**) bezeichnet. Bei Patienten mit schwerer Hypertonie oder Nierenerkrankungen sind diese Arzneimittel kontraindiziert. Der europäische Pharmakovigilanzausschuss (PRAC) hat aufgrund der potenziellen lebensbedrohlichen Risiken eine Marktrücknahme der entsprechenden Medikamente gefordert. Das arznei-telegramm® erachtet rezeptfreie perorale Fixkombinationen mit Pseudoephedrin und Phenylephrin seit Langem schon als irrational und entbehrlich. Eine „verstopfte Nase" könne mit einem für nur kurze Zeit bedarfsgerecht nasal angewendeten Vasokonstringens rascher, zuverlässiger und preiswerter gelindert werden.

Xylometazolin

Xylometazolin ist ein abschwellendes Mittel (Vasokonstriktor), das durch die Stimulation von α_1-Adrenozeptoren in der Nasenschleimhaut eine Verengung der Blutgefäße bewirkt. Die Reduktion der Schleimhautdurchblutung führt zu einer Abnahme der Schleimhautschwellung und erleichtert dem Patienten die Nasenatmung bei Erkältungen oder Allergien. Obwohl abschwellende Nasentropfen keinen Einfluss auf die Krankheit selbst haben, führen sie jedoch gerade bei Kindern zu einer besseren Schlafqualität und Schmerzlinderung durch Entlastung des Mittelohrs.

3.1.4 Medikamente bei Atemwegserkrankungen

Übersicht: ➤ Tab. 3.4.

3.2 Kardiovaskuläre Erkrankungen

Das **Herz-Kreislauf-System** steht als zentrales Versorgungssystem nicht nur in der Notfallmedizin häufig im Mittelpunkt. Nahezu jedes medizinische Fachgebiet ist gezwungen, sich mit diesem Organsystem auseinanderzusetzen. Durch interventionelle Techniken in der Kardiologie (Herzkatheter) und

Tab. 3.4 Medikamentenliste Atemwegserkrankungen

Erkrankung	Medikament	Applikation
Asthma	Pulmicort® (Corticoid) Symbicort® (Corticoid + β_2-Sympathomimetikum) Viani® (Corticoid + β_2-Sympathomimetikum) Aerodur® (β_2-Sympathomimetikum) Berotec® (β_2-Sympathomimetikum) Bronchospasmin® (β_2-Sympathomimetikum) Oxis® (β_2-Sympathomimetikum) Berodual® (β_2-Sympathomimetikum + Parasympatholytikum) Atrovent® (Parasympatholytikum) Spiriva® (Parasympatholytikum) Arane®, Vividrin®, DNCG®, Cromo® (Mastzellstabilisatoren)	inhalativ
Asthma (systemisch)	Decortin H®, Fortecortin®, Urbason® (Corticoide) Bricanyl® (β_2-Sympathomimetikum), Bronchoretard®, Uniphyllin® (Theophylline) Singulair® (Leukotrienantagonist)	oral
COPD	Corticoide (nur wenn klinisch erfolgreich) Aerodur® (β_2-Sympathomimetikum) Berotec® (β_2-Sympathomimetikum) Bronchospasmin® (β_2-Sympathomimetikum) Oxis® (β_2-Sympathomimetikum) Berodual® (β_2-Sympathomimetikum + Parasympatholytikum) Atrovent® (Parasympatholytikum) Spiriva® (Parasympatholytikum) Sauerstoff	inhalativ
COPD (systemisch)	Decortin H®, Fortecortin®, Urbason® (Corticoide) Bricanyl® (β_2-Sympathomimetikum) Bronchoretard®, Uniphyllin® (Theophylline) Flüssigkeit, Impfungen	oral; s.c.; i.m.
Schnupfen	Bepanthen® (Dexpanthenol) Kochsalzspray Olynth®, Otriven® (α-Sympathomimetika)	lokal (Salbe/Spray/ Tropfen)
Schleimlöser	ACC® akut Mucosolvan®	oral
Bakterielle Infektionen	Amoxicillin, Augmentan®, Cephalosporine, Penicillin	oral
Hustenblocker (Antitussiva)	Silomat®, Wick® (Dextrometorphan), Sedotussin® (Pentoxyverin)	oral
Allergien	Cetirizin/Zyrtec®, Fenistil®, Loratidin/Lorano®, Terfenadin® (Antihistaminika) Arane®, Cromo®, DNCG®, Vividrin® (Mastzellstabilisatoren)	oral

Radiologie (Embolisation von Gefäßen, Stentplatzierung und transluminaler Gefäßersatz) sind die Grenzen zwischen operativen und nichtoperativen Disziplinen verschwommen. Auf Erkrankungen dieses Systems gehen in Deutschland die meisten Erkrankungs- und Todesfälle zurück. Allein jeder Fünfte ist an einem arteriellen Hypertonus erkrankt. Die Dunkelziffer ist enorm hoch; bis zu zwei Drittel aller Erkrankten wissen über ihre Situation nicht Bescheid oder sind unzureichend therapiert.

Das Herz ist der zentrale Motor des Kreislaufs. Mit seinen zwei Vorhöfen (**Atrien**) und den beiden Kammern (**Ventrikeln**) schlägt es bei Erwachsenen physiologisch zwischen 50- und 180-mal in der Minute, je nach Aktivitätsgrad. Bei jüngeren Menschen sind Frequenzen bis 220/min physiologisch möglich. Es unterhält dabei die Funktion eigenständig (autonom), kann aber durch den **Sympathikus** und den **Parasympathikus** beeinflusst werden.

Pro Schlag transportiert jede Kammer zwischen 70 und 140 ml Blut in die angrenzende Arterie (linke Kammer: **Aorta,** rechte Kammer: **Arteria [A.] pulmonalis**), wobei beide Kammern stets nahezu gleich viel Blut transportieren. Multipliziert man das Schlagvolumen der linken Kammer mit der Herzfrequenz, erhält man das Herzzeitvolumen. Es liegt bei einem Erwachsenen in Ruhe bei etwa 4 l/min.

Das arterielle System führt Blut vom Herzen zu den Organen und zweigt sich dabei immer weiter auf. Die kleinsten Arterien, die **Arteriolen,** münden in das **Kapillarsystem** der Gewebe. Von dort fließt das Blut über das venöse System zurück zum Herzen. Eine Sonderform von Gefäßen stellen die **Pfortadern** dar. Sie haben an beiden Enden ein Kapillarsystem, ohne dass dazwischen das Herz liegt. Zusätzlich beginnen im Gewebe **Lymphgefäße,** die Abfallmaterialien, Leukozyten und Wasser einsammeln und über mehrere Lymphknotenstationen führen. Die Flüssigkeit gelangt u. a. über den **Ductus chylicus** (im Bereich der linken **V. subclavia**) in das venöse System zurück.

Gesteuert wird das gesamte System durch das vegetative Nervensystem und eine Vielzahl von Hormonen (z. B. **Angiotensin II, Aldosteron, Cortison, ADH**).

3.2.1 Arterieller Hypertonus

Je nach Altersgruppe leiden bis zu 80 % der Menschen an einem **Hypertonus.** Nur in etwa der Hälfte der Fälle ist die Erkrankung diagnostiziert, bei jedem zweiten Patienten wurde eine Therapie begonnen, aber nur jeder fünfte ist medikamentös gut eingestellt. Da es sich bei der Hypertonie um einen der wichtigsten Risikofaktoren für die koronare Herzkrankheit (KHK) und die arterielle Verschlusskrankheit (AVK) handelt, besteht in diesem Bereich noch ein erhebliches Verbesserungspotenzial. Die Diagnose der Hypertonie erfolgt über die Blutdruckmessung nach **Riva Rocci** (RR). Die Leitlinie der European Society of Cardiology (ESC 2024) für die Behandlung des Bluthochdrucks empfiehlt strenger als 2018 einen Zielbereich von 120–129/70–79 mmHg für die meisten Patienten, solange Antihypertensiva gut vertragen werden. Entsprechend der Leitlinie gelten die in ➤ Tab. 3.5 genannten Werte.

Die Ermittlung, ob ein Hypertonus vorliegt, sollte vornehmlich durch eine 24-Stunden-Messung oder häusliche Blutdruckmessungen erfolgen. Messungen in der Arztpraxis gelten, bedingt durch die Situation, als verfälscht (Weißkittelhypertonie).

Tab. 3.5 Einteilung des arteriellen Hypertonus, modifiziert nach ESC

Beurteilung	Systole [mmHg]		Diastole [mmHg]
Normal	< 130	und	< 85
Hochnormal	130–140	und/oder	85–90
Hypertonie I°	140–159	und/oder	90–99
Hypertonie II°	160–179	und/oder	100–109
Hypertonie III	≥ 180	und/oder	≥ 110

Die ESC-Leitlinien empfehlen für die medikamentöse Behandlung als First-line-Medikamente ACE-Hemmer, Angiotensin-II-Antagonisten, Calciumantagonisten und thiazidähnliche Diuretika. Die Präferenz liegt dabei auf ACE-Hemmern und Chlortalidon als Diuretikum. Betablocker sind speziell bei Begleiterkrankungen wie Herzinsuffizienz indiziert. Die Therapie sollte mit einer Kombination aus zwei niedrig dosierten First-Line-Medikamenten beginnen, idealerweise als Fixkombination. Bei unzureichender Wirkung können bis zu drei dieser Mittel eingesetzt werden, bevor die Dosierung zur maximalen Tagesdosis gesteigert wird. Ein resistenter Bluthochdruck wird festgestellt, wenn der Blutdruck trotz dreier maximal dosierter First-line-Medikamente über 140/90 mmHg bleibt. In solchen Fällen wird Spironolacton empfohlen, gefolgt von zentral wirksamen Antihypertensiva, Alphablockern oder Hydralazin, falls die Ziele weiterhin nicht erreicht werden. Eine Übersicht des Stufenschemas ist in ➤ Abb. 3.4 dargestellt. Die Medikamente können unabhängig von der Tageszeit eingenommen werden, da eine abendliche Einnahme keinen zusätzlichen Vorteil bietet. Zur Verbesserung der Patientencompliance wird mitt-

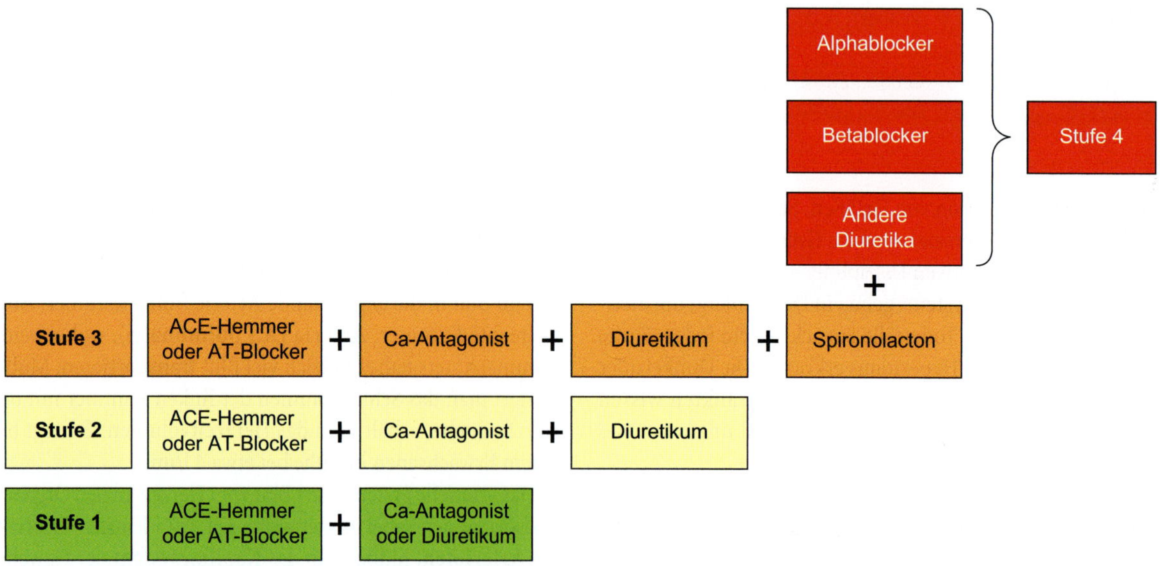

Abb. 3.4 Antihypertensive Therapie: Die Therapie erfolgt nach einem Stufenschema. Ab der Stufe 3 kann es individuelle Abweichungen je nach Begleiterkrankungen geben. Die Eskalation der Stufe 4 kann die Kombination aus entweder einem oder mehreren der zusätzlichen rot markierten Wirkstoffgruppen bedeuten. [P1015, L253]

lerweile eine Vielzahl an Kombinationspräparaten angeboten, bei denen sich zwei oder mehr Wirkstoffe in einer Tablette befinden. In ➤ Kap. 3.2.6 (➤ Tab. 3.6) sind exemplarisch nur die Präparate genannt, ohne auf die verschiedenen Kombinationsvarianten einzugehen.

In den meisten Fällen lässt sich keine unmittelbare Ursache für die Hypertonie finden; die Diagnose lautet dann essenzieller (primärer) Hypertonus. In rund 10 % der Fälle liegt ein erkennbarer Grund vor (sekundärer Hypertonus). Mögliche Erkrankungen, die zu einem Hypertonus führen können, sind

Tab. 3.6 Medikamentenliste kardiovaskuläre Erkrankungen

Wirkstoffgruppe	Wirkstoff	Medikament	Indikation
Alphablocker	Bunazosin	Andante®	Hypertonie, Blasenentleerungsstörungen bei BPH
	Doxazosin	Doxacor®	
	Indoramin	Wydora®	
	Prazosin	Prazosin®	
	Terazosin	Terablock®	
	Urapidil	Ebrantil®	
Betablocker	Acebutol (β_1-selektiv)	Prent®	Hypertonie, KHK, tachykarde Herzrhythmusstörungen, Langzeitbehandlung nach Herzinfarkt, chronische Herzinsuffizienz, Migräne
	Atenolol (β_1-selektiv)	TRI-Normin®	
	Bisoprolol (β_1-selektiv)	Bisoprolol® Concor® Jutabis®	
	Carvedilol (α- + β-Blockade)	Dilatrend®	
	Celiprolol (β_1-selektiv)	Celitin®	
	Metoprolol (β_1-selektiv)	Beloc®, Lopresor®	
	Nebivolol (β_1-selektiv)	Nebilet®	
	Penbutolol	Betapressin®	
	Pindolol	Visken®	
	Propranolol	Dociton®	
ACE-Hemmer	Benazepril	Benazepril®, Cibacen®	Hypertonie, Herzinsuffizienz, linksventrikuläre Dysfunktion
	Captopril	Tensiomin®	
	Enalapril	Carmen®, Xanef®	
	Fosinopril	Fosinorm®	
	Lisinopril	Acercomp®	
	Perindopril	Bipreterax®, Coversum®	
	Quinapril	Accuzide®	
	Ramipril	Delix®	
	Trandolapril	Tarka®	
Angiotensin-Rezeptorblocker	Azilsartan	Edarbi®	Hypertonie, Herzinsuffizienz, linksventrikuläre Dysfunktion
	Candesartan	Atacand®, Blopress®, Diovan®	
	Eprosartan	Teveten®	
	Irbesartan	CoAprovel®	
	Losartan	Lorzaar®	
	Olmesartan	Olmetec®, Vocado®, Votum®	
	Telmisartan	Micardis®, Twynsta®	
	Valsartan	Diovan®, Exforge®, Provas®	
Reninantagonisten	Aliskiren	Rasilez®	Hypertonie
Betablocker, atypisch, Klasse-III-Antiarrhythmika	Sotalol	Sotalex®	Schwerwiegende tachykarde Herzrhythmusstörungen

Tab. 3.6 Medikamentenliste kardiovaskuläre Erkrankungen *(Forts.)*

Wirkstoffgruppe	Wirkstoff	Medikament	Indikation
Diuretika	Hydrochlorothiazid	Esidrix®, HCT®	Hypertonie, Ödeme, chronische Herzinsuffizienz
	Thiazidanaloga	Aquaphor®, Diamox®, Hygroton®, Xipamid®	
Schleifendiuretika	Bumetanid	Burinex®	
	Furosemid	Lasix®	
	Piretanid	Arelix®	
	Torasemid	Torem®	
Aldosteronantagonisten	Spironolacton	Aldactone®	
Digitalis	Acetyldigoxin	Novodigal®	Herzinsuffizienz, Tachyarrhythmia absoluta, paroxysmales Vorhofflimmern/Vorhofflattern
	Digitoxin	Digimerck®	
	Digoxin	Lanicor®	
	Metildigoxin	Lanitop®	
Nitrate	Glyceroltrinitrat	Corangin®, Nitrolingual®	AP-Beschwerden, akute Linksherzinsuffizienz
	Isosorbidmononitrat/Isosorbiddinitrat	ISDN®, ISMN®, Isoket®, nipruss®	
	Molsidomin	Corvaton®	
Calciumantagonisten	Amlodipin	Exforge®, Norvasc®	Hypertonie, KHK
	Felodipin	Delmuno®	
	Isradipin	Vascal®	
	Lercanidipin	Carmen®	
	Manidipin	Vivace®	
	Nifedipin	Adalat®	
	Nisoldipin	Baymycard®	
	Nitrendipin	Bayotensin®	
Vasodilatatoren bei pAVK	Naftidrofuryl	Dusodril®	pAVK II
	Pentoxifyllin	Pentox®	
Vitamin-K-Antagonisten	Phenprocoumon	Marcumar®	Prophylaxe und Therapie thrombembolischer Ereignisse
	Warfarin	Coumadin®	
Thrombozytenaggregationshemmer	Acetylsalicylsäure	Aspirin®, Godamed®, Herz-ASS®, Thomapyrin®	Herzinfarkt, Z. n. Koronarintervention, Schlaganfall
	Clopidogrel	Iscover®, Plavix®	
	Ticlopidin	Tiklid®	
DOAKs	Apixaban	Eliquis®	Vorhofflimmern, TVT, Lungenembolie
	Dabigatran	Pradaxa®	
	Edoxaban	Lixiana®	
	Rivaroxaban	Xarelto®	
Klasse-I-Antiarrhythmika (Na-Kanal-Blocker)	Ajmalin *Klasse Ia*	Gilurytmal® i. v.	Supraventrikuläre Herzrhythmusstörungen, AV-junktionale Tachykardien, WPW-Syndrom, ventrikuläre Herzrhythmusstörungen
	Lidocain *Klasse Ib*	Lidocard®, Xylocain®	Ventrikuläre Herzrhythmusstörungen
	Flecainid *Klasse Ic*	Tambocor®	Supraventrikuläre Herzrhythmusstörungen, AV-junktionale Tachykardien, WPW-Syndrom, ventrikuläre Herzrhythmusstörungen
	Propafenon	Rytmonorm®	

Tab. 3.6 Medikamentenliste kardiovaskuläre Erkrankungen *(Forts.)*

Wirkstoffgruppe	Wirkstoff	Medikament	Indikation
Klasse-III-Antiarrhythmika	Amiodaron	Cordarex®	Supraventrikuläre Rhythmusstörungen, AV-junktionale Tachykardien, WPW-Syndrom, ventrikuläre Rhythmusstörungen
	Sotalol	Rentibloc®	
Klasse-IV-Antiarrhythmika	Diltiazem	Dilzem®	KHK, AP-Beschwerden, Prinzmetal-Angina, Hypertonie, paroxysmale supraventrikuläre Tachykardien, Vorhofflimmern, Vorhofflattern
	Verapamil	Isoptin®	Paroxysmale supraventrikuläre Tachykardien, Vorhofflimmern, Vorhofflattern
Einzelsubstanzen	Dihydralazin	Nepresol®	Hypertonie, Hypertonie in der Schwangerschaft
	Methyldopa	Presinol®	Hypertonie in der Schwangerschaft
	Minoxidil	Lonolox®	Nicht anders einstellbare Hypertonie
		Minoxicutan®	Alopezie

z. B. eine Nierenarterienstenose oder ein Phäochromozytom. Ist die Ursache beseitigt, bildet sich in der Regel die Hypertonie zurück.

Wichtige Folgeerkrankungen der Hypertonie sind: **Linksherzhypertrophie, Linksherzinsuffizienz, Myokardinfarkt, Niereninsuffizienz, pAVK (periphere arterielle Verschlusskrankheit), Aortendissektion, Schlaganfall, Retinopathie.**

Da die Kreislaufregulation von vielen Systemen beeinflusst wird, existieren viele Wirkstoffe, die zur Hochdrucktherapie eingesetzt werden:

- **Sympatholytika (Alphablocker, Betablocker)**
- **Calciumantagonisten**
- Medikamente, die das Renin-Angiotensin-System (➤ Abb. 3.5) beeinflussen: **ACE-Hemmer, Renin-Blocker, Angiotensin-II-Rezeptorblocker**
- **Diuretika**

Studien haben gezeigt, dass eine konsequente Therapie des Hypertonus mit dem Erreichen von Normalwerten sowohl die Zahl der Folgeerkrankungen (**Morbidität**) als auch die Sterberate (**Mortalität**) senkt. In das Reich der Mythen gehört die Aussage, dass ältere Menschen einen höheren Blutdruck brauchen.

Alpha-1-Blocker

Alpha-1-Rezeptor-Antagonisten entfalten ihre Wirkung durch eine Blockade der **α_1-Rezeptoren** sowohl in **Arterien als auch in Venen** (➤ Kap. 2.7.7). Neben der Indikation Hypertonie werden sie auch bei der benignen Prostatahyperplasie (BPH) eingesetzt. Die Blockade von α_1-Rezeptoren führt zu einer Entspannung der glatten Muskulatur in Blase und Prostata, sodass der Harnabfluss verbessert wird und Symptome wie häufiges oder erschwertes Wasserlassen gelindert werden. Eine reine Monotherapie mit α_1-Blockern führt zu einem vermehrten Auftreten von **Herzinsuffizienz,** weshalb sie nur noch als Reserveantihypertonikum in Kombination mit den anderen Antihypertensiva bei therapieresistenter Hypertonie eingesetzt werden.

Betablocker

Diese Substanzgruppe umfasst derzeit ca. 20 verschiedene Wirkstoffe mit unzähligen verschiedenen Präparaten (➤ Kap. 3.2.6). Betablocker werden nur noch zu einer schon bestehenden antihypertensiven Medikamentenkonstellation hinzukombiniert, wenn es sich um eine Herzinsuffizienz, eine KHK oder tachykarde Herzrhythmusstörungen handelt.

Nähere Informationen ➤ Kap. 2.3, ➤ Kap. 2.20 und ➤ Kap. 2.21.

WICHTIG

Betablocker

Zu den Betablockern zählende Wirkstoffnamen erkennt man an der Endung **-olol** (z. B. Metoprolol).

Diuretika

Diuretika gehören zu den ältesten Antihypertensiva. Sie senken die Mortalität um 30 % und das Schlaganfallrisiko um 50 %. Häufig verschriebene Wirkstoffe sind hier **Thiaziddiuretika**

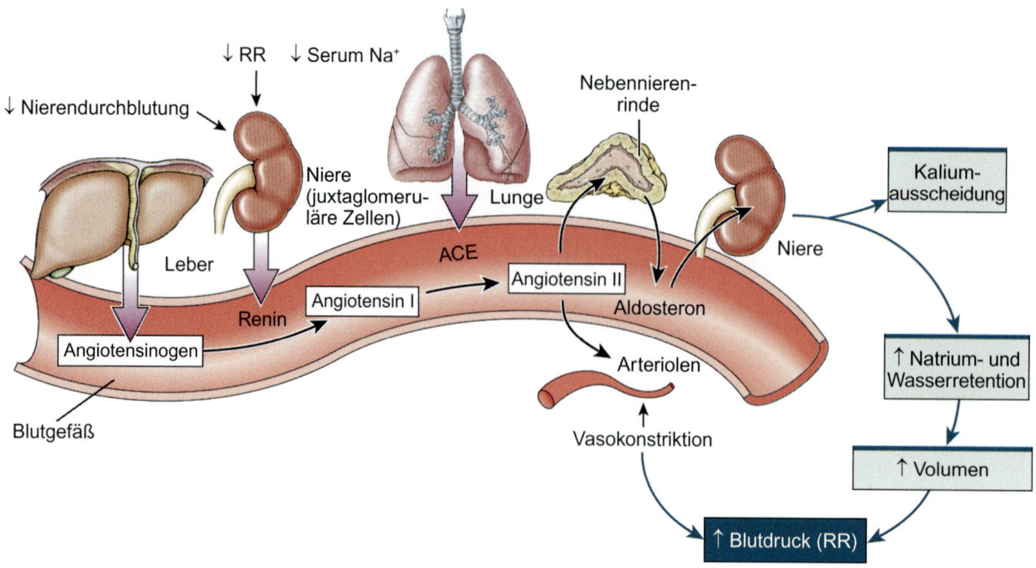

Abb. 3.5 Regelkreislauf Renin-Angiotensin-Aldosteron-Mechanismus: Die Leber gibt Angiotensinogen in die Blutbahn ab. Dieses wird durch das Enzym Renin, das aus der Niere stammt, in Angiotensin I gespalten. Angiotensin I wird durch Angiotensin-Converting-Enzym (ACE) in Angiotensin II umgewandelt. Angiotensin II sorgt für eine Vasokonstriktion und steigert die Ausschüttung von Aldosteron. Aldosteron fördert die Wasserrückresorption in der Niere und führt dadurch zur langfristigen Blutdrucksteigerung. [G944-003]

(z. B. Hydrochlorothiazid [HCT]) und **Schleifendiuretika** (z. B. Furosemid [➤ Kap. 2.9.1], Torasemid). Beide Substanzklassen haben den Nachteil, dass sie zu einem renalen Kaliumverlust führen und somit Herzrhythmusstörungen induzieren können. Besonders HCT wird häufig als Kombinationspräparat, z. B. mit ACE-Hemmern, verschrieben. Neben den oben genannten Diuretikagruppen existieren auch kaliumsparende Wirkstoffe und **Aldosteronantagonisten.** Diuretika führen zu einer verstärkten Natrium- und Wasserausscheidung, weshalb sie auch als Saluretika (von lat. „sal" = Salz) bezeichnet werden. Studien haben ergeben, dass bei der Einnahme von HCT ein erhöhtes Hautkrebsrisiko besteht. Ein empfohlenes Ausweichpräparat ist Chlortalidon (Hygroton®).

ACE-Hemmer

ACE-Hemmer blockieren die Funktion des **Angiotensin-Converting-Enzyms (ACE)** und greifen so in das **Renin-Angiotensin-Aldosteron-System (RAAS)** ein. Durch diese Blockade wird weniger **Angiotensin I** in **Angiotensin II** umgewandelt. Angiotensin II gehört zu den stärksten **Vasokonstriktoren** des Körpers. Sinkt der Angiotensin-II-Spiegel im Blut, wird die Gefäßengstellung vermindert und der Blutdruck fällt. Gleichzeitig wird die Stimulation von **Aldosteron,** die ebenfalls durch Angiotensin II erfolgt, vermindert. Dies führt zu einer geringeren Natrium- und Wasserrückresorption in der Niere ➤ Abb. 3.5).

Eine häufige Nebenwirkung bei ACE-Hemmern ist ein trockener **Reizhusten.** Patienten, die ACE-Hemmer nicht vertragen, werden oft auf Angiotensin-Rezeptorblocker umgestellt. Im Rettungsdienst kommt als bedrohliche Komplikation das **Quincke-Ödem** vor. Dieses entsteht, weil Bradykinin durch ACE-Hemmer nicht mehr abgebaut wird und durch seine vasodilatatorische Wirkung zu Ödemen führt. Häufig wird es auch als **Angioödem** oder **angioneurotisches Ödem** bezeichnet. Außer durch Medikamente kann ein vererbter Mangel an C1-Esterase-Inhibitor (**hereditäres Angioödem**) Ursache für das Ödem sein.

WICHTIG

Abgrenzung zum allergischen Angioödem

Ein allergisches Angioödem ist eine akut einsetzende Schwellung von Haut und Unterhautgewebe, die aufgrund einer allergischen Reaktion durch Freisetzung von Histamin auftritt. Eine Anaphylaxie ist eine systemische Reaktion mit begleitenden Symptomen wie Juckreiz, Urtikaria, Atembeschwerden oder auch Kreislaufproblemen. Ein nichtallergisches Angioödem entwickelt sich langsamer über Stunden bis Tage, oft nach Dosiserhöhung der ACE-Hemmer. Im Gegensatz zur Anaphylaxie ist es nicht mit schwerwiegenden Begleitsymptomen wie Juckreiz oder Atemnot assoziiert und rein auf Gesicht, Lippen und Zunge begrenzt (➤ Abb. 3.6).

WICHTIG

ACE-Hemmer

Zu den ACE-Hemmern zählende Wirkstoffnamen erkennt man an der Endung **-pril** (z. B. Ramipril).

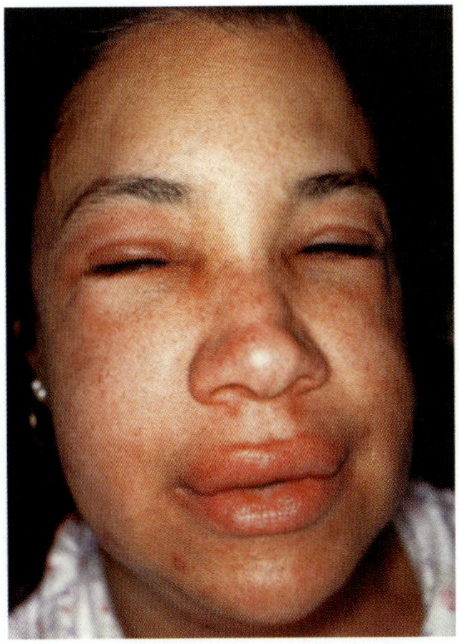

Abb. 3.6 Angioödem [E434-004]

Angiotensin-Rezeptorblocker (ARB)

Angiotensin-Rezeptorblocker blockieren die Rezeptoren (AT_1-Rezeptoren), an die Angiotensin II bindet, um seine Wirkung zu entfalten. Ähnlich wie ACE-Hemmer setzen sie am RAAS an. In einigen Studien haben sie sich gegenüber den ACE-Hemmern als überlegen erwiesen; ihr Hauptvorteil liegt jedoch in der besseren Verträglichkeit. Die bei ACE-Hemmern auftretende Nebenwirkung Husten kommt unter ARB-Therapie nicht vor.

WICHTIG

Angiotensin-Rezeptorblocker

Zu den Angiotensin-Rezeptorblockern zählende Wirkstoffnamen erkennt man an der Endung **-sartan** (z. B. Candesartan).

Calciumantagonisten

Calciumantagonisten gehören zu den älteren Medikamenten gegen Hypertonie (➤ Kap. 2.7.5, ➤ Kap. 2.7.6). Sie hemmen die Calciumaufnahme in die Zellen der Blutgefäße, was zur Relaxation und Dilatation der Gefäße führt. Dies wiederum bewirkt eine Senkung des peripheren Widerstands und damit des Blutdrucks.

Unter den verschiedenen Präparaten gibt es eher gefäßwirksame (Dihydropyridin-Typ) und eher herzwirksame (Nicht-Dihydropyridin-Typ) Stoffe (➤ Abb. 3.7).

Die herzwirksamen Calciumantagonisten werden auch als Klasse-IV-Antiarrhythmika eingesetzt (z. B. Verapamil) (➤ Kap. 2.3) und senken die Herzfrequenz durch direkte Wirkung am Sinus- und AV-Knoten. Unter den eher gefäßwirksamen Stoffen sind langwirksame Wirkstoffe vorzuziehen, bei denen die Patienten mit einer einmaligen Einnahme pro

Calciumantagonisten	
Dihydropyridin-Typ	**Nicht-Dihydropyridin-Typ**
Gefäße	**Herz und Gefäße**
Indikation • Arterielle Hypertonie • Herzinsuffizienz	**Indikation** • Supraventrikuläre Tachykardien
3. Generation: langsam anflutend und langwirksam ohne Reflextachykardie • Lercanidipin • Amlodipin • Felodipin	Phenylalkylamine • Verapamil (Isoptin®) Benzothiazepine • Diltiazem (Dilzem®)
2. Generation: langsamer anflutend und weniger Reflextachykardie • Nitrendipin (Bayotensin®) Nicht mehr verfügbar	
1. Generation: schnell anflutend, kurzwirksam mit Reflextachykardie • Nifedipin (Adalat®) • Nifedipin retard (verlängert nur die Wirkdauer, schnelle Anflutung bleibt!)	

Abb. 3.7 Übersicht Calciumantagonisten [P1015, L253]

Tag auskommen (z. B. Amlodipin, Felodipin). Nifedipin ist als Calciumantagonist der 1. Generation weder für die Langzeit- noch für die Akuttherapie geeignet. Durch die schnelle Anflutung führt eine Reflextachykardie zu einem Anstieg der Mortalität. Die 3. Generation wie Amlodipin und Lercanidipin haben einen langsameren Wirkeintritt und eine längere Wirkdauer, wobei Lercanidipin die beste Wirkkinetik aufweist. Das für die Akutsituation früher gut geeignete Nitrendipin (Bayotensin® akut) wird in Deutschland nicht mehr hergestellt.

WICHTIG

Calciumantagonisten

Zu den Calciumantagonisten zählende Wirkstoffnamen erkennt man an der Endung **-dipin** (z. B. Amlodipin).

Alternativpräparate

Wenn trotz einer Vielfachkombination keine adäquate Einstellung des Blutdrucks möglich ist, stehen als weitere Präparate zentral wirksame Sympatholytika (Clonidin, Moxonidin, Methyldopa), arterioläre Vasodilatatoren (Dihydralazin, Minoxidil) und Reninhemmer (Aliskiren) zur Verfügung. Diese Wirkstoffe kommen seltener zum Einsatz, und ihr prognostischer Nutzen ist nicht durch Studien belegt (gilt auch für Alpha-1-Rezeptor-Blocker). Eine Sonderstellung nimmt das Alpha-Methyldopa ein, das als Antihypertensivum der ersten Wahl in der Schwangerschaft Anwendung findet.

KLINIK

Hypertonie in der Schwangerschaft

In der Schwangerschaft wird zur Therapie der Hypertonie Alpha-Methyldopa eingesetzt. Diese Substanz kommt in der normalen Therapie des Hypertonus nicht zum Einsatz, da es zu viele Nebenwirkungen hat. Aufgrund des Alters des Wirkstoffs ist jedoch die Unbedenklichkeit während der Schwangerschaft erwiesen. Metoprolol ist hinsichtlich der Anwendung im 1. Trimenon breiter untersucht, allerdings wird ein erhöhtes Risiko für fetale Wachstumsrestriktion diskutiert. ACE-Hemmer, Angiotensin-II-Rezeptorantagonisten und Diuretika sind in der Schwangerschaft **kontraindiziert.** Bei den Präeklampsie-bedingten Hochdruckformen haben sich Magnesium, Nifedipin und Urapidil bewährt. Dihydralazin sollte, trotz seiner Zulassung, wegen erheblicher Nebenwirkungen, nicht angewendet werden.

3.2.2 Chronische Herzinsuffizienz

Die **chronische Herzinsuffizienz** ist ein Syndrom unterschiedlicher Ursachen, dessen Häufigkeit (Inzidenz) stark zugenommen hat, was zum einen auf die verbesserten Herzinfarkttherapien und zum anderen auf das zunehmende Alter der Bevölkerung zurückzuführen ist.

Pathophysiologisch ist die Hauptursache für eine Herzinsuffizienz ein **Hypertonus,** dicht gefolgt von der **Hypercholesterinämie.** Beide Krankheitsbilder führen zu Veränderungen an den Herzkranzgefäßen und dadurch zur **koronaren Herzkrankheit (KHK).** Auch chronisches Vorhofflimmern kann zu Herzinsuffizienz führen. Seltenere Ursachen sind **Kardiomyopathien, Herzklappenveränderungen** und Entzündungen des Herzmuskels.

Eingeteilt wird die Herzinsuffizienz gemäß der New York Heart Association (NYHA) in vier Schweregrade, die sich an den Symptomen orientieren.

KLINIK

Einteilung der Herzinsuffizienz nach NYHA

- **NYHA I:** keine Einschränkungen körperlicher Leistungsfähigkeit, < 5 % Mortalität/Jahr
- **NYHA II:** Beschwerden bei erheblicher Belastung, 5–10 % Mortalität/Jahr
- **NYHA III:** Beschwerden bei moderater Belastung, 10–20 % Mortalität/Jahr
- **NYHA IV:** Beschwerden in Ruhe oder bei geringster Belastung, 20–50 % Mortalität/Jahr

Im Krankheitsverlauf kommt es nach einer Schädigung am Herzen zu einer Umstrukturierung des Myokards (**Remodelling**), zu einer Dilatation und darüber hinaus zu Nekrosen und programmiertem Zelltod (**Apoptose**). Um die daraus resultierende Minderversorgung zu kompensieren, steigt der Sympathikotonus, was erneut zu einer Belastung des ohnehin insuffizienten Herzens führt. Die körpereigenen Kompensationsmechanismen schwächen das Herz also weiter – ein Teufelskreis (Circulus vitiosus).

Die medikamentöse Therapie der chronischen Herzinsuffizienz ist komplex. Grundansatz der Therapie ist eine Entlastung des Herzens. Zur Reduktion der Mortalität empfiehlt die Leitlinie für alle Patienten eine Kombination der folgenden Medikamente:

- **ACE-Hemmer/Angiotensin-Rezeptorblocker**
- **Betablocker**
- **Aldosteron-Antagonist**
- **SGLT2-Inhibitor**

SGLT2-Inhibitoren

SGLT2-Inhibitoren (Sodium-Glucose Cotransporter-2-Inhibitoren) sind eine Klasse von Medikamenten, die hauptsächlich zur Behandlung des **Typ-2-Diabetes** eingesetzt werden. Sie wirken, indem sie den **Natrium-Glucose-Cotransporter 2** im proximalen Tubulus der Niere hemmen. Dadurch wird die **Rückresorption von Glucose und Natrium** aus dem Urin in den Blutkreislauf verringert. In den letzten Jahren haben SGLT2-Inhibitoren auch Aufmerksamkeit in der Behandlung von **Herzinsuffizienz und chronischen Nierenerkrankungen** erhalten, da sie günstige kardiovaskuläre und renale Ergebnisse zeigen. Bekannte Präparate sind Dapagliflozin und Empagliflozin.

Bei Volumenüberladung werden zusätzlich **Diuretika** kombiniert. Dann kommen **Schleifendiuretika** wie **Furosemid** oder **Torasemid** zum Einsatz (➤ Kap. 2.10).

Furosemid

➤ Kap. 2.10.1.

Ivabradin

Ivabradin (Procoralan®) reduziert die Herzfrequenz, insbesondere bei Patienten mit **stabiler Angina pectoris oder Herzinsuffizienz,** ohne die myokardiale Kontraktilität zu verringern (im Gegensatz zu Betablockern). Es wirkt spezifisch auf die **If-Kanäle** („funny channels") im Herzen, die für die Regulation der Herzfrequenz verantwortlich sind. Durch die Beeinflussung dieser Kanäle wird die Herzfrequenz gesenkt, ohne die Kontraktionskraft des Herzens negativ zu beeinflussen. Die „funny channels" verdanken ihren Namen ihren ungewöhnlichen elektrischen Eigenschaften und der Art und Weise, wie sie zur Erregung (Depolarisation) von Herzmuskelzellen beitragen.

Digitalis

➤ Kap. 2.3.4

Digitalispräparate wirken herzkraftsteigernd und herzfrequenzsenkend und werden vorzugsweise bei Patienten mit **Vorhofflimmern** oder **Vorhofflattern** kombiniert. Zusätzlich sollten – wenn nötig – im Rahmen der Ernährung eine Gewichtsreduktion und Salzrestriktion erfolgen. In den Herzinsuffizienzstadien I und II ist eine kontrollierte sportliche Betätigung sinnvoll.

3.2.3 Koronare Herzkrankheit

Die **koronare Herzkrankheit (KHK)** gehört mit ihrer Folgeerkrankung, dem **Herzinfarkt,** zu den führenden Todesursachen in Deutschland. Auch wenn die Zahl der Sterbefälle durch bessere Therapiemöglichkeiten rückläufig ist, versterben jährlich ca. 50.000 bis 100.000 Menschen an einem Herzinfarkt. Die wichtigsten **Risikofaktoren** sind **Hypertonie, Hypercholesterinämie, Diabetes mellitus** und **Rauchen.** Auch die **Vererbung** spielt – insbesondere bei Herzinfarkten vor dem 40. Lebensjahr – eine große Rolle.

Die Pathophysiologie des Herzinfarkts ist bislang nicht vollständig geklärt. Ein zentraler Aspekt ist die Bildung **arteriosklerotischer Plaques** in der Gefäßwand – ein Prozess, der bereits in der Jugend beginnt. Diese Plaques setzen sich überwiegend aus **Cholesterin** zusammen und werden durch verschiedene Begleiterkrankungen weiter gefördert.

Besonders riskant sind geringgradige Stenosen, in denen Entzündungsprozesse ablaufen, die zu einer Aufweichung der Gefäßwand führen. Diese Erweichung erhöht die Wahrscheinlichkeit, dass die Gefäßmembran reißt. An den beschädigten Endothelzellen wird die Blutgerinnung aktiviert, wodurch sich Thromben bilden. In der Folge kommt es zu einer akuten Verlegung der Koronararterien, was zu einem Herzinfarkt führen kann.

Geringgradige Stenosen sind für etwa drei Viertel aller **akuten Koronarsyndrome (ACS)** verantwortlich, während hochgradige Stenosen nur rund 15 % der Fälle ausmachen. Ältere hochgradige Stenosen sind in der Regel so verhärtet, dass ein akutes Einreißen der Gefäßwand selten ist. Stattdessen führen sie durch die Verminderung des Blutflusses hauptsächlich zu **Angina pectoris (AP)** und **Herzinsuffizienz.** Jegliche Unterversorgung des Myokards mit Sauerstoff verursacht normalerweise AP-Beschwerden. Polyneuropathien, wie sie z. B. im Rahmen einer langen Diabeteserkrankung auftreten, können jedoch die Symptome maskieren. Ähnlich wie bei der Hypertonie wissen die meisten Patienten nicht, dass sie eine KHK haben. Jede zweite Erkrankung wird erst durch einen akuten Myokardinfarkt diagnostiziert.

Die Therapie der KHK steht auf drei Säulen:

1. Das **Körpergewicht** sollte im Normbereich liegen, und es sollte eine **sportliche Betätigung,** z. B. im Rahmen einer „koronaren Herzsportgruppe", stattfinden.
2. Alle Erkrankungen, die als Risikofaktor für eine KHK gelten, sollten optimal therapiert werden.
3. Interventionelle Therapie, z. B. **Herzkatheteruntersuchungen** mit **Dilatation** verengter Gefäße und Anlage von **Stents:** Dieses Vorgehen ist für den Patienten schonend und besonders in der Akutphase des Herzinfarkts sehr wichtig. Alternativ oder wenn eine **Angioplastie** im Herzkatheterlabor nicht möglich ist, kann im Rahmen der Herzchirurgie eine **Bypassoperation** durchgeführt werden.

Medikamentös besteht die **Standardtherapie der KHK** aus einer Kombination von vier Medikamentengruppen:

- **Thrombozytenaggregationshemmer**
- **Betablocker** (➤ Kap. 3.2.1)
- **ACE-Hemmer** (➤ Kap. 3.2.1)
- **Cholesterinsenker**

WICHTIG

Betablocker nach Herzinfarkt

Die routinemäßige Einnahme von Betablockern nach Herzinfarkt wird nur mit abgeschwächtem Empfehlungsgrad angeraten. Die Leitlinienempfehlungen sind diesbezüglich nicht ganz einheitlich. Mehrere Leitlinien, darunter die Nationale VersorgungsLeitlinie, empfehlen, bei Patienten ohne linksventrikuläre Dysfunktion die fortgesetzte Therapie nach einem Jahr zu überprüfen.

Bei **symptomatischen KHK-Patienten** treten die Symptome häufig unter Belastung auf und lassen nach Beendigung der körperlichen Belastung wieder nach; dies wird als **stabile AP** („Brustenge") bezeichnet. Diese Brustenge kann mit **Nitraten** (➤ Kap. 2.7.4) kupiert werden.

Nitrate

Nitrate dienen in der Therapie der KHK allein der Beseitigung von Symptomen. Ein Einfluss auf die Sterberate konnte nicht nachgewiesen werden. Auch der Grad der Arteriosklerose wird durch Nitrate nicht beeinflusst.

Nitrate werden in zwei Gruppen eingeteilt. Die langwirksamen Präparate werden in Form von Tabletten eingenommen. Zur Beseitigung akuter Symptome stehen Nitrate als Spray für die s. l. Gabe oder als Kapseln zur Verfügung. Da bei der Einnahme vieler Wirkstoffe eine Gewöhnung eintritt, muss eine abendliche Pause eingehalten werden.

Thrombozytenaggregationshemmer

Wesentlicher Bestandteil der Therapie von KHK-Patienten ist die **Thrombozytenaggregationshemmung.** Dies gilt insbesondere für Patienten, die bereits einen Herzinfarkt erlitten haben oder bei denen eine Intervention. (Koronarstentimplantation) im Herzkatheterlabor erfolgt ist. Der Standard als Dauermedikation ist niedrig dosierte **Acetylsalicylsäure** (in der Regel ASS 100 mg/Tag). Unmittelbar nach einer Koronarintervention mit Stentanlage stehen die Patienten für eine gewisse Zeit unter einer erweiterten Therapie. Zumeist werden Wirkstoffe verwendet, welche die **ADP-induzierte Aggregation** der Thrombozyten verhindern (z. B. Ticagrelor oder Clopidogrel). Die gleichzeitige Therapie von ASS mit einem ADP-Rezeptor-Antagonisten wird als doppelte Plättchenhemmung bezeichnet. Die Dauer der dualen antithrombotischen Therapie richtet sich danach, ob der Patient beschichtete oder unbeschichtete Stents erhalten hat:

- **Drug-Eluting Stents (DES) (beschichtet):** mindestens 6–12 Monate
- **Bare-Metal Stents (BMS) (unbeschichtet):** 1–6 Monate

Cholesterinsenker

Die Senkung des Cholesterinspiegels ist ein wichtiger Bestandteil der medikamentösen Therapie aller Erkrankungen, die mit Arteriosklerose einhergehen (➤ Kap. 3.5.2). Eine bevorzugte Wirkstoffgruppe sind die **Statine** (z. B. Simvastatin, Rosuvastatin, Atorvastatin).

Statine hemmen ein wichtiges Enzym in der Cholesterinbiosynthese in der Leber: die 3-Hydroxy-3-methylglutaryl-Coenzym A-Reduktase (**HMG-CoA-Reduktase**). Durch Hemmung dieses Enzyms reduzieren Statine die cholesterinsynthetisierenden Prozesse in der Leber, was zu einer Senkung der Cholesterinproduktion führt.

Statine reduzieren nachweislich die Morbidität und Mortalität von Herz-Kreislauf-Erkrankungen.

3.2.4 Herzrhythmusstörungen

Prinzipiell spielen bei der Dauertherapie von **Herzrhythmusstörungen** dieselben Medikamente eine Rolle wie in der Akuttherapie (➤ Kap. 2.3). Die Behandlung von Rhythmusstörungen verfolgt verschiedene Ziele: Zum einen soll das Auftreten von Arrhythmien von vornherein unterdrückt werden; zum anderen sollen Tachykardien (z. B. bei Vorhofflimmern) verhindert werden. Zusätzlich zur medikamentösen Therapie stehen bei malignen Herzrhythmusstörungen wie der Torsade-de-Pointes-Tachykardie oder Kammerflimmern noch Herzschrittmacher und **AICD** (automatische interne Cardioverter-Defibrillatoren) zur Verfügung. Zunehmend an Bedeutung gewonnen hat die **elektrophysiologische Untersuchung (EPU)** in einem Herzkatheterlabor, bei der versucht wird, **arrhythmogene Strukturen** innerhalb des Herzens zu identifizieren. Nach Identifikation werden diese Strukturen gezielt mit Strom verbrannt (**Katheterablation**) und damit stillgelegt, sodass keine Arrhythmien mehr auftreten. Dieses Vorgehen hat sich insbesondere beim **WPW-** und **LGL-Syndrom** bewährt.

Die medikamentöse Dauertherapie unterscheidet sich nicht wesentlich von der Akuttherapie. Für die einzelnen Antiarrhythmika wird daher auf ➤ Kap. 2.3 verwiesen.

Die größte Gefahr bei Vorhofflimmern besteht in der Bildung von Vorhofthromben im linken Atrium, die einen Schlaganfall auslösen können. Deshalb ist die orale Antikoagulation mit Marcumar oder einem DOAK eine wichtige Säule der Therapie.

Vitamin-K-Antagonisten

Vitamin-K-Antagonisten vermindern die Vitamin-K-abhängige Synthese von Gerinnungsfaktoren in der Leber (Faktoren II, VII, IX und X). Die Laborwerte, nach denen die Therapie gesteuert wird, sind der Quick-Wert (Angabe in %, 100 % = normale Gerinnung) oder der INR-Wert (International Normalized Ratio, Normalwert = 1). Bei der Therapie mit Vitamin-K-Antagonisten muss eine sorgfältige Nutzen-Risiko-Abwägung erfolgen: Bei sturzanfälligen Patienten sollte auf die Gabe dieser Wirkstoffe wegen der (insbesondere intrakraniellen) Blutungsgefahr verzichtet werden (➤ Kap. 2.12). Die Hauptindikationen sind Vorhofflimmern, mechanischer Herzklappenersatz sowie Z. n. Lungenembolie und Venenthrombosen.

WICHTIG

Marcumar®-Ausweis

Patienten, die Vitamin-K-Antagonisten erhalten, haben in der Regel einen Ausweis, in dem neben der Therapie auch die letzten Laborergebnisse und die aktuelle Dosis vermerkt sind. Diesen Ausweis bei Transport ins Krankenhaus mitnehmen und übergeben.

Direkte orale Antikoagulanzien (DOAK)

Zu den **direkten oralen Antikoagulanzien** (DOAK), die vor einigen Jahren noch als **neue orale Antikoagulanzien** (NOAK) bezeichnet wurden, gehören die Wirkstoffe Apixaban (Eliquis®), Dabigatran (Pradaxa®), Edoxaban (Lixiana®) und Rivaroxaban (Xarelto®). Ihre primäre Indikation liegt in der Behandlung von Vorhofflimmern, um Thrombenbildung im linken Vorhof zu verhindern. Auch bei der Behandlung tiefer Venenthrombosen und Lungenembolien sowie zur Thromboseprophylaxe bei bettlägerigen Patienten kommen sie zum Einsatz. Da hierbei keine engmaschigen Laborkontrollen notwendig sind, haben sie gegenüber der Therapie mit Vitamin-K-Antagonisten Vorteile. Alle Wirkstoffe mit einem „x" in ihrem Namen sind direkte Faktor-X-Antagonisten (römische Ziffer X = 10). Dabigatran ist ein direkter Thrombinhemmer (➤ Abb. 2.94) Bei akuten Blutungen ist jedoch eine Aufhebung der Wirkung schwieriger als bei Vitamin-K-Antagonisten. Für die Wirkstoffe **Apixaban** und **Rivaroxaban** wurde 2019 das **Antidot Andexanet alfa** entwickelt, das die Wirkung der beiden Medikamente aufhebt. Das Medikament ist von der EMA für die Anwendung in Deutschland zugelassen.

3.2.5 Periphere arterielle Verschlusskrankheit (pAVK)

Bei der peripheren arteriellen Verschlusskrankheit (pAVK) (➤ Abb. 3.8) handelt es sich prinzipiell um dieselbe **Arteriosklerose** wie bei den Herzkranzgefäßen. Daher gelten auch dieselben Risikofaktoren für diese Erkrankung wie für die KHK (➤ Kap. 3.2.3), wobei aber **Rauchen** und **Diabetes** eine **stärkere Rolle** spielen. Der Verlauf ist in den seltensten Fällen tödlich; durch die Amputation von Extremitäten kann die Lebensqualität von Patienten aber erheblich gemindert sein. Ähnlich wie bei der Entstehung von AP-Anfällen führt der Sauerstoffmangel in der Extremität zu Schmerzen. Je nach Grad der Belastung, bei der Beschwerden auftreten, wird die pAVK in vier Stadien eingeteilt.

KLINIK

Stadieneinteilung der pAVK nach Fontaine

- **Stadium I:** Veränderungen erkennbar, keine Beschwerden
- **Stadium II:** Beschwerden bei Belastung
  - **Stadium IIa:** Beschwerden bei Gehstrecken über 200 m
  - **Stadium IIb:** Beschwerden bei Gehstrecken unter 200 m
- **Stadium III:** ischämischer Ruheschmerz
- **Stadium IV:** ischämischer Ruheschmerz und Gangrän

Das Stadium II wird auch als **Claudicatio intermittens** oder **Schaufensterkrankheit** bezeichnet, weil Patienten dadurch auffallen, dass sie von Schaufenster zu Schaufenster gehen und diese betrachten, um dabei auf das Abklingen der Schmerzen warten.

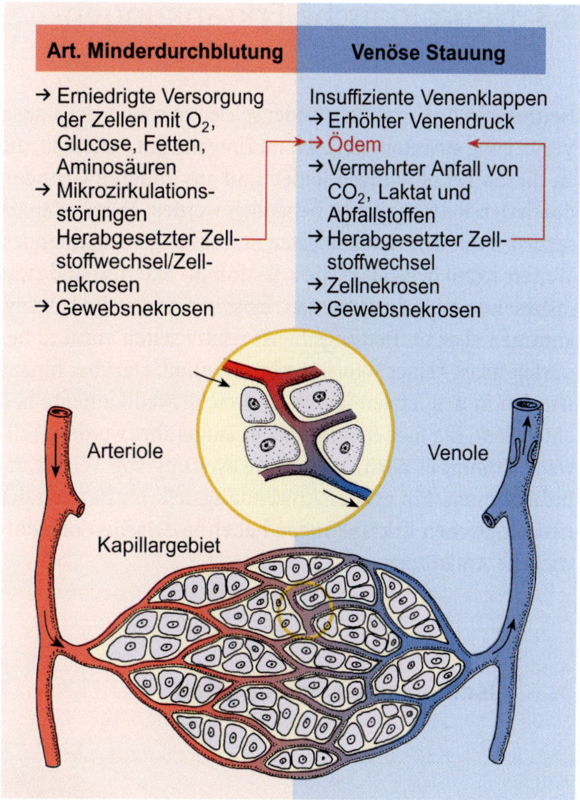

Abb. 3.8 Entstehungsmechanismen arterieller und venöser Ulzera [L190]

Therapeutisch kommen gefäßerweiternde Präparate zum Einsatz. Da diese in der Regel entweder intraarteriell oder intravenös verabreicht werden, ist eine Dauertherapie zu Hause schwer durchführbar. Zusätzlich werden **Thrombozytenaggregationshemmer** eingesetzt. Begleitet wird diese Therapie – insbesondere im Stadium II – durch eine gezielte **Physiotherapie** mit **Gehtraining.** Als letzte Möglichkeit bleibt die chirurgische Intervention, bei der **Gefäße dilatiert** oder **Bypässe** eingesetzt werden. Ist eine ausreichende Blutversorgung nicht mehr herstellbar, bleibt nur noch die **Amputation** der Extremität.

Wenn von der arteriellen Verschlusskrankheit Organarterien betroffen sind, z. B. die **A. mesenterica,** kann es zum Absterben dieser Organe mit z. T. tödlichem Verlauf für den Patienten kommen. Besonders die **Angina abdominalis** mit dem im Rettungsdienst relevanten Notfall akuter **Mesenterialinfarkt** ist hier hervorzuheben.

3.2.6 Medikamente bei kardiovaskulären Erkrankungen

Übersicht: ➤ Tab. 3.6.

3.3 Neurologische Erkrankungen

Neurologische Krankheitsbilder spielen sowohl in der akuten Versorgung eine Rolle als auch im Umgang mit Patienten, die an diesen Erkrankungen leiden und aus anderen Gründen durch den Rettungsdienst behandelt werden. Dieses Kapitel setzt sich mit den vier häufigsten Erkrankungen auseinander. Weitere Krankheitsbilder wie z. B. Multiple Sklerose sind zwar insbesondere für die Patienten selbst von großer Bedeutung, kommen aber im Rettungsdienst relativ selten vor und bedürfen meist keiner sofortigen Intervention. Darüber hinaus wurden in den letzten Jahren zahlreiche Medikamente neu entwickelt, die hier ebenfalls nicht aufgeführt werden. Teilweise kommt es auch zu einer Ausweitung von Wirkstoffindikationen. Ein großes Anwendungsfeld im Bereich der neurologischen Erkrankungen haben inzwischen neu entwickelte Antikörper.

3.3.1 Schlaganfall

Der **Schlaganfall** (➤ Abb. 3.9) wird in zwei Gruppen unterteilt; beide Formen sind in der Akutphase lebensbedrohliche, zeitkritische Notfälle, die den Einsatz des Rettungsdienstes rechtfertigen:

1. **Ischämische Schlaganfälle** kommen durch einen Gefäßverschluss zustande und machen ca. 85 % der Schlaganfälle aus. Als Ursache liegt entweder eine arteriosklerotische Erkrankung oder eine arterielle Embolie vor. Quellen der Embolie können im Rahmen von Vorhofflimmern die Thrombenbildung im linken Herzen oder arteriosklerotische Veränderungen der Halsgefäße sein. Sehr selten sind paradoxe Embolien, z. B. bei einem persistierenden Foramen ovale (PFO). Weitere Ursachen können Tumoren oder Vasospasmen sein.
2. **Blutige (hämorrhagische) Schlaganfälle** werden durch das Platzen eines Gefäßes im ZNS verursacht. Intrazerebrale Blutungen machen ca. 15 % der Schlaganfälle aus.

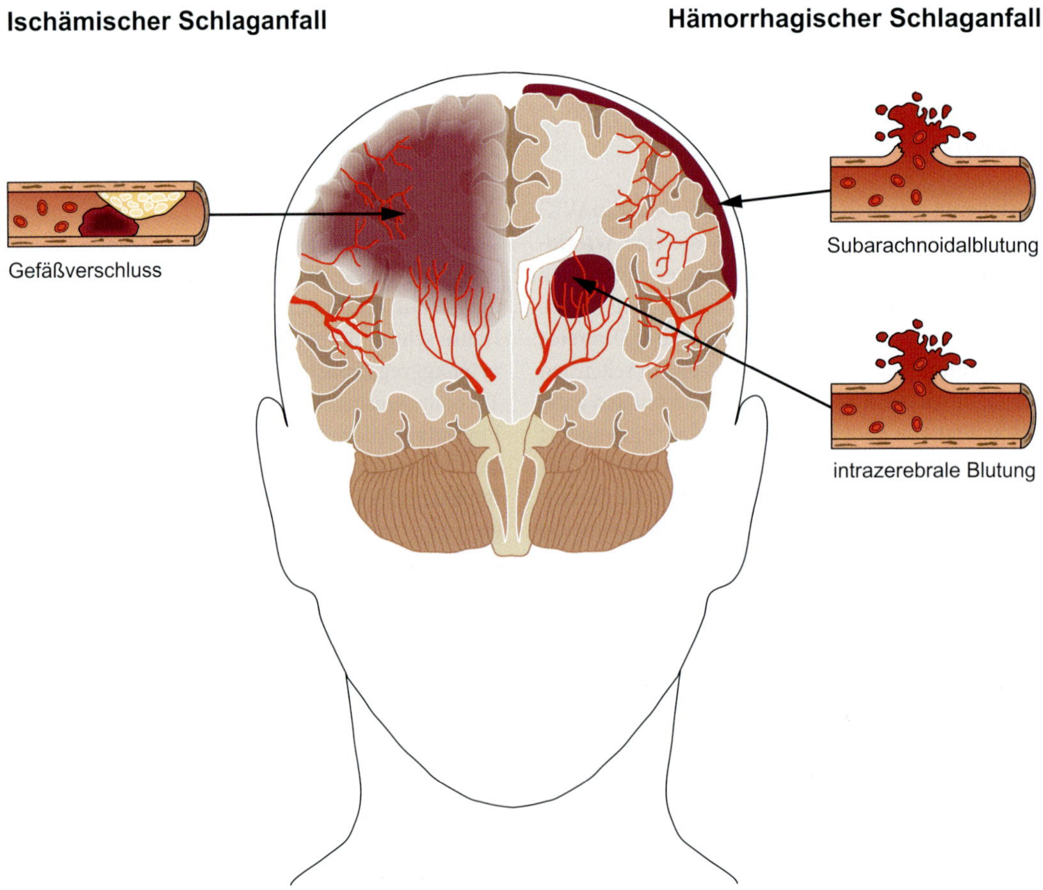

Abb. 3.9 Formen des Schlaganfalls [P1015, L253]

DEFINITION

Paradoxe Embolie

Bei einer paradoxen Embolie stammt der Thrombus aus dem venösen System. Bedingt durch einen Druckanstieg im kleinen Kreislauf, kann es bei einem offenen Foramen ovale oder einem Ventrikelseptumdefekt zum Übertritt des Embolus in das arterielle System des Körperkreislaufs kommen. Dort verursacht der Embolus den Verschluss einer Arterie (Hirninfarkt, Milzinfarkt, akuter arterieller Verschluss in einer Extremität). Besteht zwischen rechtem und linkem Herz keine Verbindung, landet der Embolus immer in der Lunge und führt zu einer Lungenarterienembolie.

In Deutschland erleiden pro Jahr 200.000 bis 300.000 Menschen einen Schlaganfall, davon sind drei Viertel Erstereignisse. In der Todesursachenstatistik liegt der Schlaganfall unter den ersten 10 Plätzen. Die Risikofaktoren für diese Erkrankung sind dieselben wie die für Herz-Kreislauf-Erkrankungen. Der Hauptrisikofaktor ist die Hypertonie.

Die Diagnose **TIA (transitorische ischämische Attacke)** kann erst nach 24 Stunden gestellt werden und hat als Arbeitsdiagnose im Rettungsdienst nichts zu suchen, sondern verharmlost vielmehr das Rezidivrisiko für einen großen Schlaganfall für die nächsten Wochen. Auch der veraltete Begriff „Apoplex“ sollte nicht mehr verwendet werden. Prinzipiell gilt, dass alle Patienten mit Verdacht auf einen Schlaganfall, rückläufiger Symptomatik, ja sogar wieder beschwerdefreie Patienten schnellstmöglich einer Stroke Unit (spezialisierte Station für Schlaganfallpatienten) zugeführt werden sollen – unabhängig von Schlaganfalltyp und Schweregrad. Studien haben gezeigt, dass „geringe“ Schlaganfallsymptome zu einer verzögerten Vorstellung im Schlaganfallzentrum führen.

Die Therapie in der Akutphase orientiert sich an einer **Stabilisierung** der **Kreislaufverhältnisse** und einer guten **Oxygenierung** (Zielsättigung 95 %) des Patienten. Allerdings sollte keine routinemäßige Sauerstoffgabe erfolgen und eine Hyperoxie vermieden werden. Schnellstmöglich sollte ein Transport in eine **Stroke Unit** erfolgen. Dort wird mittels bildgebender Verfahren primär eine **intrakranielle Blutung (ICB)** ausgeschlossen und im Verlauf die Ischämie bestätigt. Ist dieser Ausschluss gelungen und sind seit Symptombeginn weniger als 4,5 Stunden vergangen, erfolgt in der Regel eine **Lyse** (Ausnahme: Kontraindikationen). In Einzelfällen erfolgt eine Lyse auch nach 4,5 Stunden. Neben der Lyse kann innerhalb 24 Stunden auch eine **Thrombektomie** (Entfernen von Thromben mittels Katheter) durchgeführt werden.

WICHTIG

Schlaganfall außerhalb des Lysezeitfensters

Durch die Möglichkeit der Thrombektomie bleibt ein Patient, der sich auch außerhalb des Lysezeitfensters bewegt, bis zu 24 Stunden weiterhin ein zeitkritischer Notfall.

WICHTIG

Akuttherapie Schlaganfall

- Sorgfältige Anamnese und Untersuchung nach BEFAST und Symptombeginn
- Oberkörperhochlagerung, keine Kompression der Jugularvenen
- O_2-Gabe, wenn $SpO_2 < 95\,\%$
- Systolischen Blutdruck zwischen 120 und 220 mmHg halten
- Antipyretische Therapie bei Temperatur > 37,5 °C
- Normoglykämie anstreben
- Transport in Stroke Unit

Bei einem bereits abgelaufenen Schlaganfall gestaltet sich eine weitere Therapie sehr schwierig. Im Wesentlichen muss mittels **frühzeitiger Mobilisation** und gezielter **Physiotherapie** eine Verbesserung der Symptomatik erreicht werden.

Die **grundsätzliche Therapie** fußt auf vier Prinzipien:

1. Risikofaktoren durch konsequente Therapie ausschalten (Primärprävention)
2. Im Akutfall rasche Stabilisierung und Reperfusion („time is brain“)
3. Physiotherapie, Sprachtherapie zur Minimierung der Schäden
4. Konsequente Therapie der Grunderkrankung fortsetzen (Sekundärprävention)

Die Wahrscheinlichkeit für weitere Schlaganfälle lässt sich durch die Einnahme von **Acetylsalicylsäure** verringern (➤ Kap. 3.2.3). Patienten, die ein Vorhofflimmern haben, sollten ggf. mit **Vitamin-K-Antagonisten** oder einem DOAK oral antikoaguliert (➤ Kap. 3.2.6) werden. Bei dieser Therapie ist der Gesamtzustand des Patienten zu berücksichtigen. Studien haben zwar eindeutig einen Rückgang ischämischer Insulte unter Antikoagulation gezeigt, das Risiko für intrakranielle Blutungen steigt jedoch.

3.3.2 Epilepsie

Unter einer **Epilepsie** leidet rund 1 % der Bevölkerung. Die Erkrankung kann angeboren oder erworben sein. Bei den erworbenen Epilepsien reicht das Spektrum von **frühkindlichen Hirnschäden** – meist bedingt durch eine perinatale Hypoxie – über **Schädel-Hirn-Traumata** bis hin zu **Tumorerkrankungen.** Auch als Folge von **Schlaganfällen** treten Epilepsien auf. Im Rettungsdienst am häufigsten vertreten sind Anfälle im Rahmen von **Entzugserscheinungen** bei **Alkohol-**, **Drogen-** oder **Benzodiazepinabhängigkeit.** Ihnen allen gemeinsam ist das Kardinalsymptom generalisierter epileptischer Anfall (➤ Kap. 2.8).

Eingeteilt werden epileptische Anfälle nach dem Anfallstyp:

- **Fokale Anfälle:** Es sind immer nur ein Areal des Körpers betroffen; meist ist das Bewusstsein erhalten.

Generalisierte Anfälle: gehen immer mit einem Verlust des Bewusstseins einher und können von einer **Absence** bis hin zum **tonisch-klonischen Anfall** reichen. In jedem Fall kommt es innerhalb des ZNS zu unkontrollierten spontanen Entladun-

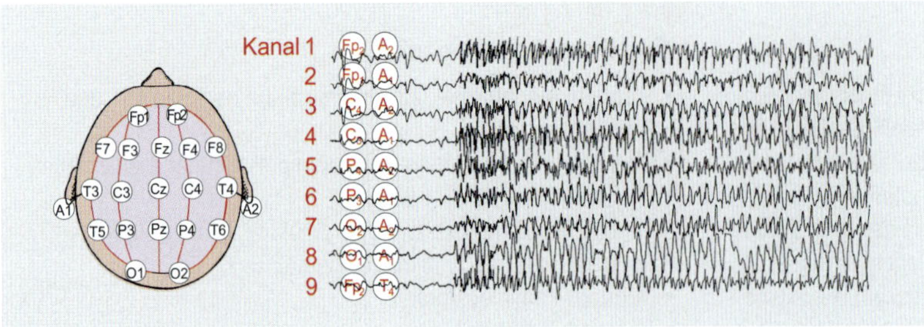

Abb. 3.10 EEG-Ableitung während eines generalisierten Anfalls [L157]

gen von Aktionspotenzialen, die mittels Elektroenzephalografie (EEG) sichtbar gemacht werden können (➤ Abb. 3.10).

Die Therapie zielt immer auf eine **Anfallsvermeidung.** Hierzu wird zunächst mit einem Wirkstoff begonnen, der eingeschlichen wird. Sollte diese Therapie nicht ausreichen, können auch mehrere Wirkstoffe kombiniert werden.

Benzodiazepine

Benzodiazepine spielen in der **Akuttherapie** von Anfällen (➤ Kap. 2.7) und nur in extremen Ausnahmefällen in der **Dauertherapie** eine Rolle, da sie das Risiko von Abhängigkeit, Toleranz und Entzugssymptomen erhöhen können.

Carbamazepin

Carbamazepin ist mit den trizyklischen Antidepressiva verwandt (➤ Kap. 3.4.1) und entfaltet seine Wirkung ähnlich wie das Phenytoin über die **Blockade** von **Natriumkanälen.** Die Indikation umfasst einfache und komplexe fokale Anfälle sowie generalisierte tonisch-klonische Anfälle. Ferner wird es gerne bei neuropathischen Schmerzen wie der Trigeminusneuralgie oder der diabetischen Neuropathie eingesetzt.

Ethosuximid

Ethosuximid ist die Standardbehandlung von **Absencen.** Andere Anfallsformen lassen sich mit diesem Wirkstoff nicht behandeln.

Gabapentin

Gabapentin ist strukturell mit dem **Neurotransmitter GABA** verwandt. Es hat ein sehr günstiges Nebenwirkungsspektrum und kann schnell in der notwendigen Höhe dosiert werden. Bedingt durch die kurze Halbwertszeit (6 Stunden) muss es dreimal am Tag gegeben werden. Neben der antikonvulsiven Therapie von fokalen Anfällen spielt es in der Schmerztherapie eine große Rolle. Besonders bei neuropathischen Schmerzen hat es sich als Ergänzungstherapeutikum etabliert.

Lamotrigin

Lamotrigin entfaltet seine Wirkung ähnlich dem Phenytoin über die Blockade von Natriumkanälen. Es ist Mittel der 1. Wahl bei neu aufgetretenen fokalen Anfällen und zur Behandlung von generalisierten tonisch-klonischen Anfällen.

Levetiracetam

Levetiracetam kann sowohl als Monotherapeutikum als auch in Kombination mit anderen Medikamenten zur Anfallsprophylaxe verwendet werden. Das Indikationsspektrum reicht von primär fokalen bis hin zu primär oder sekundär generalisierten Anfällen. Der Wirkmechanismus ist noch nicht abschließend geklärt. Levetiracetam beeinflusst den Calciumioneneinstrom in die Nervenzellen. Das Medikament ist gut verträglich.

Phenobarbital/Primidon

Primidon wird im Körper zu Phenobarbital umgewandelt. Phenobarbital gehört zu den ältesten Antikonvulsiva. Da es zu den Barbituraten gehört, hat es eine stark sedierende Komponente; daher hat es heute in der Dauertherapie wenig Bedeutung.

Valproinsäure

Valproinsäure wirkt indirekt auf das GABA-System. Es hemmt die GABA-Transaminase, die für den Abbau des Neurotransmitters GABA zuständig ist, und aktiviert zeitgleich die GABA-Decarboxylase, das wichtigste Enzym der GABA-Synthese. Durch diese Doppelwirkung wird die Menge an verfügbarem Neurotransmitter erhöht und das ausgeschüttete GABA im synaptischen Spalt langsamer abgebaut. Dies führt zu einer Wirkungsverlängerung. Es ist breit für verschiedene Epilepsietypen anwendbar, einschließlich generalisierter und fokaler Anfälle. Bei Patienten mit Leberschäden und bei kleinen Kindern kann Valproinsäure ein Leberkoma auslösen, das tödlich verlaufen kann.

3.3.3 Demenz

Die Inzidenz von **Demenzerkrankungen** ist in der Bevölkerung gestiegen. Sie können sowohl durch **primäre Hirnerkrankungen (Alzheimer-Krankheit)** ausgelöst werden als auch durch **systemische Erkrankungen,** die sich auf das ZNS auswirken (z. B. **vaskuläre Demenz,** Gefäßerkrankung oder **Demenz bei Parkinson-Krankheit**). Sie gehen mit einem Nachlassen der kognitiven Funktionen des Gehirns einher. Für Außenstehende sind oft das Nachlassen der Gedächtnisfunktion und die Schwierigkeit, neue Sachverhalte zu erlernen, ein erster Hinweis auf eine demenzielle Erkrankung. In fortgeschrittenen Stadien kommen Sprachstörungen und das Verlernen von motorischen Fähigkeiten hinzu. Im Endstadium entspricht der Patient in seinen Fähigkeiten einem Neugeborenen. Unbeeinflusst ist bei diesen Erkrankungen das Bewusstsein. Da die Veränderungen des Erinnerungsvermögens zu erheblichen Stressreaktionen bei den Patienten führen können, sind häufig aggressive Verhaltensmuster vorhanden, die durch einen Wegfall der emotionalen Kontrolle noch verstärkt werden. Die beiden häufigsten Demenzformen sind die Alzheimer-Demenz, die etwa 60 % der Fälle ausmacht, und die vaskuläre Demenz (15 %). Bei 10 % der Patienten liegt eine Kombination dieser beiden Erkrankungen vor.

Eine ursächliche Therapie ist derzeit nicht möglich. Dies liegt nicht zuletzt daran, dass die Diagnose erst gestellt wird, wenn die Erkrankung bereits weit fortgeschritten ist. Auf die Alzheimer-Erkrankung scheinen NSAR (nichtsteroidale Antirheumatika) eine positive Wirkung zu haben. So weisen neuere Untersuchungen darauf hin, dass bei Patienten, die jahrelang NSAR einnehmen, eine Demenzerkrankung evtl. bis zu 5-mal seltener auftritt als im Durchschnitt. Ein abschließender Beweis steht jedoch noch aus.

Derzeit basiert die medikamentöse Therapie der Demenz auf den bekannten zentral wirksamen Medikamenten. Es kommen **Acetylcholinesterasehemmer, selektive Serotonin-Wiederaufnahmehemmer, Antidepressiva, Antipsychotika** (➤ Kap. 3.4.6), **NMDA-Antagonisten** und **Valproinsäure** (Antikonvulsivum) zum Einsatz. Leider eignet sich nicht jede Substanzgruppe bei jeder Form der Demenz. Zum Teil dienen sie auch nur der Symptombekämpfung, um eine bessere soziale Interaktion zu ermöglichen.

Acetylcholinesterasehemmer (AChE-Hemmer)

Die Wirkstoffe der **AChE-Hemmer (Donepezil)** finden ihre Anwendung bei der **Alzheimer-Erkrankung.** Ihre Wirkung beruht auf einer Hemmung der Esterase, die für den Abbau des Neurotransmitters Acetylcholin zuständig ist. Dadurch wird sowohl die kognitive Funktion verbessert als auch das Voranschreiten der Erkrankung gebremst. Da diese Wirkstoffe auch auf die periphere Acetylcholinesterase hemmend wirken, entstehen entsprechende vegetative Nebenwirkungen. Häufig kommt es jedoch im Rahmen der Dauertherapie zu einer Besserung dieser unerwünschten Arzneimittelwirkungen.

NMDA-Antagonisten

NMDA-Antagonisten (Amantadin, Memantin) können bei demenziell erkrankten Menschen das Denkvermögen steigern (Memantin), das Verhalten positiv beeinflussen (Memantin) und die Beweglichkeit verbessern (Amantadin). Zum Teil werden sie auch eingesetzt, um Nebenwirkungen anderer Wirkstoffe wie z. B. Antipsychotika zu verringern.

3.3.4 Morbus Parkinson

Die **Parkinson-Krankheit** (➤ Abb. 3.11) gehört zu den **degenerativen Erkrankungen** des **Nervensystems.** In der Altersgruppe > 65 Jahre liegt die Häufigkeit bei 1 : 100. Weil **Dopamin produzierende Nervenzellen** im Bereich der **Substantia nigra** im Mittelhirn zugrunde gehen, wird der Neurotransmitter Dopamin in geringerer Menge ausgeschüttet, und es kommt zu einer Veränderung der Motorik mit der klassischen Trias **Rigor** (verhärtete Muskulatur), **Tremor** (Muskelzittern) und **Akinese** (Verminderung der Bewegung). Typisch sind bei diesen Patienten Schwierigkeiten beim Loslaufen und Stehenbleiben, verminderte Mimik und Veränderungen des Schriftbildes. Nicht alle Symptome sind bei den Patienten gleich ausgeprägt. Es gibt unterschiedliche Verläufe mit z. T. unterschiedlicher Ausprägung in den beiden Körperhälften. Im Verlauf kann es auch zu einer Einschränkung der kognitiven Leistung und des Gedächtnisses kommen (Parkinson-Demenz).

Therapeutisch wird versucht, das fehlende Dopamin zu ersetzen. Therapieversuche mit Dopamin haben sich als nicht erfolgreich herausgestellt, da Dopamin die Blut-Hirn-Schranke nicht überwinden kann. Die Entwicklung des Medikaments

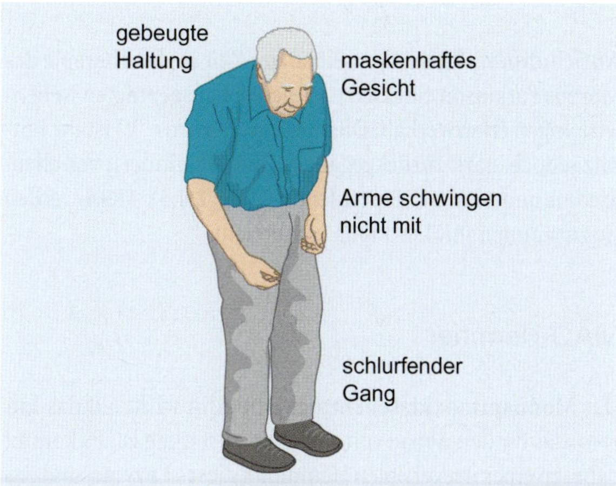

Abb. 3.11 Charakteristische Körperhaltung beim Morbus Parkinson [L138]

3

L-Dopa (Levodopa), eine Vorstufe des Dopamins, hat erheblich zur Verbesserung der Situation dieser Patienten beigetragen. L-Dopa ist in der Lage, die Blut-Hirn-Schranke zu überwinden. Andere **Dopaminagonisten, Monoaminoxidasehemmer** (MAO-Hemmer) und **Anticholinergika** werden ebenfalls eingesetzt. Da diese Medikamente nur die Symptome behandeln, den Verlauf der Erkrankung jedoch nicht beeinflussen, müssen viele Patienten die Dosierung in regelmäßigen Abständen erhöhen. Auch eine Vielfachkombination ist meist sinnvoll. Außerdem sollten einige der Wirkstoffe in einem genau festgelegten Intervall eingenommen werden.

Dopaminerge Medikamente

Der Ersatz des fehlenden **Dopamins** im ZNS ist die grundlegende Therapie des Morbus Parkinson. Ein Durchbruch in der Parkinson-Therapie war die Entwicklung von **L-Dopa,** der Vorstufe von Dopamin. Da diese Vorstufe sowohl peripher als auch zentral zu Dopamin umgewandelt wird, erfolgt die Gabe immer mit einem peripheren **Decarboxylasehemmer** (Benserazid). So kann der größte Teil des verabreichten Levodopa in das ZNS übertreten und dort zu Dopamin umgewandelt werden, während die Nebenwirkungen in der Peripherie durch den Decarboxylasehemmer stark vermindert wurden.

Einen ähnlichen therapeutischen Effekt haben die anderen **Dopaminagonisten.** Sie binden an die entsprechenden Dopaminrezeptoren und sorgen so für eine Aktivierung dieser Synapsen. Alle Medikamente dieser Gruppe haben zentrale Nebenwirkungen wie z. B. Übelkeit (siehe auch Dopaminantagonisten: Haloperidol, ➤ Kap. 2.17.1, und MCP, ➤ Kap. 2.5.2). Häufig lassen diese Nebenwirkungen mit der Zeit nach. Auch kann der therapeutische Effekt erst nach einigen Tagen bis Wochen vollständig erreicht werden; daher sollte mit einer Dosissteigerung entsprechend lange gewartet werden.

Anticholinergika

Anticholinergika werden seit langer Zeit in der Therapie des Morbus Parkinson eingesetzt. Wegen der ausgeprägten Nebenwirkungen (Harnverhalt, Obstipation, Demenz …) ist ihr Einsatz jedoch stark zurückgegangen. Sie vermindern vor allem Tremor und Akinese (Biperiden, ➤ Kap. 2.4.3). Meist werden sie zusammen mit Levodopa verabreicht.

MAO-Hemmer

Der **Monoaminoxidasehemmer Selegilin** wirkt auf das Enzym, das für den Abbau von Dopamin zuständig ist. Es kommt dabei zu einer irreversiblen Hemmung dieses Enzyms, und das vorhandene Dopamin kann länger wirken. Lange Zeit wurde diesem Medikament eine protektive Wirkung zugeschrieben. Durch die Verminderung des beim Dopaminabbau entstehenden Wasserstoffsuperoxids, das neurotoxisch ist, soll der Verlauf der Parkinson-Erkrankung positiv beeinflusst werden; daher gehörte es zur Standardtherapie. Neuere Daten stellen diese Wirkung jedoch infrage. Auch das Nebenwirkungsprofil der MAO-Hemmer mit **Dyskinesien, Halluzinationen** und **Psychosen** führt zu einem Rückgang der Verschreibung dieses Wirkstoffs. Eine Reihe von Notfallmedikamenten interagiert mit MAO-Hemmern (➤ Kap. 2).

Sonstige Anti-Parkinson-Mittel

Außer den oben beschriebenen Wirkstoffen ist noch eine Reihe weiterer Präparate gegen die Parkinson-Krankheit im Einsatz. Zu ihnen zählen das **atypische Antipsychotikum Clozapin** und der **NMDA-Antagonist Amantadin.** Beide Wirkstoffe können bestimmte Symptome positiv beeinflussen.

Neben den typischen Parkinson-Symptomen leiden die Patienten unter vielen vegetativen Störungen. Diese Störungen haben ihre Ursache z. T. in der Erkrankung selbst, z. T. handelt es sich jedoch um Nebenwirkungen der Parkinson-Medikamente.

Häufige vegetative Beschwerden eines Parkinson-Patienten sind Obstipation, Übelkeit, Blasenentleerungsstörungen, Kreislaufdysregulation und Schlafstörungen. Zusätzlich kann es zu Psychosen und Depressionen kommen. Auch sind Parkinson-Patienten häufig sozial isoliert, da ihre verminderte Mimik von anderen Menschen oft als Desinteresse interpretiert wird. Die Therapie aller Symptome und Nebenwirkungen ist äußerst komplex und von vielen Patienten, die am Morbus Parkinson leiden, allein nicht zu bewältigen.

Als weitere Therapieoption gibt es die Möglichkeit, Schrittmachersonden im Bereich der Substantia nigra zu implantieren. So kann durch gezielte elektrische Erregung der Dopaminmangel ausgeglichen werden. Diese Therapie wird meist einseitig durchgeführt, da das Risiko, bei diesem Eingriff Schäden im ZNS zu setzen, nach wie vor sehr hoch ist.

WICHTIG

Parkinson-Medikation

Da Parkinson-Patienten auf ein sehr individuelles Medikamentenschema eingestellt sind, sollte bei einem Transport in ein Krankenhaus ein ausreichender Medikamentenvorrat mitgenommen werden. Auch eine Liste mit der genauen Uhrzeit der Einnahme erleichtert die Fortführung der Therapie in der Klinik.

3.3.5 Medikamente bei neurologischen Erkrankungen

Übersicht: ➤ Tab. 3.7.

Tab. 3.7 Medikamentenliste neurologische Erkrankungen

Wirkstoffgruppe	Wirkstoff	Medikament	Indikation
Dopaminerge Medikamente	Amantadin	PK-Merz®	Parkinson-Krankheit
	Bromocriptin	Parlodel®	
	Levodopa + Benserazid	Madopar®, Restex®	
MAO-Hemmer	Selegilin	Antiparkin®	
Anticholinergika	Biperiden	Akineton®	
Antikonvulsiva	Carbamazepin	Timonil®	Fokale, sekundär generalisierte Anfälle, Neuralgien, diabetische Neuropathie, akuter Alkoholentzug
	Clonazepam	Rivotril®	Alle Anfallsformen
	Ethosuximid	Petnidan®	Absencen, Petit-Mal-Anfälle
	Gabapentin	Neurontin®	Fokale, sekundär generalisierte Anfälle, neuropathische Schmerzen
	Lamotrigin	Lamictal®	Fokale Anfälle, sekundär generalisierte Anfälle
	Levetiracetam	Keppra®	Fokale und generalisierte Anfälle
	Phenobarbital	Luminal®	Generalisierte, fokale und myoklonische Anfälle
	Phenytoin	Phenhydan®	Fokale, sekundär generalisierte Anfälle, neurogene Schmerzen
	Primidon	Liskantin®	Generalisierte, fokale und myoklonische Anfälle
	Valproinsäure	Ergenyl®, Orfiril®, Valproat®	Alle Anfallsformen
AChE-Hemmer	Donepezil	Aricept®	Alzheimer-Krankheit
	Galantamin	Reminyl®	
	Rivastigmin	Nimvastid®	
Serotonin-Wiederaufnahmehemmer	Citalopram	Cipramil®	Depressive Erkrankungen, Angsterkrankungen
	Sertralin	Zoloft®	
Antidementiva, sonstige	Nicergolin	Ergobel®	Demenz bei vasospastischen Syndromen im ZNS
	Nimodipin	Nimotop®	Vaskuläre Demenz
	Piracetam	Cerbotonin®	Demenzielle Syndrome
	Pyritinol	Encephabol®	

3.4 Psychiatrische Erkrankungen

Aufgrund ihrer Verbreitung in der Bevölkerung haben psychiatrische Erkrankungen und insbesondere **Depressionen, Angststörungen, Suchterkrankungen** sowie **demenzielle Erkrankungen** eine große Relevanz. Jede dieser Erkrankungen weist ihre eigene Symptomatik auf und ist bei den jeweiligen Personen individuell ausgeprägt. Es kann im Rahmen der Erkrankung zu Stimmungsschwankungen, Veränderungen im Denken und der Wahrnehmung, emotionaler Instabilität, sozialen Rückzugstendenzen, Problemen bei der Alltagsbewältigung und zu Funktionsbeeinträchtigungen kommen. Nicht selten sind Gesundheit und Leben gefährdet. Typisch für psychiatrische Erkrankungen ist, dass sie in **Phasen** verlaufen. Auf relativ unbeeinträchtigte Abschnitte folgen schleichend oder abrupt Phasen mit akuter und starker Symptomatik, einhergehend mit einer verminderten Belastbarkeit. Eine psychiatrische Störung kann sich in jedem Alter manifestieren. Sie beschränkt sich nicht auf bestimmte Bevölkerungsgruppen oder Geschlechter. Die Diagnose von psychiatrischen Erkrankungen sollte durch **Fachleute** wie Psychiater, Psychologen oder Psychotherapeuten unter Verwendung der *International Classification of Diseases* (ICD) erfolgen. Eine adäquate Behandlung, evtl. auch mit Medikamenten, ist wichtig, da die psychische Gesundheit eine entscheidende Voraussetzung für Lebensqualität, soziale Teilhabe und Leistungsfähigkeit ist.

3

3.4.1 Depression

Eine Depression äußert sich durch eine Reihe typischer Symptome. Zu den zentralen Anzeichen zählen **anhaltende Traurigkeit** oder eine **gedrückte Stimmung,** oft begleitet von einem **Verlust von Interessen oder Freude.** Viele Menschen mit einer Depression leiden zudem unter Müdigkeit oder einem ständigen Gefühl eines Energiemangels, was als **Antriebsminderung** bezeichnet wird. Darüber hinaus können neben den Leitsymptomen verschiedene zusätzliche Symptome auftreten, die das Gesamtbild der Erkrankung vervollständigen. Dazu gehören ein gestörter Schlaf, Konzentrationsstörungen oder ein allgemeiner Mangel an Entschlossenheit. Betroffene berichten auch oft von einem geringen Selbstvertrauen bzw. verstärkten Selbstzweifeln und Veränderungen im Appetit, entweder in Form von gesteigertem oder vermindertem Hunger. In schweren Fällen können Selbstmordgedanken oder -handlungen (Suizidalität) auftreten, ebenso wie eine spürbare Unruhe oder eine Verlangsamung der Bewegungen. Auch Schuldgefühle und Selbstvorwürfe sind häufige Empfindungen, welche die psychische Belastung zusätzlich verstärken. Je nach Anzahl der vorhandenen Symptome erfolgt eine Einteilung der Depression in eine **leichte, mittelschwere oder schwere Form.** Die Erkrankungsdauer ist unterschiedlich. Eine Depression kann entweder als **Einzelepisode oder** auch als **rezidivierende depressive Episoden** auftreten.

Antidepressiva

Antidepressiva sind keine einheitliche Medikamentengruppe. Sie werden in mehrere verschiedene Untergruppen eingeteilt. Es existieren u. a. selektive Serotonin-Wiederaufnahmehemmer („selective serotonin reuptake inhibitors", SSRIs), **selektive Serotonin-Noradrenalin-Wiederaufnahmehemmer** („selective serotonin noradrenalin reuptake inhibitors", SSNRIs), **tri- und tetrazyklische** sowie **schnell wirkende Antidepressiva.**

SSRIs werden in der Leitlinie als Medikament der ersten Wahl bei einer Depression empfohlen. Sie wirken in therapeutischer Dosierung selektiv inhibitorisch auf die Serotoninwiederaufnahme, wodurch die Konzentration an Serotonin im synaptischen Spalt erhöht wird. Sie sind gut verträglich und wirken stimmungsaufhellend, antriebssteigernd und anxiolytisch. Außer bei Depressionen kommen sie deshalb auch in der Therapie von Angst- und Panikstörungen sowie bei posttraumatischen Belastungsstörungen zur Anwendung. Zu beachten ist, dass bei der Kombination von SSRIs mit direkten oralen Antikoagulanzien (DOAK) oder nichtsteroidalen Antirheumatika (NSAR) ein erhöhtes Blutungsrisiko besteht. Einer Metaanalyse zufolge ist die Wahrscheinlichkeit für eine gastrointestinale Blutung erhöht, wenn ein SSRI zusammen mit einem NSAR eingenommen wird.

Trizyklische Antidepressiva inhibieren die Serotonin- und Noradrenalin-Wiederaufnahme und blockieren zudem in therapeutischer Dosierung **muscarinerge Acetylcholin-, Histamin-** sowie **α_1-Adrenozeptoren** und können deshalb zu Nebenwirkungen wie z. B. Mundtrockenheit, Obstipation, Schlafstörungen und hypotonen Kreislaufstörungen führen. Schon geringe Überdosierungen können kardiotoxisch wirken und Arrhythmien verursachen. Diese Nebenwirkungen sind vor allem für ältere Patienten problematisch. Im Fall einer Vergiftung mit trizyklischen Antidepressiva ist der Einsatz von Natriumbicarbonat möglich (➤ Kap. 2.4.12). Trizyklische Antidepressiva werden kaum mehr in der Behandlung von Depressionen eingesetzt, sondern finden z. B. in der Schmerztherapie Anwendung.

CAVE

Suizidalität unter der Antidepressivatherapie

Vor allem bei depressiven Patienten muss eine medikamentöse Therapie gut überwacht und vorsichtig durchgeführt werden. Sehr viele Patienten haben im Rahmen der Erkrankung Suizidgedanken. Einige haben bereits einen oder mehrere Suizidversuche hinter sich. Oftmals unterbleibt der Versuch, sich das Leben zunehmen, nur wegen des fehlenden Antriebs. Eine Antriebssteigerung ist aber eine durchaus gewollte Wirkung zahlreicher Antidepressiva. Sie tritt mit einer Wirklatenz, aber deutlich vor der Stimmungsaufhellung ein. Die Kombination aus einer bereits vorhandenen Antriebsteigerung und einer noch nicht eingetretenen Stimmungsaufhellung zu Beginn der medikamentösen Therapie ist daher kritisch und kann im ungünstigsten Fall zur Umsetzung eines Suizidplans führen. Besteht der Verdacht, sollte das Thema Suizidalität auf jeden Fall offen angesprochen und bei Erhärtung des Verdachts fachärztlich abgeklärt werden. Dies kann zu einer stationären Behandlung des Patienten führen.

Tetrazyklische Antidepressiva werden z. T. auch als noradrenerg spezifisch serotonerge Antagonisten (NaSSA) bezeichnet. Ein Beispiel ist die tetrazyklische Verbindung Mirtazapin. Mirtazapin blockiert α_2-Adrenozeptoren sowie 5-HT_{2A}- und 5-HT_{2C}-Rezeptoren und erhöht so die Noradrenalin-, Serotonin und Dopaminfreisetzung. Es wirkt somit stimmungsaufhellend. Zudem wirkt Mirtazapin im Gengensatz zu anderen Antidepressiva nicht aktivierend, sondern sedierend. Die sedierende Wirkung ist auf die starke Hemmung von H_1-Rezeptoren zurückzuführen. Mirtazapin kann daher bei Schlafstörungen, die in Zusammenhang mit einer Depression stehen, eine wirksame Therapieoption sein.

Die Wirkung von **schnell wirkenden Antidepressiva** tritt, wie ihre Bezeichnung schon impliziert, im Gegensatz zu allen anderen Antidepressiva, die eine Wirklatenz aufweisen, rasch, innerhalb von Stunden, ein. Ein weiterer Vorteil ist, dass dieser antidepressive Wirkeffekt sogar oftmals bei Patienten erzielt werden kann, die auf zwei oder mehrere andere Antidepressiva nicht angesprochen haben. Ein Beispiel hierfür ist das Narkotikum Esketamin, ein nichtkompetitiver NMDA-Rezeptor-Antagonist. Als Arzneimittel ist das Esketamin-Nasenspray (Spravato®) zur Behandlung einer Depression zugelassen, wenn der Einsatz anderer Antidepressiva nicht hilfreich war. Esketamin erzeugt einen paradoxen Anstieg des extrazellulären Glutamats im medialen präfrontalen Kortex und führt zu einer Freisetzung von BDNF („brain-derived neurotrophic factor"), einem Nervenwachstumsfaktor, was eine Ursache für den schnellen Eintritt der antidepressiven Wirkung sein könnte.

Lithium ist ein Medikament aus der Gruppe der Stimmungsstabilisierer (**Mood Stabilizer**). Stimmungsstabilisierer oder Phasenprophylaktika sind Psychopharmaka, die bei der Therapie einer bipolaren Störung (Wechsel zwischen manischen und depressiven Phasen) Anwendung finden, um Rezidive der Erkrankung zu verhindern. Lithium besitzt auch antidepressive Eigenschaften; die Kombination von Lithium mit einem Antidepressivum kann zu einer Verstärkung der stimmungsaufhellenden Wirkung führen. Lithium hat eine sehr **enge therapeutische Breite.** Deswegen kann es rasch zu einer Intoxikation kommen, zum einen bei höher dosierter Einnahme in suizidaler Absicht, zum anderen aber auch unabsichtlich, etwa bei fehlerhafter Einnahme, womöglich auch bei seltener Kontrolle der Serumspiegel, Medikamenteninteraktionen (z. B. Kombinationen mit Diuretika, ACE-Hemmern) oder aufgrund einer verminderten Ausscheidung bei Dehydratation oder im Rahmen einer Hyponatriämie, die bei fiebrigen Infekten, vermehrtem Schwitzen, bei Erbrechen oder Durchfall entstehen kann. Lithiumintoxikationen können rasch lebensbedrohlich werden.

WICHTIG

Lithiumintoxikation

Kommt es zu einer Intoxikation mit Lithium, ist vor allem mit neurologischen und gastrointestinalen Symptomen zu rechnen. Gastrointestinale Symptome äußern sich typischerweise in Mundtrockenheit, Übelkeit, Erbrechen und Durchfall.
Der Hauptschauplatz bei Lithiumintoxikationen ist jedoch das zentrale Nervensystem, weshalb häufig die neurologischen Symptome führend sind: z. B. Lethargie, Ataxie, Verwirrung und Agitation. Weiterhin ist eine neuromuskuläre Übererregbarkeit mit Hyperreflexie, Tremor und Faszikulationen charakteristisch. Es können auch Müdigkeit, Krampfanfälle und in schwersten Fällen ein Koma vorkommen. Zusätzlich sind kardiale Symptome wie Sinusbradykardie, ST-Strecken-Hebungen und QT-Zeit-Verlängerungen möglich. Die therapeutischen Maßnahmen richten sich nach der Ausprägung der Intoxikationssymptomatik. Grundsätzlich sollte das Lithium sofort abgesetzt und die Elimination durch eine Magenspülung oder eine Hämodialyse beschleunigt werden (z. B. bei potenziell letaler Intoxikation). Häufig entsteht die Lithiumintoxikation auf der Grundlage eines Natriumverlustes, vor allem bei einer Dehydratation. Ein Ausgleich des Wasser-Elektrolyt-Haushalts durch Gabe von 0,9-prozentiger NaCl-Lösung i. v. ist daher sinnvoll.

3.4.2 Schizophrenie

Die Schizophrenie ist eine komplexe psychische Erkrankung (➤ Abb. 3.12). Eine häufige Form ist die **paranoide Schizophrenie.** Zu den typischen Symptomen gehören **Halluzinationen,** oft in Form von akustischen Wahrnehmungen wie dem Hören von Stimmen, die nicht tatsächlich vorhanden sind. Optische, olfaktorische, taktile oder thermische Halluzinationen treten etwas seltener auf. Weiterhin kommt es zu **Wahnvorstellungen,** die zu einem verzerrten Realitätsempfinden führen. In der akuten Phase ist es nicht möglich, den Patienten von der Irrationalität seiner Gedanken zu überzeugen, und daher auch nicht sinnvoll. Zudem leiden die Patienten häufig an **Ich-Störungen.** Ich-Störungen stellen Abgrenzungsprobleme zwischen dem Ich-Erleben und der Umwelt dar. Sie können sich in Form von Gedankeneingebung, Gedankenlautwerden, Gedankenentzug, Gedankenausbreitung, Derealisation und Depersonalisation präsentieren. Darüber hinaus sind **formale Denkstörungen,** die sich in einer beeinträchtigten Logik oder Struktur in der Sprache äußern, sowie allgemeine Schwierigkeiten bei der emotionalen Regulation ein häufiges Merkmal. Neben diesen sogenannten **Positivsymptomen** kann es zum Auftreten von **Negativsymptomen** kommen. Hierunter fallen u. a. eine Verflachung der Emotionen und Symptome wie sozialer Rückzug und Antriebslosigkeit. Die Positivsymptome, aber vor allem auch die Negativsymptome können die Fähigkeit der Erkrankten beeinträchtigen, alltägliche Aufgaben zu bewältigen und soziale Kontakte aufrechtzuerhalten. Oft fühlen sich die Betroffenen von der Außenwelt entfremdet, was zu einer weiteren psychischen Belastung führt. Die Komplexität der Schizophrenie erfordert eine umfassende und individuell angepasste Therapie, die in der Regel auch die Gabe von Antipsychotika beinhaltet.

Antipsychotika

Der genaue Wirkmechanismus von Antipsychotika ist noch nicht vollständig geklärt. Nach derzeitigem Forschungsstand wird die Wirkung über eine Blockade zentraler Rezeptoren vermittelt. Dazu gehören Dopaminrezeptoren, aber auch Serotonin-, Histamin-, muscarinerge und adrenerge Rezeptoren. Welche Rezeptoren primär angesprochen werden, ist substanzabhängig. Das Antagonisieren der verschiedenen Rezeptoren führt zu einer Reihe von Nebenwirkungen. Durch die Blockade der Dopamin(D_2)-Rezeptoren im Striatum kann es zu einem extrapyramidalen Syndrom (EPS) kommen. Als EPS bezeichnet man eine Kombination verschiedener neurologischer Symptome, die durch Störungen im extrapyramidalmotorischen System (EPMS) ausgelöst werden. Vor allem zu Beginn der Behandlung mit einem Antipsychotikum können eine Parkinson-ähnliche Symptomatik (Parkinsonoid), motorische Unruhe (Akathisie) und akute Frühdyskinesien auftreten. Frühdyskinesien sind gekennzeichnet durch z. B. ein ruckartiges Herausstrecken der Zunge, Blickkrämpfe, einen Schiefhals oder Hyperkinesien der mimischen Muskulatur. Die Wirkstoffgruppe der Antipsychotika wird in **klassische (auch typische) Antipsychotika oder Antipsychotika der 1. Generation** und **atypische Antipsychotika oder Antipsychotika der 2. Generation** unterteilt. Bei der Therapie von Schizophrenien werden eher Antipsychotika der 2. Generation verwendet, da

3

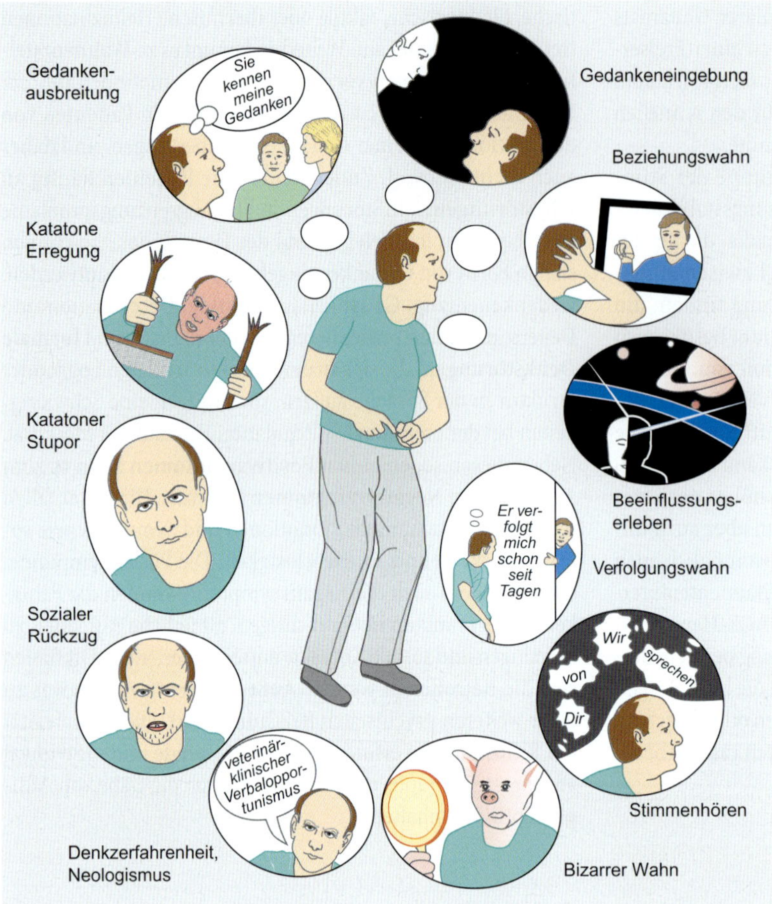

Abb. 3.12 Das Krankheitsbild der Schizophrenie [L143]

sie aufgrund ihrer etwas spezifischeren Rezeptorblockade zu weniger Nebenwirkungen führen.

3.4.3 Angststörungen

Als Angststörungen bezeichnet man eine Gruppe psychischer Erkrankungen, die durch **übermäßiges, unreales Angstempfinden** gekennzeichnet sind. Betroffene erleben ausgeprägte Ängste und leiden unter körperlichen Angstsymptomen, die so stark sind, dass sie das **alltägliche Leben beeinträchtigen.** Zu den typischen körperlichen Symptomen zählen Reaktionen wie Herzklopfen, Schwitzen, Zittern oder Atembeschwerden. Zusätzlich können auch z. B. Magenbeschwerden, Kopfschmerzen oder Verspannungen der Muskulatur auftreten. Das Auftreten der zahlreichen körperlichen Symptome kann zu somatischen Fehldiagnosen führen. Weitere begleitende Symptome können u. a. Schlafstörungen, Konzentrationsschwierigkeiten oder auch eine allgemeine Gedrücktheit der Stimmung sein. Menschen mit Angststörungen vermeiden bestimmte Situationen oder Orte, die ihnen Angst machen, was zu sozialer Isolation und Einschränkungen führt. Die Behandlung von Angststörungen erfordert eine psychotherapeutische Behandlung und bei einer starken Ausprägung auch eine medikamentöse Therapie. Einige Antidepressiva (z. B. SSRIs) werden vor allem in der Therapie von Angststörungen eingesetzt. Der Einsatz von Benzodiazepinen kann in Akutsituationen sinnvoll sein, sollte jedoch vor allem aufgrund des Abhängigkeitsrisiko die Ausnahme sein. Die **generalisierte Angststörung** ist eine häufige Form der Angststörung, die durch eine übermäßige und anhaltende Sorge über alltägliche Ereignisse oder Situationen geprägt. Die ständige Besorgnis, die für Betroffene schwierig zu kontrollieren ist, führt zu einem beständigen Gefühl der inneren Unruhe und zeigt sich in starker Anspannung sowie Nervosität. Begleitende Symptome können Müdigkeit, Reizbarkeit, Konzentrationsschwierigkeiten und körperliche Beschwerden wie Muskelverspannungen oder Kopfschmerzen sein.

Phobien hingegen sind spezifische Angststörungen, die sich in einer intensiven und irrationalen Angst vor bestimmten Objekten oder Situationen äußern, wie z. B. Höhenangst, Angst vor Spinnen oder in Form einer sozialen Phobie. Menschen mit Phobien vermeiden oft die angstauslösenden Objekte oder Situationen im Verlauf gänzlich, was dann eine erhebliche Beeinträchtigung der Lebensqualität mit sich bringt. Phobien werden durch psychotherapeutische Interventionen wie Kognitive Verhaltenstherapie oder durch eine Expositionstherapie therapiert, bei der die Betroffenen schrittweise und kontrolliert mit ihren Ängsten konfrontiert werden. Medikamente wie z. B. einige Antidepressiva kommen nur in einzelnen Fällen zum Einsatz.

WICHTIG

Panikattacken

Panikattacken sind plötzliche Episoden intensivster Angst oder Unruhe, die mit körperlichen Symptomen wie u. a. Herzklopfen, Atembeschwerden und Schwindel einhergehen. Häufig sind die körperlichen Symptome so stark ausgeprägt, dass bei den Betroffenen das Gefühl zu sterben entsteht. Da diese Attacken unerwartet auftreten und zu einem maximalen Kontrollverlust führen, ziehen sich die Menschen, die unter Panikattacken leiden, sozial häufig sehr zurück. Die Angst vor der Angst wird zum Problem aufgrund der Tatsache, dass die Betroffenen Angst haben, die Kontrolle zu verlieren oder erneut eine Attacke zu erleben. Selbst ruhig zu bleiben, Ruhe auszustrahlen und diese im günstigsten Fall noch auf die betroffene Person zu übertragen, ist in der Akutsituation das sinnvollste. Atem- und Entspannungstechniken können hilfreich sein, um Symptome während einer Panikattacke zu lindern.

3.4.4 Suchterkrankungen

Suchterkrankungen sind komplexe chronische Erkrankungen, die sich durch ein **zwanghaftes Verlangen** nach bestimmten Substanzen oder Verhaltensweisen auszeichnen. Dazu gehören **substanzgebundene Süchte** wie z. B. Alkohol-, Drogen- und Nikotinsucht, aber auch **Verhaltenssüchte** wie Spiel- oder Internetsucht. Während der Alkoholkonsum und zunehmend mehr auch der Cannabiskonsum gesellschaftlich akzeptiert sind, wird der Konsum anderer Substanzen wie Heroin oder Ecstasy wesentlich stärker in der Öffentlichkeit diskutiert und von großen Teilen der Bevölkerung verurteilt. Insgesamt gesehen werden Menschen, bei denen eine Abhängigkeit von Substanzen besteht, stigmatisiert, und da ist es dann auch nicht entscheidend, ob es sich um eine Alkoholabhängigkeit oder eine Heroinabhängigkeit handelt. Den Betroffenen wird häufig vermittelt, dass sie selbst an ihrer Erkrankung schuld sind und dass sie sich da selbst wieder heraushelfen müssen. Daher besteht eine **erhebliche Dunkelziffer** bei diesen Erkrankungen, oft auch aus großer Scham. Menschen mit einer Suchterkrankung brauchen keine Belehrungen oder Vorwürfe, sondern Hilfe. Suchterkrankungen beeinflussen nämlich nicht nur das körperliche und psychische Wohlbefinden der Betroffenen, sondern haben oft auch weitreichende soziale, familiäre und wirtschaftliche Auswirkungen. Die Behandlung von Suchterkrankungen erfordert in der Regel einen **multimodalen Ansatz,** der sowohl therapeutische Interventionen als auch eine medizinische Unterstützung umfasst. Nach Entgiftungsprogrammen können Rehabilitationsmaßnahmen notwendig sein, um den Betroffenen beim Umgang mit Entzugserscheinungen zu helfen und einen langfristigen Heilungsprozess zu fördern. Psychotherapie, insbesondere Kognitive Verhaltenstherapie, spielt eine zentrale Rolle, um die zugrunde liegenden Ursachen der Sucht zu identifizieren und gesunde Bewältigungsmechanismen zu entwickeln. Die Unterstützung durch Selbsthilfegruppen bietet bei Suchterkrankungen häufig zusätzlichen Rückhalt, um den Weg in ein suchtfreies Leben zu erleichtern.

Medikamentöse Unterstützung

Die medikamentöse Behandlung während eines Alkoholentzugs dient der **Symptomlinderung** und dem **Schutz vor Komplikationen.** Ziel ist es, Entzugserscheinungen wie Unruhe, Schlafstörungen oder Krampfanfälle zu reduzieren. Es werden verschiedene Medikamente eingesetzt, darunter Benzodiazepine, Antipsychotika, Clomethiazol (Distraneurin®) und in bestimmten Fällen auch Antikonvulsiva. Obwohl **Clonidin** nicht offiziell für den Alkoholentzug zugelassen ist, kommt es in der Praxis bei einer Hypertonie oder Tachykardie im Rahmen eines Alkoholentzugs häufig zur Anwendung. Clonidin dämpft als Agonist an den α_2-Adrenozeptoren über die Hemmung der Freisetzung von Noradrenalin die gesteigerte sympathische Aktivität während des Entzugs. **Thiamin** (Vitamin B_1) wird zur Prophylaxe einer **Wernicke-Enzephalopathie** eingesetzt. Die Wernicke-Enzephalopathie ist eine schwere neurologische Erkrankung, die durch eine Mangelernährung im Rahmen der Alkoholabhängigkeit verursacht werden kann.

Ein Medikament, das nach der Entgiftung bei der Rückfallprophylaxe eine Rolle spielt, ist **Acamprosat,** welches das Verlangen nach Alkohol reduziert und somit das Risiko eines Rückfalls senkt. Acamprosat wirkt hauptsächlich durch die Modulation des glutamatergen Systems. **Naltrexon** ist ein Opioidantagonist, der die Wirkung von Opioiden im Gehirn blockiert und somit das Glücksgefühl, das Alkohol auslöst, blockiert und dadurch das Verlangen nach Alkohol reduzieren kann. Beim Opioidentzug dient die medikamentöse Behandlung vor allem der Linderung von akuten Entzugssymptomen und als Vorbereitung auf den eigentlichen Entzugsprozess. Wie beim Alkoholentzug werden Medikamente wie Antipsychotika und Clonidin eingesetzt.

Im Verlauf werden viele Betroffenen mit Methadon oder Buprenorphin substituiert, ohne zunächst direkt die Abhängigkeit zu behandeln. **Substitutionspräparate** sind Ersatzstoffe, bei denen das Opioid in seiner Wirkung ersetzt wird, um den Entzug auf lange Sicht, falls überhaupt möglich, schrittweise umsetzen zu können und somit zu erleichtern. In den Fällen, in denen keine dauerhafte Abstinenz erreicht werden kann, findet eine Dauersubstitution statt. Diese dauerhafte Substitutionstherapie soll das Überleben des opioidabhängigen Menschen sichern und zur Besserung bzw. Stabilität seines Gesundheitszustands beitragen.

3.4.5 Schlafstörungen

Schlafstörungen sind eine weitverbreitete Problematik. Dabei können die Betroffenen können grob in zwei Gruppen eingeteilt werden:

- Ein Teil hat Einschlaf- oder Durchschlafprobleme, eine **Hyposomnie.**
- Der andere Teil leidet an einer ausgeprägten Schläfrigkeit tagsüber, der **Hypersomnie.**

Häufig lassen sich die Schlafstörungen auf konkrete Ursachen zurückführen. So kann ein Wechsel des Tag-Nacht-Rhythmus, z. B. durch Wechsel der Zeitzonen bei Fernreisen, für einige Tage zu Schlafstörungen führen. Auch Erkältungskrankheiten stören den Schlaf z. T. erheblich, bedingt durch Obstruktionen der oberen Atemwege. Nahezu alle Patienten, die an einer Psychose erkrankt sind, leiden auch unter Schlafstörungen.

Eine weitere große Gruppe von Patienten hat ein **Schlafapnoe-Syndrom.** Es werden zwei Formen unterschieden:

- Das *zentrale* Schlafapnoe-Syndrom entsteht durch fehlende Atemanreize aus dem Atemzentrum.
- Beim *peripheren* Schlafapnoe-Syndrom kommt es durch den verminderten Sympathikotonus während des Schlafs zu einer Obstruktion der oberen Atemwege.

KLINIK

Obstruktives Schlafapnoe-Syndrom (OSAS)

Bei einem obstruktivem Schlafapnoe-Syndrom tritt während des Schlafs häufig ein Atemstillstand ein. Je nach Ausprägung fällt dabei die Sauerstoffsättigung (S_AO_2) ab und das pCO_2 steigt an. Ursache ist meist eine Verminderung des Muskeltonus im Rachen und in der Folge ein Verschluss der oberen Atemwege. Durch diese Veränderungen steigt der Sympathikotonus, die Muskeln im Rachen werden stärker tonisiert, die Atemwege sind wieder frei. Langzeitfolgen eines OSAS sind pulmonaler Hypertonus, Cor pulmonale und Rechtsherzversagen. Außerdem ist der Patient durch die häufigen Unterbrechungen seines Schlafs tagsüber müde und unkonzentriert. Die Betroffenen werden erheblich häufiger in Unfälle verwickelt als Menschen ohne Schlafapnoe-Syndrom.

Ein **Schlaflabor** liefert die genaue Diagnose, welche Art von Schlafstörung vorliegt. Während des nächtlichen Schlafs können Messwerte wie z. B. die Sättigung des Bluts und ein EEG erhoben und ausgewertet werden.

Die Therapie von Schlafstörungen stützt sich auf drei Prinzipien:

1. Zunächst müssen störende Faktoren von außen ausgeschaltet werden. Hierzu zählen Schlafbedingungen, Lärmeinflüsse und Störungen durch Licht, aber auch organische Probleme wie gehäuftes nächtliches Wasserlassen (Nykturie), z. B. bedingt durch eine Herzinsuffizienz. Patienten mit Schlafapnoe-Syndrom benötigen evtl. ein **CPAP**-Gerät (Continuous Positive Airway Pressure), das über eine Maske kontinuierlich Luft in die oberen Atemwege bläst. Durch diesen positiven Atemwegsdruck wird das Kollabieren der oberen Atemwege verhindert.
2. Gleichzeitig sollte der Tagesablauf so gestaltet werden, dass eine nächtliche Ruheperiode überhaupt notwendig wird. Hierzu gehört eine ausreichende sportliche Betätigung, aber auch das „Abschalten" abends vor dem Zubettgehen. Auf Alkohol, Nikotin und Koffein sollte abends verzichtet werden. **Entspannungstechniken** wie Yoga und autogenes Training können ebenfalls zu einer Verbesserung des Schlafs führen.
3. Außerdem kann die Schlafstörung medikamentös therapiert werden. Von dieser Therapie sollte allerdings erst bei Versagen der anderen Optionen Gebrauch gemacht werden.
   - Beliebt sind **Benzodiazepin-ähnliche Medikamente (Z-Substanzen):**
     - **Zolpidem (z. B. Stilnox®)/Zopiclon:** häufig zur kurzfristigen Behandlung von Schlaflosigkeit
     - **Zaleplon:** sehr kurze Wirkdauer, wird oft bei Einschlafproblemen verwendet.
     - **Eszopiclon (z. B. Lunesta®):** längere Wirkdauer; wird häufig zur Behandlung von Schlaflosigkeit eingesetzt
   - **Melatonin-Rezeptor-Agonisten** wirken auf Melatoninrezeptoren und werden insbesondere bei Einschlafstörungen eingesetzt.
   - Alte Antihistaminika werden aufgrund ihrer sedierenden Eigenschaften ebenfalls gerne als freiverkäufliche Schlafmittel eingesetzt.
   - **Diphenhydramin (z. B. Benadryl®)**
   - Niederpotente **Antipsychotika** können im Off-Label-Use zur Behandlung von Schlafstörungen verwendet werden.
   - **Quetiapin**
   - **Benzodiazepine** werden nur selten eingesetzt und sollten in der Therapie vermieden werden. Üblich sind **Oxazepam** (z. B. Adumbran®) und **Flunitrazepam** (Rohypnol®). Als problematisch bei der Therapie mit Benzodiazepinen hat sich das Abhängigkeits- und Gewöhnungspotenzial dieser Substanzgruppe erwiesen. Insbesondere bei Patienten, die langjährig Benzodiazepine als Schlafmittel einnehmen, kommt es nach Klinikeinweisungen immer wieder zu Entzugserscheinungen, wenn ihre Therapie nicht fortgesetzt wird. Häufig entstehen solche Schwierigkeiten durch mangelhafte Medikamentenanamnese bzw. schlechte Dokumentation durch den Rettungsdienst.

WICHTIG

Schlafmittel-/Medikamentenanamnese

Wegen des Abhängigkeitspotenzials und des daraus resultierenden Entzugs beim Absetzen der Präparate muss der Rettungsdienst eine genaue Medikamentenanamnese erheben und dokumentieren. Eine besondere Bedeutung hat dies bei älteren Patienten, die überproportional häufig Schlafmittel einnehmen. Eine adäquate Anamnese ist in der Klinik, bedingt durch Demenz und andere Erkrankungen, oft nicht möglich. Am Wohnort des Patienten findet sich aber meist ein Medikationsplan.

3.4.6 Medikamente bei psychiatrischen Erkrankungen

Übersicht: ➤ Tab. 3.8.

Tab. 3.8 Medikamentenliste psychiatrische Erkrankungen

Wirkstoffgruppe	Wirkstoff	Medikament	Indikation
Trizyklische Antidepressiva	Amitriptylin	Amineurin®	Depression, Ergänzung einer Schmerztherapie
	Clomipramin	Anafranil®	
	Doxepin	Aponal®	
	Opipramol	Insidon®	
Tetrazyklische Antidepressiva	Mirtazapin	Remergil®	Schlafstörungen (off label)
SSRIs	Citalopram	Cipramil®	Depression, Angsterkrankungen, Zwangsstörung
	Fluoxetin		
	Fluvoxamin	Fevarin®	
	Paroxetin	Paroxat®	
	Sertralin	Zoloft®	
SSNRIs	Venlafaxin	Efexor®, Trevilor®	Depression
Schnell wirkende Antidepressiva	Esketamin	Spravato®	Depression, Angststörungen
Mood Stabilizer	Lithium	Quilonum®	Depression, aber vor allem Manie
Antipsychotika • **1. Generation**	Levomepromazin	Neurocil®	Unruhe- und Erregungszustände, Schizophrenie
	Melperon	Melneurin®	
	Promethazin	Atosil®	
	Haloperidol	Haldol®	
• **2. Generation**	Amisulprid	Solian®	Schizophrenie
	Clozapin	Leponex®	
	Olanzapin	Zalasta®, Zyprexa®	
	Quetiapin	Seroquel®	
	Risperidon	Risperdal®	
	Ziprasidon	Zeldox®	
Abstinenzmittel	Acamprosat	Campral®	Unterstützung der Abstinenz bei Alkoholabhängigkeit
	Naltrexon	Adepend®	Unterstützung der Abstinenz bei Alkoholabhängigkeit
Benzodiazepine	Flunitrazepam	Rohypnol®	Schlafstörungen, Spannungszustände, Erregungszustände, Angstzustände
	Lorazepam	Tavor®	
Alkoholentgiftung	Clomethiazol	Distraneurin®	Prädelir, Delirium tremens, akute Entzugssymptomatik
Substitutionspräparate bei Opioidabhängigkeit	Buprenorphin	Subutex®	Zur Substitution bei Opioidabhängigkeit
	Levomethadon	L-Polamidon®	
Sonstige	Zopiclon		Schlafstörung

3.5 Stoffwechselerkrankungen

Die Ursachen für **Stoffwechselstörungen** sind vielfältig:

- Es können vererbte Rezeptordefekte, z. B. bei Fettstoffwechselstörungen, vorliegen.
- Ein Organschaden ist als primäre Ursache möglich (z. B. Immunthyreoiditis).
- Die hormonelle Steuerung kann defekt sein (z. B. Adenom der Hypophyse).
- Fehlende oder hyperaktive Enzyme.

Je nach Ursache werden die Erkrankungen in **primäre Störungen** (Organschäden) oder **sekundäre** und **tertiäre** Störungen (Steuerungsprobleme) eingeteilt. Die Therapie zielt immer auf das Erreichen von Normwerten im Blut ab. Die Dunkelziffer von Stoffwechselerkrankungen ist hoch. Eine Diagnose erfolgt meist erst, wenn es im Rahmen von Folgeschäden zu symptomatischen Erkrankungen gekommen ist. Insbesondere Diabetes und Fettstoffwechselstörungen führen zu ausgeprägten Gefäßschäden mit den entsprechenden Erkrankungen (Herzinfarkt, Schlaganfall usw.).

3.5.1 Diabetes mellitus

In Deutschland leiden schätzungsweise etwa 9–10 % der Bevölkerung an einem Diabetes mellitus. Das entspricht rund 7–8 Millionen Menschen. Das Verständnis der verschiedenen

Diabetesformen ist entscheidend für die medizinische Notfallbehandlung. Bei Diabetikern auftretende Notfallsituationen sind insbesondere Hypoglykämien (niedriger Blutzuckerspiegel, „Unterzuckerung") und Hyperglykämien (hoher Blutzuckerspiegel, „Überzuckerung"). Das Wissen um die jeweilige Diabetesform und deren spezifische Therapien ermöglicht es dem Rettungsdienstpersonal, umgehend angemessene Maßnahmen zu ergreifen, um das Wohlbefinden des Patienten zu gewährleisten. Die Erkrankung wird in zwei Gruppen unterteilt. Der **Typ-1-Diabetes** entsteht durch eine Zerstörung der insulinproduzierenden Zellen in der Bauchspeicheldrüse (Pankreas); eine genetische Disposition ist einer der Hauptgründe. Der Ausbruch der Erkrankung wird zumeist durch einen unspezifischen viralen Infekt getriggert. Im Rahmen dieses Infekts werden die B-Zellen der Langerhans-Inseln, die das Insulin produzieren, durch Antikörper zerstört. Es herrscht ein **absoluter Insulinmangel,** und die Patienten sind auf die Zufuhr von Insulin angewiesen (**IDDM, insulin-dependent diabetes mellitus**). 5–10 % der Diabetiker leiden an einem Typ-1-Diabetes. Es werden zwei **Subtypen** unterschieden.

- **Typ 1A** ist die häufigere Form und durch eine autoimmune Zerstörung der Betazellen gekennzeichnet. Diese Form findet sich häufig in der Kindheit oder Adoleszenz, kann aber auch bei Erwachsenen auftreten. Die Patienten sind oft normalgewichtig und haben von Beginn an eine deutliche Insulinabhängigkeit.
- **Typ 1B** weist keine autoimmune Komponente auf, und die spezifischen Ursachen bleiben unklar.

Wesentlich häufiger ist der **Typ-2-Diabetes,** bei dem es sich um einen **relativen Insulinmangel** handelt bzw. bei dem die Zellen nicht mehr auf Insulin reagieren (insulinresistente Typen). Dieser Typ ist häufig mit Übergewicht und Lifestyle-Faktoren assoziiert. Auch hier spielt in einigen Fällen die Vererbung eine Rolle.

Als Frühsymptom tritt eine gestörte Glucosetoleranz auf: Es dauert länger als normal, bis der Blutzuckerspiegel nach der Aufnahme von Glucose wieder Normalwerte erreicht. Im weiteren Verlauf der Erkrankung kommt es zu einem Anstieg der Insulinsekretion, um den Blutzuckerspiegel konstant zu halten. Reicht die eigene Insulinproduktion nicht mehr aus, steigt der Blutzuckerwert. Im fortgeschrittenen Stadium herrscht dann ebenfalls ein Insulinmangel, und die Patienten sind auf die Zufuhr von Insulin angewiesen. Da jedoch vorher auch andere Wirkstoffe und das Einhalten einer Diät zu einer Besserung der Symptome führen können, wird diese Variante als **nicht insulinabhängiger Diabetes** bezeichnet (**NIDDM, „non insulin dependent diabetes mellitus"**).

Neben dem Gestationsdiabetes, der in der Schwangerschaft auftritt, gibt es noch weitere spezifische Diabetesformen, die durch genetische Defekte, Medikamente oder zusätzliche endokrine Erkrankungen verursacht werden, z. B.:

- **MODY** *(Maturity Onset Diabetes of the Young):* erblich bedingte Form, die in der Jugend auftritt.
- **LADA** *(Latent Autoimmune Diabetes in Adults):* entwickelt sich langsamer als Typ 1, wird jedoch oft fälschlicherweise als Typ 2 diagnostiziert.

Alle Erkrankungsformen führen zu einer erheblichen Schädigung des Kreislaufsystems. Als Erstes kommt es zu einer **Mikroangiopathie** (Erkrankung der kleinsten Gefäße). Durch diese Schädigung werden insbesondere Gewebe in Mitleidenschaft gezogen, die auf eine sehr gute Durchblutung angewiesen sind. Die Langzeitfolgen des Diabetes sind **Polyneuropathie, Nephropathie, Retinopathie, Hypertonus, Herzinfarkt, Schlaganfall** und **Makroangiopathie.**

Mit der Therapie soll der Blutzucker im Normbereich gehalten werden. Neben Diät und sportlicher Aktivität spielen Medikamente, die den Zuckerhaushalt beeinflussen, eine große Rolle. Neben der Applikation von Insulin werden orale Antidiabetika zumindest in der Therapie des Typ-2-Diabetes eingesetzt. Orale Antidiabetika haben mehrere Wirkmechanismen und werden häufig in Kombinationen gegeben.

Insulin

In den Anfängen der Insulintherapie wurde das Medikament aus dem Pankreas von Schweinen und Rindern gewonnen. In den ersten Versuchen an Hunden wurde hierzu Pankreasgewebe zerkleinert und intravenös verabreicht. So konnte die blutzuckersenkende Wirkung nachgewiesen werden, und das erste **Insulin** wurde aus dem Gewebe des Pankreas herausfiltriert.

Rinder- und Schweineinsuline sind auch heute noch im Einsatz, werden aber zunehmend von semisynthetischen und biosynthetischen Insulinen verdrängt. Bei den biosynthetischen Präparaten handelt es sich um gentechnisch hergestelltes Humaninsulin (menschliches Insulin). Hierzu wurde das Insulingen auf Bakterien übertragen, die fortan Insulin produzierten. Der Unterschied zwischen Rinder-, Schweine-, Humaninsulin und den Insulinanaloga besteht nur in wenigen Aminosäuren. Durch gezielten Austausch dieser Aminosäuren lässt sich das Wirkprofil verändern.

Insulin entfaltet seine Wirkung, indem es an spezifische Rezeptoren auf der Zelloberfläche bindet. Durch diese Bindung wird der Transport von Glucose in die Zellen verstärkt. Gleichzeitig wird der Aufbau von Glykogen, Proteinen und Fetten aus Glucose stimuliert. Zusätzlich hemmt Insulin die Lipolyse und die Oxidation von Fettsäuren.

Im Handel werden verschiedene Insulinformen angeboten, die sich in ihrer Wirkdauer unterscheiden. Normalinsulin, das auch unter dem Begriff **Altinsulin** im Umlauf ist, hat ein Wirkprofil wie der körpereigene Stoff. **Verzögerungsinsuline (Depotinsulin, Basalinsulin)** entfalten ihre Wirkung, wie der Name sagt, verzögert. Dafür haben sie eine längere Wirkzeit. Ultrakurz wirkende Insuline arbeiten hingegen schneller und kürzer als das körpereigene (➤ Tab. 3.9). Außer den drei Arten von Insulinen gibt es zahlreiche Kombinationen in unterschiedlicher Zusammensetzung.

Insulinform	Wirkbeginn	Wirkdauer
Ultrakurz wirkendes Insulin	sofort	2–3 h
Humaninsulin	10–20 min	3–6 h
Verzögerungsinsulin	> 30 min	8–12 h

Tab. 3.9 Wirkbeginn und Wirkdauer der Insulinarten

Da Insulin ein **Peptidhormon** ist, das durch die Verdauungsenzyme zerstört wird, ist nur eine parenterale Applikation möglich. In der Regel erfolgt diese durch eine **subkutane Injektion,** meist durch einen sogenannten Pen (➤ Abb. 3.13).

Seit einigen Jahren sind auch **Insulinpumpen** im Einsatz, die eine kontinuierliche Abgabe von Insulin (Humaninsulin) in den Körper ermöglichen, um eine möglichst physiologische Einstellung des Blutzuckers zu erreichen (➤ Abb. 3.14). Auch transkutane Messsensoren, die mit der Pumpe gekoppelt sind, optimieren die Diabetestherapie.

In ➤ Tab. 3.10 in ➤ Kap. 3.5.5 sind die Insuline analog der in der Roten Liste gewählten Form aufgeführt. Dort wird zwischen schnell wirkenden, intermediär wirkenden und lang wirkenden Insulinen und deren Kombination unterschieden.

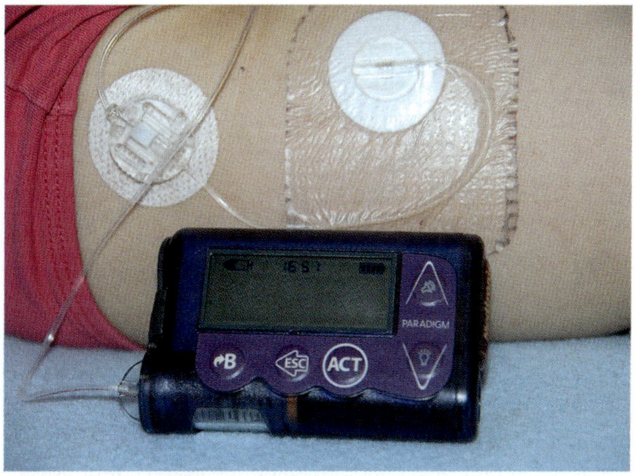

Abb. 3.14 Insulinpumpe [M328]

Alpha-Glucosidase-Inhibitoren

Alpha-Glucosidase-Inhibitoren (z. B. **Acarbose** und **Miglitol**) führen zur Hemmung eines Enzyms in der Darmschleimhaut, das neben anderen Enzymen für den Abbau von Kohlenhydraten zu Einfachzuckern zuständig ist. In der Folge kommt es zu einer verzögerten, evtl. auch verminderten Glucoseaufnahme; der Blutzuckerspiegel steigt weniger schnell an, und das zirkulierende Insulin ist ausreichend für die Weiterverarbeitung.

Biguanide

Der bekannteste Vertreter der **Biguanide** für die Therapie des Diabetes in Deutschland ist **Metformin.** Die blutzuckersenkende Wirkung wird sowohl durch eine Verminderung der **Gluconeogenese** in der Leber als auch durch eine **verbesserte Insulinwirkung** und erhöhte **Glucoseaufnahme** an den Zellen erreicht. Es ist das einzige Antidiabetikum, bei dem selbst bei massiver Überdosierung keine Hypoglykämien entstehen. Bei frühzeitigem Einsatz von Metformin bei einem Prädiabetes kann das Auftreten eines manifesten Diabetes in ca. einem Drittel der Fälle vermindert werden. Negativ aufgefallen ist der Wirkstoff durch die Entstehung von Lactatazidosen, die unbehandelt zum Tod führen. Das Medikament muss daher z. B. am Tag einer OP mit Vollnarkose abgesetzt werden. Auch im Rahmen von Hypoxien tritt diese Lactatazidose gehäuft auf.

Proguanil, ebenfalls ein Biguanid, wird für die Therapie der Malaria tropica eingesetzt.

Sulfonylharnstoff/Glinide

Sulfonylharnstoffe und **Glinide** binden an einen Rezeptor auf den B-Zellen des Pankreas. Durch diese Rezeptorbindung kommt es bei Reizung der Zellen zu einer **vermehrten Insulinausschüttung.**

Insulinsensitizer

Die **Glitazone** gehören zu den neueren oralen Antidiabetika. Ihre Wirkung entfalten sie über das Heraufsetzen der **Empfindlichkeit der Zellen** gegenüber Insulin. Dadurch senkt schon eine geringere Insulinmenge erfolgreich den Blutzuckerspiegel. Diese Wirkstoffe werden heutzutage nicht mehr eingesetzt, da sie schwerwiegende Nebenwirkungen wie eine Gewichtszunahme und Herzinsuffizienz verursachen und ein erhöhtes Risiko für Frakturen und Blasenkarzinome aufweisen.

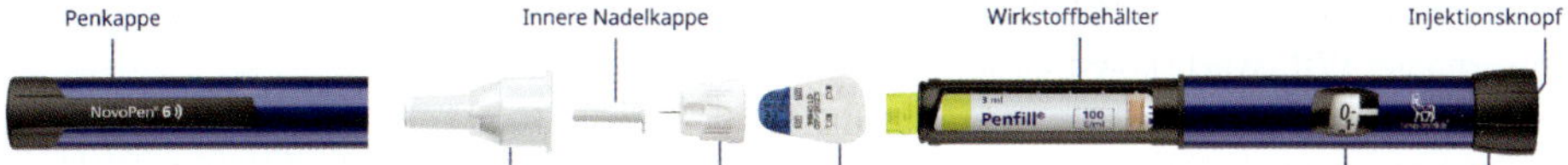

Abb. 3.13 Insulin-Pen und Patrone [U107]

3

SGLT2-Inhibitoren

➤ Kap. 3.2.2.

GLP-1-Rezeptor-Agonisten

GLP-1-Rezeptor-Agonisten sind synthetische Analoga des menschlichen Glucagon-ähnlichen Peptid-1 (GLP-1). Sie fördern die Insulinsekretion, hemmen die Glucagonfreisetzung, verzögern die Magenentleerung und können zu Gewichtsverlust führen. Zu den bekannten Wirkstoffen gehören Liraglutid, Dulaglutid, Exenatid und Semaglutid. Letzteres führte zur erweiterten Indikation bei Adipositas per magna. Mittlerweile hat es sich zu einem Lifestyle-Medikament entwickelt, das viele als „Abnehmspritze" nutzen. Diese Medikamente werden in der Regel injiziert und können allein oder in Kombination mit anderen Diabetesmedikamenten eingesetzt werden.

WICHTIG

Das Lifestyle-Medikament Wegovy®

Wegovy®, der Handelsname für Semaglutid, ist ein GLP-1-Rezeptor-Agonist zur Behandlung von Adipositas. In klinischen Studien erzielten Teilnehmer eine Gewichtsreduktion von 15–20 %. Das Medikament steigert das Sättigungsgefühl, verringert den Appetit und reduziert die Kalorienaufnahme. Wegovy® wird einmal wöchentlich injiziert und ist für Erwachsene mit einem Body Mass Index (BMI) von ≥ 30 oder von 27 mit Begleiterkrankungen zugelassen. Die Nebenwirkungen können Übelkeit, Durchfall und ein erhöhtes Pankreatitisrisiko umfassen. Zu den Langzeiteffekten und optimalen Anwendungsmöglichkeiten liegen noch keine Ergebnisse vor; sie werden weiterhin erforscht.

WICHTIG

Aspirationsrisiko unter GLP-1-Rezeptor-Agonisten

Die Deutsche Gesellschaft für Anästhesie und Intensivmedizin (DGAI) empfiehlt für Patienten, die GLP-1-Agonisten wie Semaglutid oder Tirzepatid anwenden, aufgrund eines **erhöhten Regurgitations- und Aspirationsrisikos,** diese Medikamente am Operationstag vor einer Allgemeinanästhesie zu pausieren. Bei einer wöchentlichen Anwendung sollte die letzte Dosis eine Woche vor dem Eingriff verabreicht werden, gefolgt von einer engmaschigen Blutzuckerkontrolle.

3.5.2 Fettstoffwechselstörungen

Ähnlich wie bei der Hypertonie handelt es sich bei einer **Fettstoffwechselstörung** um eine schleichende Erkrankung, die meist erst im Rahmen einer akuten Situation (z. B. Herzinfarkt) erkannt wird. Erhöhte **Triglycerid-** und **Cholesterinwerte,** insbesondere ein erhöhter **LDL-Wert** (Low-Density-Lipoprotein) , steigern das Risiko einer kardiovaskulären Erkrankung deutlich. Positiv auf die kardiovaskulären Erkrankungen wirkt sich ein hoher **HDL-Wert** (High-Density-Lipoprotein) aus. Die Einstellung bestimmter Blutwerte gelingt im Regelfall nur mithilfe von Medikamenten; eine Ausnahme stellt das HDL dar, das sich nur durch körperliche Aktivität steigern lässt. Welcher Zielwert sinnvoll ist, hängt von den Begleiterkrankungen ab. Je mehr Risikofaktoren ein Patient – z. B. für die Entwicklung einer KHK – hat, umso niedriger sollten die Blutfette sein.

Fettarme Ernährung und gleichzeitig sportliche Aktivität sind sinnvoll; das Körpergewicht sollte im Normbereich liegen. Eine zusätzliche Umstellung der Ernährung auf eine Fettzufuhr von maximal 20 % ist bei bestimmten Formen der Fettstoffwechselstörung notwendig. Medikamentös kann der Fettstoffwechsel an verschiedenen Stellen beeinflusst werden. **HMG-CoA-Reduktase-Hemmer** senken den Cholesterinspiegel durch Verringerung der Biosynthese.

WICHTIG

HMG-CoA-Reduktase-Hemmer

Diese Wirkstoffe erkennt man in der Regel an der Endung **-statin.**

WICHTIG

Statine und Grapefruit

Grapefruitsaft und auch andere Zitrusfrüchte hemmen das Enzymsystem CYP450 (Cytochrom P-450), was dazu führt, dass Statine nicht mehr richtig abgebaut werden. Bereits 250 ml Saft führen zur doppelten und 1 Liter bewirkt eine 8-fache Wirkung des Pharmakons (➤ Abb. 3.15). Eine Überdosierung kann mit schwerwiegenden Folgen wie Muskelzerfall (Rhabdomyolyse), Nierenversagen und metabolischer Azidose einhergehen.

Ionenaustauschharze verringern die Cholesterinaufnahme durch Blockade der Gallensäureresorption im Darm. Ohne Gallensäuren lässt sich Cholesterin schlecht aufnehmen. **Selektive Cholesterinresorptionshemmer** vermindern die Aufnahme von Cholesterin. Durch die Zufuhr von Nikotinsäure kann der LDL-Spiegel gesenkt werden. **Fibrate** verbessern die Aufnahme von Cholesterin in das HDL und erhöhen die Ausscheidung von Cholesterin über die Galle.

WICHTIG

Fibrate

Die meisten Wirkstoffe erkennt man an der Endung **-fibrat.**

KLINIK

Metabolisches Syndrom (nach NCEP-ATP-III[1])

Ein metabolisches Syndrom liegt vor, wenn mindestens drei der folgenden fünf Störungen auftreten:

- Glucoseintoleranz/Diabetes mellitus
- Arterieller Hypertonus
- Triglyceridämie
- Erniedrigter HDL-Wert
- Adipositas (stammbetont)

Patienten, die an einem metabolischen Syndrom leiden, haben ein vielfach erhöhtes Risiko, arteriosklerotische Veränderungen zu entwickeln und damit einen Schlaganfall, Herzinfarkt oder eine Niereninsuffizienz zu erleiden.

[1] National Cholesterol Education Program, Adult Treatment Panel III

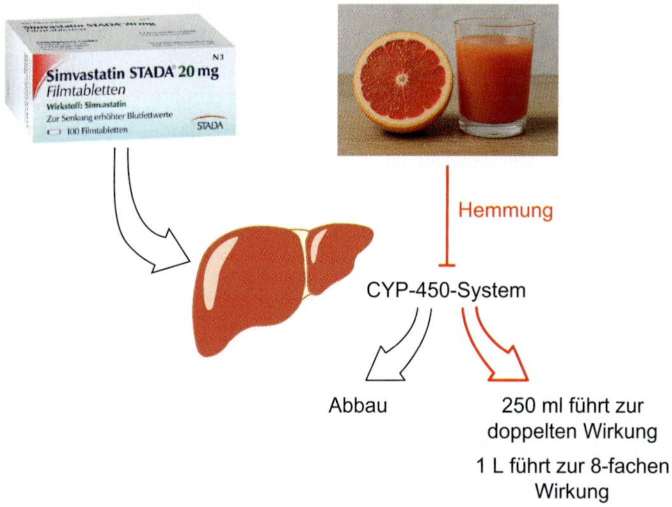

Abb. 3.15 Arzneimittelinteraktion mit Grapefruitsaft [P1015, L253, Foto: O763]

3.5.3 Schilddrüsenerkrankungen

Erkrankungen der **Schilddrüse** gehören mit zu den häufigsten Erkrankungen. Die Thyreoidektomie (Entfernung der Schilddrüse) ist eine der am meisten durchgeführten Operationen in der Viszeralchirurgie. Die Erkrankungen werden gemäß ihrer Stoffwechselsituation in zwei Gruppen eingeteilt:

- Patienten mit einem erhöhten Schilddrüsenhormonwert (T_3 und T_4) haben eine **Hyperthyreose,**
- solche mit einem erniedrigten Wert eine **Hypothyreose.**

Die Regulierung des Schilddrüsenhormons erfolgt in mehreren Schritten. Der **Hypothalamus** schüttet **Thyreotropin-Releasing-Hormon (TRH)** aus. Dieses Hormon veranlasst die **Hypophyse, TSH** (Thyroidea-stimulierendes Hormon) zu sezernieren. Trifft dieses Hormon auf die **Schilddrüse,** produziert sie **Thyroxin (T_4 + T_3).** Auf allen Ebenen kommt es zu Rückkopplungsmechanismen, die eine weitere Ausschüttung begrenzen.

Im Körper ist das Schilddrüsenhormon an der Homöostase beteiligt. Es wirkt auf die Körpertemperatur, auf die Leistung des Herz-Kreislauf-Systems, auf den Blutdruck und auf das ZNS. Starke Abweichungen im Hormonspiegel können zu schwerwiegenden Erkrankungen führen (z. B. **Thyreotoxikose**), und auch psychische Veränderungen sind möglich. **Hypothyreosen** führen zu **Depressionen, Hyperthyreosen** können **akute Psychosen** auslösen. Insbesondere während der Schwangerschaft ist ein ausgeglichener Schilddrüsenhormonhaushalt wichtig, da Störungen zu erheblichen Fehlbildungen bzw. zu geistiger Retardierung beim Kind führen können.

KLINIK

Thyreotoxische Krise

Die thyreotoxische Krise entsteht bei massiver Ausschüttung von Schilddrüsenhormonen, z. B. im Rahmen einer iodhaltigen Kontrastmittelapplikation. Man unterscheidet drei Stadien:

- **Stadium I:** Sinustachykardie, Fieber, Schweißausbruch, Unruhe, Angst, Erbrechen, Durchfall, Muskelschwäche
- **Stadium II:** wie I, zusätzlich Bewusstseinsstörungen, Tachyarrhythmien
- **Stadium III:** wie II, zusätzlich Koma, Kreislaufversagen, Schock

Die notfallmedizinische Therapie erfolgt symptomatisch. In der Klinik werden hoch dosiert Thyreostatika verabreicht. In schweren Fällen erfolgt eine sofortige Thyreoidektomie.

Das Ziel der Therapie ist eine Normalisierung von T_3, T_4 und TSH im Blut. Dies erfolgt durch eine Hemmung der Schilddrüsenfunktion im Falle einer Hyperthyreose und durch eine Substitution von Thyroxin bei Patienten, die hypothyreot sind.

Hyperthyreose

Im Wesentlichen kommen bei einer **Hyperthyreose** als **Thyreostatika** zwei Substanzen zum Einsatz. Die eine verhindert die Aufnahme von Iod in die Schilddrüse; ohne Iod kann kein Schilddrüsenhormon produziert werden. Die andere vermindert die Produktion und Freisetzung von Schilddrüsenhormon. Erkrankungen, die zu einer Hyperthyreose führen, sind: Schilddrüsenkarzinom, autonome Adenome, Morbus Basedow und zentrale Hyperthyreosen.

Hypothyreose

Kann die Schilddrüse nicht ausreichend Hormon zur Verfügung stellen, bildet sie durch Wachstum eine **Struma** (Kropf). Da dieses Wachstum in eine unkontrollierte Form übergehen und z. B. die Halsstrukturen (z. B. Trachea) komprimieren kann, wird sie in der Regel operativ entfernt (**Strumektomie**). Die meisten Patienten, die eine Hypothyreose haben, mussten sich dieser Operation, auch **Thyreoidektomie** genannt, unterziehen. Die Therapie der Hypothyreose basiert auf Substitution des Schilddrüsenhormons.

Nicht alle Patienten mit einer Struma sind hypothyreot. Klinisch kann auch eine ausgeglichene (euthyreote) oder erhöhte (hyperthyreote) Stoffwechsellage vorliegen (z. B. Morbus Basedow mit klassischer Merseburger Trias: Struma, Tachykardie, Exophthalmus).

3.5.4 Gicht

Eine **Gichterkrankung** ist durch einen **erhöhten Harnsäurespiegel (Hyperurikämie)** im Blut definiert. Sie tritt meist bei Männern ab dem 4. Lebensjahrzehnt auf, führt zu chronischen Entzündungen der Gelenke und kann schubartig oder chronisch verlaufen. Das erste betroffene Gelenk ist in der Regel das Großzehengrundgelenk. Im Rahmen eines akuten Schubes kommt es zur Ablagerung von **Harnsäurekristallen** in der Synovia der **Gelenke.** Das Immunsystem versucht, diese Kristalle abzubauen; es kommt zur Entzündung. Ursache für die erhöhten Harnsäurespiegel ist in der Regel eine verminderte Ausscheidung über die Nieren.

Die Therapie verringert entweder den Abbau von Stoffen zum Stoffwechselendprodukt Harnsäure (**Urikostatika**) oder führt zu einer verstärkten Ausscheidung von Harnsäure (**Urikosurika**). Hauptansatz ist jedoch eine Umstellung der Ernährung. Zum einen sollte eine purinarme Diät eingehalten werden (Purine finden sich vor allem in Fleisch, aber auch in Bier). Zum anderen sollte auf Alkohol verzichtet werden, da dieser die Harnsäureausscheidung verringert.

3.5.5 Medikamente bei Stoffwechselerkrankungen

Übersicht: ➤ Tab. 3.10.

Tab. 3.10 Medikamentenliste Stoffwechselerkrankungen

Wirkstoffgruppe	Wirkstoff	Medikament	Indikation
Alpha-Glucosidase-Inhibitoren	Acarbose	Glucobay®	Diabetes Typ 2
	Miglitol	Diastabol®	
Insulin, schnell wirkend	Humaninsulin	Actrapid®	Diabetes Typ 1 und 2
	Insulinanaloga	Humalog®, Novorapid®	
Insulin, intermediär wirkend	Humaninsulin	Berlinsulin H Basal®, Protaphane®	
Insulin, lang wirkend	Insulinanaloga	Lantus®, Levemir®	
Insulin, Kombination	Humaninsulin	Actraphane® 30/50	
	Insulinanaloga	Humalog Mix®	
Biguanide	Metformin	Siofor®	Diabetes Typ 2
Sulfonylharnstoffe	Glibenclamid	Amglidia®	
	Gliclazid	Diamicron Uno®	
	Glimepirid	Amaryl®	
	Gliquidon	Glurenorm®	
Glinide	Nateglinid	STARLIX®	Diabetes Typ 2
	Repaglinid	NovoNorm®	
Sonstige die Insulinsekretion steigernde Wirkstoffe	Exenatid	Byetta®	
	Sitagliptin	Januvia®, Xelevia®	
Insulinsensitizer	Pioglitazon	Actos®	Diabetes Typ 2
HMG-CoA-Reduktase-Hemmer	Atorvastatin	Sortis®	Hypercholesterinämie
	Fluvastatin	LOCOL®	
	Lovastatin		
	Pravastatin		
	Simvastatin	ZOCOR®	
Ionenaustauscherharze	Colestyramin	Vasosan®	
Cholesterinresorptionshemmer	Ezetimib	Ezetrol®	
Fibrate	Bezafibrat	Befibrat®	
	Fenofibrat	Lipidil®	
	Gemfibrozil	Gevilon®	

Tab. 3.10 Medikamentenliste Stoffwechselerkrankungen *(Forts.)*

Wirkstoffgruppe	Wirkstoff	Medikament	Indikation
Thyreostatika	Carbimazol	Carbimazol®	Hyperthyreose
	Perchlorat	Irenat®	
	Propylthiouracil	Propycil®	
	Thiamazol	Methizol®	
Schilddrüsenhormon	Levothyroxin	Eferox, Euthyrox®, L-Thyrox®	Hypothyreose
	Liothyronin	Thyrodardin®	
	Levothyroxin + Liothyronin	Prothyrid®	
	Levothyroxin + Kaliumiodid	Thyronajod®	
Urikostatika	Allopurinol	Epidropal®	Gicht
Urikosurika	Benzbromaron	Narcaricin®	
	Probenecid		

3.6 Erkrankungen des Magen-Darm-Trakts

Notfallmedizinisch kommen **Magen-Darm-Erkrankungen** regelmäßig vor, sie spielen aber eine eher untergeordnete Rolle. **Blutungen** im **oberen Gastrointestinaltrakt** (GI-Trakt) können zu einer **akuten Lebensgefahr** werden; solche im unteren GI-Trakt sind dagegen meist harmlos. **Appendizitiden** und Infektionen komplettieren den notfallmedizinischen Katalog.

Anders als im Rettungsdienst sind Erkrankungen des Magen-Darm-Trakts im ambulanten und klinischen Bereich deutlich häufiger vertreten. Viele Patienten leiden an chronischen Beschwerden und nehmen dagegen Medikamente ein. Insbesondere Sodbrennen und Verstopfungen betreffen einen Großteil der Bevölkerung.

3.6.1 Ulzera

Für die Entstehung von Geschwüren (**Ulzera, ➤** Abb. 3.16) spielen im Wesentlichen drei Ursachen eine Rolle. Es kann sich zum einen um die Folge einer Infektion handeln. Der bekannteste Keim, der zu einer Magenschleimhautentzündung (Gastritis) führt und damit auch Magenulzera verursachen kann, ist das Bakterium *Helicobacter pylori.* Eine weitere Ursache ist die Einnahme von **NSAR** (nichtsteroidale Antirheumatika) wie z. B. ASS oder Diclofenac. Auch **Stress** ist ein wesentlicher Faktor für die Entstehung von Ulzera.

Seltenere Ursachen sind andere aggressive Medikamente wie z. B. Chemotherapeutika. Auch Adenome, welche die Magensäuresekretion stimulieren können, kommen als Ursache infrage. Die Entstehung der Ulzera beruht immer auf demselben Pathomechanismus: Es kommt zu einer gesteigerten Säureproduktion und/oder einer verminderten Produktion von schützendem Magenschleim und Bicarbonat. Dadurch liegt die Schleimhaut frei, woraufhin die Zellen durch die Verdauungsenzyme und die Magensäure aufgelöst werden. Überschreitet die Verletzung die Mukosa (Schleimhautschicht der Magen-Darm-Wand), entsteht ein Ulkus. Werden in der Tiefe gelegene Blutgefäße aufgelöst, kommt es zu einer oberen Gastrointestinalblutung.

Therapieziel ist es, Schleimhautläsionen zu vermeiden. Hierzu muss, wenn möglich, die Ursache beseitigt werden (z. B. antibiotische Eradikationstherapie des *Helicobacter pylori*). In der Akutphase wird die Abheilung mittels **Säureproduktionsblockade** gefördert. Liegt eine Blutung vor, kann mit einer **Gastroskopie** eine Blutstillung durchgeführt werden. Hierzu werden **Clips** und **Schlingen** auf das blutende Gefäß gesetzt. Teilweise wird das blutende Areal mit Polidocanol oder Adrenalin unterspritzt. Polidocanol führt an den inneren Wänden von Blutgefäßen zu einer Entzündungsreaktion und schließlich zum Verkleben der Gefäße.

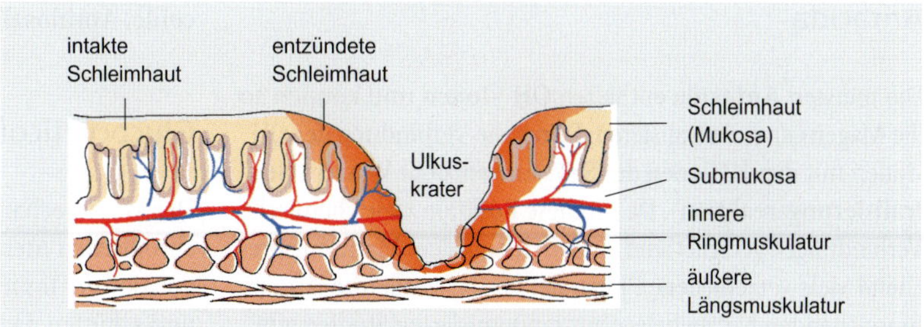

Abb. 3.16 Schematische Darstellung eines Geschwürs (Ulkus) [L190]

Bei nur geringen Refluxbeschwerden kann der Einsatz von **Antacida** sinnvoll sein und versucht werden. Aber auch bei geringen Beschwerden sollte die Ursache herausgefunden und therapiert werden.

Medikamentös kommen **Protonenpumpeninhibitoren (PPI), H_2-Rezeptor-Blocker** (➤ Kap. 2.6) und verschiedene **Antacida** zum Einsatz. Eine weitere Möglichkeit besteht in der Applikation von Medikamenten, die einen Schutzfilm auf der Schleimhaut bilden und so den Kontakt der Enzyme und der Salzsäure mit dem Gewebe verhindern (**Magenschleimhautprotektoren**).

3

Protonenpumpeninhibitoren

Protonenpumpenhemmer (PPI) sind Arzneistoffe, welche die Protonenpumpe der Belegzellen in der Magenschleimhaut hemmen und somit die Produktion von **Magensäure reduzieren.** Diese Hemmung führt zu einem Anstieg des pH-Werts im Magen, was weitere Schädigungen der Schleimhaut durch Säure verhindern kann (➤ Abb. 3.16). PPI sollten jedoch nur bei **gesicherten Indikationen** eingesetzt werden, da ihre langfristige Anwendung mit Risiken wie Osteoporose, Frakturen, Pneumonien, Tinnitus und *Clostridium-difficile*-Infektionen verbunden ist. Insbesondere im klinischen Alltag werden PPI häufig reflexartig bei der Verordnung von NSAR oder zur Stresulkusprophylaxe eingesetzt, was kritisch betrachtet werden sollte. Die Anwendung sollte auf **Risikopatienten** mit früheren Magen-Darm-Ulzera oder -Blutungen beschränkt werden. Ebenso beschränkt sich die Indikation für den Magenschutz mit PPI unter Einnahme von Low-dose-ASS bei Patienten mit Ulkuskomplikationen wie oberer Magen-Darm-Blutung in der Vorgeschichte oder bei Vorliegen anderer Risikofaktoren für Ulkuskomplikationen. Die Ausweitung der Indikationen führte vermutlich zu einer übermäßigen Verschreibung, während Studien auch auf mögliche Absetzsymptome hinweisen.

Die wichtigsten Vertreter sind **Omeprazol, Pantoprazol und Esomeprazol,** die mittlerweile rezeptfrei erhältlich sind und sich in der Pharmakokinetik nur unwesentlich voneinander unterscheiden. Bei **Esomeprazol** handelt es sich lediglich um das S-Enantiomer (S-Omeprazol) von Omeprazol, das selbst als 1:1-Gemisch des S- und des R-Enantiomeren (Racemat) vorliegt. Es soll eine höhere Bioverfügbarkeit haben und potenter sein.

Antacida

Die meisten **Antacida** enthalten **OH^--Ionen** und können so die Magensäure neutralisieren: Durch die Verbindung der OH^--Ionen mit den H^+-Ionen der Salzsäure entsteht Wasser (**Neutralisierungsreaktion**). Da für diese Reaktion viele chemische Verbindungen geeignet sind, finden sich auf dem Markt entsprechend viele verschiedene Präparate, für die es allerdings keine hinreichenden Nutzenbelege aus randomisierten Studien gibt.

Sucralfat

Dieser Protektor legt sich auf die Magenschleimhaut und bildet mit Proteinen der Zelloberfläche eine komplexe Verbindung. Die dadurch entstehende Schutzschicht verhindert den Kontakt der Schleimhaut mit der Magensäure und den Verdauungsenzymen. Auch hierfür gibt es keine ausreichende Evidenz.

3.6.2 Entzündliche Darmerkrankungen

Bei den **entzündlichen Darmerkrankungen** wird zwischen akuten und chronischen unterschieden. Die **akuten** Darmerkrankungen erfordern in aller Regel eine **antibiotische** Therapie. Oft muss eine **chirurgische Intervention** erfolgen, um einer Perforation zuvorzukommen. Die beiden wichtigsten Erkrankungen sind die **Appendizitis** und die **Divertikulitis.** Eine bevorzugte Stelle für Divertikel (Ausstülpungen der Darmwand) ist das Sigma. Entzünden sich die Ausstülpungen, klagt der Patient über linksseitige Unterbauchbeschwerden. Die **Sigmadivertikulitis** wird auch als „Appendizitis des älteren Menschen" bezeichnet.

Bei den **chronisch entzündlichen** Darmerkrankungen sind die beiden Hauptvertreter Morbus Crohn und Colitis ulcerosa. Etwa jeder tausendste Bundesbürger leidet an einer der beiden Erkrankungen. Während bei der **Colitis ulcerosa** nur der Dickdarm betroffen ist, kann ein **Morbus Crohn** den gesamten Verdauungstrakt befallen (➤ Abb. 3.17). Bei beiden Erkrankungen ist die Entstehung noch nicht vollständig geklärt; Vererbung, Umweltfaktoren und Psyche spielen eine große Rolle.

Vor Beginn der Therapie sollte mittels endoskopischer Verfahren die Lokalisation der Erkrankung genau ermittelt werden. Dies kann durch herkömmliche obere und untere Intestinoskopien (Gastroskopie, Koloskopie) erfolgen. Auch CT und MRT stellen wichtige Diagnostika dar. Als neueres Verfahren kann eine Mikrokamera geschluckt werden, die während der Magen-Darm-Passage Aufnahmen macht und aus dem Körper heraus funkt.

Die Therapie fußt im Wesentlichen auf einer **Entzündungshemmung.** Bei Komplikationen, die mit Stenosen und/oder erheblichen Blutungen einhergehen können, ist wie bei den akuten Erkrankungen eine chirurgische Intervention notwendig. Die Colitis ulcerosa kann durch eine Kolektomie vollständig „geheilt" werden. Medikamentös werden **Glucocorticoide, Aminosalicylate** und **Immunsuppressiva** eingesetzt.

Glucocorticoide

Der Wirkmechanismus der **Glucocorticoide** ist wie bei den chronischen Atemwegserkrankungen (➤ Kap. 3.1) eine Modulation der Immunabwehr. Die Leukozyten werden stabilisiert und schütten dadurch weniger Botenstoffe aus. Auch die Be-

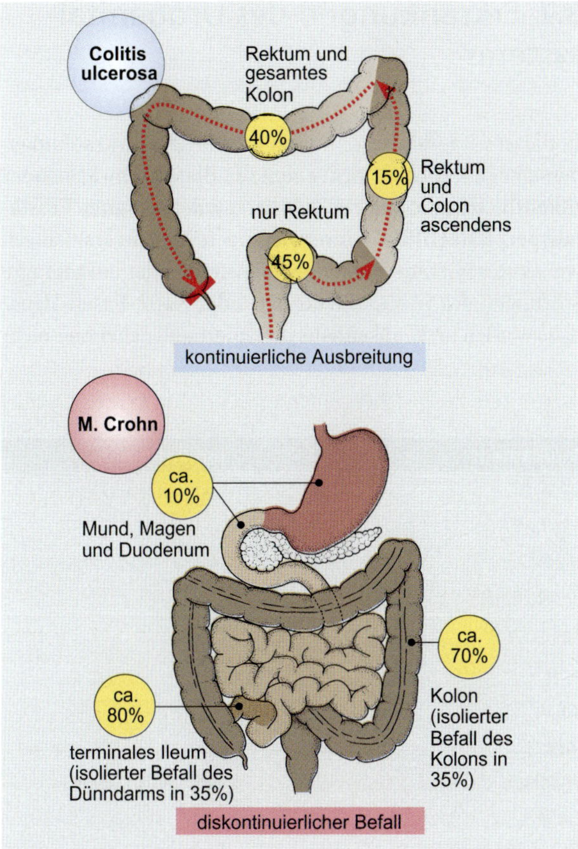

Abb. 3.17 Bevorzugte Lokalisationen von Colitis ulcerosa und Morbus Crohn [L157]

weglichkeit der weißen Blutkörperchen nimmt ab. Glucocorticoide können lokal z. B. als Rektalschaum verabreicht werden. Bei systemischer Applikation treten im Gegensatz zur inhalativen Therapie bei Atemwegserkrankungen wesentlich mehr Nebenwirkungen auf.

Aminosalicylate

Aminosalicylate können, bedingt durch ihre galenischen Eigenschaften, gezielt lokal zum Einsatz kommen. Sie greifen wie die Corticoide in den Entzündungsprozess ein. Durch eine Hemmung der Synthese von Prostaglandinen (Acetylsalicylsäure) und Leukotrienen nimmt die Entzündung lokal ab.

Immunsuppressiva

Das klassische **Immunsuppressivum** bei diesen Erkrankungen ist **Azathioprin.** Es hemmt die Vermehrung von T-Lymphozyten und natürlichen Killerzellen. Durch die verminderte Zellzahl kommt es zu einer Abschwächung der Entzündungsreaktion. Weitere Wirkstoffe dieser Gruppe sind Ciclosporin und Methotrexat. Während **Ciclosporin** wie Azathioprin die T-Zellen hemmt, verhindert **Methotrexat** als Folsäureinhibitor die Bildung von DNA.

Bei allen Immunsuppressiva treten als Nebenwirkung häufiger Infektionen auf. Durch eine engmaschige Kontrolle des Blutbildes sollen toxische Leukopenien rechtzeitig erkannt werden.

3.6.3 Verstopfungen und Durchfallerkrankungen

Als Ursache für **Verstopfungen** oder **Durchfallerkrankungen** (Diarrhöen) kommen viele Möglichkeiten in Betracht. Sowohl das tägliche Verhalten wie Essgewohnheiten und Bewegung spielen eine Rolle als auch Stress, Infektionen, chronische Entzündungen und genetische Störungen (z. B. der Rezeptoren auf den glatten Muskelzellen des Verdauungstrakts). Auch Stenosen z. B. im Rahmen einer Tumorerkrankung können zu diesen Symptomen führen. Nicht selten sind Durchfall und Verstopfungen die ersten Hinweise auf einen Darmtumor.

Kurzfristige Störungen der Verdauung werden meist durch **Infektionen** (Durchfall) oder durch einen Mangel an Flüssigkeit (Obstipation) verursacht. Auch **iatrogene Gründe** (durch medizinische Therapie) spielen bei diesen Beschwerden eine Rolle. So verursachen alle **Opioide** die Nebenwirkung Verstopfung. Andererseits führen **Antibiotika** durch Veränderungen in der Darmflora nicht selten zu Durchfällen. Länger anhaltende Beschwerden sollten immer fachärztlich abgeklärt werden. Eine dauerhafte „Haustherapie“ mit den in der Apotheke meist frei verkäuflichen Wirkstoffen ist grundsätzlich abzulehnen.

Besonders ältere Menschen nehmen häufig Laxanzien ein. Ursache für die Verstopfung sind jedoch meist eine verminderte Flüssigkeitszufuhr und Bewegungsmangel. Da der Darm maßgeblich an der Regulation des Elektrolythaushalts beteiligt ist, kann ein **Laxanzienabusus** zu erheblichen Störungen des Wasser- und Elektrolythaushalts führen.

Medikamentös kommen bei Verstopfung Suppositorien (z. B. Bisacodyl), schwer resorbierbare Salze ($Mg(OH)_2$), Kohlenhydrate, die der Darm nicht verstoffwechseln kann (z. B. Lactulose), und Makromoleküle (Polyethylenglykol) zum Einsatz. Die Funktion basiert in der Regel auf der Bindung von Wasser im Darmlumen und damit einer Verdünnung des Stuhls.

Durchfallerkrankungen beruhen meist auf einer Infektion und sind von kurzer Dauer. Gefürchtet sind vor allen Dingen in Krankenhäusern und Altenheimen Infektionen mit Noroviren. Diese verursachen meist einen ausgeprägten Brechdurchfall. Bedingt durch den starken Flüssigkeitsverlust in kurzer Zeit sind Kreislaufprobleme eine häufige Begleiterscheinung.

Weltweit betrachtet verlaufen Durchfallerkrankungen nach wie vor häufig tödlich; allerdings handelt es sich in der Regel um Seuchen wie **Cholera** und **Ruhr** in Katastrophengebieten mit unzureichenden hygienischen Verhältnissen. Sauberes Trinkwasser ist dort eines der wichtigsten Versorgungsgüter, um diesen Seuchen vorzubeugen. Hierzulande werden zur Bekämpfung von Durchfallerkrankungen **Antibiotika, Kohle** und **Opioidabkömmlinge** eingesetzt. Auf einen ausreichenden **Ersatz** von **Flüssigkeit** und **Elektrolyten** ist jederzeit zu achten.

3.6.4 Medikamente bei Magen-Darm-Erkrankungen

Übersicht: ➤ Tab. 3.11.

3.7 Erkrankungen des Urogenitalsystems

In diesem Kapitel werden zwei wesentliche Erkrankungsbereiche besprochen: zum einen die **Blasenschwäche** oder **Inkontinenz,** zum anderen die Therapie der **benignen Prostatahyperplasie (BPH).** Schwerwiegendere Nierenerkrankungen wie akutes Nierenversagen, Nierensteine oder ausgeprägte Störungen des Wasser-Elektrolyt- oder Säure-Basen-Haushalts werden im Krankenhaus therapiert und daher hier nicht

Tab. 3.11 Medikamentenliste Magen-Darm-Erkrankungen

Wirkstoffgruppe	Wirkstoff	Medikament	Indikation
Antacida	Algeldrat	Maalox®	Sodbrennen, Ulkus
	Almasilat	Megalac®	
	Aluminium-Magnesium-Silicat	Gelusil®	
	Aluminiumphosphat	Phosphalugel®	
	Carbaldrat	Kompensan®	
	Hydrotalcit	Talcid®	
	Magaldrat	Riopan®	
	Natriumhydrogencarbonat	Alkala®	
H_2-Rezeptoren-Blocker	Cimetidin	Cemetidin®	Sodbrennen, Ulkus
	Famotidin	Pepdul®	
Protonenpumpenhemmer	Lansoprazol	Agopton®	Sodbrennen, Ulkus, Eradikationstherapie
	Omeprazol	Nexium®	
	Pantoprazol	Pantozol®	
	Rabeprazol	Pariet®	
Magenschleimhautprotektoren	Sucralfat	Sucrabest®	Sodbrennen, Ulkus
Glucocorticoide	Betamethason	Betnesol®	Colitis ulcerosa, Morbus Crohn
	Budesonid	Budenofalk®	
	Hydrocortison	Colifoam®	
	Prednisolon	Decortin® H	
	Prednison	Decortin®	
Aminosalicylate	Mesalazin	Salofalk®	Colitis ulcerosa, Morbus Crohn
	Olsalazin	Dipentum®	
	Sulfasalazin	Azulfidine®	
Immunsuppressiva	Azathioprin	Imurek®	Colitis ulcerosa, Morbus Crohn
	Ciclosporin	Sandimmun®	
	Methotrexat	MTX®	
Laxanzien	Bisacodyl	Dulcolax®	Obstipation
	Glycerol	Glycilax®	
	Lactulose	Bifiteral®	
	Natriumpicosulfat	Laxoberal®	
Antidiarrhoika	Carbo medicinalis	Kohle-Kompretten®	Akute Diarrhö
	Loperamid	Imodium®, Lopedium®, Loperamid®	

erörtert. Einen kurzen Exkurs gibt es in ➤ Kap. 3.7.3 zu dialysepflichtigen Patienten. Da die Therapie dieser Patienten sehr komplex ist, werden die einzelnen Präparate nicht in der Medikamentenliste aufgezählt. Medikamente, die auf die Sexualorgane wirken, werden in ➤ Kap. 3.10 besprochen.

3.7.1 Medikamente bei Blasenschwäche/ Harninkontinenz

Die **Inkontinenz** kann unterschiedlich eingeteilt werden. Diagnostisch werden Überlaufinkontinenz, Stressinkontinenz, Dranginkontinenz und Reflexinkontinenz unterschieden.

- Bei der Überlaufinkontinenz hat der Patient ein fortlaufendes Harntropfen bei voller Blase.
- Liegt eine **Stressinkontinenz** vor, kommt es zu einem unwillkürlichen Harnabgang bei Anspannung der Bauchmuskulatur (z. B. beim Lachen); es besteht meist eine **Beckenbodenschwäche.**
- Eine **Dranginkontinenz** entsteht durch Überaktivität der Blasenmuskulatur.
- Bei einer **Reflexinkontinenz** kommt es zu unkontrollierten Nervenimpulsen mit einer daraus resultierenden Blasenkontraktion.

Durchweg sind Frauen, insbesondere nach der Menopause, erheblich häufiger von Inkontinenz betroffen als Männer. Die Therapie der Inkontinenz ist insgesamt schwierig. Zunächst sollten Faktoren eliminiert werden, die die Blasenfunktion negativ beeinflussen. Neben Alkohol gehören dazu alle Sedativa, Antipsychotika und viele Wirkstoffe, die auf den Sympathikus wirken. Auch eine Cystitis kann eine Dranginkontinenz verursachen, die ggf. mit Antibiotika therapiert werden muss. Medikamentös lässt sich die Inkontinenz nur schwer beeinflussen. Für die Dranginkontinenz haben sich bestimmte **Anticholinergika** als wirksam erwiesen. Auch einige **Spasmolytika** können die Beschwerden vermindern. Als Ultima Ratio bleibt der operative Eingriff. Begleitend sollte Beckenbodengymnastik durchgeführt und (falls erforderlich) eine Gewichtsreduktion angestrebt werden.

3.7.2 Medikamente bei benigner Prostatahyperplasie

Die **benigne Prostatahyperplasie** (BPH) betrifft nahezu 100 % der männlichen Bevölkerung über 60 Jahren. Verursacht wird sie durch den konstanten Einfluss von Wachstumshormonen und Androgenen auf die Prostata. Im Laufe der Jahre kommt es zu einer Vergrößerung der Drüse und in der Folge zu einer Verminderung des Querschnitts der Harnröhre. Dadurch ändert sich der Urinfluss während der Miktion. Zusätzlich verbleibt Restharn in der Blase, die Blase ist deshalb schneller wieder voll, und es kommt früher zu einem erneuten Harndrang, als wenn die Blase vollständig entleert worden wäre. Die Folge ist häufiges Wasserlassen (oft mit mehrfachem Aufstehen in der Nacht), was für den Patienten schließlich zur Belastung wird.

Medikamentös können **Antiandrogene** verabreicht werden. Auch die Therapie mit **α_1-Rezeptor-Blockern** kann die Symptome vermindern. Letztendlich wird jedoch die Ausschälung durch eine transurethrale Resektion (TUR-P) der Prostata nötig (➤ Kap. 2.11.4).

3.7.3 Dialysepatienten

Aufgrund der vielfachen Regulationsmechanismen der Nieren ist ihr längerfristiger Ausfall nicht mit dem Leben vereinbar. Die beiden Hauptprobleme, die Patienten mit einem akuten Nierenversagen bekommen, sind Wasserretention und Anstieg des Kaliumwertes im Blut. Die Folgen sind eine Überwässerung mit Lungenödem und Herzrhythmusstörungen. Da auch die harnpflichtigen Substanzen (z. B. Harnstoff, Kreatinin) dem Körper nicht mehr entzogen werden, geraten die Patienten in ein **urämisches Koma.** Zusätzlich werden sie **azidotisch,** da keine Säure mehr über die Niere abgegeben wird (normaler pH-Wert des Urins ≈ 5). Sind beide Nieren vollständig ausgefallen, bleibt als einzige Möglichkeit die **Dialyse** als Nierenersatzverfahren.

Während in der Klinik auf Intensivstationen meist kontinuierliche Verfahren eingesetzt werden, die 24 Stunden/Tag laufen, sind im ambulanten Bereich gewöhnlich diskontinuierliche im Einsatz. Zu den kontinuierlichen Verfahren gehören die **Hämofiltration,** die **Hämodialyse** und als Kombination beider Verfahren die **Hämodiafiltration.** In der Regel wird für den Einsatz dieser Verfahren ein großlumiger 2-Lumen-Katheter (meist **Sheldon-Katheter**) in eine zentrale Vene gelegt. Über den einen Schenkel wird das Blut in die Maschine abgegeben, über den anderen gelangt es zum Patienten zurück. Damit es im Schlauchsystem des Geräts nicht zu einer Aktivierung der Gerinnung kommt, gibt es die Möglichkeit der Citrat-Calcium-Dialyse oder die Antikoagulation der Patienten (z. B. mit Heparin).

Im ambulanten Bereich stehen die **Hämodialyse** (➤ Abb. 3.18) und die **Peritonealdialyse** zur Verfügung. Für den Einsatz der Hämodialyse ist den Patienten meist im Unterarm ein **Shunt** angelegt worden. Hierfür wurde eine Arterie mit einer Vene verbunden und somit das Blut umgelenkt. Diesen Shunt kann man einfach ertasten, in ihm „schwirrt" das Blut. Kommt der Patient in die Dialyseeinrichtung, kann dieser Shunt problemlos punktiert werden; er hat einen ausreichend hohen Blutfluss, um eine effiziente Dialyse durchzuführen.

CAVE

An einem Shuntarm nur in Ausnahmefällen den Blutdruck messen und nur als letzte Möglichkeit einen Zugang legen. Jede Manipulation am Shunt kann zu einem Shuntverschluss führen. Dieser müsste dann operativ beseitigt werden.

Wie in der Klinik wird bei der ambulanten Dialyse ein Teil des Bluts dem Körper entzogen und in einer Maschine gereinigt. Bei

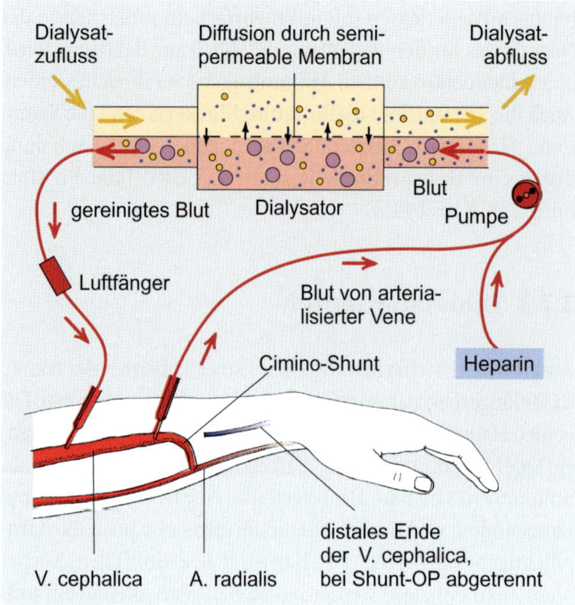

Abb. 3.18 Prinzip der Hämodialyse [L190]

der **Peritonealdialyse** wird über einen Katheter Dialyseflüssigkeit in die Bauchhöhle (intraperitoneal) verabreicht. Durch Konzentrationsgefälle werden harnpflichtige Substanzen über das Peritoneum in diese Flüssigkeit abgegeben. Nach einigen Stunden, meist über Nacht, wird die Flüssigkeit wieder abgelassen. Dieses Verfahren können die Patienten zu Hause durchführen. Alternativ zur Dialyse über Nacht kann der Patient auch mehrfach am Tag kleinere Flüssigkeitsmengen austauschen.

Durch den Ausfall der Nierenfunktion bekommen die Patienten diverse Probleme. Neben der Entgiftungsfunktion spielt die Niere eine große Rolle in der Blutdruckregulation; deshalb leiden die meisten Dialysepatienten an einem **Hypertonus.** Dieser kann durch das Nierenversagen aufgetreten sein, ist aber in der Regel an dessen Entstehung beteiligt. Auch die **Blutbildung,** die durch die Niere über das Hormon **Erythropoetin (EPO)** gesteuert wird, funktioniert nicht mehr ausreichend. Um dies auszugleichen, wird den Patienten alle paar Wochen EPO gespritzt. Trotz alledem sind fast alle Dialysepatienten anämisch. Um auf das **Säure-Base-System** einzuwirken, nehmen die meisten Patienten **Natriumbicarbonat** ein. Außerdem müssen sie eine strenge Diät einhalten. Die Menge der täglichen Flüssigkeitszufuhr ist stark begrenzt.

Therapeutisch müssen einige Medikamente, welche die Patienten regelmäßig einnehmen, an die Niereninsuffizienz angepasst werden. Die Abkürzung **DANI** steht für: Dosisanpassung Niereninsuffizienz. Dies spielt aber in der Notfallmedizin kaum eine Rolle. Früher hat man bei der Auswahl der Infusionslösung auf eine kaliumfreie Substitution geachtet und oft NaCl 0,9 % eingesetzt. Heutzutage werden selbst bei dialysepflichtiger Niereninsuffizienz die üblichen balancierten Vollelektrolytlösungen verabreicht, da NaCl 0,9 % durch den hohen Chloridgehalt zu einer hyperchlorämischen Azidose führt (➤ Kap. 2.14.1) Allerdings muss bei dieser Patientenklientel nach der Trinkmengenbeschränkung und der Urinrestausscheidung gefragt werden, um ggf. die Infusionsmenge anzupassen.

Als letzte therapeutische Maßnahme steht die **Nierentransplantation** zur Verfügung. Es ist die am häufigsten durchgeführte Transplantation weltweit. Die Ergebnisse sind aufgrund der langjährigen Erfahrung sehr gut. Da die Lebensqualität von Dialysepatienten sehr stark eingeschränkt ist, wird eine Transplantation so früh wie möglich angestrebt.

3.7.4 Medikamente bei Erkrankungen des Urogenitalsystems

Übersicht: ➤ Tab. 3.12.

Tab. 3.12 Medikamentenliste Erkrankungen des Urogenitalsystems

Wirkstoffgruppe	Wirkstoff	Medikament	Indikation
Parasympatholytika	Distigminbromid	Ubretid®	Dranginkontinenz, Pollakisurie
	Methantheliniumbromid	Vagantin®	
	Solifenacinsuccinat	Vesikur®	
	Tolterodin	Detrusitol®	
	Trospiumchlorid	Spasmex®	
Spasmolytika	Darifenacin	Darifenacin®	Dranginkontinenz, Nykturie, Inkontinenz, Pollakisurie
	Oxybutynin	Oxybutin®	
	Propiverin	Mictonetten®	
Alpha-1-Blocker	Alfuzosin	UroXatral®	Blasenentleerungsstörung bei BPH
	Doxazosin	Cardular®	Blasenentleerungsstörung bei BPH
	Phenoxybenzamin (irreversible α_1- + α_2-Blockade)	Dibenzyran®	Neurogene Blasenentleerungsstörung, erhöhter Blasensphinktertonus
	Tamsulosin	Alna®	Blasenentleerungsstörung bei BPH
	Terazosin	Flotrin®	Blasenentleerungsstörung bei BPH

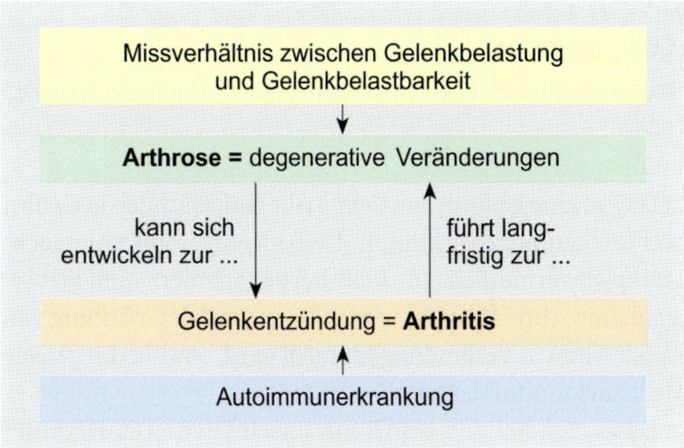

Abb. 3.19 Während die Arthrose eine degenerative Erkrankung ist, wird die Arthritis durch entzündliche Ereignisse dominiert. [L157]

3.8 Erkrankungen des Bewegungsapparats

Im Rettungsdienst stehen Verletzungen des **Bewegungsapparats** im Vordergrund. Bezogen auf die Vorerkrankungen der Patienten sind chronische Erkrankungen wie Arthrose und Rheuma von erheblicher Bedeutung. Rund 1 % der Bevölkerung leidet an **rheumatoider Arthritis;** der Ersatz von Knie- und Hüftgelenken bei **Arthrose** gehört zu den häufigsten Eingriffen in der orthopädischen Unfallchirurgie (➤ Abb. 3.19).

Seltener kommen Muskelerkrankungen wie z. B. die **Myasthenia gravis** vor. Hierbei handelt es sich um eine Störung der Signalübertragung an der motorischen Endplatte. Auch eine Reihe von genetisch bedingten Erkrankungen der Muskulatur, der Sehnen, der Bänder (z. B. Marfan-Syndrom) und der Knochen (z. B. Glasknochenkrankheit) sind in der Notfallmedizin eine Rarität. Der Morbus Bechterew, auch bekannt als ankylosierende Spondyloarthritis, ist eine chronisch-entzündliche Erkrankung, die zu einer Versteifung der Wirbelsäule führt. Diese teils enorme Einschränkung der Beweglichkeit kann im Bereich der Halswirbelsäule bedeuten, dass eine Intubation unmöglich ist, und muss als Anzeichen für einen schwierigen Atemweg gesehen werden.

WICHTIG

Myasthenia gravis

Patienten mit einer **Myasthenia gravis** dürfen keine Medikamente erhalten, die muskelentspannende (myotonolytische) Eigenschaften haben, wie z. B. **Benzodiazepine.** Auch wenn bei der Erkrankung die nikotinergen Acetylcholinrezeptoren der motorischen Endplatte betroffen sind, so sind aus Angst vor einer geringgradigen Blockade dieser Rezeptoren, auch Anticholinergika wie z. B. **Butylscopolamin** kontraindiziert, die eigentlich die muscarinergen Acetylcholinrezeptoren blockieren. Durch diese Medikamente könnte eine **myasthene Krise** ausgelöst werden, die eine drastische Verschlechterung der Muskelkraft, bis hin zu lebensbedrohlichen Symptomen wie Schluckstörungen und Ausfall der Atemmuskulatur, zur Folge hätte.

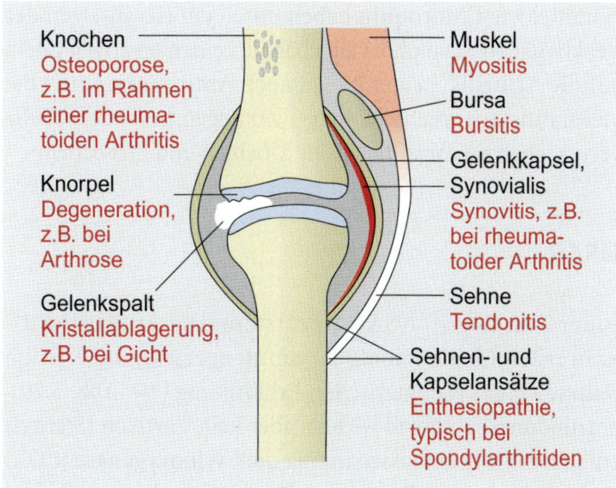

Abb. 3.20 Gelenkstrukturen und mögliche rheumatische Krankheitsprozesse [L157]

Neben der **eingeschränkten Beweglichkeit** klagen Patienten häufig über **Schmerzen.** Eine Dauerschmerztherapie ist sehr häufig und kann bis zur Verabreichung von Opioiden gehen (➤ Kap. 3.9).

3.8.1 Rheumatoide Arthritis

Bei der **rheumatoiden Arthritis** handelt es sich um eine **Autoimmunerkrankung.** Das Immunsystem bildet Antikörper, welche die körpereigenen Strukturen angreifen. Am häufigsten betroffen ist die Synovia der Gelenke (➤ Abb. 3.20). Andere Bereiche können aber ebenfalls betroffen sein. So werden bisweilen Perikard, Pleura und Gefäße in Mitleidenschaft gezogen. Durch die Bindung der Antikörper an die Gewebe kommt es zu einer **Entzündungsreaktion,** die im weiteren Verlauf die Gewebe zerstört. Die Ursache für die Erkrankung ist bisher nicht bekannt.

Da es sich bei der rheumatoiden Erkrankung um eine Entzündungsreaktion handelt, werden Medikamente eingesetzt, die auf diesen Prozess einwirken. So kommen nichtsteroidale Antirheumatika (**NSAR**) wie Diclofenac, **Cortisonpräparate** und **Immunsuppressiva** (z. B. Methotrexat, Leflunomid) zum Einsatz. NSAR und Corticoide wirken in erster Linie **antiphlogistisch** (entzündungshemmend), die Immunsuppressiva hemmen jegliche Immunreaktion (➤ Kap. 3.6.2). Ähnlich wie bei den entzündlichen Darmerkrankungen hat sich auch bei der rheumatoiden Arthritis der Einsatz von Sulfasalazin bewährt. Hierbei handelt es sich um eine Verbindung von Sulfapyridin und 5-Aminosalicylsäure. Die Wirkung dieses Medikaments beruht auf einer Veränderung der Immunreaktion.

Früher wurden als Therapiemöglichkeit Goldsalze appliziert. Da diese Therapie jedoch erhebliche Nebenwirkungen verursachen kann und modernere Therapeutika zur Verfügung stehen, werden Goldpräparate heute nicht mehr verordnet. Antimalariamittel wie **Chloroquin** haben durch ein Herabsetzen der Reaktivität von Lymphozyten ebenfalls einen positiven Effekt auf die Arthritis. Leider haben auch Antimalariamittel bei vielen Patienten erhebliche Nebenwirkungen; besonders häufig verursachen sie Appetitlosigkeit, Übelkeit und Erbrechen.

NSAR

Unter dem Begriff **NSAR** (nichtsteroidale Antirheumatika)werden Medikamente zusammengefasst, die z. B. im Rahmen einer rheumatischen Erkrankung (➤ Abb. 3.20), entzündungshemmend wirken, aber kein Cortison (Steroid) enthalten. Sie beeinflussen immer die **Cyclooxygenase** (COX) und vermindern die **Prostaglandinsynthese.** Dadurch haben die Medikamente einen analgetischen (schmerzlindernden), antiphlogistischen (entzündungshemmenden) und antipyretischen (fiebersenkenden) Effekt (➤ Kap. 2.2.2). Die Hemmung der Thrombozytenaggregation hat für die NSAR keine klinische Relevanz. Eine Ausnahme stellt hier das ASS dar, da es hauptsächlich wegen seiner Thrombozytenaggregationshemmung Anwendung findet. Unerwünschte Wirkungen sind eine Verminderung der Magenschleimproduktion, was häufig zu Magenschleimhautentzündungen (Gastritiden) und zur Gefahr von Magengeschwüren (Ulzera) führt (➤ Kap. 3.6.1); auch allergische Reaktionen sind in dieser Medikamentengruppe häufiger als in anderen. Zusätzlich vermindern sie dosisabhängig die Nierenfunktion und können bei Langzeiteinnahme zur Niereninsuffizienz führen.

INTERESSANT

NSAR und der Einfluss auf die Blutgerinnung

Alle NSAR, außer Acetylsalicylsäure (ASS), haben keinen Einfluss auf die Thrombozytenaggregation. Patienten, die Ibuprofen, Diclofenac oder Naproxen einnehmen, haben kein erhöhtes Blutungsrisiko und müssen diese Medikamente auch vor Operationen nicht absetzen.

Es gibt zwei Formen der Cyclooxygenase (COX):

- **COX-1** kommt in vielen Geweben vor, einschließlich Magen, Nieren und Thrombozyten. Sie spielt eine wichtige Rolle bei der **Aufrechterhaltung der normalen physiologischen Funktionen.** Die Produktion von Prostaglandinen führt am Magen zum Aufbau der schützenden Schleimschicht und hält durch eine gute Durchblutung der Niere die Nierenfunktion aufrecht. Zudem trägt die Bildung von Thromboxan A2 in den Thrombozyten zur Blutgerinnung bei.
- **COX-2** wird nur in bestimmten Situationen, wie einer **Entzündungsreaktionen und bei der Schmerzsignalisierung** gebildet und leistet durch Erhöhung der Prostaglandinproduktion einen wichtigen Beitrag zur Schmerzempfindung, Fiebererhöhung und der Heilung von Gewebeschäden.

WICHTIG

COX-2-Hemmer

Die Wirkstoffe der COX-2-Hemmer erkennt man an der Endung -coxib.

COX-3 ist eine Isoform von COX-1, die hauptsächlich in Gehirn und Rückenmark vorkommt. Sie ist weniger gut untersucht und spielt vermutlich eine Rolle bei der Schmerz- und Fieberregulation. Ihre Aktivität wird teilweise mit der Wirkung von Paracetamol in Verbindung gebracht wird, obwohl der genaue Mechanismus unklar ist.

Da es sich bei den NSAR um unselektive COX-Hemmer handelt, die sowohl COX-1 als auch COX-2 hemmen, wurden aus dieser Erkenntnis heraus selektive **COX-2-Hemmer,** die „Coxibe" (z. B. Etoricoxib) entwickelt, die ausschließlich COX-2 hemmen. Die Vorteile dieser spezifischen Hemmung liegen in einem geringeren Nebenwirkungsspektrum, insbesondere hemmen sie nicht die Bildung von Magenschleim und sind somit verträglicher. Allerdings können COX-2-Hemmer das Risiko von Herzinfarkten, Schlaganfällen und anderen thrombotischen Ereignissen erhöhen, insbesondere bei langfristiger Anwendung oder bei Patienten mit bestehenden Risikofaktoren. Die Verschreibung aller COX-2-Hemmer sollte mit Vorsicht und unter Berücksichtigung der individuellen Risikofaktoren erfolgen.

CAVE

Risiken von COX-2-Hemmern

Die Hemmung von COX-2 kann das Gleichgewicht der Prostaglandine stören, was das Risiko von Herzinfarkten und Schlaganfällen erhöht. Aufgrund dieser Risiken wurden mehrere Präparate zurückgezogen. Rofecoxib (Vioxx®) wurde im September 2004 vom Markt genommen, Valdecoxib (Bextra®) folgte im Jahr 2005. Celecoxib (Celebrex®) bleibt verfügbar, wird jedoch ebenfalls mit Vorsicht verschrieben und unterliegt ähnlichen Sicherheitswarnungen.

Gleichzeitige Einnahme von Schmerzmitteln unter ASS

Es gibt Hinweise, dass die thrombozytenaggregationshemmende Wirkung von ASS unter gleichzeitiger Gabe eines NSAR bzw. von Metamizol vermindert oder aufgehoben werden kann. Dies betrifft Patienten die unter einer ASS-Dauertherapie stehen und gleichzeitig ein Schmerzmittel benötigen. Als praktische Empfehlung sollten Patienten ASS zwei Stunden vor der Einnahme von NSAR bzw. mindestens 30 Minuten vor Metamizol einnehmen, um potenzielle negative Effekte zu minimieren. Besonders bei erhöhtem kardiovaskulärem Risiko wird Naproxen bevorzugt, wobei eine Ulkusprophylaxe erwogen werden sollte.

Die regelmäßige Einnahme von NSAR erhöht das Risiko für kardiovaskuläre Ereignisse, weshalb sie insbesondere bei Patienten mit bestehenden Herz-Kreislauf-Erkrankungen nur bei unbedingt erforderlicher Indikation und in möglichst niedrigen Dosen verabreicht werden sollten. **Paracetamol** stellt eine Alternative dar, während **Diclofenac und Ibuprofen** für die kurzzeitige Behandlung akuter Schmerzen bei Patienten ohne erhöhtes kardiovaskuläres Risiko vertretbar sind. **Na-**

Tab. 3.13 Risikoprofil der einzelnen Nichtopioid-Analgetika

Kategorie	Arzneimittel	Kardiovaskuläres Risiko	Gastrointestinales Risiko	Bemerkungen
NSAR	**Naproxen**	niedrig	moderat	Beste kardiovaskuläre Verträglichkeit; oft Mittel der Wahl
	Diclofenac	hoch (ähnlich wie Coxibe)	moderat	Zukünftige Kontraindikationen und Vorsicht wie bei Coxiben empfohlen
	Ibuprofen	möglich (unsichere Daten)	hoch	Einnahme vertretbar bei niedrigen Dosen
	Ketoprofen	hoch	hoch	Einsatz sollte aufgrund beider Risiken vorsichtig erfolgen
	Indometacin	hoch	hoch	Einsatz sollte aufgrund beider Risiken vorsichtig erfolgen
NSAR (Coxib)	**Etoricoxib**	hoch	niedrig	Coxibe meist mit geringerem gastrointestinalem Risiko
Nicht säurebasiertes Nichtopioid-Analgetikum	**Paracetamol**	gering	gering	Gute Alternative, ohne erhöhtes kardiovaskuläres Risiko. **Cave** bei Leberschäden
	Metamizol	gering	moderat	Gute Alternative bei multimorbiden, alten Patienten. **Cave**: Agranulozytoserisiko mit Dauer der Anwendung

proxen bleibt jedoch das NSAR mit der **besten kardiovaskulären Verträglichkeit** und sollte bei Risikopatienten bevorzugt werden. **Alle NSAR erhöhen das gastrointestinale Risiko,** wobei Ibuprofen und Naproxen ein höheres Risiko tragen als Diclofenac oder Coxibe; daher ist eine Ulkusprophylaxe mit Protonenpumpenhemmern bei Langzeittherapie ratsam. Einen Überblick über die Risiken der unterschiedlichen Nichtopioid-Analgetika bietet ➤ Tab. 3.13.

CAVE

NSAR während der Schwangerschaft

Im letzten Drittel der Schwangerschaft (nach der 28. SSW) sind nichtsteroidale Antirheumatika (NSAR) wie Ibuprofen kontraindiziert, da sie zu schwerwiegenden Komplikationen wie dem **vorzeitigen Verschluss des Ductus arteriosus** führen können, was ernsthafte Hämodynamik-Probleme für das Ungeborene zur Folge haben und schlimmstenfalls zum Tod des Kindes führen kann. Schwangere sollten über die Risiken der NSAR-Anwendung informiert werden, insbesondere da diese Arzneimittel oft rezeptfrei erhältlich sind und in Kombinationspräparaten enthalten sein können.

In seltenen Fällen kann es bei der Anwendung von NSAR zu einer Verschlechterung infektionsbedingter Entzündungen kommen. Vor allem bei einer Varizelleninfektion (Gürtelrose) und Infektionen mit Streptokokken im oberen Respirationstrakt oder HNO-Bereich wird davor gewarnt NSAR anzuwenden, da diese die Infektlage so verschlechtern können, dass Patienten intensivmedizinisch behandelt werden müssen. NSAR sollen in diesen Situationen nur in der niedrigsten wirksamen Dosierung, so kurz wie möglich eingenommen werden oder auf Paracetamol ausgewichen werden.

INTERESSANT

Dosierung von Ibuprofen

In einer Studie an erwachsenen Patienten, die wegen schmerzhafter Zustände in der Notaufnahme behandelt wurden, wurde die Wirksamkeit unterschiedlicher Dosierungen von oralem Ibuprofen untersucht. Es konnte gezeigt werden, dass Dosen von 400, 600 und 800 mg eine ähnliche analgetische Wirksamkeit zur kurzfristigen Schmerzlinderung aufwiesen. Dies unterstreicht in Anbetracht des Risikoprofils die Notwendigkeit, die Anwendung auf die kürzeste Zeitspanne und die niedrigste mögliche Dosierung zu beschränken.

3.8.2 Medikamente bei Erkrankungen des Bewegungsapparats

Übersicht: ➤ Tab. 3.14.

3.9 Schmerzen/Schmerzsyndrome

Wie in ➤ Kap. 2.2 ausführlich beschrieben, spielen Analgetika eine wesentliche Rolle sowohl in der Notfallmedizin als auch in der ambulanten Therapie; viele Patienten des täglichen Einsatzgeschehens nehmen dauerhaft **Analgetika.** Es werden dieselben Präparate verwendet wie in ➤ Kap. 2.2 und ➤ Kap. 3.8 beschrieben.

Im Gegensatz zur Akutschmerztherapie, bei der möglichst mit der ersten Dosis der **Schmerz** erfolgreich bekämpft werden sollte, tastet sich in der Therapie **chronischer Schmerzen** die Dosis an den Bedarf heran. Hierzu wird häufig auf das Stufenschema der WHO zurückgegriffen (➤ Abb. 3.21 und

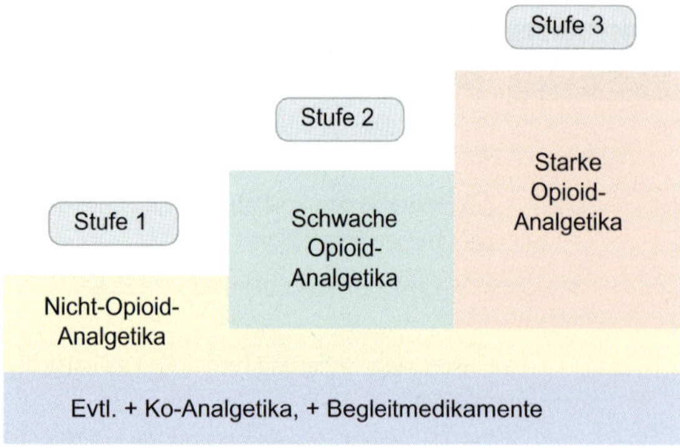

Abb. 3.21 WHO-Stufenschema der Schmerztherapie [A400]

➢ Tab. 3.15). Dieses Schema wurde zunächst für die Therapie von tumorbedingten Schmerzen entwickelt, hat sich jedoch auch bei anderen Schmerzsyndromen bewährt.

Häufig wird das Stufenschema um eine 4. Stufe erweitert. Hierunter fallen eine rückenmarksnahe oder periphere Regional- oder Lokalanästhesie oder implantierte Schmerzpumpen. Wichtig ist es, so wie man den Blutdruck misst, auch den Schmerz mithilfe von Schmerzskalen (NRS/VAS) zu messen. Bei einer numerischen Rating-Skala (NRS) von > 3 in Ruhe und > 5 bei Belastung sollte auf die nächsthöhere Stufe gewechselt werden.

Zusätzlich zu den klassischen Analgetika kann eine sogenannte Begleit- oder **Co-Medikation** zum Einsatz kommen. Diese wird sowohl zur **Unterstützung der Analgesie,** insbesondere bei neuropathischem Schmerz (Co-Analgetika), als auch zur **Behandlung der Nebenwirkungen** von Analgetika (Adjuvanzien) eingesetzt. Sie können auf allen Stufen des WHO-Schemas angewendet werden. Da Nebenwirkungen wie Übelkeit und Obstipation vor allem auf den Stufen 2 und 3 durch Opioidanalgetika auftreten, findet man bei diesen Patienten häufig Antiemetika und Laxanzien auf dem Medikamentenplan.

Tab. 3.15 Schmerztherapie: Stufenschema der WHO

Art der Therapeutika	Wirkstoffe
Nichtopioid-Analgetika	Paracetamol, Diclofenac, Ibuprofen, Metamizol
Niederpotente Opioidanalgetika	Tramadol, Tilidin, Dihydrocodein
Hochpotente Opioidanalgetika	Fentanyl, Morphin, Hydromorphon, Oxycodon, Buprenorphin

Als **Co-Analgetika** werden verschiedene Medikamente eingesetzt, um unterschiedliche Schmerzarten zu behandeln:

- **Ketamin,** ein NMDA-Rezeptor-Antagonist, kommt bei neuropathischem, entzündlichem, ischämischem und myofaszialem Schmerz zum Einsatz und kann den Opioidbedarf senken.
- **Trizyklische Antidepressiva** wie Amitriptylin, Imipramin und Clomipramin werden zur Behandlung von neuropathischem Schmerz und zur Verbesserung der Schmerzbewältigung eingesetzt.
- **Antikonvulsiva** wie Pregabalin, Carbamazepin und Gabapentin sind für neuropathische, lancierende Schmerzen indiziert.
- Baclofen, ein **zentral wirkendes Muskelrelaxans,** wird verwendet, um Spastizität der Skelettmuskulatur zu behandeln, z. B. bei Multipler Sklerose oder anderen Rückenmarkserkrankungen.
- Dexamethason, ein **Glucocorticoid,** wirkt antiemetisch und antiphlogistisch bei rheumatischen Schmerzen und antiödematös, insbesondere bei perineuralem oder peritumorösem Ödem. In ihrer Indikation als Co-Analgetikum werden Glucocorticoide in der Regel erheblich niedriger dosiert, als wenn sie im Rahmen ihrer Primärindikation eingesetzt werden.

Neben der Dauertherapie sollte jeder Patient genaue Anweisungen haben, wie er im Falle einer Schmerzspitze zusätzliche

Tab. 3.14 Medikamente bei Erkrankungen des Bewegungsapparats

Wirkstoffgruppe	Wirkstoff	Medikament	Indikation
NSAR	Acetylsalicylsäure	Aspirin®	Rheumatoide Arthritis
	Diclofenac	Diclac®, Voltaren®	
	Flurbiprofen	Dobendan®	
	Ibuprofen	Dolobene®, Dolormin®, Ibu®, Nurofen®, Spalt®	
	Indometacin		
	Naproxen	Dolormin®	
COX-2-Hemmer	Celecoxib	Celebrex®	
	Parecoxib	Dynastat®	
	Etoricoxib	Arcoxia®	
Sonstige und Immunsuppressiva	Chloroquin	Resochin®	
	Leflunomid	Arava®	
	Methotrexat	MTX®	

Medikamente nehmen kann. Als sogenanntes **Rescue-Medikament** wird in der Regel das stärkste Analgetikum gewählt, das der Patient nimmt; davon sollte er im Ernstfall eine vorher definierte Menge einnehmen. Einen weniger potenten Wirkstoff zu wählen, reicht meist nicht aus.

Ein weiterer wesentlicher Bestandteil der Schmerztherapie ist die **Physiotherapie.** Das Antrainieren von Bewegungsabläufen ist besonders wertvoll bei Schmerzen des Bewegungsapparats. Situationen, die Schmerzen verursachen, sollen so vermieden werden. Auch **Entspannungsübungen, Akupunktur** und **Psychotherapie** können sich positiv auf den Patienten auswirken.

Bei einer dauerhaften Schmerztherapie ist von vornherein stärker auf die **Nebenwirkungen** der einzelnen Medikamente zu achten. So sollten Patienten, die **Opioide** bekommen, grundsätzlich verdauungsfördernde Wirkstoffe einnehmen, damit es nicht zur **Obstipation** kommt. Nehmen Patienten dauerhaft **NSAR** ein, ist auf einen guten **Magenschutz** zu achten, da bei dieser Therapie gehäuft Ulzera auftreten. Grundsätzlich ist – sofern möglich – eine kausale Therapie der Schmerzen anzustreben; die Analgesie sollte dennoch sofort begleitend begonnen werden.

In der Literatur finden sich immer wieder Hinweise darauf, dass die Schmerztherapie in Deutschland noch nicht optimal durchgeführt wird. Das Wissen um die unterschiedlichen Schmerzarten und deren Therapiemöglichkeiten ist mittlerweile so umfassend, dass eine spezielle Fachweiterbildung Schmerztherapie für Ärzte entwickelt worden ist. So gibt es inzwischen Schmerztherapeuten, die sich mit einer Praxis selbstständig gemacht haben.

Alle Menschen haben Anspruch auf eine Schmerztherapie. Diese zu unterlassen, stellt einen Straftatbestand dar. Was ein Patient nicht einfordern kann, ist Schmerzfreiheit. Diese kann nicht grundsätzlich garantiert werden; sie ist allerdings anzustreben.

WICHTIG

Analgetikamissbrauch

Analgetikamissbrauch stellt ein ernst zu nehmendes Problem dar, das sowohl körperliche als auch psychische Gesundheitsrisiken mit sich bringt. Der übermäßige Gebrauch von Schmerzmitteln, insbesondere von Opioidanalgetika, kann zu einer Abhängigkeit führen und die Entstehung von chronischen Schmerzsyndromen begünstigen. Darüber hinaus kann der Missbrauch von Analgetika zu einer suboptimalen Schmerztherapie mit erhöhten Nebenwirkungen und Komplikationen führen.

3.9.1 Opioide

Obwohl sich das Spektrum der **Opioide** in der Dauertherapie nicht wesentlich von der Akuttherapie unterscheidet, existieren einige Besonderheiten. Gemäß dem **WHO-Stufenschema** kommen erheblich mehr schwache Opioide in der Dauertherapie zum Einsatz. Auch Morphin hat in der chronischen Schmerzbehandlung einen wesentlich größeren Anteil als in der Akuttherapie. Zusätzlich werden Opioide oft transkutan über ein Pflaster verabreicht.

KLINIK

Opioidintoxikation durch Pflaster

Selbst bei gut eingestellten Patienten kann es im Rahmen einer Schmerztherapie mit Opioidpflastern bei Unachtsamkeit zu einer Intoxikation kommen. *Fallbeispiel:* Ein Patient hatte sich den Rücken verrenkt und wurde durch das Pflegepersonal mit Rotlicht behandelt. Durch die Wärmestrahlung auf der Haut kam es zu einer Hyperämie im Bereich des Fentanyl-Pflasters, das der Patient wegen chronischer Bandscheibenprobleme trug. Bedingt durch diese verstärkte Durchblutung, wurde ein erheblich größerer Anteil von Fentanyl pro Stunde aufgenommen, als es normalerweise der Fall ist. Es kam zu den klassischen Symptomen: Miosis, Bradypnoe und eingeschränktes Bewusstsein (opioides Toxidrom). Durch die Gabe von Naloxon konnten die Symptome sofort beseitigt werden.

3.9.2 Nichtopioide

Zum Einsatz kommen die in ➤ Kap. 2.2 und ➤ Kap. 3.8 beschriebenen Medikamente; Anwendung und Dosierung unterscheiden sich nicht von der Akuttherapie. Es sollte auf einen kontinuierlichen Wirkstoffspiegel geachtet werden; daher erfolgt die Einnahme optimalerweise nach einem festen Zeitschema.

3.9.3 Co-Analgetika

Die Wirkweise der **Co-Analgetika** ist in den jeweiligen Kapiteln beschrieben. Sie sollten grundsätzlich bei chronischen Schmerzzuständen zum Einsatz kommen. Welches Präparat sich jeweils am besten eignet, ist abhängig von der Schmerzart. Auch der jeweilige Zustand des Patienten spielt eine Rolle. Ist schmerzbedingt eine depressive Grundhaltung aufgetreten, eignen sich **Antidepressiva** besonders. Neuropathische Schmerzen sprechen oft auf **Carbamazepin** oder **Gabapentin** an. Tumorbedingte Kopfschmerzen mit Hirndruck lassen sich durch **Glucocorticoide** beeinflussen.

3.9.4 Medikamente zur Analgesie

Die Zahl der Kombinationspräparate macht es unmöglich, hier alle Schmerzmittel aufzuzählen (➤ Tab. 3.16). Grundsätzlich werden auch alle extern anwendbaren Schmerzmittel nicht aufgelistet.

3

3

Tab. 3.16 Medikamente zur Analgesie

Wirkstoffgruppe	Wirkstoff	Medikament	Indikation
NSAR (Salicylate) Carbonsäurederivate	Acetylsalicylsäure	Aspirin®, ASS®	Analgesie
	Diclofenac	Diclac®, Voltaren®	
	Flurbiprofen	Dobendan®	
	Ibuprofen	Dolobene®, Dolormin®, Ibu®, Nurofen®	
	Indometacin	Indocolir®	
	Ketoprofen	Spondylon®	
	Meloxicam	Melox®	
	Naproxen	Dolormin®	
Pyrazolone	Metamizol	Novalgin®, Novaminsulfon®	
Aniline	Paracetamol	ben-u-ron®	
COX-2-Hemmer	Celecoxib	Celebrex®	
	Etoricoxib	Arcoxia®	
	Parecoxib	Dynastat®	
Opioide	Buprenorphin	*Tablette:* Temgesic® *Pflaster:* Norspan®	Analgesie
	Codein/Dihydrocodein/Oxycodon	Oxycodon®, Oxygesic®	
	Fentanyl	*Lutschtablette:* Actiq®, Effentora® *Nasenspray:* Instanyl® *Pflaster:* Durogesic®	
	Morphin/Hydromorphon	MSI®, Palladon®	
	Pethidin	Dolantin® (Tropfen)	
	Tilidin	Valoron®	
	Tramadol	Tramal®	
Co-Analgetika			
Antikonvulsiva	Carbamazepin	Timonil®	Neuralgien, diabetische Neuropathie
	Gabapentin	Neurontin®	Neuropathische Schmerzen
	Phenytoin	Phenhydan®	Neurogene Schmerzen
Trizyklische Antidepressiva	Amitriptylin	Amineurin®, Saroten®	Ergänzung einer Schmerztherapie

3.10 Erkrankungen der Fortpflanzungsorgane

Obwohl es viele interventionsnotwendige **Erkrankungen der Fortpflanzungsorgane** gibt, werden hier nur zwei Indikationen besprochen. Beide haben sowohl wegen ihrer Häufigkeit als auch wegen der notfallmedizinischen Konsequenzen Bedeutung für den Rettungsdienst.

Zum einen werden **Kontrazeptiva** besprochen. Sie gehören mit zu den am häufigsten verschriebenen Präparaten überhaupt. Zum anderen wird auf **potenzsteigernde Wirkstoffe** eingegangen. Sie interagieren z. B. mit Nitropräparaten und können zu erheblichen Blutdruckabfällen führen (➤ Kap. 2.6.4).

Die Steuerung der Fortpflanzungsorgane erfolgt überwiegend über Hormone. Diese werden durch die Hypophyse und in den Ovarien oder Hoden produziert. Der Hypothalamus steuert wiederum die Hypophyse analog dem Schilddrüsensystem.

3.10.1 Kontrazeptiva

Die in der Hypophyse gebildeten Gonadotropine **FSH** (follikelstimulierendes Hormon) und **LH** (luteinisierendes Hormon) steuern das Heranreifen von Eizellen und die Bildung des Gelbkörpers. Beeinflusst wird diese Freisetzung u. a. durch **Östrogene** und **Gestagene** (➤ Abb. 3.22). Diese beiden Substanzen wirken im Wesentlichen hemmend auf die Freisetzung von LH und FSH, wodurch die Bildung neuer Eifollikel gestoppt wird (➤ Abb. 3.23). Diese Eigenschaft wird bei der Kontrazeption mittels „Pille" genutzt.
Je nach Präparat enthalten die Pillen nur Östrogen, nur Gestagen oder eine Kombination dieser Wirkstoffe. Sie sind in der Regel synthetisch hergestellt und haben andere pharmakokinetische Eigenschaften als die körpereigenen Substanzen. Insbesondere werden sie langsamer abgebaut, wodurch eine verlängerte Wirkzeit erreicht wird. Meist erfolgt die Applikation als Tablette („Pille"), es ist jedoch jeder mögliche Applikations-

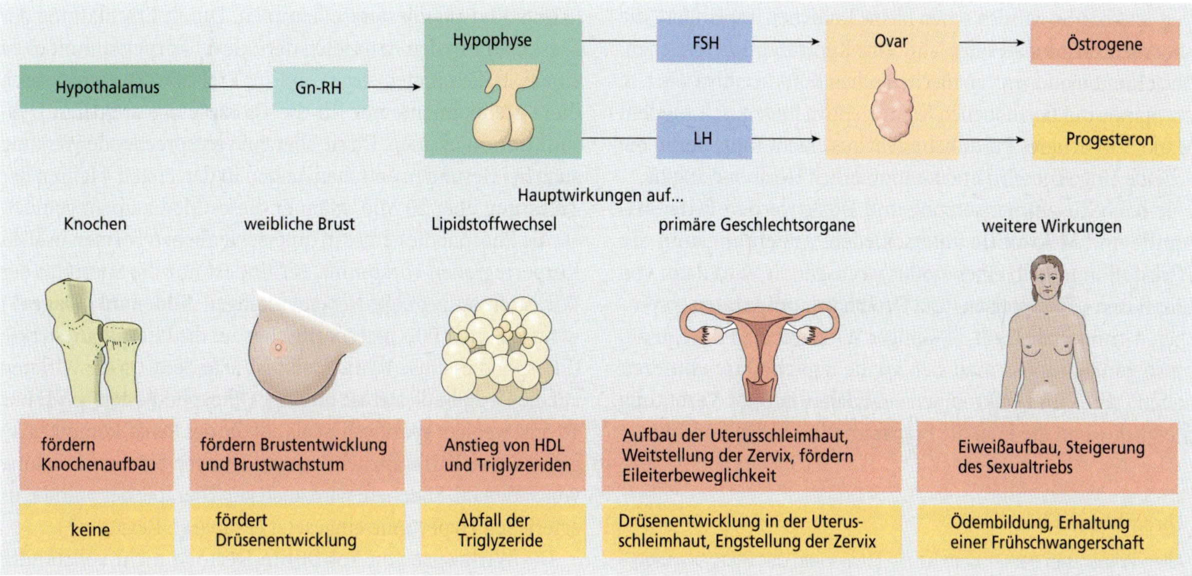

Abb. 3.22 Wirkung der weiblichen Sexualhormone [L190]

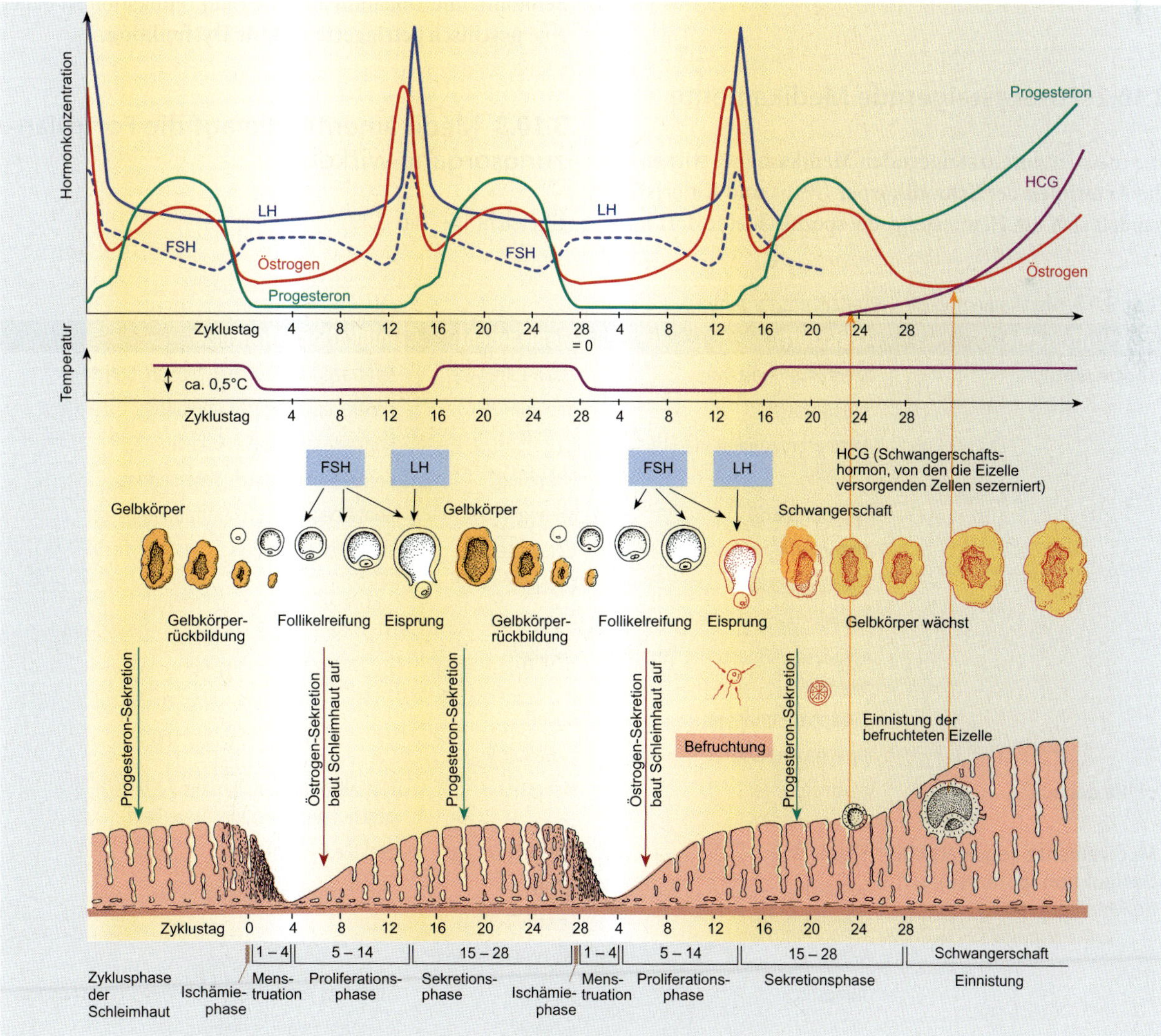

Abb. 3.23 Schema der wichtigsten hormonellen Veränderungen beim Menstruationszyklus [L190]

weg denkbar. So wurden schon kleine Röhrchen implantiert, die über mehrere Monate oder Jahre eine Kontrazeption erreichen. Auch Kombinationen von mechanischen Kontrazeptiva wie z. B. der Spirale mit hormonellen Kontrazeptiva finden sich auf dem Markt. Ein neueres Produkt besteht aus einem Ring, der in die Scheide eingelegt wird und kontinuierlich Hormone abgibt.

Je nach Zusammensetzung und Dosis werden **Pille, Minipille** und **Mikropille** unterschieden. Außerdem kann der Wirkstoff innerhalb eines Zyklus wechseln. Es wird dann von **Einphasen-, Zweiphasen-** und **Dreiphasenpräparaten** gesprochen. Grundsätzlich gilt, je weniger Wirkstoff die Pille enthält, umso genauer muss man sich an die tägliche Einnahmezeit halten. Mini- und Mikropillen sind daher nur zur Verhütung geeignet, wenn die Frau die Präparate zuverlässig einnimmt.

WICHTIG

Thromboserisiko

Allen Präparaten gemeinsam ist die Steigerung der Blutgerinnung. Insbesondere wenn weitere Risikofaktoren wie Immobilisation und/oder Rauchen hinzukommen, besteht ein beträchtliches Risiko für Thrombosen.

3.10.2 Potenzsteigernde Medikamente

Die meisten **potenzsteigernden Medikamente** wirken auf die **Arteriolen** der **Schwellkörper** (Penis und Klitoris). Es handelt sich um Hemmstoffe, die spezifisch eine dort lokalisierte Phosphodiesterase hemmen. Durch Erschlaffung der Muskulatur in den Arteriolen der Schwellkörper kommt es zu einem starken Bluteinstrom und zur Erektion. Zunächst waren diese Medikamente nur für die Therapie der **erektilen Dysfunktion** zugelassen. Da sie aber eine entsprechende Wirkung auch bei Gesunden entfalten, haben in den ersten 4 Jahren der Zulassung über 20 Mio. Männer dieses Medikament genutzt. Da die Phosphodiesterase in unterschiedlichen Formen in allen Körperregionen vorkommt, verhindert nur die Spezifität der Wirkstoffe ausgeprägte Nebenwirkungen. **Sildenafil (Viagra®)** wirkt z. B. ca. 1.000-mal spezifischer auf die Phosphodiesterase (Phosphodiesterase V) im Penis als auf andere. Da die Wirkung auf die Phosphodiesterase im Auge (Phosphodiesterase VI) nur 10-mal weniger spezifisch ist als auf die des Penis, kommt es regelmäßig zu Farbwahrnehmungsstörungen bei der Einnahme von Sildenafil. Sildenafil wird auch zur Therapie der pulmonalarteriellen Hypertonie eingesetzt (Präparat: Revation®).

Die Wirkweise von **Yohimbin** ist noch nicht vollständig aufgeklärt. Es greift jedoch sowohl am α_2-Rezeptor des Sympathikus an als auch in die Neurotransmittersysteme von Serotonin und Dopamin ein. Die Hauptindikation ist daher eine **psychisch getriggerte erektile Dysfunktion.**

3.10.3 Medikamente, die auf die Fortpflanzungsorgane wirken

Übersicht: ➤ Tab. 3.17.

Tab. 3.17 Medikamentenliste Fortpflanzungsorgane

Wirkstoffgruppe	Wirkstoff	Medikament	Indikation/Wirkweise
Kontrazeptiva	Medroxyprogesteron	Depo-Clinovir®	Kontrazeption durch 3-Monats-Spritze
	Etonogestrel	Implanon®	Kontrazeption durch Implantat
	Einphasenpräparat mit Ethinylestradiol	EVRA®	Kontrazeption durch Pflaster
		NuvaRing®	Kontrazeption durch Scheidenring
	Levonorgestrel	Mirena®	Kontrazeption durch Intrauterinpessar
	Desogestrel	Cerazette®	Orale Kontrazeption
	Levonorgestrel	Cleogyn®	
	Norethisteron	Noristerat®	
	Einphasenpräparat mit Ethinylestradiol	Lovelle®	
	Zweiphasenpräparat	Biviol®	
	Dreiphasenpräparat	NovaStep®	
„Pille danach"	Levonorgestrel	Navela®	Notfallkontrazeptivum bis 72 h nach ungeschütztem Geschlechtsverkehr
Medikamente gegen erektile Dysfunktion (potenzsteigernde Medikamente)	Sildenafil	Viagra®	Erektile Dysfunktion
	Tadalafil	Cialis®	
	Vardenafil	Levitra®	
	Yohimbin	Yocon-Glenwood®	
	Alprostadil	Muse®	Stäbchen für die Applikation in der Harnröhre
		Caverject®	Injektion in die Schwellkörper

KAPITEL

4 Rechtliche Probleme im Umgang mit Medikamenten

4.1 Hintergrund

In den vergangenen Jahren hat sich zunehmend die Erkenntnis durchgesetzt, dass es einen dringenden Regelungsbedarf im Bereich der heilkundlichen Maßnahmen gibt, die von Notfallsanitätern durchgeführt werden. Die Diskussion über die rechtlichen Rahmenbedingungen hat gezeigt, dass häufig Rechtsunsicherheiten bestehen, insbesondere hinsichtlich der Reichweite der Heilkunde. In der täglichen Einsatzpraxis sind Notfallsanitäter deshalb häufig unsicher, ob die Verabreichung eines Medikaments rechtlich korrekt ist. Die Klärung dieser juristischen Rahmenbedingungen ist entscheidend, um sowohl die Qualität der Patientenversorgung als auch die rechtliche Absicherung der Rettungsdienstmitarbeiter zu gewährleisten. Ein Beispiel für die Herausforderungen in diesem Zusammenhang ist die Schmerztherapie, die regelmäßig diskutiert wird. Es bestehen unterschiedliche Auffassungen darüber, welche Maßnahmen Notfallsanitäter in diesem Bereich eigenständig ergreifen dürfen und unter welchen Voraussetzungen diese zulässig sind. Zudem blieb lange die Thematik der Betäubungsmittel (BtM) ungelöst, was zusätzliche Komplexität in der Praxis erzeugt. Es ist von wesentlicher Bedeutung, dass klare und verbindliche Regelungen geschaffen werden, um diese Unsicherheiten zu beseitigen und die Kompetenz der Notfallsanitäter im Rahmen ihrer heilkundlichen Tätigkeiten zu stärken.

Dieses Kapitel will über die rechtliche Situation aufklären und Ängste vor strafrechtlichen Folgen abbauen helfen. Gleichzeitig muss allerdings auch betont werden, dass unsachgemäßes Handeln durchaus rechtliche Schwierigkeiten nach sich ziehen kann, insbesondere wenn es sich um Verstöße gegen das Betäubungsmittelgesetz handelt. Es wäre grundsätzlich wünschenswert, wenn die zuständigen ärztlichen Leitungen den Notfallsanitätern standardisierte Arbeitsanweisungen (SAAs oder SOPs) zur Verfügung stellen würden, um Rechtssicherheit zu gewährleisten. Angesichts der aktuellen Entwicklungen in der Telemedizin und der zunehmenden Kompetenzen von Notfallsanitätern ist es entscheidend, dass diese Fachkräfte gestärkt anstatt verunsichert werden. Klare Richtlinien und Handlungsempfehlungen könnten dazu beitragen, das Vertrauen in die eigenen Fähigkeiten der Notfallsanitäter zu fördern und gleichzeitig die Qualität der Patientenversorgung zu verbessern.

Es ist zu beachten, dass dieses Kapitel keine vollständige Übersicht über alle rechtlichen Aspekte des Rettungsdienstes bieten kann. Die grundlegenden rechtlichen Kenntnisse sollten durch schulische Ausbildung oder entsprechende Fachliteratur erworben werden.

4.2 Notfallsanitätergesetz (NotSanG)

Durch die Einführung des **Notfallsanitäters** im Rahmen des Notfallsanitätergesetzes (NotSanG) vom 01.01.2014 und den gleichzeitigen Wegfall des Rettungsassistenten kommt es auch im Bereich der Medikamentengabe zu einer Veränderung der Kompetenzen. Im Folgenden wird die Entwicklung der wichtigsten Regelungen dargestellt.

§ 4 Abs. 2 Nr. 1c NotSanG

- **Eigenverantwortliche Durchführung:** Die eigenverantwortliche Durchführung von Maßnahmen erfordert, dass die entsprechenden Maßnahmen erlernt und sicher beherrscht werden.
- **Art und Weise der Durchführung:** Die Maßnahmen können sowohl medikamentös als auch invasiv erfolgen.
- **Indikationen und Voraussetzungen:**
  - Eine Verschlechterung des Gesundheitszustandes des Patienten bis zum Eintreffen des Notarztes (Tele-Notarzt)
  - Eine Verschlechterung des Gesundheitszustandes bis zur weiteren ärztlichen Versorgung
  - Vorliegen einer (drohenden) Lebensgefahr
  - Notwendigkeit zur Abwendung erheblicher Folgeschäden

§ 4 Abs. 2 Nr. 2c NotSanG

- **Eigenverantwortliche Durchführung:** als Vorabdelegation heilkundlicher Maßnahmen.
- **Art und Weise der Durchführung:** Die Maßnahmen können sowohl medikamentös als auch invasiv erfolgen.
- **Indikationen und Voraussetzungen:** nach Vorgaben der ÄLRD/des verantwortlichen Arztes zu diversen Krankheitsbildern.

Im Rahmen des Notfallsanitätergesetzes wurde die Situation rund um die Anwendung von Betäubungsmitteln anfangs weiterhin kontrovers diskutiert, da diese Thematik abschließend immer noch nicht hinreichend rechtlich geklärt werden konnte. Insbesondere bestand ein strenger Arztvorbehalt gemäß dem Betäubungsmittelgesetz (BtMG), was Fragen zur strafrechtlichen Verantwortung aufwarf. Des Weiteren gab es Diskussionen über die rechtlichen Rahmenbedingungen für Callback-Verfahren, der Frage nach Delegation von Zuständigkeiten während der Anfahrt und der Rolle des Tele-Notarztes bei der Delegation heilkundlicher Maßnahmen. Ein rechtlicher Notausstieg über § 34 Strafgesetzbuch (StGB; Rechtfertigender Notstand: ➤ Kap. 4.6) kann zwar eine Möglichkeit darstellen, in Notfallsituationen rechtlich abgesichert zu agieren, jedoch ist dies in der Praxis unbefriedigend und nicht zielführend. Ziel sollte es sein, klare Regelungen zu schaffen, die festlegen, welche heilkundlichen Maßnahmen Notfallsanitäter routinemäßig anwenden dürfen, ohne dass sie in eine rechtliche Grauzone geraten.

§ 2a NotSanG

- **Eigenverantwortliche Durchführung:** Durchführung heilkundlicher Maßnahmen ohne Delegation
- **Art und Weise der Durchführung:** Die Maßnahmen können sowohl medikamentös als auch invasiv erfolgen.
- **Indikationen und Voraussetzungen:**
  - Maßnahmen wurden in der Ausbildung erlernt
  - Maßnahmen werden beherrscht
  - Erforderlichkeit, um Lebensgefahr oder wesentliche Folgeschäden abzuwenden

Auch die Regelung der eigenverantwortlichen Durchführung von heilkundlichen Maßnahmen nach § 2a führte nicht zu einer wesentlichen Verbesserung der rechtlichen Thematik der BtM-Gabe. Erst die Änderung des § 13 BtMG im Juli 2023 hat die Verabreichung von Betäubungsmitteln durch Notfallsanitäter endlich auf eine rechtssichere Grundlage gestellt (➤ Kap. 4.5).

Weder im NotSanG noch in der Ausbildungs- und Prüfungsverordnung wird konkret dargelegt, welche invasiven Maßnahmen Notfallsanitäter durchführen und welche Medikamente sie verabreichen sollen. Im Rahmen des Pyramidenprozesses (➤ Kap. 2) wurden jedoch etwa 35 Medikamente bestimmt, deren Anwendung durch Notfallsanitäter nach entsprechender Schulung in spezifischen Notfallsituationen zulässig ist. Es ist wichtig zu betonen, dass diese Freigabe nicht bedeutet, dass die Sorgfaltspflicht im Umgang mit Medikamenten entfällt. Daher muss unbedingt darauf geachtet werden, die Vorgaben und Regelungen im jeweiligen Einsatzgebiet zu befolgen.

4.3 Arzneimittelgesetz (AMG)

Sinn und Zweck des **Arzneimittelgesetzes** (AMG) ist es, die Sicherheit im Umgang mit Medikamenten zu gewährleisten.

§ 1 Zweck des Gesetzes

Es ist der Zweck dieses Gesetzes, im Interesse einer ordnungsgemäßen Arzneimittelversorgung von Mensch und Tier für die Sicherheit im Verkehr mit Arzneimitteln, insbesondere für die Qualität, Wirksamkeit und Unbedenklichkeit der Arzneimittel nach Maßgaben der folgenden Vorschriften zu sorgen.

In Übereinstimmung mit dem in § 1 dargelegten Ziel umfasst das AMG im Wesentlichen Abschnitte, die sich mit der **Herstellung, Zulassung und Registrierung** von Arzneimitteln befassen. Auch die Regelungen zum **Inverkehrbringen** sind detailliert festgelegt. Insbesondere der siebte Abschnitt regelt die Abgabe von Arzneimitteln, wobei Aspekte wie die **Apothekenpflicht,** die **Verschreibungspflicht** und entsprechende Ausnahmen behandelt werden.

Als Schutzvorschrift enthält das AMG zudem Haftungsansprüche bei Schädigungen durch Arzneimittel sowie in späteren Abschnitten Straf- und Bußgeldvorschriften. Schadensersatzansprüche können jedoch nur gegenüber den Herstellern geltend gemacht werden, sofern das Medikament gemäß den Zulassungsvorschriften angewendet wurde. Bei einem Einsatz, der außerhalb des durch die Zulassung abgedeckten Rahmens erfolgt, bekannt als **Off-Label-Use,** ist die Haftung des Pharmaunternehmens für unvorhergesehene Nebenwirkungen ausgeschlossen. Dies ist in der Notfallmedizin besonders relevant, beispielsweise bei der Anwendung von Medikamenten in der Pädiatrie oder bei schwangeren Frauen. Auch die intranasale Gabe eines Medikaments mittels MAD® (➤ Kap. 1.5.1) fällt bei den in ➤ Kap. 2 aufgeführten Medikamenten unter den Off-Label-Use.

Für einige Wirkstoffe, wie beispielsweise Midazolam, liegen mittlerweile jedoch so viele Daten vor, dass die sichere Anwendung nicht infrage gestellt werden kann. Insgesamt spielt das Arzneimittelgesetz im praktischen Einsatz des Rettungsdienstes aber eine eher untergeordnete Rolle.

WICHTIG

Off-Label-Use

Die Anwendung eines Medikaments, für das gesicherte wissenschaftliche Daten vorliegen und das in entsprechenden Leitlinien, Empfehlungen oder Vorgaben der ÄLRD für den Einsatz empfohlen wird, sollte zur Rettung von Patienten nicht daran scheitern, dass es sich um einen Off-Label-Use handelt. Die Grundsätze der sog. *Good Clinical Practice* sind somit auch auf Notfallsanitäter delegierbar und können in deren Handlungskompetenzen integriert werden.

4.4 Verschreibungsarten

Die Regelungen zur Abgabe von Arzneimitteln sind entscheidend für den Schutz der Anwender und die Gewährleistung ihrer Gesundheit. Die Einteilung in unterschiedliche Kategorien – von **frei verkäuflichen** Medikamenten über **apothekenpflichtige** bis hin zu **verschreibungspflichtigen** Arzneimitteln und **Betäubungsmitteln** – ermöglicht es, den Umgang mit Medikamenten sicher zu gestalten. Dabei sind besonders die Wirkstoffe im Fokus, die potenziell gesundheitsschädigend sein können oder ein Missbrauchsrisiko aufweisen.

Die Liste der ausgenommenen Stoffe nach § 44 AMG ist ebenfalls wichtig, da sie klarstellt, welche Produkte nicht den gleichen Regulierungen unterliegen. Diese Regelungen sind notwendig, um sicherzustellen, dass nur vertrauenswürdige Medikamente, die zur Behandlung von Krankheiten oder Beschwerden entwickelt wurden, reguliert und überwacht werden.

Die meisten Medikamente in der Notfallmedizin sind verschreibungspflichtig. Es muss also gemäß § 48 AMG vor der Abgabe an den Patienten eine **ärztliche Anordnung** für dieses Medikament erfolgen. Dieser Umstand wird durch das Notfallsanitätergesetz, die Änderung des Betäubungsmittelgesetzes und das Arbeiten nach SOPs umgangen.

WICHTIG

Wird ein nicht für Notfallsanitäter zugelassenes Medikament entgegen SOPs und ohne ärztliche Anordnung gegeben, kann dies mit einer **Freiheitsstrafe** bis zu 3 Jahren oder einer **Geldbuße** geahndet werden. Die Strafbarkeit liegt dabei allein in der Gabe des Wirkstoffs. Unerheblich ist es, ob die Indikation korrekt gestellt wurde oder ob ein Schaden am Patienten entstanden ist.

4.5 Betäubungsmittelgesetz (BtMG) und Betäubungsmittel-Verschreibungsverordnung (BtMVV)

Das **Betäubungsmittelgesetz** (BtMG) wurde als Ersatz des Opiumgesetzes 1971 veröffentlicht. Eine Überarbeitung war notwendig geworden, da es mittlerweile neben den klassischen Opiaten eine Vielzahl weiterer Substanzen gab, die über ein Abhängigkeitspotenzial verfügten. Zusätzlich musste ein Übereinkommen im Bereich der Vereinten Nationen (UN) umgesetzt werden. Geregelt werden das **Inverkehrbringen,** die **Dokumentation** und der **Umgang** mit Betäubungsmitteln. Zusätzlich findet sich ein Abschnitt über den Betrieb von Drogenkonsumräumen im Gesetz.
In den Anlagen sind drei Listen enthalten:

1. Das **Nicht verkehrsfähige Betäubungsmittel:** Diese können nicht verschrieben werden; der Handel und die Abgabe sind verboten (z. B. Carfentanil).
2. **Substanzen,** die **nicht verschreibungsfähig** sind, deren **Besitz und Konsum** jedoch **nicht strafbar** ist. Der Umgang mit Substanzen der Anlage II wie z. B. Verteilung, Handel, Herstellung kann bei fehlender Erlaubnis jedoch erhebliche strafrechtliche Folgen haben.
3. **Betäubungsmittel,** deren **Verschreibung** gemäß der Betäubungsmittel-Verschreibungsverordnung (BtMVV) **zulässig** ist. Sowohl das BtMG als auch die BtMVV gehören in den Bereich des Nebenstrafrechts.

In der BtMVV sind die **Art der Verschreibung,** die **Dokumentation** und die **Höchstmengen** angegeben, die verschrieben werden können. Für den Bereich des Rettungsdienstes gelten die **Bevorratung** und der **anschließende Einzelnachweis** der **Abgabe** mit den entsprechenden Patientendaten analog dem Vorgehen in der Klinik. Dieses regelt § 6 BtMVV. Eine **unzureichende Dokumentation** der Abgabe von Betäubungsmitteln stellt eine **Ordnungswidrigkeit** dar und kann geahndet werden. Ähnlich kann eine Verurteilung bei **mangelhafter Sicherung** von Betäubungsmitteln gegen Diebstahl erfolgen.

Bei Verstößen gegen das BtMG können **Freiheitsstrafen** von bis zu 5 Jahren verhängt werden (z. B. Abweichung von SOPs, Handel mit BtM, Besitz ohne Erlaubnis, Weitergabe ohne Anordnung).

Die Änderungen im Arzneimittelgesetz (AMG) von 2023 zur Rechtssicherheit von Notfallsanitätern bei der Gabe von Betäubungsmitteln (BtM) umfassen insbesondere die SOP-gestützte Gabe von BtM, ohne auf das Eintreffen eines Notarztes zu warten. Die rechtliche Verantwortung für die Indikationsstellung, also das „Wann" und „Wie" der Anwendung, verbleibt durch die SOP dabei beim behandelnden Arzt.

Die SOP-gestützte Gabe von BtM darf erfolgen, wenn folgende Bedingungen erfüllt sind:

- Eine schriftliche Standardarbeitsanweisung (SOP) liegt vor.
- Das Eintreffen des Notarztes kann nicht abgewartet werden.
- Die Applikation ist notwendig, um Gefahren für die Gesundheit abzuwenden oder Beschwerden zu lindern.

Die SOP muss in Textform vorliegen, spezifische Regeln zur Applikation für jedes im Rettungswagen (RTW) vorhandene BtM enthalten und klar definieren, wann eine Applikation zulässig ist.

Zusätzlich bestehen Pflichten gemäß § 1 Abs. 3 Nr. 5 BtMVV, die einen lückenlosen Nachweis von Bestand und Verbleib der Betäubungsmittel vorschreibt. Zudem bleibt die Strafbarkeit gemäß § 29 Abs. 1 S. 1 Nr. 6b BtMG bestehen, wenn die Voraussetzungen gemäß § 13 Abs. 1b nicht eingehalten werden, was sowohl Vorsatz als auch Fahrlässigkeit umfasst. Diese Regelungen stärken die rechtliche Absicherung für Notfallsanitäter und erhöhen zudem die Patientensicherheit.

4.6 Rechtfertigender Notstand (§ 34 StGB)

Der **rechtfertigende Notstand** dient dem Schutz von Personen, die in Ausnahmesituationen Straftaten begehen, um sich oder andere zu schützen.

§ 34 Rechtfertigender Notstand

(1) Wer in einer gegenwärtigen, nicht anders abwendbaren Gefahr für Leib, Leben, Freiheit, Ehre, Eigentum oder ein anderes Rechtsgut eine Tat begeht, um die Gefahr von sich oder einem anderen abzuwenden, handelt nicht rechtswidrig, wenn bei der Abwägung der widerstreitenden Interessen, namentlich der betroffenen Rechtsgüter

und des Grades der ihnen drohenden Gefahren, das geschützte Interesse das beeinträchtigte wesentlich überwiegt.
(2) Dies gilt jedoch nur, soweit die Tat ein angemessenes Mittel ist, die Gefahr abzuwenden.

Um sich jedoch auf § 34 berufen zu können, müssen folgende Bedingungen, erfüllt sein:

- **Gegenwärtige Gefahr:** Die Bedrohung für Leib oder Leben muss genau jetzt vorliegen. Tritt sie erst in einiger Zukunft ein, ist eine Berufung auf § 34 StGB nicht möglich.
- **Leib und Leben:** Aus Sicht des Rettungsdienstes zählen hierzu schwere gesundheitliche Schäden und Lebensgefahr. Geringere Erkrankungen und Verletzungen sind nicht gemeint.
- **Abwägung der widerstreitenden Interessen:** Es muss eine Abwägung zwischen der drohenden Gefahr und der geplanten Rechtsgutverletzung erfolgen. So ist der Einsatz einer Elektrotherapie durch den Notfallsanitäter bei einem Patienten mit Kammerflimmern unzweifelhaft gerechtfertigt. Hat der Patient jedoch eine kreislaufstabile ventrikuläre Tachykardie, so ist der Einsatz eines Defibrillators zur Kardioversion durch nichtärztliches Personal nicht gerechtfertigt. Hier wiegt das verletzte Rechtsgut höher als die Beseitigung der zurzeit nicht lebensbedrohlichen Rhythmusstörung.
- **Angemessenes Mittel:** Die Maßnahme, die zum Einsatz kommt, muss geeignet sein, die Gefahr abzuwenden. Der Handelnde muss also die Indikationen der einzelnen Maßnahmen kennen, um die richtige auszuwählen. Greift er zu einem nicht indizierten Mittel, kann er sich nicht auf § 34 StGB berufen.

Die Notwendigkeit zum Handeln für Notfallsanitäter ergibt sich insbesondere in Situationen, in denen schwerwiegende gesundheitliche Schäden abgewendet oder Patienten, die lebensbedrohlich erkrankt oder verletzt sind, behandelt werden müssen. Dank der Regelungen im Notfallsanitätergesetz und den festgelegten Standardarbeitsanweisungen (SOPs) ist in vielen Fällen ein Rückgriff auf den rechtfertigenden Notstand gemäß § 34 StGB oft nicht mehr erforderlich.

In weniger kritischen Situationen kann ggf. die Einwilligung des Patienten (➤ Kap. 4.8) herangezogen werden. Zudem sind Notfallsanitäter durch die Garantenstellung, wie sie in § 13 StGB verankert ist, verpflichtet, aktiv zu handeln, wenn es um die medizinische Versorgung und die Verabreichung von Medikamenten geht.

Das Notfallsanitätergesetz und die entsprechenden SOPs stellen sicher, dass Notfallsanitäter im Rahmen ihrer Kompetenzen befugt sind, selbstständig medizinische Maßnahmen zu ergreifen und damit die Gesundheit der Patienten zu schützen, ohne auf die Regelung des rechtfertigenden Notstands angewiesen zu sein. Diese gesetzliche Grundlage fördert nicht nur eine zügige und angemessene Versorgung, sondern stärkt auch die rechtliche Sicherheit für die im Rettungsdienst tätigen Kollegen.

4.7 Begehen durch Unterlassen (§ 13 StGB), unterlassene Hilfeleistung (§ 323c StGB)

Im Regelfall erfolgt im Rahmen des Strafrechts eine Verurteilung für Dinge, die man getan hat. „Nichts-Tun" wird nicht bestraft. Dieses Grundprinzip wird jedoch an zwei Stellen durchbrochen:

- § 13 spricht von einer strafbaren Handlung durch das Unterlassen bestimmter Handlungen. Dies bezeichnet der Jurist als unechtes Unterlassungsdelikt.
- In § 323c heißt es wortwörtlich: **unterlassene Hilfeleistung.** Dies wird als echtes Unterlassungsdelikt bezeichnet.

§ 13 Begehen durch Unterlassen

(1) Wer es unterlässt, einen Erfolg abzuwenden, der zum Tatbestand eines Strafgesetzes gehört, ist nach diesem Gesetz nur dann strafbar, wenn er rechtlich dafür einzustehen hat, dass der Erfolg nicht eintritt, und wenn das Unterlassen der Verwirklichung des gesetzlichen Tatbestandes durch ein Tun entspricht.

Zum besseren Verständnis des § 13 sollen drei Beispiele dienen. Der Einfachheit halber wird als „handelnde Person" ein Rettungswagen (RTW) verwendet.

Beispiel 1: Ein RTW fährt auf dem Weg zur Wache an einem Verkehrsunfall vorbei und hilft nicht. Bei dem Unfall ist lediglich Blechschaden entstanden.

In dem Fall, in dem ein Rettungswagen an einem Verkehrsunfall mit lediglich Blechschaden vorbeifährt, besteht keine rechtliche Verpflichtung zur Hilfeleistung, solange kein Personenschaden vorliegt. Der RTW muss jedoch sicherstellen, dass tatsächlich keine Personen verletzt sind, bevor er weiterfährt. Rettungskräfte haben zwar eine ethische Verantwortung zu intervenieren, doch die rechtliche Haftung für das Unterlassen ist in solchen Fällen begrenzt. Sie sollten situativ entscheiden, ob und wie sie eingreifen, auch ohne medizinische Notwendigkeit.

§ 323c Unterlassene Hilfeleistung

(1) Wer bei Unglücksfällen oder gemeiner Gefahr oder Not nicht Hilfe leistet, obwohl dies erforderlich und ihm den Umständen nach zuzumuten, insbesondere ohne erhebliche eigene Gefahr und ohne Verletzung anderer wichtiger Pflichten möglich ist, wird mit Freiheitsstrafe bis zu einem Jahr oder mit Geldstrafe bestraft.

Beispiel 2: Ein RTW fährt auf dem Weg zur Wache an einem Verkehrsunfall vorbei und hilft nicht. Bei diesem Verkehrsunfall ist bei einem Patienten ein Bein so stark eingeklemmt worden, dass es im weiteren Verlauf amputiert werden muss. Diese Amputation hätte laut Einschätzung eines Gutachters nicht erfolgen müssen, wenn der RTW sofort geholfen hätte.

Der Eingriff, der zur Amputation führt, wird dem Verhalten des RTW zugeschrieben, da dieser für die medizinische Hilfe verantwortlich ist. In diesem Fall hätte der Rettungsdienst rechtlich dafür einstehen müssen, diesen negativen „Erfolg" – die Körperverletzung durch Amputation – abzuwenden. Juristisch versteht man unter „Erfolg" die eintretende Folge einer Handlung oder Unterlassung, die nicht im positiven Sinne gemeint ist. Das Strafmaß ergibt sich aus den entsprechenden Paragrafen zur Körperverletzung.

Beispiel 3: Ein Rettungsdienstmitarbeiter kommt auf dem Weg zur Arbeit an einem Verkehrsunfall vorbei und hilft nicht.

Unabhängig von den Folgen des Unfalls (Blechschaden oder Verletzungen) handelt es sich um eine unterlassene Hilfeleistung gemäß § 323c StGB. Die Garantenstellung gilt nur bei einer entsprechenden „Bindung" zwischen dem nicht Helfenden und dem Hilfebedürftigen. Dies sind üblicherweise enge Verwandte (Eltern und Kinder, Eheleute), da die sich im besonderen Maße aufeinander verlassen. Im Rettungsdienst entsteht diese „besondere Bindung" nur während der Diensttätigkeit. Außerhalb der Dienstzeit greift die Garantenstellung nicht. Hierbei ist jedoch nicht auf die im Dienstplan festgelegte Zeit (z. B. 8–20 Uhr) abzuzielen, sondern sie entsteht mit der Übernahme der Schicht bis zur Ablösung durch das nächste Team.

Da der Rettungsdienst für die Bevölkerung die Sicherung im Falle einer medizinischen Notlage übernimmt, verlassen sich die Patienten darauf, dass das Personal alle ihm zur Verfügung stehenden Mittel einsetzt, um Schaden abzuwenden. Hierbei muss der Notfallsanitäter alle von ihm beherrschten Maßnahmen durchführen, solange sie zu seinem Aufgabengebiet gehören.

4.8 Einwilligung (§ 228 StGB)

Bei **§ 228 StGB (Einwilligung)** handelt es sich um einen Rechtfertigungsgrund, der eine an sich strafbare Handlung, z. B. eine Körperverletzung, von der Strafverfolgung ausschließt.

§ 228 StGB Einwilligung

Wer eine Körperverletzung mit Einwilligung der verletzten Person vornimmt, handelt nur dann rechtswidrig, wenn die Tat trotz der Einwilligung gegen die guten Sitten verstößt.

Die wesentliche Einschränkung, die dieser Paragraf macht, ist der Hinweis auf die guten Sitten. Wesentliche Bestandteile der guten Sitten sind die Aufklärungspflicht und das Handeln **lege artis,** also „nach allen Regeln der Kunst".

Ohne eine angemessene **Aufklärung** kann ein Patient nicht in die entsprechende Maßnahme einwilligen. Hierfür wird bei elektiven (geplanten) Eingriffen in der Regel eine 24-Stunden-Frist eingehalten. Grad und Umfang der Aufklärung müssen sich jedoch nach den äußeren Umständen richten. So ist eine umfassende Aufklärung bei einem schwerverletzten Patienten, der umgehend eine Behandlung benötigt, nicht möglich. Zum einen befindet er sich in einer Ausnahmesituation, die es ihm unmöglich macht, objektiv zwischen den Möglichkeiten der Behandlung oder den Konsequenzen der Nichtbehandlung zu entscheiden; zum anderen würde eine umfassende Aufklärung wertvolle Zeit kosten und das Leben des Patienten gefährden. Mit der Einwilligung geht die Erwartung des Patienten einher, dass die durchgeführte Maßnahme beherrscht wird. Eine Einwilligung in eine nicht „lege artis" durchgeführte Behandlung ist stets unwirksam.

INTERESSANT

Nocebo-Effekt

Bei der Aufklärung eines Patienten sollte immer der Nocebo-Effekt berücksichtigt werden. Dieser Effekt beschreibt, wie negative Erwartungen oder Ängste eines Patienten die Wahrnehmung von Symptomen und den Verlauf einer Erkrankung beeinflussen können. Wenn einem Patienten potenzielle Nebenwirkungen einer Behandlung detailliert und mit Betonung auf deren Schweregrad erklärt werden, kann dies unbeabsichtigt zu einer Verstärkung von Angst und somit zu einer tatsächlichen Verschlechterung seines Gesundheitszustands führen.

Um dem entgegenzuwirken, ist es wichtig, eine balancierte Informationsweitergabe zu gestalten. Risiken und Nebenwirkungen sollten – sofern es die Notfallsituation überhaupt zulässt – immer positiv formuliert werden. Am Beispiel Infektionsgefahr bei der Venenpunktion macht es einen Unterschied, ob man sagt, dass es bei der Punktion zu einer Hautinfektion kommen kann, oder ob man es positiv formuliert: „Ich desinfiziere Ihnen die Haut, damit es nicht zu einer Infektion an der Stelle kommt."

Ein möglicher **Arztvorbehalt** ist aus diesem Paragrafen nicht abzuleiten. Im Gesetz wird keine fachliche Qualifikation gefordert. Außerdem stellen auch alltägliche Dinge wie das Haareschneiden eine Körperverletzung im Sinne des § 223 StGB dar und dürfen nur nach vorheriger Einwilligung erfolgen.

Als Sonderform der Einwilligung gilt die **passive/stillschweigende Einwilligung.** Hier erfolgt die Einwilligung allein dadurch, dass der Patient nicht widerspricht. Voraussetzung ist jedoch, dass er die Möglichkeit hat zu widersprechen und dass ihm die Maßnahme und die damit einhergehenden Risiken zuvor erklärt wurden. Das Ausmaß der Erklärung richtet sich hier ebenfalls nach der Dringlichkeit der Maßnahme. Auch der Kenntnisstand des Patienten spielt eine Rolle. So kann allein die Ankündigung, einen Tropf zu legen, ausreichend sein. In Urteilen gehen die Gerichte bislang davon aus, dass diese Maßnahme der Allgemeinbevölkerung bekannt und vertraut ist. Unterlässt es der Patient, zu widersprechen oder sich zu wehren, hat er automatisch in die Venenpunktion eingewilligt.

4.9 Medikamente und Medizinproduktegesetz (MPG)

Das **Medizinproduktegesetz** (MPG) ist ein Schutzgesetz. Es enthält im Wesentlichen Vorschriften für die **Zulassung** und den **Betrieb** von Medizinprodukten. In der Notfallmedizin fallen u. a. das Beatmungsgerät und der Defibrillator in den

Bereich des MPG. Medikamente sind zwar im weiteren Sinne Medizinprodukte, fallen im Allgemeinen jedoch nicht unter das MPG. Das Gesetz enthält jedoch Vorschriften, die auch Medikamente betreffen. Danach kann z. B. ein Mitarbeiter, wenn er ein abgelaufenes Medikament verabreicht, mit einer Geldstrafe von bis zu 25.000 Euro belegt werden.

4.10 Heilpraktikergesetz (HeilprG)

Das **Heilpraktikergesetz** definiert in § 1:

§ 1 HeilprG

(1) Wer die Heilkunde, ohne als Arzt bestallt zu sein, ausüben will, bedarf der Erlaubnis.
(2) Ausübung der Heilkunde im Sinne des Gesetzes ist jede berufs- oder gewerbsmäßig vorgenommene Tätigkeit zur Feststellung, Heilung oder Linderung von Krankheiten, Leiden oder Körperschäden bei Menschen, auch wenn sie im Dienste von anderen ausgeübt wird.
(3) Wer die Heilkunde bisher berufsmäßig ausgeübt hat und weiterhin ausüben will, erhält die Erlaubnis nach Maßgabe der Durchführungsbestimmungen; er führt die Berufsbezeichnung „Heilpraktiker".

Das Heilpraktikergesetz regelt die Ausübung heilkundlicher Tätigkeiten in Deutschland und definiert die Voraussetzungen, unter denen Heilpraktiker ihre Tätigkeiten ausüben dürfen. In diesem Kontext ist es wichtig zu betonen, dass es im Gesundheitswesen spezifische Regelungen für verschiedene Berufsgruppen gibt.

Nach den jüngsten Entwicklungen, insbesondere im Rahmen der Reform der technischen Assistenzberufe, bleibt das Heilpraktikergesetz unverändert, jedoch gewinnt die Rolle von Notfallsanitätern an Bedeutung. Notfallsanitäter dürfen unter bestimmten Bedingungen heilkundliche Maßnahmen durchführen, die jedoch klar von denjenigen der Heilpraktiker abgegrenzt sind.

Heilkundliche Maßnahmen können in folgendem Rahmen ausgeübt werden:

- **Delegation:** Heilkundliche Maßnahmen können entweder unmittelbar oder durch Dienste wie den Telenotarzt delegiert werden.
- **Vorabdelegation:** Gemäß § 4 Abs. 2 Nr. 2 c NotSanG können Notfallsanitäter auch heilkundliche Maßnahmen im Rahmen von Vorabdelegationen (SOPs) durchführen.
- **§ 13b BtMG:** Die Gabe von Betäubungsmitteln (BtM) ist nach einer Standardarbeitsanweisung ebenfalls erlaubt.
- **Eigenverantwortliche Durchführung:** Nach § 2a NotSanG können Notfallsanitäter heilkundliche Maßnahmen eigenverantwortlich durchführen, sofern sie diese in ihrer Ausbildung erlernt haben und die Voraussetzungen dafür gegeben sind.
- **§ 34 StGB:** Im Falle eines rechtfertigenden Notstands können Notfallsanitäter heilkundliche Tätigkeiten ausüben, um akute Gefahren für das Leben oder die Gesundheit von Patienten abzuwenden.

Die neuen Regelungen des NotSanG erlauben es Notfallsanitätern, heilkundliche Maßnahmen eigenverantwortlich durchzuführen, wenn sie diese in ihrer Ausbildung erlernt haben und die Voraussetzungen gegeben sind. Dies geschieht unter der Auflage, dass sie die Maßnahmen im Kontext akuter Notfälle ergreifen müssen, um Lebensgefahr oder folgenschwere Schäden abzuwenden. Die eindeutig definierten Bedingungen schaffen einen rechtlichen Rahmen, innerhalb dessen Notfallsanitäter handeln können, ohne die Lizenz eines Heilpraktikers oder eines Arztes erworben zu haben.

Somit bleibt das Heilpraktikergesetz für die reguläre Ausübung heilkundlicher Tätigkeiten durch Heilpraktiker von zentraler Bedeutung, während gleichzeitig die speziellen Regelungen für Notfallsanitäter im Notfallkontext deutlich machen, dass verschiedene Berufsgruppen unterschiedliche Verantwortlichkeiten und Befugnisse im Gesundheitswesen haben. Die klare Abgrenzung dieser Regelungen trägt zur Verbesserung der Patientenversorgung und zur rechtlichen Sicherheit der Berufsangehörigen bei.

KAPITEL

5 Prüfungsvorbereitung

Die Pharmakologie gehört schon immer zu den mit Angst belegten **Prüfungsthemen.** Auf der einen Seite scheint diese Angst angesichts der Fülle von Informationen berechtigt zu sein. Andererseits wird von einem Notfallsanitäter in der Regel nicht erwartet, dass er sämtliche im Rettungsdienst vorkommenden Medikamente auswendig benennen kann.

In der **Vorbereitung** kommt es darauf an, die richtigen Schwerpunkte zu setzen. Ein fundiertes Wissen im Bereich der Grundlagen, wie sie in ➤ Kap. 1 dargestellt sind, erleichtert das Verständnis der relevanten Prozesse. Hier sollten Sie viel Zeit investieren. Da es sich im Wesentlichen um Definitionen handelt, müssen Sie diese auswendig lernen. Die innerhalb des Kapitels genannten Beispiele können Sie gut zur Erklärung in der mündlichen Prüfung heranziehen. Von den in ➤ Kap. 2 genannten Medikamenten sollten Sie in der Regel die Wirkstoffgruppe und die Indikation wissen. Handelt es sich um ein Medikament, das auch von einem Notfallsanitäter im Rahmen des § 2a NotSanG („Eigenverantwortliche Durchführung heilkundlicher Maßnahmen durch Notfallsanitäterinnen und Notfallsanitäter") oder der Empfehlungen des Pyramidenprozesses verabreicht wird, muss jeder relevante Aspekt des Wirkstoffs erlernt werden.

Sowohl für die Definitionen im ersten Kapitel als auch für die einzelnen Wirkstoffe eignen sich besonders **Karteikarten zum Lernen:** Auf der Vorderseite der Karte sollte nur der Wirkstoff aufgeschrieben werden. Auf der Rückseite stehen oben die Medikamentennamen. Des Weiteren werden Indikation, Kontraindikation und Dosierung auf den Karten notiert, die ein Medikament beschreiben, das durch nichtärztliches Personal verabreicht wird; wichtige Kontraindikationen und Besonderheiten sollten ebenfalls vermerkt werden. Für die rein ärztlichen Medikamente reichen die Indikation und die Wirkstoffgruppe als weitere Punkte auf der Rückseite. Gelernt werden sollten die Medikamente, die im eigenen Rettungsdienstbereich genutzt werden.

Schon das Erstellen der Karteikarten trägt zum Lernen bei. Karten, deren Inhalt Sie beherrschen, können aus dem Stapel entfernt werden. So können Sie die zur Verfügung stehende Zeit effektiver auf die Karten verwenden, deren Inhalt Sie noch nicht sicher beherrschen.

Ein **fundiertes Wissen** in der Pharmakologie erleichtert Ihnen das Bestehen der Prüfung in allen drei Teilbereichen (schriftlich, mündlich, praktisch). Wesentlicher ist jedoch, dass Sie im täglichen Einsatz ein höheres Maß an Sicherheit bekommen. Ein fundiertes Wissen reduziert Stress und lässt Sie in Ihrem Handeln kompetenter wirken. Stress entsteht besonders dann, wenn Patienten transportiert werden, denen zuvor durch den Notarzt Medikamente verabreicht wurden. Begleitet der Arzt den Transport nicht, können mit den richtigen Kenntnissen die zu erwartenden Reaktionen besser eingeschätzt werden. Bei der Vorbereitung von Medikamenten passieren ebenfalls weniger Fehler, wenn alle beteiligten Kräfte über ein gutes pharmakologisches Wissen verfügen. Zudem kann auch die Hausmedikation von Patienten helfen, Rückschlüsse auf Erkrankungen anzuleiten.

Nicht alle Fragen im Folgenden beziehen sich rein auf die Pharmakologie. Es finden sich auch Fragen, die sich auf die Eingangstexte beziehen, in denen nochmals Grundlagen über den jeweiligen Bereich gelegt werden. Dies erleichtert die Verzahnung der Pharmakologie mit den anderen Themen und entspricht dem Aufbau des Buches.

5.1 Prüfungsfragen

5.1.1 Grundlagen der Pharmakologie

1. Welche Arzneimittelzubereitung ist nicht für die orale Applikation gedacht?

A) Tablette
B) Kapsel
C) Dragee
D) Suppositorium
E) Tropfen

2. Welcher Applikationsweg ist im Rettungsdienst sehr unüblich?

A) Intravenös
B) Intraarteriell
C) Intraossär
D) Oral
E) Rektal

3. Welcher Applikationsweg erreicht häufig keine Bioverfügbarkeit von nahezu 100 %?

A) Intravenös
B) Intraarteriell
C) Intraossär
D) Oral
E) Rektal

4. Welches Medikament wird nicht endobronchial verabreicht?

A) Fenoterol
B) Ipratropium
C) Sauerstoff
D) Adrenalin
E) Atropin

5. Definieren Sie den Begriff „Galenik".

____
____
____
____

6. Was bedeutet der Begriff „Retardtablette"?

A) Eine Tablette, die rektal appliziert wird
B) Eine Tablette, die *specificum retarda* enthält
C) Eine Tablette, die ihren Wirkstoff verlangsamt abgibt (retardiert)
D) Den Begriff Retardtablette gibt es nicht
E) Eine Tablette, die auf die Retina wirkt

7. Welcher Abschnitt gehört nicht zur Pharmakokinetik?

A) Resorption
B) Distribution
C) Biotransformation
D) Rezeptorbindung
E) Speicherung

8. Was versteht man unter dem Begriff „Pharmakokinetik"?

____
____
____
____

9. Was ist eine Biotransformation?

____
____
____
____

10. Von welchem Faktor ist die Resorption nicht abhängig?

A) Von der Galenik
B) Von der Konzentration des Wirkstoffs
C) Von der Größe der Tablette
D) Von der Gewebeart
E) Von der Kontaktdauer

11. Welche Erkrankung führt nicht zu einer schlechteren Resorption im Magen-Darm-Trakt?

A) Übelkeit
B) Erbrechen
C) Durchfall
D) Kurzdarmsyndrom
E) Fehlende Enzyme zur Auflösung der Tablette

12. Definieren Sie den Begriff „First-Pass-Effekt".

____
____
____
____

13. Welches Organ ist am First-Pass-Effekt von Tabletten beteiligt?

A) Leber
B) Niere
C) Milz
D) Herz
E) Pankreas

14. Welcher Applikationsweg umgeht nicht den First-Pass-Effekt des Darms?

A) Intravenös
B) Intraarteriell
C) Nasal
D) Oral
E) Sublingual

15. Welches Organ ist am First-Pass-Effekt von intravenös verabreichten Medikamenten beteiligt?

A) Leber
B) Niere
C) Kein Organ
D) Herz
E) Lunge

16. Was versteht man unter dem enterohepatischen Kreislauf?

____
____
____
____

17. Welches Organ/System ist nicht am enterohepatischen Kreislauf beteiligt?

A) Milz
B) Leber
C) Darm
D) Pfortader
E) Gallensystem

18. In welcher Form werden Medikamente im Kreislauf nicht transportiert?

A) Gelöst im Blut
B) Physikalisch gelöstes Gas
C) Gebunden an Transportproteine
D) Gebunden in Erythrozyten
E) Gebunden an Thrombozyten

19. Welche Zuordnung zwischen Wirkstoff und Transportmechanismus ist falsch?

A) Sauerstoff – Hämoglobin
B) Kohlendioxid – physikalisch gelöst
C) Kohlendioxid – als Kohlensäure im Blut
D) Kohlenmonoxid – Hämoglobin
E) Narkosegase – als Flüssigkeit im Blut

20. Welche drei Kompartimente werden nach dem Drei-Kompartimente-Modell unterschieden?

____
____
____

21. Welche Ausscheidungswege hat der Körper?

____
____
____

22. Nennen Sie einen Stoff, der nach einer Kinetik nullter Ordnung abgebaut wird.

____
____

23. Definieren Sie den Begriff „Halbwertszeit".

____
____
____

24. Ein Wirkstoff, der eine Halbwertszeit von 10 Stunden hat, wird nach welcher Ordnung abgebaut?

A) –½. Ordnung
B) 0. Ordnung
C) ½. Ordnung
D) 1. Ordnung
E) 2. Ordnung

25. Adenosin hat eine Halbwertszeit von 10 Sekunden. Nach welcher Zeit gilt es als eliminiert?

A) 10 Sekunden
B) 20 Sekunden
C) 30 Sekunden
D) 40 Sekunden
E) 50 Sekunden

26. Definieren Sie den Begriff „Pharmakodynamik".

____
____
____
____

27. Erklären Sie den Unterschied zwischen einem Rezeptoragonisten und einem Rezeptorantagonisten.

____
____
____
____

28. Was ist kompetitiver Antagonismus? Nennen Sie ein Beispiel.

____
____
____
____

29. Was ist ein Kanalblocker?

____
____
____
____

30. Nennen Sie zwei in der Natur vorkommende Substrate, die als Medikament im Rettungsdienst verabreicht werden.

____
____

31. Nennen Sie drei Hormone, die in der Medizin als Medikamente eingesetzt werden.

____
____
____

32. Was ist das Waterhouse-Friderichsen-Syndrom? Und welches Medikament muss frühzeitig eingesetzt werden?

____
____
____
____

33. Welche Zuordnung ist falsch?

A) Adrenalin – Rezeptoragonist
B) Adrenalin – α-Agonist
C) Adrenalin – β-Agonist
D) Adrenalin – Sympathomimetikum
E) Adrenalin – Parasympatholytikum

34. Definieren Sie den Begriff „Therapeutische Breite".

____
____
____
____

35. Was umschreibt der Begriff „Tachyphylaxie"?

____
____
____
____

36. Was ist der Unterschied zwischen einer „Wechselwirkung" und einer „Nebenwirkung"?

____
____
____
____

37. Welche Information muss nicht auf der Medikamentenverpackung vermerkt sein?

A) Name des Herstellers
B) Name des Spediteurs
C) Name des Wirkstoffs
D) Name des Medikaments
E) Zulassungsnummer

38. Was versteht man unter dem Begriff „Wälzung"?

____
____
____
____

39. Wer ist für die korrekte Entnahme des Medikaments aus dem Koffer verantwortlich?

A) Der Patient
B) Der anordnende Arzt
C) Der Wachenleiter
D) Der Durchführende
E) Der Transportführer

40. Welches Kriterium sollte bei der Lagerung von Medikamenten bezüglich ihrer Einsortierung keine Rolle spielen?

A) Alphabetische Reihenfolge
B) Lagerungsbedingungen (z. B. Kühlung)
C) Verfallsdatum
D) Packungsgrößen (z. B. Infusionslösungskartons)
E) Häufigkeit der Verwendung

5.1.2 Medikamente im Rettungsdienst

1. Welches Medikament ist kein Opioid?

A) Morphin
B) Fentanyl
C) Piritramid
D) Oxycodon
E) Esketamin

2. Welches Medikament ist ein Nichtopioid-Analgetikum?

A) Fentanyl
B) Esketamin
C) Paracetamol
D) Morphin
E) Alfentanil

3. Welche Zuordnung ist nicht richtig?

A) Acetylsalicylsäure – Aspirin®
B) ben-u-ron® – Paracetamol
C) Cordarex® – Amiodaron
D) Dipidolor® – Piritramid
E) Ebrantil® – Alfentanil

4. Welche Zuordnung ist richtig?

A) Acetylsalicylsäure – Paracetamol
B) Berotec® – Fenoterol
C) Clonidin – Cordarex®
D) Dopamin – Dobutrex®
E) Ebrantil® – Nitrendipin

5. Welches der genannten Medikamente ist ein Opioid?

A) Dexketoprofen
B) Metamizol
C) Paracetamol
D) Esketamin
E) Nalbuphin

6. Welches der Medikamente unterliegt nicht der BtMVV?

A) Morphin
B) Meptazinol
C) Sufentanil
D) Piritramid
E) Fentanyl

7. Welches der Medikamente wirkt hemmend auf die Thrombozytenaggregation?

A) Heparin
B) Diclofenac
C) Acetylsalicylsäure
D) Marcumar
E) Eliquis®

8. Benennen Sie einen Wirkstoff, der in der Rettungsmedizin zur Fiebersenkung bei Kleinkindern genutzt wird.

____

9. Geben Sie je ein Beispiel für einen Na-Kanal-Blocker, Betablocker, K-Kanal-Blocker, Ca-Kanal-Blocker.

____
____
____
____

10. Bei welchem Wirkstoff handelt es sich nicht um einen Betablocker?

A) Esmolol
B) Fenoterol
C) Atenolol
D) Metoprolol
E) Bisoprolol

11. Welches der Antiarrhythmika ist zugleich auch ein Lokalanästhetikum?

A) Beloc®
B) Cordarex®
C) Lidocain®
D) Isoptin®
E) Gilurytmal®

12. Welches der Antiarrhythmika wird nach den ERC-Leitlinien von 2025 bei Kammerflimmern appliziert?

A) Adrenalin
B) Adenosin
C) Digitalis
D) Amiodaron
E) Verapamil

13. Welche beiden Medikamente kommen nach den ERC-Leitlinien von 2025 bei einer Asystolie zum Einsatz?

A) Adrenalin und Atropin
B) Adrenalin und Adenosin
C) Adrenalin und Amiodaron
D) Adrenalin und Lidocain
E) Adrenalin und Sauerstoff

14. Welche beiden Wirkstoffe konkurrieren am genannten Rezeptor (Antagonismus)?

A) Adrenalin/Metoprolol – α-Rezeptor
B) Adrenalin/Atropin – α-Rezeptor
C) Adrenalin/Metoprolol – β-Rezeptor
D) Adrenalin/Atropin – β-Rezeptor
E) Atropin/Metoprolol – α-Rezeptor

15. Welches Medikament ist kein Antiarrhythmikum der Klassen I–IV?

A) Adrenalin
B) Ajmalin
C) Amiodaron
D) Lidocain
E) Verapamil

16. Welcher Wirkstoff ist das Antidot der Wahl bei einer Vergiftung mit E 605?

A) Adrenalin
B) Atropin
C) Ajmalin
D) Neostigmin
E) Adenosin

17. Welches Medikament wird bei Vergiftungen mit Paracetamol in der Klinik eingesetzt?

A) Acetylsalicylsäure
B) Acetylcystein
C) Atropin
D) Protamin
E) Obidoxim

18. Bei welcher Vergiftung wird Calcium eingesetzt?

A) Vergiftung mit Salzsäure
B) Vergiftung mit Salpetersäure
C) Vergiftung mit Schwefelsäure
D) Vergiftung mit Flusssäure
E) Vergiftung mit Kohlensäure

19. Was ist das übliche Vorgehen des Rettungsdienstes bei Vergiftungen?

A) Magenspülung
B) Magenspülung und Carbo medicinalis®
C) Bewusstlose Patienten zum Erbrechen bringen
D) Erbrechen auslösen, dann Magenspülung, gefolgt von Carbo medicinalis®
E) Sicherung der Vitalfunktion, Giftelemination, ggf. Antidot, Asservierung, zügiger Transport

20. Welche Medikamentenkombination ist bei Vergiftungen mit HCN möglich?
A) Atropin und Toluidinblau®
B) Natriumthiosulfat® und Toluidinblau®
C) 4-DMAP® und Atropin
D) 4-DMAP® und Natriumthiosulfat®
E) Natriumthiosulfat und Adrenalin

21. Worum handelt es sich bei dem Medikament Naloxon?
A) Um einen Calciumkanalblocker, der Ca-Kanäle aktiviert
B) Um einen β-Rezeptor-Agonisten, der die Herzfrequenz beschleunigt
C) Um einen kompetitiven Opioidantagonisten
D) Um aktivierte Makrophagen, die Toxine phagozytieren
E) Um ein Opioid, das zur Schmerzbekämpfung eingesetzt wird

22. Bei welchen Vergiftungen kommt Simeticon (Sab simplex®) zum Einsatz?

____
____
____
____

23. Bei welchem Antidot handelt es sich um einen Rezeptorantagonisten?
A) Ethanol
B) Natriumthiosulfat
C) Sab simplex®
D) Glucose
E) Flumazenil

24. Welches Antidot funktioniert nicht als Rezeptorblocker?
A) Narcanti®
B) Hydroxocobalamin
C) Atropin
D) Anexate®
E) Flumazenil

25. Bei welcher Erkrankung ist Metoclopramid nicht kontraindiziert?
A) Tablettenintoxikation
B) Magenperforation
C) Übelkeit
D) Mechanischer Ileus
E) Übelkeit bei Kindern unter 2 Jahren

26. Bei welcher Substanz handelt es sich nicht um ein Hormon?
A) Insulin
B) Histamin
C) Glucagon
D) Renin
E) Adrenalin

27. Bei welcher Erkrankung kommt primär ein Antihistaminikum zum Einsatz?
A) Urtikaria
B) Hereditäres Angioödem
C) Koliken
D) Schwere anaphylaktische Reaktion
E) Asthmaanfall

28. Bei welcher Erkrankung kommt kein Antihistaminikum zum Einsatz?
A) Juckreiz
B) Rötung und Schwellung durch eine Prellung
C) Übelkeit, Erbrechen
D) Gehäuftes Sodbrennen
E) Allergische Reaktion auf Insektenstich

29. Bei welchem Wirkstoff ist die Indikation „Blutdrucksenkung" falsch?
A) Beloc®
B) Clonidin
C) Akrinor®
D) Nifedipin
E) Urapidil

30. Auf welche Gefäße wirkt Glyceroltrinitrat am stärksten?
A) Arterien
B) Arteriolen
C) Venen
D) Kapillaren
E) Lymphgefäße

31. Welches Antihypertensivum verursacht keine Reflextachykardie?
A) Nitrolingual®
B) Adalat®
C) Clonidin
D) Urapidil
E) Glyceroltrinitrat

32. Welches Antihypertensivum wirkt vor allen Dingen im ZNS?
A) Nitrolingual®
B) Clonidin
C) Beloc®
D) Metoprolol
E) Adalat®

33. Welches Medikament ist bei der gleichzeitigen Einnahme von Sildenafil kontraindiziert?
A) Adalat®
B) Beloc®
C) Clonidin
D) Digitalis
E) Glyceroltrinitrat

34. Bei welchem Wirkstoff handelt es sich nicht um ein Benzodiazepin?

A) Tavor®
B) Midazolam
C) Diazepam
D) Clonazepam
E) Levetiracetam

35. Welcher Wirkstoff ist ein Barbiturat?

A) Diazepam
B) Midazolam
C) Thiopental
D) Clonazepam
E) Propofol

36. Welche Blutgruppe hat ein Universalempfänger?

A) A Rh pos
B) 0 Rh pos
C) AB Rh neg
D) 0 Rh neg
E) AB Rh pos

37. Welche Blutgruppe kann im Notfall auf jeden Patienten übertragen werden?

____

38. Was versteht man unter einer Kreuzprobe?

____
____
____
____

39. Welches Präparat ist ein Schleifendiuretikum?

A) HCT
B) Furosemid
C) Mannitol
D) Spironolacton
E) Sulpirid

40. Was ist ein Elektrolyt?

____
____
____
____

41. Welcher Elektrolyt ist in Wasser nicht positiv geladen?

A) Natrium
B) Kalium
C) Magnesium
D) Chlorid
E) Calcium

42. Welches Medikament verringert die Blutungsneigung?

A) Alteplase®
B) Aspirin®
C) Heparin
D) Tranexamsäure
E) Urokinase

43. Nennen Sie drei Medikamente, die auf verschiedene Weise die Blutgerinnung stören.

____
____
____

44. Welches Notfallmedikament führt zur gleichen Wirkung wie Marcumar?

A) Clopidogrel
B) Heparin
C) Tranexamsäure
D) Aspirin®
E) Metalyse®

45. Welcher Wirkstoff ist Hypnotikum und Analgetikum zugleich?

A) Etomidat
B) Propofol
C) Midazolam
D) Esketamin
E) Thiopental

46. Welches Medikament darf ausschließlich für eine Narkoseeinleitung verwendet werden, nicht aber für die Aufrechterhaltung der Narkose?

A) Sufentanil
B) Propofol
C) Midazolam
D) Esketamin
E) Thiopental

47. Wie verteilen sich kristalloide Lösungen zwischen dem Intravasal- und dem Interzellularraum?

A) Im Verhältnis 1 : 1
B) Die Infusion verbleibt vollständig intravasal
C) Die Infusion verbleibt vollständig intrazellulär
D) Im Verhältnis 1 : 2
E) Im Verhältnis 1 : 3

48. Welche Infusionslösung ist keine kristalloide Lösung?

A) Jonosteril
B) Ringer-Laktat
C) NaCl 0,9 %
D) Glucose 5 %
E) Gelafundin

49. Welche Infusionslösung enthält keine Elektrolyte?

A) Sterofundin
B) Ringer-Acetat
C) Kochsalzlösung
D) Glucose 5 %
E) HES

50. Welche Infusionslösung erfüllt als einzige die Kriterien einer isotonen balancierten Vollelektrolytlösung?

A) Ringer
B) Päd-I und -II
C) Physiologische Kochsalzlösung
D) Ringer-Acetat
E) Glucose 5 %

51. Bei welchen Erkrankungen kommen Corticoide zum Einsatz? Nennen Sie drei.

____
____
____

52. Welches Suppositorium wird in der Pädiatrie bei Krupp-Anfällen gegeben?

A) ben-u-ron®
B) Buccolam®
C) Ketanest®
D) Rectodelt®
E) Bronchospasmin®

53. Welches Muskelrelaxans führt bei Applikation zu einer Muskelzuckung?

____

54. Bei welchem Muskelrelaxans handelt es sich um ein depolarisierendes Relaxans?

A) Rocuronium
B) Suxamethonium
C) Vecuronium
D) Atracurium
E) Cis-Atracurium

55. Wie hoch ist die Dosis für Suxamethonium zur Relaxierung im Rahmen einer Notfallintubation?

A) 0,25–0,5 mg/kg KG
B) 0,5–0,75 mg/kg KG
C) 0,75–1 mg/kg KG
D) 1–1,5 mg/kg KG
E) 1,5–2 mg/kg KG

56. Auf welche Rezeptoren wirkt Haloperidol in erster Linie?

A) Adrenalinrezeptoren
B) Noradrenalinrezeptoren
C) Histaminrezeptoren
D) Serotoninrezeptoren
E) Dopaminrezeptoren

57. Welcher Wirkstoff bindet an dieselben Rezeptoren wie Haloperidol?

A) Dimenhydrinat
B) Butylscopolamin
C) Metoclopramid (MCP)
D) Dimetinden
E) Ondansetron

58. Bei dem Neurolcptikum Promethazin handelt es sich auch um ein

A) Antihistaminikum mit sedierenden Eigenschaften
B) Anticholinergikum zur Behandlung von Übelkeit
C) Antihelminthikum zur Behandlung von Wurmerkrankungen
D) Antibiotikum zur Behandlung einer Meningitis
E) Antirelaxivum zur Aufhebung einer Muskelrelaxierung

59. Wie hoch muss Atropin dosiert werden, um bei einem Erwachsenen eine vollständige Parasympathikolyse zu erreichen?

A) 1 mg
B) 2 mg
C) 3 mg
D) 4 mg
E) 5 mg

60. Welches Parasympatholytikum wird zur Inhalation bei Asthmapatienten verwendet?

A) Fenoterol
B) Salbutamol
C) Ipratropium
D) Reproterol
E) Butylscopolamin

61. Welcher der folgenden Wirkstoffe ist kein Parasympatholytikum?

A) Atropin
B) Butylscopolamin
C) Tiotropium
D) Ipratropium
E) Terbutalin

62. Welche Nebenwirkung ist für Parasympatholytika typisch?

A) Flush
B) Bradykardien
C) Hypotonie
D) Trockener Mund
E) Miosis

63. Welche Kombination von Medikamenten wird in der Notfallmedizin gerne bei einem Kolikschmerz appliziert?

A) Paracetamol und Metamizol
B) Piritramid und Paracetamol
C) Metamizol und Butylscopolamin
D) Butylscopolamin und Morphin
E) Paracetamol und Butylscopolamin

64. Nennen Sie drei Wirkstoffe, die auf die Rezeptoren des Parasympathikus blockierend wirken:

____
____
____

65. Warum kann die Applikation von Atropin zu einer Beschleunigung des Herzschlags führen?

____
____
____
____

66. Welcher Neurotransmitter wird vom Nervus vagus verwendet?

____

67. Welche Wirkung von Benzodiazepinen ist untypisch?

A) Schläfrigkeit
B) Atemdepression
C) Antikonvulsive Wirkung
D) Atemwegsverlegung
E) Erregung

68. Wie nennt man es, wenn ein Patient auf Benzodiazepine mit Erregung reagiert?

____

69. Wie heißt das Antidot, das bei einer Benzodiazepinvergiftung eingesetzt wird?

____

70. Welcher Wirkstoff ist kein im Körper vorkommendes Hormon?

A) Adrenalin
B) Dobutamin
C) Noradrenalin
D) Histamin
E) Prolaktin

71. An welchen Rezeptor bindet Adrenalin nicht?

A) ACh-Rezeptor des Darms
B) β_1-Rezeptor am Herzen
C) α_1-Rezeptor der Gefäße
D) β_2-Rezeptor der Lunge
E) β_2-Rezeptor der Gefäße

72. Wozu führt die Aktivierung von β_2-Rezeptoren am Uterus einer Gebärenden?

A) Einsetzen von Wehen
B) Verstärkung der Wehen
C) Es gibt keine β_2-Rezeptoren am Uterus
D) Verminderung des Wehenschmerzes bei konstanter Wehentätigkeit
E) Abschwächung der Wehen

73. Welcher Wirkstoff ist kein Sympathomimetikum?

A) Urapidil
B) Reproterol
C) Akrinor®
D) Adrenalin
E) Salbutamol

74. Welcher Wirkstoff kommt in der Notfallmedizin sowohl inhalativ als auch intravenös regelhaft vor?

A) Dobutamin
B) Noradrenalin
C) Terbutalin
D) Adrenalin
E) Salbutamol

75. Welches Medikament/Welcher Wirkstoff kann sowohl zur Wehenhemmung als auch zur Bronchospasmolyse eingesetzt werden?

____
____

76. Welches Medikament ist kein Sympatholytikum?

A) Clonidin
B) Dobutamin
C) Metoprolol
D) Urapidil
E) Esmolol

77. Bei welchem Symptom darf einem Herzinfarktpatienten kein Betablocker verabreicht werden?

A) Bradykardie
B) Hypertonie
C) Bei Betablockern in der Hausmedikation
D) Supraventrikuläre Extrasystolen
E) Angina pectoris

78. Welches Antidot wird bei Betablockervergiftungen gegeben?
A) ACC®
B) ASS
C) 4-DMAP®
D) Insulin
E) Atropin

79. Welches Sympathomimetikum wird nicht in „mg" dosiert, sondern in „ml"?
A) Salbutamol
B) Adrenalin
C) Reproterol
D) Akrinor®
E) Dobutamin

80. Welches Sympathomimetikum enthält zwei verschiedene Wirkstoffe?
A) Theophyllin
B) Ipramol®
C) Partusisten®
D) Akrinor®
E) Arterenol®

81. Welcher Wirkstoff entfaltet seine Wirkung nicht an β-Rezeptoren?
A) Metoprolol
B) Adrenalin
C) Reproterol
D) Dobutamin
E) Urapidil

82. Welcher Wirkstoff wirkt nicht an α-Rezeptoren?
A) Nitro®
B) Adrenalin
C) Ebrantil®
D) Akrinor®
E) Arterenol®

83. Welcher Wirkstoff ist ein Sympatholytikum?
A) Atropin
B) Adrenalin
C) Ebrantil®
D) Akrinor®
E) Arterenol®

84. Welcher Wirkstoff ist ein Sympathomimetikum?
A) Metoprolol
B) Atropin
C) Nitro®
D) Urapidil
E) Akrinor®

85. Welcher Wirkstoff wird als inhalatives Sympathomimetikum genutzt?
A) Salbutamol
B) Urapidil
C) Metoprolol
D) Reproterol
E) Terbutalin

86. Welches Medikament wirkt direkt sowohl auf den Sympathikus als auch auf den Parasympathikus?
A) Berotec®
B) Berodual®
C) Atrovent®
D) Viani®
E) Pulmicort®

87. Welches Medikament bewirkt durch eine Stimulation von zentralen α-Rezeptoren eine Sympathikolyse?
A) Clonidin
B) Akrinor®
C) Urapidil
D) Partusisten®
E) Midazolam

88. Welches Medikament steigert nicht die Herzfrequenz?
A) Atropin
B) Theophyllin
C) Dobutamin
D) Urapidil
E) Reproterol

89. Welches Medikament steigert nicht den Blutdruck?
A) Adrenalin
B) Esketamin
C) Atropin
D) Akrinor®
E) Noradrenalin

90. Welches Medikament senkt den Blutdruck?
A) Atropin
B) Theophyllin
C) Arterenol®
D) Nitro®
E) Akrinor®

91. Welche beiden Medikamente kommen nach den ERC-Leitlinien von 2025 bei Kammerflimmern primär zum Einsatz?
A) Adrenalin und Atropin
B) Adrenalin und Noradrenalin
C) Adrenalin und Amiodaron
D) Adrenalin und Lidocain
E) Adrenalin und Magnesium

92. Welches Medikament ist das wichtigste im Rahmen jeder Reanimation im Erwachsenenalter?

A) Sauerstoff
B) Adrenalin
C) Atropin
D) Amiodaron
E) Natriumbicarbonat

93. Welche Maßnahme kommt im Rahmen einer Bradykardie nicht zum Einsatz?

A) Adrenalin
B) Atropin
C) Akrinor®
D) Theophyllin
E) Schrittmacher

94. Welche Maßnahme darf bei einer PEA (pulslosen elektrischen Aktivität) nicht angewendet werden?

A) Masken-Beutel-Beatmung
B) Adrenalin
C) Venenpunktion
D) Intubation
E) Defibrillation

95. Welches Medikament wird nicht bei einer Erwachsenenreanimation verwendet?

A) Atropin
B) Adrenalin
C) Fibrinolytika
D) Amiodaron
E) Sauerstoff

96. Welche Aussage zur intravenösen Glucosegabe ist falsch?

A) Langsame Gabe
B) Hochprozentige Glucose
C) Schmerzhafte Injektion
D) Gewebsnekrosen bei paravasaler Verabreichung
E) Möglichst Verwendung einer großen Vene

97. Welche Produkte entstehen, wenn eine Säure mit Natriumhydrogencarbonat neutralisiert wird?

A) Eine Lauge und CO_2
B) Eine schwache Säure, Wasser und CO_2
C) Ein Salz, Wasser und CO_2
D) Wasser und CO_2
E) Natriumazid und ein Salz

98. Welche gefährlichen Nebenwirkungen drohen bei zu schneller Applikation von Theophyllin?

____
____
____
____

99. Welche chemische Reaktionsformel ist richtig?

A) $HCl + NaHCO_3$ reagiert zu $NaCl + H_2O$
B) $HCl + NaHCO_3$ reagiert zu $NaCl + 2\,H_2O$
C) $HCl + NaHCO_3$ reagiert zu $NaCl + H_2O + CO_2$
D) $HCl + NaHCO_3$ reagiert zu $2\,NaCl + H_2O$
E) $HCl + NaHCO_3$ reagiert zu $NaCl + H_2O + 2\,CO_2$

100. Welche Infusionslösung ist aufgrund ihrer Hypoosmolalität gefährlich?

A) NaCl
B) G 5 %
C) Gelafundin®
D) Jonosteril®
E) HES

101. Welches der Medikamente unterliegt der BtMVV?

A) Nalbuphin
B) Meptazinol
C) Metamizol
D) Piritramid
E) Tramadol

5.1.3 Häufig verschriebene Medikamente

1. Welcher Abschnitt gehört nicht zum luftleitenden System?

A) Nasopharynx
B) Laryngopharynx
C) Trachea
D) Bronchialsystem
E) Alveolen

2. Wo erfolgt die Steuerung der Atmung?

A) Gyrus praecentralis
B) Pons
C) Limbisches System
D) Kleinhirn
E) Medulla oblongata

3. Welche Abfolge der Atemanreize ist korrekt?

A) $O_2 > CO_2 > pH$
B) $pH > CO_2 > O_2$
C) $CO_2 > pH > O_2$
D) $pH > O_2 > CO_2$
E) $CO_2 < pH < O_2$

4. Nach welchem Prinzip erfolgt der Gasaustausch zwischen Blut und Alveole?

____
____
____
____

5. Welche pathophysiologische Symptomtrias liegt bei einem Asthmaanfall vor?

___

___

___

6. Welche Medikamentengruppe wird nicht zur Therapie von Asthmaerkrankungen verwendet?

A) Sekretolytika
B) Nichtsteroidale Antiphlogistika (NSAR)
C) Sympathomimetika
D) Anticholinergika
E) Corticoide

7. Welche Medikamentengruppe wird zur Therapie von Asthmaerkrankungen verwendet?

A) Parasympathomimetika
B) Sympatholytika
C) Antiemetika
D) Parasympatholytika
E) Antitussiva

8. Welches Gefäß mündet in den rechten Vorhof?

A) Arteria pulmonalis
B) Vena pulmonalis
C) Vena subclavia
D) Vena portae
E) Sinus coronarius

9. Welches Hormon ist nicht an der Blutdruckregulation beteiligt?

A) Angiotensin II
B) Adrenalin
C) Noradrenalin
D) Insulin
E) ADH

10. Zählen Sie vier typische Folgeerkrankungen der arteriellen Hypertonie auf, wenn diese nicht ausreichend therapiert wird:

___

___

___

___

11. Welche Medikamentengruppe wird nicht zur Therapie des Hypertonus eingesetzt?

A) Alphablocker wie Doxazosin®
B) Betablocker wie Bisoprolol®
C) ACE-Hemmer wie Ramipril
D) Diuretika wie HCT
E) Digitalispräparate wie Lanicor®

12. Ab welchem Grenzwert – in Ruhe gemessen – spricht die ESC von einer arteriellen Hypertonie?

A) > 120/70
B) > 130/80
C) > 140/90
D) > 150/100
E) > 160/110

13. Welches Symptom gehört nicht zu einer Rechtsherzinsuffizienz?

A) Lungenödem
B) Nykturie
C) Atemnot bei Belastung
D) Periphere Ödeme
E) Stauungsdermatitis

14. Welches Symptom ist klassisch für eine akute dekompensierte Linksherzinsuffizienz?

A) Lungenödem
B) Nykturie
C) Atemnot bei Belastung
D) Periphere Ödeme
E) Stauungsdermatitis

15. Welche Risikofaktoren führen zu einer KHK? Zählen Sie vier auf:

___

___

___

___

16. In was für ein Krankenhaus sollte ein Patient mit einem akuten ST-Hebungs-Infarkt gebracht werden?

___

___

17. Welches Medikament vermindert die Gerinnungsfähigkeit des Blutes?

A) Tranexamsäure
B) Calcium
C) Sauerstoff
D) Morphin
E) Marcumar®

18. Welches Medikament wird bei einem NOMI nicht empfohlen?

A) ASS
B) Heparin
C) Morphin
D) Nitro®
E) Urapidil

19. Bei welcher Rhythmusstörung hat sich eine Katheterablation als wirksam herausgestellt?

A) Kammerflimmern
B) Sinustachykardie
C) PEA
D) AV-Block 2. Grades
E) WPW-Syndrom

20. Welche sechs Symptome (im Englischen „6P"-Regel) sind für einen akuten Verschluss im Bein typisch?

____
____
____
____
____
____

21. Welche beiden Formen von Schlaganfällen gibt es? Welche Form ist häufiger?

____
____
____
____

22. Welche Rhythmusstörung liegt häufig bei einem embolischen Schlaganfall vor?

A) Kammerflimmern
B) Vorhofflimmern
C) Embolische Schlaganfälle entstehen nicht durch Rhythmusstörungen
D) Vorhofflattern
E) Sinusarrhythmie

23. Zählen Sie fünf Ursachen für die Entstehung einer Epilepsieerkrankung auf (nicht für den akuten Anfall).

____
____
____
____
____

24. Welche Wirkstoffgruppe/Welcher Wirkstoff wird nicht zur Dauertherapie von Epilepsieerkrankungen eingesetzt?

A) Benzodiazepine
B) Levetiracetam
C) Valproinsäure
D) Na-Kanal-Blocker
E) Carbamazepin

25. Welche beiden Demenzformen machen den größten Teil der demenziellen Erkrankungen aus? Welche der beiden ist die häufigere?

____
____
____
____

26. Welche Symptomtrias ist typisch für Parkinson-Erkrankungen?

____
____
____

27. Welches Symptom gehört nicht zur Parkinson-Erkrankung?

A) Rigor
B) Salbengesicht
C) Tremor
D) Halluzinationen
E) Akinese

28. Welcher Neurotransmitter liegt bei Patienten mit Parkinson-Erkrankung in unzureichender Menge im Gehirn vor?

A) Noradrenalin
B) Histamin
C) Serotonin
D) Acetylcholin
E) Dopamin

29. Welches Symptom gehört nicht zu den Symptomen einer Depression?

A) Gedrückte Stimmung
B) Antriebsminderung
C) Selbstzweifel
D) Ich-Störungen
E) Konzentrationsstörungen

30. Welche Aussage trifft in Bezug auf psychiatrische Erkrankungen zu?

A) Bei der medikamentösen Behandlung von Angststörungen verwendet man keine Antidepressiva.
B) Klassische Antipsychotika werden typischerweise oft wegen ihrer geringen Nebenwirkungen eingesetzt.
C) SSRIs können ohne Bedenken zusammen mit dem Schmerzmittel Ibuprofen eingenommen werden.
D) Benzodiazepine sollen aufgrund ihrer beruhigenden Wirkung in der Angsttherapie langfristig eingesetzt werden.
E) Eine Lithiumintoxikation kann auch unabsichtlich bei einem Infekt mit Fieber entstehen.

31. Welche Formen des Diabetes mellitus gibt es? Wodurch sind sie gekennzeichnet?

____

____

____

____

32. In welches Koma fällt ein Patient, der einen Typ-2-Diabetes hat, wenn er überzuckert?

A) Urämisches Koma
B) Hypoglykämisches Koma
C) Ketoazidotisches Koma
D) Hyperosmolares Koma
E) Hepatisches Koma

33. Welche Ansatzpunkte gibt es, um einen Typ-2-Diabetiker mit Tabletten zu therapieren?

____

____

____

____

34. Welche drei Formen von Insulin gibt es?

____

____

____

35. Durch welche Stimulationsschritte setzt die Schilddrüse Thyroxin frei?

____

____

____

____

36. Wo kommen die Steuerungshormone für die Schilddrüse her?

____

____

37. Nennen Sie zwei verschiedene Mechanismen, um mit Medikamenten die Magensäureproduktion zu vermindern.

____

____

____

____

38. Welcher Wirkstoff gehört nicht zu den NSAR?

A) Acetylsalicylsäure
B) Ibuprofen
C) Diclofenac
D) Paracetamol
E) Indometacin

39. Welcher Wirkstoff gehört zu den Koanalgetika?

A) Acetylsalicylsäure
B) Ibuprofen
C) Diclofenac
D) Paracetamol
E) Carbamazepin

40. Welches Risiko wird durch die Einnahme der Pille gesteigert?

A) Das Risiko, schwanger zu werden
B) Das Risiko, eine Blinddarmentzündung zu bekommen
C) Das Risiko, eine Thrombose zu bekommen
D) Das Risiko, jung zu sterben
E) Das Risiko, einen Sonnenbrand zu bekommen

5.1.4 Rechtliche Probleme im Umgang mit Medikamenten

1. In welchem Gesetz ist die Verschreibung von Medikamenten geregelt?

A) Strafgesetzbuch (StGB)
B) Bürgerliches Gesetzbuch (BGB)
C) Medizinproduktegesetz (MPG)
D) Arzneimittelgesetz (AMG)
E) Grundgesetz (GG)

2. Was ist der Unterschied zwischen Apothekenpflicht und Verschreibungspflicht?

____

____

____

____

____

____

3. In welchem Gesetz/welcher Verordnung ist die Abgabe von Betäubungsmitteln geregelt?

A) Strafgesetzbuch (StGB)
B) Betäubungsmittelgesetz (BtMG)
C) Medizinproduktegesetz (MPG)
D) Arzneimittelgesetz (AMG)
E) Betäubungsmittel-Verschreibungsverordnung (BtMVV)

4. Welches Kriterium ist im rechtfertigenden Notstand (§ 34 StGB) nicht gefordert?

A) Gegenwärtige Gefahr
B) Fachliche Qualifikation
C) Abwägung der Interessen
D) Angemessenes Mittel
E) Gefahr für Leib und Leben

5. Welche Voraussetzungen sind an § 34 StGB gekoppelt?

____

____

____

____

6. In welchem Gesetzbuch wird der rechtfertigende Notstand geregelt? Um welchen Paragrafen handelt es sich?

____

____

7. In welchem Gesetzbuch wird die Einwilligung in eine Körperverletzung geregelt?

____

8. Unter welchen Bedingungen kann ein Patient nur rechtskräftig einwilligen?

____

____

____

____

9. Unter welcher Bedingung erlischt die Einwilligung automatisch rückwirkend?

A) Der Eingriff war nicht erfolgreich
B) Der Eingriff wird von der Krankenkasse nicht bezahlt
C) Der Eingriff kostet zu viel
D) Der Eingriff wurde nicht lege artis durchgeführt
E) Der Eingriff erfolgte nicht durch den Chefarzt

10. Welche Bedingung ist nicht an die Einwilligung gekoppelt?

A) Patient ist geschäftsfähig
B) Patient wird den Umständen entsprechend aufgeklärt
C) Patient hatte 48 Stunden Zeit, über den Eingriff nachzudenken
D) Patient konnte ohne Zwang entscheiden
E) Der Eingriff wurde fachgerecht durchgeführt

11. Wer darf sich im Rettungsdienst auf den § 34 StGB berufen?

A) Der Notarzt
B) Der Notfallsanitäter
C) Der Rettungssanitäter
D) Der Rettungshelfer
E) Jeder

12. Was versteht man unter der Garantenstellung?

____

____

____

____

13. Was regelt § 2c der Novellierung des NotSanG vom 12.02.2021?

A) Das Legen eines i. v.-Zugangs durch Notfallsanitäter
B) Notkompetenz der Notfallsanitäter
C) Intubation durch Notfallsanitäter
D) Maßnahmen, die durch die ÄLRD freigegeben sind
E) Heilkundliche Maßnahmen

14. Welche Voraussetzung ist für den Einsatz eines Medikaments durch einen Notfallsanitäter notwendig?

A) Richtige Indikation
B) Aufklärung des Patienten
C) Entsprechende Ausbildung
D) Handeln nach dem NotSanG
E) Alle genannten Punkte

15. Welche Maßnahmen darf die Ärztliche Leitung Rettungsdienst dem einzelnen Notfallsanitäter erlauben bzw. verbieten?

A) Defibrillation
B) Legen eines Venenzugangs
C) Applikation von Adrenalin bei einer Reanimation
D) Durchführung der Herzdruckmassage
E) Keine der oben genannten Maßnahmen

16. Ein Patient erleidet einen anaphylaktischen Schock und wird durch ein RTW-Team versorgt. RR 80/50, HF 150, SpO_2 nicht messbar. Welche Maßnahme darf der Notfallsanitäter nicht durchführen?

A) Venenpunktion und Druckinfusion von Flüssigkeit
B) Applikation von Sauerstoff
C) Lagerung
D) Applikation von Adrenalin
E) Er darf alle genannten Maßnahmen durchführen, solange er sie beherrscht und keine weniger invasive Maßnahme greift

17. Ein Ampullarium mit Opioiden im unverschlossenen Fahrzeug offen liegen zu lassen, verstößt gegen welches Gesetz?

A) Strafgesetzbuch
B) Medizinproduktegesetz
C) Betäubungsmittelgesetz
D) Betäubungsmittel-Verschreibungsverordnung
E) Rettungsdienstgesetze der Länder

18. Was regelt § 2a NotSanG?

A) Eigenverantwortliche Durchführung heilkundlicher Maßnahmen
B) Erweiterte Maßnahmen nach regionalen Algorithmen
C) Gabe von Betäubungsmitteln durch Notfallsanitäter
D) Berücksichtigung der Notkompetenz von Rettungsassistenten
E) Atemwegssicherung nur mit supraglottischer Atemwegshilfe

19. Die Geldstrafe wegen einer ungerechtfertigten Körperverletzung, die von einem Strafgericht gegen mich verhängt wurde, bezahlt …

A) Meine Versicherung
B) Mein Arbeitgeber
C) Die Krankenversicherung des Patienten
D) Die Haftpflichtversicherung des Patienten
E) Keiner, die muss ich selbst bezahlen

20. Alle Fragen dieses Kapitels beantworten zu können, führt …

A) Garantiert zum Bestehen der schriftlichen Prüfung
B) Garantiert zum Bestehen der mündlichen Prüfung
C) Garantiert zum Bestehen der praktischen Prüfung
D) Garantiert zum Bestehen der gesamten Prüfung
E) Garantiert zu einem besseren Gefühl beim Antreten der Prüfung

5.2 Lösungen

5.2.1 Grundlagen der Pharmakologie

1. D
2. B
3. D
4. E
5. Galenik ist die Lehre der Herstellung von Medikamenten.
6. C
7. D
8. Pharmakokinetik ist die Lehre vom Einfluss des Organismus auf Arzneimittel.
9. Biotransformation ist die Verstoffwechselung z. B. von Medikamenten.
10. C
11. A
12. Der First-Pass-Effekt beschreibt den prozentualen Abbau eines Wirkstoffs bei der ersten Passage durch die Schleimhaut des Darms und/oder der Leber. Gilt nur für die orale und eingeschränkt für die rektale Applikation.
13. A
14. D
15. C
16. Der enterohepatische Kreislauf ist der zirkulierende Weg von Substanzen zwischen dem Darm und der Leber, bei dem diese Substanzen absorbiert, in die Leber metabolisiert und über die Galle wieder in den Darm zurückgeführt werden.
17. A
18. E
19. E
20. Blut, gut durchblutete Organe, schlecht durchblutete Organe
21. Stuhl, Galle, Urin, Atmung
22. Alkohol
23. Die Halbwertszeit ist die Zeit, die ein Stoff benötigt, um auf die Hälfte reduziert zu werden.
24. D
25. E
26. Pharmakodynamik beschreibt die Art der Wirkung, die ein Medikament hat.
27. Ein Rezeptoragonist bindet an den Rezeptor und löst eine Reaktion aus. Ein Rezeptorantagonist bindet ebenfalls, löst aber keine Reaktion aus.
28. Bei einem kompetitiven Antagonismus konkurrieren Agonist und Antagonist um denselben Rezeptor. Der Stoff, der besser bindet oder in höherer Konzentration vorliegt, bindet eher an den Rezeptor. Beispiel: O_2 und CO; Atropin und ACH, Opioide und Naloxon.
29. Ein Kanalblocker blockiert einen Ionenkanal in der Zellmembran, sodass nichts mehr diesen Kanal passieren kann, z. B. Na-Kanal-Blocker: Lidocain.
30. Glucose, Sauerstoff
31. Insulin, Glucagon, ADH, Adrenalin, Thyroxin, Noradrenalin, Dopamin, Östrogen, Gestagen
32. Das Waterhouse-Friderichsen-Syndrom ist eine schwere Sepsis, die meist bei Kindern z. B. im Rahmen einer Infektion mit Meningokokken auftritt. Es muss schnellstmöglich antibiotisch behandelt werden, z. B. mit Ceftriaxon.
33. E
34. Die therapeutische Breite beschreibt den Plasmaspiegel eines Wirkstoffs zwischen der Mindestwirkkonzentration und der Konzentration, bei der eine unerwünschte Wirkung bzw. toxische Effekte überwiegen.
35. Tachyphylaxie bezeichnet eine schnell einsetzende Abnahme der Wirksamkeit eines Medikaments nach wiederholter Gabe, wodurch eine höhere Dosis erforderlich ist, um die gleiche Wirkung zu erzielen.
36. Bei einer Wechselwirkung kommt es durch die gleichzeitige Gabe zweier Stoffe zu Wirkungen. Dies kann zu einer Verstärkung oder Abschwächung des eigentlichen Wirkstoffs führen.
37. B
38. Bei der Wälzung werden Medikamente, die kurz vor dem Verfallsdatum stehen, in einen Bereich gegeben, in dem sie aller Voraussicht nach noch verbraucht werden. So soll der Anteil der zu verwerfenden Medikamente reduziert werden.
39. D
40. E

5.2.2 Medikamente im Rettungsdienst

1. E
2. C
3. E
4. B
5. E
6. B
7. C
8. Paracetamol
9. Na-Kanal-Blocker: Lidocain, Ajmalin; Betablocker: Metoprolol, Esmolol; K-Kanal-Blocker: Amiodaron; Ca-Kanal-Blocker: Verapamil
10. B
11. C
12. D
13. E
14. C
15. A
16. B
17. B
18. D
19. E
20. D
21. C
22. Vergiftungen mit Schaumbildnern
23. E
24. B
25. C
26. D
27. A
28. B
29. C
30. C
31. D
32. B
33. E
34. E
35. C
36. C
37. 0 Rh neg
38. Blut der Konserve wird mit Serum des Patienten vermengt, um eine Abwehrreaktion zu entdecken; kommt es zu keiner Reaktion, ist die Transfusion möglich.
39. B
40. D
41. Ein Elektrolyt ist ein Stoff, der in Wasser in Ionen zerfällt.
42. D
43. ASS, Marcumar®, DOAKs, Heparin, Lyse
44. B
45. D
46. E
47. E
48. E
49. D
50. D
51. Anaphylaktische Reaktion, Asthma, COPD, Krupp-Syndrom
52. D
53. Succinylcholin
54. B
55. D
56. E
57. C
58. A
59. C
60. C
61. E
62. D
63. C
64. Atropin, Butylscopolamin, Ipratropium, Tiotropium
65. Weil die frequenzdämpfende Wirkung des Parasympathikus blockiert wird. Das Herz nimmt seine Eigenfrequenz ein oder ist durch den Sympathikus beschleunigt.
66. Acetylcholin (ACH)
67. E
68. Paradoxe Reaktion
69. Anexate®, Wirkstoff Flumazenil
70. B
71. A
72. E
73. A
74. D
75. Fenoterol = Berotec® = Partusisten®
76. B
77. A
78. E
79. D
80. D
81. E
82. A
83. C
84. E
85. A
86. B
87. A
88. D
89. C
90. D
91. C
92. A
93. C
94. E
95. A
96. B
97. C
98. Krampfanfälle und Kammerflimmern

99. C
100. B
101. D

5.2.3 Häufig verschriebene Medikamente

1. E
2. E
3. C
4. Diffusion
5. Bronchospasmus, Hyper-/Dyskrinie, Schleimhautödem
6. B
7. D
8. E
9. D
10. KHK, Schlaganfall, pAVK, Herzinsuffizienz, Retinopathie
11. E
12. C
13. A
14. A
15. Hypertonus, Diabetes, Hypercholesterinämie, Rauchen, Vererbung
16. Ein Krankenhaus mit Akut-PCI-Möglichkeit (Herzkatheterlabor)
17. E
18. B
19. E
20. Pulslosigkeit *(Pulselessness)*, Schmerz *(Pain)*, Blässe *(Pale)*, Parästhesien *(Paraesthesia)*, Paralysen *(Paralysis)*, Kälte/Schock *(Prostration)*
21. Unblutig (ca. 85 %), blutig (ca. 15 %)
22. B
23. Perinatale Hypoxie, Trauma, Schlaganfall, Vergiftungen, Hirntumoren, Infektionen
24. A
25. Demenz vom Alzheimer-Typ, Mischformen, vor allem mit vaskulärer Demenz. Häufiger ist die Demenz vom Alzheimer-Typ
26. Rigor, Tremor, Akinese
27. D
28. E
29. D
30. E
31. Typ 1: absoluter Insulinmangel, Typ 2: relativer Insulinmangel
32. D
33. Insulinsensitizer, Insulinsekretion erhöhen, Zuckeraufnahme aus dem Darm hemmen
34. Ultrakurz wirkendes, kurz wirkendes und lang wirkendes Insulin
35. Hypothalamus setzt TRH frei, das in der Hypophyse für die Freisetzung von TSH sorgt. TSH stimuliert die Schilddrüse.
36. Hypophyse und Hypothalamus
37. Antihistaminika (H_2-Rezeptoren-Blocker, z. B. Cimetidin), Protonenpumpenhemmer wie Pantoprazol
38. D
39. E
40. C

5.2.4 Rechtliche Probleme im Umgang mit Medikamenten

1. D
2. Verschreibungspflichtige Medikamente müssen von einem Arzt verschrieben werden und sind nur in Apotheken erhältlich. Apothekenpflichtige Medikamente sind frei verkäuflich, aber nur in Apotheken erhältlich.
3. E
4. B
5. Gegenwärtige Gefahr für Leib und Leben, angemessenes Mittel, Abwägung der Interessen, kein anderes weniger invasives Mittel möglich
6. § 34 StGB
7. § 228 StGB
8. Freiwillig, nach Aufklärung, wenn einwilligungsfähig
9. D
10. C
11. E
12. Der Garant steht mit all seinen Fähigkeiten und Fertigkeiten dafür gerade, dass z. B. dem Patienten nichts passiert. Er versucht stets, Schaden abzuwenden. Entscheidend ist der Versuch, nicht der Erfolg.
13. D
14. E
15. E
16. E
17. C
18. A
19. E
20. E

5

Anhang

KAPITEL

A1 Positivliste Schwangerschaft, Stillzeit und Pädiatrie

In ➤ Tab. A1.1 sind übersichtshalber nicht alle in ➤ Kap. 2 aufgeführten Medikamente enthalten. In der jeweiligen Spalte lässt sich ersehen, ob das Medikament in der Schwangerschaft, der Stillzeit oder bei Kindern im **Notfall** angewendet werden kann. Aktuelle Informationen zu einzelnen Wirkstoffen findet man

- für die Anwendung in der Schwangerschaft und Stillzeit unter **embryotox.de** und
- für die Anwendung bei Kindern unter **Kinderformularium.de**

Viele Präparate haben die Hersteller mit dem Vermerk **„strenge Indikationsstellung"** gekennzeichnet. Da es sich hier um Notfallsituationen handelt, ist diese strenge Indikationsstellung in der Regel gegeben.

Im Einzelfall ist bei **lebensbedrohlichen Zuständen** immer die Gabe des Wirkstoffs auch ohne Freigabe zu erwägen. Vor allem dann, wenn keine weiteren Therapieoptionen zur Verfügung stehen, muss die Therapie des Patienten immer erfolgen. In einer solchen Ausnahmesituation ergeben sich keine rechtlichen Konsequenzen für den Anwender (➤ Kap. 4.6).

Auch wenn ein Präparat als „erlaubt" markiert ist, ist jedoch stets das **Nebenwirkungsspektrum** zu bedenken. Insbesondere in der Stillzeit können diese Nebenwirkungen auch beim Kind auftreten. Im Zweifel sollte nach der Applikation die **Milch** mehrfach abgepumpt und verworfen oder das Kind abgestillt werden. Hierzu sollte immer ein Gynäkologe kontaktiert werden. Eine weitere kritische Phase ist der **Geburtszeitraum** selbst. So können Opioide und Benzodiazepine beim Neugeborenen Atemdepressionen auslösen, wenn sie der Mutter unmittelbar vor der Geburt verabreicht werden. Grundsätzlich besteht bei nahezu allen Präparaten die Möglichkeit einer **toxischen Schädigung des Kindes** im Mutterleib. Diese Schädigungen können insbesondere dann eintreten, wenn es bei der Mutter zu einer **Überdosierung** kommt.

WICHTIG

Vor der Applikation eines Medikaments bei einer Schwangeren, einer Stillenden oder einem Kind muss immer geprüft werden, ob **alternative Therapien** ohne die Verwendung von Pharmaka möglich sind!

Für den **Einsatz von Medikamenten** im **Kindesalter** hat die Erfahrung gezeigt, dass überhaupt nur eine sehr geringe Anzahl von Medikamenten benötigt wird. Hierzu zählen:

- Schmerztherapie (Analgetika: Esketamin, Opioide, Paracetamol und Ibuprofen)
- Krampfanfälle (Antikonvulsiva: Midazolam)
- Asthma (Bronchodilatatoren: Salbutamol)
- Anaphylaxie und Krupp-Syndrom (Prednison und Adrenalin)
- Flüssigkeitssubstitution (balancierte Vollelektrolytlösung)
- Reanimation (Adrenalin)

Die Verwendung von Hilfsmitteln zur Medikamentendosierung bei einem Kindernotfall ist von entscheidender Bedeutung. Fehler in der Dosierung sind nicht selten und können schwerwiegende Folgen haben, besonders dann, wenn es sich um Substanzen mit einer geringen therapeutischen Breite wie z. B. Adrenalin handelt. Um zu gewährleisten, dass Medikamente korrekt und sicher verabreicht werden, sollen unbedingt Hilfsmittel im Einsatz verwendet werden. Um diese Herausforderungen zu meistern, wurde die DIVI-Kindernotfallkarte entwickelt, die als praktische und visuelle Unterstützung dient (https://www.divi.de/aktuelle-meldungen/divi-entwickelt-kindernotfallkarte-fuer-leichtere-anwendung-von-medikamenten-im-kindernotfall).

Sie bietet klare Anweisungen zur Dosierung in Millilitern, verzichtet auf Verdünnungsschritte, um zusätzliche Fehlerquellen zu eliminieren, und ist nach Indikationen strukturiert.

Tab. A1.1 Medikamentenliste in Schwangerschaft/Stillzeit und in der Pädiatrie: **Notfallindikation!**
(✓: erlaubt; ✗: nicht erlaubt; Lm: Lebensmonat; Lj: Lebensjahr; Trim.: Trimenon)

Wirkstoff	Schwangerschaft			Stillzeit	Pädiatrie
	1. Trim.	2. Trim.	3. Trim.		
Acetylcystein	✓	✓	✓	✓	✓
Acetylsalicylsäure (ASS)	✓	✓	✗	✓	off-label, **cave:** Reye-Syndrom
Adenosin	✓	✓	✓	✓	✓
Adrenalin	✓	✓	✓	✓	✓
Ajmalin	✗	✓	✓	✓	✓
Akrinor	✓	✓	✓	✓	✓
Alfentanil	✓	✓	✓	✓	✓
Amiodaron	nur bei Reanimation	nur bei Reanimation	nur bei Reanimation	nur bei Reanimation	off-label
Atropin	✓	✓	✓	✓	✓
Biperiden	✓	✓	✓	✓	✓
Butylscopolamin	✓	✓	✓	✓	✓
Calcium	✓	✓	✓	✓	✓
Carbo medicinalis	✓	✓	✓	✓	✓
Cimetidin	✓	✓	✓	✗	✗
Clemastin	✓	✓	✓	✓	✓
Clonazepam	✓	✓	✓	✓	✓
Clonidin	✓	✓	✓	✓	✓
Dexamethason	✓	✓	✓	✓	✓
Diazepam	✓	✓	✓	✗	✓
Digoxin	✓	✓	✓	✓	✓
Dihydralazin	✓	✓	✓	✓	✓
Dimenhydrinat	✓	✓	✓ (zurückhaltend bei vorzeitigen Wehen)	✓	ab 1. Lj
Dimeticon/Simeticon	✓	✓	✓	✓	✓
Dimetinden	✓	✓	✓	✓	✓
4-DMAP	✓	✓	✓	✓	✓
Dobutamin	✓	✓	✓	✓	✓
Dopamin	✓	✓	✓	✓	✓
Esketamin	✓	✓	✓	✓	✓
Ethanol	✓	✓	✓	✓	✓
Fenoterol	✓	✓	✓	✓	✓

Tab. A1.1 Medikamentenliste in Schwangerschaft/Stillzeit und in der Pädiatrie: **Notfallindikation!** *(Forts.)*
(✓: erlaubt; ✗: nicht erlaubt; Lm: Lebensmonat; Lj: Lebensjahr; Trim.: Trimenon)

Wirkstoff	Schwangerschaft			Stillzeit	Pädiatrie
	1. Trim.	2. Trim.	3. Trim.		
Fentanyl	✓	✓	✓	✓	✓
Flumazenil	✓	✓	✓	✓	✓
Furosemid	✓	✓	✓	✗ (besser HCT)	✓
Glucose	✓	✓	✓	✓	✓
Glyceroltrinitrat	✓	✓	✓	✓	✓
Haloperidol	✓	✓	✓	✓	✓
Heparin	✓	✓	✓	✓	✓
Hydroxocobalamin	✓	✓	✓	✓	✓
Ibuprofen	✓	✓	✗ Duktusverschluss	✓	✓
Ipratropium/ Tiotropium	✓	✓	✓	✓	✓
Kalium	✓	✓	✓	✓	✓
Lidocain (als Lokalanästhetikum)	✓	✓	✓	✓	✓
Lidocain (als Antiarrhythmikum)	✓	✓	✓	✓	✓
Lorazepam	✗	✗	✗	✗	✗
Magnesium	✓	✓	✓	✓	✓
Metamizol	✗	✗	✗	✗ (besser Paracetamol oder Ibuprofen)	ab 3. Lm
Methylprednisolon	✓	✓	✓	✓	✓
Metoclopramid	✓	✓	✓	✓	ab 2. Lj.
Metoprolol	✓	✓	✓	✓	✓
Midazolam	✓	✓	✓	✗	✓
Morphin	✓	✓	✓	✓	✓
Nalbuphin	✓	✓	✓	✓	✓
Naloxon	✓	✓	✓	✓	✓
Natrium	✓	✓	✓	✓	✓
Natriumhydrogencarbonat	✓	✓	✓	✓	✓
Natriumthiosulfat	✓	✓	✓	✓	✓
Nifedipin	✗	✗	✗	✗	✓
Nitroglycerin	✓	✓	✓	✓	✓

Tab. A1.1 Medikamentenliste in Schwangerschaft/Stillzeit und in der Pädiatrie: **Notfallindikation!** *(Forts.)*
(✓: erlaubt; ✗: nicht erlaubt; Lm: Lebensmonat; Lj: Lebensjahr; Trim.: Trimenon)

Wirkstoff	Schwangerschaft			Stillzeit	Pädiatrie
	1. Trim.	2. Trim.	3. Trim.		
Noradrenalin	✓	✓	✓	✓	✓
Ondansetron	✓	✓	✓	✓	✓
Oxytocin	✗	✗	Geburtseinleitung (in Klinik)	✓	keine Indikation
Paracetamol	✓	✓	✓	✓	✓
Phenobarbital	✗	✓	✓	✗	✓
Phenytoin	✗	✗	✗	✗	✓
Physostigmin	✓	✓	✓	✓	✓
Piritramid	✓	✓	✓	✓	✓
Prednison	✓	✓	✓	✓	✓
Prednisolon	✓	✓	✓	✓	✓
Promethazin	✓	✓	✓	✓	✓
Propofol	✓	✓	✓	✓	✓
Reproterol	✓	✓	✓	✓	✓
Rocuronium	✓	✓	✓	✓	✓
Suxamethonium	✓	✓	✓	✓	✗
Terbutalin	✗	✗	✗	✗	ab 12. Lj
Theophyllin	✓	✓	✓	✓	✓
Thiopental	✓	✓	✓	✓	✓
Toloniumchlorid	✓	✓	✓	✓	✓
Tramadol	✓	✓	✓	✓	✓
Tranexamsäure	✓	✓	✓	✓	✓
Urapidil	✓	✓	✓	✓	✓
Verapamil	✗	✓	✓	✓	✓

KAPITEL

A2 Einstellungen für Perfusoren

Jedes Fahrzeug der Primärrettung ist laut **DIN EN** mit einem **Perfusor** (➤ Abb. A2.1) ausgestattet. Alle möglichen Perfusormodelle hier aufzuzählen und deren Funktion zu erklären, würde den Rahmen und das Ziel dieses Buches überschreiten. Grundsätzlich funktionieren aber alle diese Geräte nach demselben Schema.

Zunächst wird das Medikament in der **gewünschten Konzentration** aufgezogen und anschließend in die **Halterung** des Perfusors eingelegt. Je nach Modell kann es sich um unterschiedliche Volumina handeln. Am gängigsten sind jedoch **50-ml-Spritzen,** daher beziehen sich auch die Angaben in den Tabellen auf diese Spritzengröße (➤ Abb. A2.2). Die **Spritze** muss im Bereich des **Kolbens** arretiert werden, damit der Motor der Spritzenpumpe adäquat funktionieren kann. Mit einem Bügel wird die Spritze in der Regel im Bereich der Millilitermarkierung festgehalten. Am Konus wird eine **Perfusorleitung** befestigt, die zum Patienten führt.

Einige **Sicherheitsvorkehrungen** erleichtern den komplikationslosen Betrieb der Spritzenpumpe:

1. Sie sollte nur in einer dafür vorgesehenen Halterung transportiert werden; so kann sie bei starken Bremsmanövern nicht durch den Patientenraum fliegen.
2. Es sollten nur Perfusorleitungen benutzt werden. Andere Systeme sind evtl. nicht für die entstehenden Drücke gebaut. Es könnte zur Ausdehnung der Leitung kommen; eine kontrollierte Medikamentenzufuhr wäre somit nicht gewährleistet.
3. Sowohl die Leitung als auch die Spritze müssen nahezu vollständig luftleer sein. Luftblasen können komprimiert werden. Es kann dadurch zu Schwankungen in der kontinuierlichen Medikamentenabgabe kommen.
4. Der Perfusor sollte möglichst allein an einem Zugang laufen. Dadurch können Schwankungen in der kontinuierlichen Zufuhr, bedingt durch die gleichzeitige Zufuhr anderer Lösungen über denselben Zugang, vermieden werden.
5. Sollte eine Schwerkraftinfusion parallel laufen, benötigt diese ein Rückschlagventil. Andernfalls kann es bei Verlegungen des Zugangs zu einer Füllung des Infusionssystems mit Perfusormedikament kommen. Wird der Verschluss im Zugang beseitigt, fließt der Inhalt des Systems in den Patienten. Dadurch kann eine Überdosierung verursacht werden.
6. Werden im Rahmen eines Intensivtransports Perfusoraggregate getauscht, ist sicherzustellen, dass keine Medikamentenboli verabreicht werden. Hierzu Dreiwegehähne o. Ä. verschließen. Anschließend Spritze in andere Pumpe einlegen, Druck abbauen, Dreiwegehahn öffnen und Spritzenpumpe starten.
7. Perfusoren werden immer auf Höhe des Patienten befestigt. Höhenunterschiede können bei falsch arretierter Perfusorspritze zum Leerlaufen führen. Rechnerisch benötigt eine 50-ml-Spritze bei einem Höhenunterschied von einem Meter ca. zwei Minuten zum Leerlaufen.

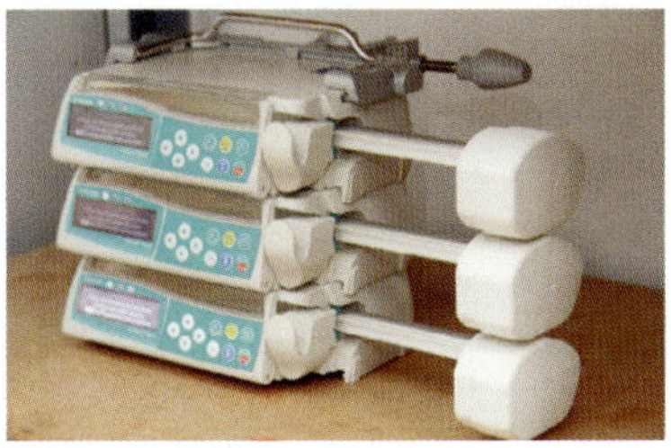

Abb. A2.1 Perfusor [K378]

Die **Dosierung** bei der Einstellung von Perfusoren ist oft schwierig zu ermitteln. Sie ist zum einen abhängig vom **Gewicht** des Patienten, zum anderen von der **gewünschten Wirkung.** Zusätzlich kann die notwendige Menge des Wirkstoffs von spezifischen Situationen beeinflusst werden. So braucht z. B. ein alkoholisierter Patient in der Regel weniger Narkotika für eine suffiziente Narkose. Ein Patient, dessen Metabolismus die Belastung mit Alkohol gewöhnt ist, benötigt dagegen höhere Dosen, da er die Wirkstoffe schneller abbauen kann. Daher wurde bei einigen Medikamenten bewusst auf eine Angabe in Form von „ml/h" verzichtet. Sind Perfusoren während eines Sekundärtransports im Einsatz, orientiert sich die Einstellung immer an den Vorgaben der Klinik, aus der der Patient geholt wird.

01/24 – V3.9 @a_hueb @vncntwbr	**Propofol 1%** z.B. Disoprivan®	**Propofol 2%** z.B. Disoprivan®	**esKETAmin** z.B. Ketanest® (Narkose)	**Midazolam** z.B. Dormicum®	**SUFentanil** z.B. Sufenta®	**Actilyse®** (Peri-)Arrest LAE
	1 mg = 1.000 µg	0,1 mg = 100 µg	0,01 mg = 10 µg	µg = „Mü" = mcg = Mikrogramm		„Gamma" = µg/kg/min (meistens)
Konz. / ml	10 mg/ml	20 mg/ml	25 mg/ml	2 mg/ml	10 µg/ml	1 mg/ml
Konz. / 50 ml	500 mg	1.000 mg	1.250 mg	100 mg	500 µg	50 mg
Dosis / kg KG	2,0 – 6,0 mg/kg/h		0,5 – 3,0 mg/kg/h	0,01 – 0,20 mg/kg/h	0,4 – 1,0 µg/kg/h	0,6 mg/kg über 15 min
Dosis + Laufrate **50 kg**	100 – 300 mg/h 10 – 30 ml/h	100 – 300 mg/h 5 – 15 ml/h	25 – 150 mg/h 1,0 – 6,0 ml/h	0,5 – 10,0 mg/h 0,25 – 5,0 ml/h	20 – 50 µg/h 2 – 5 ml/h	30 mg / 30 ml 120 ml/h
60 kg	120 – 360 mg/h 12 – 36 ml/h	120 – 360 mg/h 6 – 18 ml/h	30 – 180 mg/h 1,2 – 7,2 ml/h	0,6 – 12,0 mg/h 0,3 – 6,0 ml/h	24 – 60 µg/h 2,4 – 6,0 ml/h	36 mg / 36 ml 144 ml/h
70 kg	140 – 420 mg/h 14 – 42 ml/h	140 – 420 mg/h 7 – 21 ml/h	35 – 210 mg/h 1,4 – 8,4 ml/h	0,7 – 14,0 mg/h 0,35 – 7,0 ml/h	28 – 70 µg/h 2,8 – 7,0 ml/h	42 mg / 42 ml 168 ml/h
80 kg	160 – 480 mg/h 16 – 48 ml/h	160 – 480 mg/h 8 – 24 ml/h	40 – 240 mg/h 1,6 – 9,6 ml/h	0,8 – 16,0 mg/h 0,4 – 8,0 ml/h	32 – 80 µg/h 3,2 – 8,0 ml/h	48 mg / 48 ml 192 ml/h
90 kg	180 – 540 mg/h 18 – 54 ml/h	180 – 540 mg/h 9 – 27 ml/h	45 – 270 mg/h 1,8 – 10,8 ml/h	0,9 – 18,0 mg/h 0,45 – 9,0 ml/h	36 – 90 µg/h 3,6 – 9,0 ml/h	50 mg 200 ml/h
100 kg	200 – 600 mg/h 20 – 60 ml/h	200 – 600 mg/h 10 – 30 ml/h	50 – 300 mg/h 2,0 – 12,0 ml/h	1,0 – 20,0 mg/h 0,5 – 10,0 ml/h	40 – 100 µg/h 4 – 10 ml/h	50 mg 200 ml/h
Dosis ändern	±4 ml/h	±2 ml/h	±0,5 ml/h	±1 ml/h	±1 ml/h	/
Bolus	2 – 4 ml	1 – 2 ml	0,5 – 1,0 ml	1 – 2 ml	1 – 2 ml	/

Alles ohne Gewähr. Verantwortung bleibt bei Behandelnden. Kein Medizinprodukt. Keine Therapieempfehlung.	**Noradrenalin (NA) / Adrenalin** z.B. Arterenol® / z.B. Suprarenin®			**DOBUTamin** z.B. Dobutrex®	**Urapidil** z.B. Ebrantil®	**Glyceroltrinitrat**
		150 ml/h	**REA** 1mg/4min 75 ml/h			
Konz. / ml	20 µg/ml	100 µg/ml	200 µg/ml	5 mg/ml	2 mg/ml	1 mg/ml
Konz. / 50 ml	1 mg	5 mg	10 mg	250 mg	100 mg	50 mg
Dosis / kg KG	Start 0,05 µg/kg/min nach Wirkung anpassen			2,5 – 10 µg/kg/min	0,05 – 0,50 mg/kg/h	Start 1,0 µg/kg/min
Dosis + Laufrate **50 kg**	2,5 µg/min 7,5 ml/h	2,5 µg/min 1,5 ml/h	2,5 µg/min 0,75 ml/h	125 µg/min 1,5 ml/h	2,5 – 25 mg/h 1,25 – 12,5 ml/h	50 µg/min 3 ml/h
60 kg	3 µg/min 9 ml/h	3 µg/min 1,8 ml/h	3 µg/min 0,9 ml/h	150 µg/min 1,8 ml/h	3 – 30 mg/h 1,5 – 15 ml/h	60 µg/min 3,6 ml/h
70 kg	3,5 µg/min 10,5 ml/h	3,5 µg/min 2,1 ml/h	3,5 µg/min 1,05ml/h	175 µg/min 2,1 ml/h	3,5 – 35 mg/h 1,75 – 17,5 ml/h	70 µg/min 4,2 ml/h
80 kg	4 µg/min 12 ml/h	4 µg/min 2,4 ml/h	4 µg/min 1,2 ml/h	200 µg/min 2,4 ml/h	4 – 40 mg/h 2 – 20 ml/h	80 µg/min 4,8 ml/h
90 kg	4,5 µg/min 13,5 ml/h	4,5 µg/min 2,7 ml/h	4,5 µg/min 1,35 ml/h	225 µg/min 2,7 ml/h	4,5 – 45 mg/h 2,25 – 22,5 ml/h	90 µg/min 5,4 ml/h
100 kg	5 µg/min 15 ml/h	5 µg/min 3 ml/h	5 µg/min 1,5 ml/h	250 µg/min 3 ml/h	5 – 50 mg/h 2,5 – 25 ml/h	100 µg/min 6 ml/h
Schnellstart	15 ml/h	3 ml/h	1,5 ml/h	2,5 ml/h	2 ml/h	4 ml/h
Dosis ändern	±1 ml/h	±0,2 ml/h	±0,1 ml/h	±0,5 ml/h	±1–2 ml/h	±1 ml/h (tt)
Bolus	1 ml	0,2 ml	0,1 ml	kein Bolus	2,5 ml	1 ml

Abb. A2.2 Medikamente und Dosierungen für Perfusoren [X422]

KAPITEL

A3 Literatur

Abdulla W, Vogt S. Praxisbuch Interdisziplinäre Intensivmedizin. 4. A. München: Elsevier Urban & Fischer 2021.

AGNN (Arbeitsgemeinschaft in Norddeutschland tätiger Notärzte e.V.). Therapieempfehlungen für die Notfallmedizin 2024. Lübeck 2024; https://www.agnn.de/wp-content/uploads/2024/04/AGNN-Therapieempfehlungen-2024-web.pdf (letzter Zugriff: 25.10.2025).

AGNNW (Arbeitsgemeinschaft Notärzte in Nordrhein-Westfalen). Handbuch-Notfallmedizin V3. Webversion 2020; https://www.agnnw.de/?wpdmpro=agnnw-kompendium-2 (letzter Zugriff: 25.10.2025).

Aktories K, Förstermann U, et al. Allgemeine und spezielle Pharmakologie und Toxikologie. 12. A. München: Elsevier Urban & Fischer 2017.

Ärztliche Leitungen Rettungsdienst Baden-Württemberg, Brandenburg, Mecklenburg-Vorpommern, Sachsen, Sachsen-Anhalt. Standardarbeitsanweisungen und Behandlungspfade im Rettungsdienst. Stand: Juli 2025; https://www.mags.nrw/system/files/media/document/file/saa_bpr_2025.pdf (letzter Zugriff: 25.10.2025).

Ausschuss Ärztlicher Leiter Rettungsdienst AG. Empfehlungen zur Medikamentenvorhaltung auf Rettungsmitteln in Bayern. Stand 2018.

Bastigkeit M (Hrsg.). Medikamente in der Notfallmedizin. 9. A. Edewecht: Stumpf + Kossendey 2019.

Bäumler E. Die großen Medikamente. Forscher und ihre Entdeckungen schenken uns Leben. Bergisch Gladbach: Gustav Lübbe 1992.

Bavendiesk U, Bauersachs J. Digoxin oder Digitoxin – richtig wählen und dosieren. Cardio News 2022; https://app.cardionews.de/Fortbildung/Digoxin-oder-Digitoxin-richtig-waehlen-und-dosieren-431736.html (letzter Zugriff: 25.10.2025).

Berthold HK (Hrsg.). Klinikleitfaden Arzneimitteltherapie. 2. A. München, Jena: Urban & Fischer 2003.

Brandt L, Krauskopf KH. Illustrierte Geschichte der Anästhesie. Stuttgart: Wissenschaftliche Verlagsgesellschaft 1997.

Braun J, Dormann A (Hrsg.). Klinikleitfaden Innere Medizin. 15. A. München: Elsevier Urban & Fischer 2022.

Buchta M, Höper D, Sönnichsen AC (Hrsg.). Das Hammerexamen. 2. A. München: Elsevier Urban & Fischer 2008.

Dellas C (Hrsg.). Crashkurs Pharmakologie. 3. A. München: Elsevier Urban & Fischer 2011.

Dellas C. Kurzlehrbuch Pharmakologie. 3. A. München: Elsevier Urban & Fischer 2022.

Deutsche Gesellschaft für Anästhesiologie und Intensivmedizin e.V. (DGAI). S1-Leitlinie Die intraossäre Infusion in der Notfallmedizin. Stand: 31.12.2017 (in Überarbeitung); https://register.awmf.org/de/leitlinien/detail/001-042 (letzter Zugriff: 25.10.2025).

Deutsche Gesellschaft für Anästhesiologie und Intensivmedizin (DGAI), der Sektion „Pädiatrische Intensiv- und Notfallmedizin" der DIVI/Gesellschaft für Neonatologie und Pädiatrische Intensivmedizin (GNPI). Die medizinische Ausrüstung zur Versorgung von Kindernotfällen im Rettungsdienst. Anästh Intensivmed 2018; 59: 608–618; https://www.ai-online.info/images/ai-ausgabe/2018/10-2018/2018_10_608-618_Die%20medizinische%20Ausruestung%20zur%20Versorgung%20von%20Kindernotfaellen%20im%20Rettungsdienst.pdf (letzter Zugriff: 25.10.2025).

Deutsche Gesellschaft für Kardiologie – Herz- und Kreislaufforschung e.V. (Hrsg.). ESC Pocket Guidelines. Erhöhter Blutdruck und Hypertonie, Version 2024. Grünwald: Börm Bruckmeier Verlag 2025; https://leitlinien.dgk.org/2025/pocket-leitlinie-erhoehter-blutdruck-und-hypertonie-version-2024/ (letzter Zugriff: 20.11.2025).

Deutsche Gesellschaft für Kardiologie – Herz- und Kreislaufforschung e.V./Deutsche Hochdruckliga e.V. ESC/ESH Pocket Guidelines. Management der arteriellen Hypertonie. Grünwald: Börm Bruckmeier 2018.//leitlinien.dgk.org/2019/pocket-leitlinie-management-der-arteriellen-hypertonie-2/ (letzter Zugriff: 25.10.2025).

Deutsche Gesellschaft für Neurologie e.V. (DGN). S2k-Leitlinie Status epilepticus im Erwachsenenalter. Stand: 30.06.2020 (in Überarbeitung); https://register.awmf.org/de/leitlinien/detail/030-079 (letzter Zugriff: 25.10.2025).

Deutsche Gesellschaft für Urologie e.V. S2k-Leitlinie Diagnostik, Therapie und Metaphylaxe der Urolithiasis. Stand: 31.05.2019 (in Überarbeitung); https://register.awmf.org/de/leitlinien/detail/043-025 (letzter Zugriff: 25.10.2025).

Deutscher Berufsverband Rettungsdienst e.V. (DBRD). DBRD-Medikamentenbuch zu den Muster-Algorithmen. Lübeck 2018; www.dbrd.de/index.php/aktuell/aktuelles/405-das-dbrd-medikamentenbuch-zu-den-muster-algorithmen-als-pdf-zum-herunterladen (letzter Zugriff: 25.10.2025).

Estler CJ, Schmidt H (Hrsg.). Pharmakologie und Toxikologie. Für Studium und Praxis. 6. A. Stuttgart: Schattauer 2006.

Europäische Gesellschaft für Kardiologie (ESC). Therapie des akuten Herzinfarktes bei Patienten mit ST-Streckenhebung. Pocket Leitlinie. 2020.

Flake F, Hoffmann B (Hrsg.). Leitfaden Rettungsdienst. 7. A. München: Elsevier Urban & Fischer 2021.

Frimmel M. Klinische Notfälle griffbereit: Internistische Akutsituationen auf einen Blick. 4. A. Stuttgart: Schattauer 2017.

Fröhlich JC, Kirch W. Praktische Arzneitherapie. 3. A. Berlin, Heidelberg: Springer 2013.

Gesenhues S, Gesenhues A (Hrsg.). Praxisleitfaden Allgemeinmedizin. 10. A. München: Elsevier Urban & Fischer 2024.

Herold G. Innere Medizin 2026. Köln: Eigenverlag Gerd Herold 2025.

Herold V. Internistische Intensivmedizin – Eine praxisorientierte Darstellung. 13., vollst. überarb. u. erw. A. Regensburg: FIM Herold 2025.

Hick C, Hick A. Kurzlehrbuch Physiologie. 10. A. München: Elsevier Urban & Fischer 2024.

Hildebrand N. Injektionen leicht gemacht. 4. A. München: Elsevier Urban & Fischer 2001.

Hohage H (Hrsg.). Pharmakologie für den Notfallsanitäter. 2. erw. A. Bonn: Luhri Verlagsgesellschaft 2016.

Huch R, Jürgens KD (Hrsg.). Mensch – Körper – Krankheit. 9. A. München: Elsevier Urban & Fischer 2022.

Jelinek A. Arzneimittellehre für Pflegeberufe. 3. A. München: Elsevier Urban & Fischer 2019.

Jelinek A, Grabs S (Hrsg.). Pflege Konkret – Arzneimittel. München: Elsevier Urban & Fischer 2005.

Karger-Decker B. Die Geschichte der Medizin. Von der Antike bis zur Gegenwart. Düsseldorf: Patmos 2000.
Klinke R, Silbernagl S. Lehrbuch der Physiologie. 4. A. Stuttgart: Thieme 2003.
Landsleitner B, Heinzel O, Eich C, Gräsner J, Jung P Schaumberg A et al. Medizinische Ausrüstung zur Versorgung von Kindernotfällen im Rettungsdienst. Notfall Rettungsmed 2019; 22: 430–441.
Larsen R (Hrsg.). Anästhesie. 12. A. München: Elsevier Urban & Fischer 2022.
Luippold G. Fallbuch Pharmakologie. 2. A. Stuttgart: Thieme 2012.
Lüllmann H, Mohr K, Hein L. Taschenatlas der Pharmakologie. 7. A. Stuttgart: Thieme 2014.
Lüllmann H, Mohr, K, Wehling M, Lutz H. Pharmakologie und Toxikologie. Arzneimittelwirkungen verstehen – Medikamente gezielt einsetzen. 18. A. Stuttgart: Thieme 2016.
Luxem J, Runggaldier K, Karutz H, Flake F (Hrsg.). Notfallsanitäter Heute. 8. A. München: Elsevier Urban & Fischer 2024.
Menche N, Brandt I (Hrsg.). Pflege konkret Innere Medizin. 6. A. München: Elsevier Urban & Fischer 2013.
Ministerium für Soziales und Integration Baden-Württemberg (Hrsg). Handlungsempfehlungen für Notfallsanitäterinnen und Notfallsanitäter in Baden-Württemberg. Stand 2018;//im.baden-wuerttemberg.de/fileadmin/redaktion/m-im/intern/dateien/pdf/20180709_Handlungsempfehlungen_f%C3%BCr_Notfallsanitaeter_in_B-W_V.3.0.pdf (letzter Zugriff: 25.10.2025).
Müller C, Löll C, Bechtold H (Hrsg.). Klinikleitfaden für alle Stationen. Leitsymptome – Krankheitsbilder – Praxistipps. 3. A. München: Elsevier Urban & Fischer 2008.
Pfreundschuh M, Schölmerich J (Hrsg.). Pathophysiologie, Pathobiochemie. 2. A. München: Elsevier Urban & Fischer 2004.
Physioklin. Wissenschaftsportal zu ausgewählten Themen der Klinischen Physiologie; https://www.physioklin.de/ (letzter Zugriff: 25.10.2025).
Rettungsdienstausschuss Bayern. Empfehlung zur präklinischen Versorgung von Patienten mit akutem Koronarsyndrom STEMI und NSTE-ACS. Handbuch des Rettungswesens. 2019; https://www.aelrd-bayern.de/images/stories/pdf/rda/6.5_ACS.PDF (letzter Zugriff: 25.10.2025).
Schäfer R, Söding P (Hrsg.). Klinikleitfaden Anästhesie. 8. A. München: Elsevier Urban & Fischer 2017.
Schäfer L, Schmidt P. Schiefer PM, Sareban M, Macholz F, Berger MM. Pharmakologische Eigenschaften von Notfallmedikamenten unter Extrembedingungen. Notfall Rettungsmed 2020; 23: 270–275.
Städteverband Schleswig-Holstein, Schleswig-Holsteinischer Landkreistag (Hrsg.). Handlungsempfehlungen für den Rettungsdienst im Land Schleswig-Holstein. Version 9.0.1, Stand: 14.02.2023; https://www.staedteverband-sh.de/wp-content/uploads/algorithmen_fuer_den_rettungsdienst_in_schleswig-holstein_endversion_uag_9.0.1_stand_14.02.2023.pdf (letzter Zugriff: 25.10.2025).
Trepel M. Neuroanatomie: Struktur und Funktion. München: Elsevier Urban & Fischer 2021.
Vaughan Williams EM. Classification of anti-arrhythmic drugs. In: Sandfte E, Flensted-Jensen E, Olesen KH (eds.), Symposium on Cardiac Arrhythmias. Södertälje: AB ASTRA 1970; 449–472.
Voigt N, Ort K, Sossalla S. Arzneimittelinteraktionen, die man kennen muss! Allgemein- und Visceralchirurgie up2date 2019; 13: 547–559.
Von Hintzenstern U. Infusion, Transfusion, Parenterale Ernährung. 3. A. München: Elsevier Urban & Fischer 2004.
Von Hintzenstern U. Notarztleitfaden. 10. A. München: Elsevier Urban & Fischer 2023.
Wehling M. Klinische Pharmakologie. 2. A. Stuttgart: Thieme 2011.
World Health Organization. WHO Guidelines for the pharmacological and radiotherapeutic management of cancer pain in adults and adolescents: Geneva: WHO 2018; https://iris.who.int/server/api/core/bitstreams/809a021b-e75c-4f9c-b002-6fb13bf1a0f5/content (letzter Zugriff: 20.11.2025).
Zimmermann M, Hilgarth H, Ittner KP, Wodarz N. Die notfallpharmakologische Bedeutung von nasal appliziertem Naloxon. Notarzt 2020; 36: 317–319.

Links

arznei-telegramm®: kompakte, kritisch einordnende Bewertungen von Arzneimitteln und Medizinprodukten für die evidenzbasierte Therapie und die Beratung von Patientinnen und Patienten zu Nutzen und Risiken von Arzneimitteln; https://www.arznei-telegramm.de.

dasFOAM.de: Blog einer Gruppe von engagierten Mediziner*innen aller Berufsgruppen und Erfahrungsstufen: Haupt- und Ehrenamtliche aus dem Rettungsdienst, Studierende, Pflegende und Ärzt*innen verschiedener Fachrichtungen und präklinisch wie klinisch tätig; https://dasfoam.de/.

DIVI (Deutsche Interdisziplinäre Vereinigung für Intensiv- und Notfallmedizin): https://www.divi.de/.

embryotox.de: Pharmakovigilanz- und Beratungszentrum für Embryonaltoxikologie der Charité-Universitätsmedizin Berlin; https://www.embryotox.de/.

Kinderformularium.de: evidenzbasierte Datenbank für die Arzneimitteltherapie bei Kindern und Jugendlichen; https://kinderformularium.de/.

Mang, Medi(a)zin-Didaktik: Open-Source-Projekt zur medizinischen Bildung für Patienten, Studierende medizinischer Fachrichtungen, für Kolleginnen und Kollegen und medizinisch Interessierte; http://mang-md.de/.

Notfallguru: Alles, was man im Notfall wissen muss; https://www.notfallguru.de/.

Tox Docs: Alles rund um Intoxikationen; http://toxdocs.de/.

Podcast

Der Podcast *Young Urban Anesthesiologists* der Klinik für Anästhesiologie der Universitätsmedizin Göttingen findet sich unter: https://ains.umg.eu/studium-lehre/podcast/.

Register

Richtige Medikamenten-auswahl in Notfallsituationen

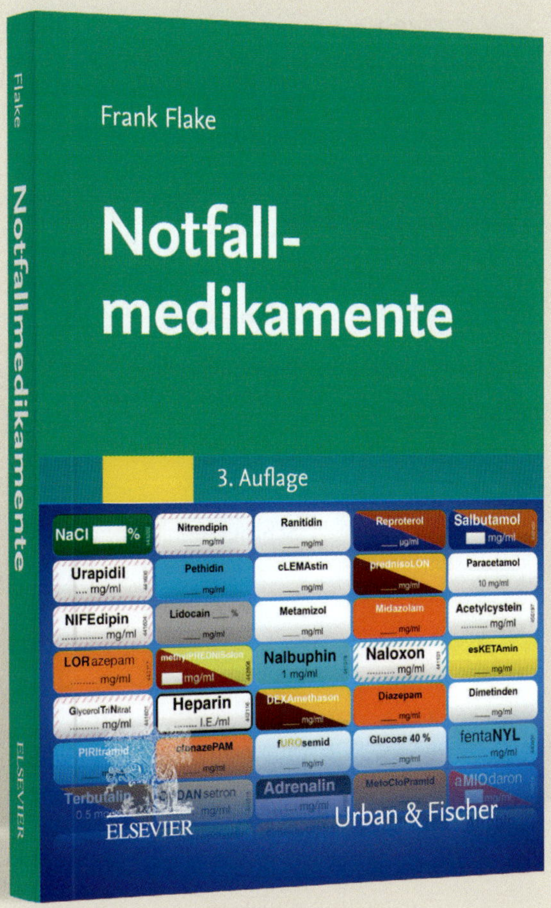

20260217a1 Irrtümer vorbehalten. Stand 02/2026

ELSEVIER

Dieser und viele weitere Titel sowie aktuelle Preise
sind im Buchhandel und unter **shop.elsevier.de** erhältlich.

Algorithmen im Pyramidenprozess mit Medikamentenapplikation

Schlagwort	Medikament	Kapitel
Akutes Koronarsyndrom (ACS)	Acetylsalicylsäure (ASS)	2.2.2
	Glyceroltrinitrat	2.7.4
	Heparin	2.12.3
	Morphin	2.2.1
Anaphylaxie	Adrenalin	2.20.1
	H_1-Blocker	2.6.2
	Glucocorticoide	2.15.2
Bradykardie	Adrenalin	2.20.1
	Atropin	2.4.2
Broncho-obstruktion	Ipratropiumbromid	2.18.3
	Glucocorticoide	2.15.2
	β_2-Sympathomimetika	2.20.9
Cholinergika-Intoxikation	Atropin	2.4.2
Erregungszustand	Benzodiazepine	2.8.2
Fieber/ Infektkrampf	Benzodiazepine	2.8.2
	Antipyretika	2.2.2
Flüssigkeits- und Volumentherapie	Kristalloide Infusionslösungen	2.14.1
Hypertensiver Notfall	Urapidil	2.7.7

Schlagwort	Medikament	Kapitel
Hypoglykämie	Glucose	2.22.1
Kardiales Lungenödem	Glyceroltrinitrat	2.7.4
	Furosemid	2.10.1
Krupp-Syndrom	Adrenalin	2.20.1
	Glucocorticoide	2.15.2
Lungenarterien-embolie/Arterieller Verschluss	Heparin	2.12.3
Nicht stillbare Blutung	Tranexamsäure	2.12.5
Opioid-Intoxikation	Naloxon	2.4.11
Reanimation	Adrenalin	2.20.1
	Amiodaron	2.3.3
	Lidocain	2.3.6
Schmerz	Esketamin	2.12.1
	Nicht-Opioide	2.2.2
	Opioide	2.2.1
	Butylscopolamin	2.18.2
Status epilepticus	Benzodiazepine	2.8.2
Tachykardie	Amiodaron	2.3.3
	Metoprolol	2.3.7
Übelkeit/ Erbrechen	Antiemetika	2.5.3